急危重症护理
情景模拟案例训练手册

U0388032

主　审　李　异
主　编　李亚敏　叶　曼
副主编　谢　霞　彭　娟　王花芹
　　　　陈　媛　潘　莉

人民卫生出版社
·北京·

图书在版编目（CIP）数据

急危重症护理情景模拟案例训练手册 / 李亚敏，叶
曼主编. -- 北京：人民卫生出版社，2024. 11（2025. 3重印）.
ISBN 978-7-117-37240-4

Ⅰ. R472. 2-62

中国国家版本馆CIP数据核字第2024VK6691号

人卫智网	www.ipmph.com	医学教育、学术、考试、健康， 购书智慧智能综合服务平台
人卫官网	www.pmph.com	人卫官方资讯发布平台

急危重症护理情景模拟案例训练手册

Jiweizhongzheng Huli Qingjing Moni Anli Xunlian Shouce

主　　编：李亚敏　　叶　曼
出版发行：人民卫生出版社（中继线 010-59780011）
地　　址：北京市朝阳区潘家园南里 19 号
邮　　编：100021
E - mail：pmph @ pmph.com
购书热线：010-59787592　　010-59787584　　010-65264830
印　　刷：河北博文科技印务有限公司
经　　销：新华书店
开　　本：710×1000　　1/16　　印张：31
字　　数：524 千字
版　　次：2024 年 11 月第 1 版
印　　次：2025 年 3 月第 2 次印刷
标准书号：ISBN 978-7-117-37240-4
定　　价：85.00 元

打击盗版举报电话：010-59787491　　E-mail：WQ @ pmph.com
质量问题联系电话：010-59787234　　E-mail：zhiliang @ pmph.com
数字融合服务电话：4001118166　　E-mail：zengzhi @ pmph.com

编　者 （按姓氏笔画排序）

王花芹（中南大学湘雅二医院）

叶　曼（中南大学湘雅二医院）

田　萍（中南大学湘雅二医院）

邢叶红（广东省中医院海南医院）

李亚敏（中南大学湘雅二医院）

李知音（中南大学湘雅二医院）

李栩亭（中南大学湘雅二医院）（兼秘书）

宋红梅（广东省中医院海南医院）

张蓉莹（中南大学湘雅二医院）

陈　媛（中南大学湘雅二医院）

卓珍玉（中南大学湘雅二医院）

罗银鸽（中南大学湘雅二医院）

周艳红（中南大学湘雅二医院）

赵倩倩（中南大学湘雅二医院）

钟梓晴（中南大学湘雅二医院）

唐　莉（中南大学湘雅二医院）

龚　萌（中南大学湘雅二医院）

彭　莉（中南大学湘雅二医院）

彭　娟（中南大学湘雅二医院）

彭　敏（中南大学湘雅二医院）

曾凤飞（中南大学湘雅二医院）

谢　霞（中南大学湘雅二医院）

谢娟玉（中南大学湘雅二医院）

潘　莉（广东省中医院海南医院）

前　言

为全面贯彻全国教育大会、全国卫生与健康大会及全国中医药大会精神，落实《国务院办公厅关于加快医学教育创新发展的指导意见》国办发〔2020〕34号，深入推进医学教育综合改革，创新医学实践教学体系，呈现中西医并举、医疗护理协同等丰富内涵，全面提升护理学专业学生的综合素质和技术技能水平，自2021年起，中国大学生医学技术技能大赛增设了护理学专业赛道。护理学专业赛道围绕大健康、大卫生，体现最新理念和评价体系，注重职业素养、临床思维、技术技能、人文关怀与团队合作的全面考察。这是中国高校护理实践教学改革的风向标，也将成为深化护理教育教学改革的重要抓手，引导各高校积极推进课程体系、教学方法、师资队伍和实践教学基地等方面的改革建设，加快培养满足新时期人民健康需求的卓越护理人才，助力健康中国建设。

如何规范按照大赛的宗旨和要求设置培训和考核的情景模拟案例，尤其是急危重症护理情景模拟案例，是目前教学培训的难点。本团队有幸参与了全国大学生医学技术技能竞赛临床医学生的培训工作，在临床和培训中积累了大量急危重症护理常见案例，可为开展结构化和综合性的护理情景案例培训提供素材和方法。基于此背景，《急危重症护理情景模拟案例训练手册》应运而生。

本书按照国家医学教育综合改革的要求，基于中国大学生医学技术技能大赛护理赛道的办赛宗旨，整理积累的急危重症护理常见案例，设计情景模拟案例教学，在技能培训考核中植入理论知识和综合能力考点，以期全面培训和提升护理学专业学生及临床护士的理论知识、临床技能、临床思维、沟通能力、人文关怀及团队合作等综合性能力。

本书编写具有以下特点：

（一）以急危重症护理情景模拟为载体，演练基础操作

本书模拟中国大学生医学技术技能大赛护理学专业赛道，每个疾病分别设置1个初赛（1个站点），1个复赛（3个站点）和1个决赛（3个情景）的真实场景，结合临床案例，演练基础操作。既突出急危重症护理学的专业特点，又与基础护理技能考核与理论相结合，实现了以情景模拟为载体，以大赛考纲和要求为宗旨，来锻炼学习者的临床护理实践技能。

（二）以急危重症临床案例为背景，培养临床思维

本书基于临床护理工作中积累的急危重症常见病例，用文本框及流程图从题卡、解题思路、操作及关键考点三个部分来展示临床案例的教学重点。在题卡部分，以临床案例为背景，设计场景以及临床思维的考核问题；在解题思路部分，对案例的临床问题进行抽丝剥茧的解析；在操作及关键考点部分，对问题答案和关键考点进行分析和回答。通过这一流程，旨在逐步培养学习者的临床思维和分析问题的能力，并促进其在临床实践中不断应用和完善。

（三）囊括常见急危重症疾病护理理论知识和技能操作

本书在内容上分为内科、外科、妇产科、儿科，包含了常见的急危重症疾病案例。在知识拓展中，结合临床案例对相关疾病的护理理论知识和技术操作进行了系统回顾，囊括了各大常见急危重症疾病的护理理论知识，内容上具有完整性。

（四）配套针对性的操作流程及评分标准

针对情景案例及各项技术操作，本书还配套了操作流程及评分标准。各项操作流程及评分标准具体、细化，且提供了案例中可能涉及的临床评判性思维考点及扣分点，旨在指导学习者逐项、准确地完成各项护理操作及急危重症救治步骤，指导性和操作性强。

（五）强调素质教育、团队协作及人文关怀

本书在每个章节均设置了素质目标，将思想政治教育融合在全书之中，

提升学习者临床工作中的政治素养；在案例中强调了以 3 人为一小组的分工协作，锻炼学习者的团队合作能力；在关键考点、评分标准中对人文关怀进行了说明及考评，增强以病人为中心的人文意识和良好的医德医风。

本书的编者既有急危重症临床护理专家，也有护理教育专家和护理管理专家，为保证本书内容的"新、精、准"，贴合中国大学生医学技术技能大赛护理赛道的标准，紧跟国家教育改革要求，使本书具有更强的代表性和实用性，主编和编者们尽最大努力，对各个案例及情景的设计进行了反复斟酌和修改。由于时间和水平所限，书中不足之处在所难免，在此恳请广大读者予以批评指正。

李亚敏　叶　曼

2024 年 5 月

目 录

第一篇
急危重症护理情景模拟案例

第二篇
护理操作技能评分标准与关键考点

第一篇

急危重症护理
情景模拟案例

第一章
内科系统急危重症护理情景模拟案例

第一节 慢性阻塞性肺疾病

慢性阻塞性肺疾病（chronic obstructive pulmonary diseases，COPD）简称慢阻肺，以持续存在的呼吸系统症状和气流受限为主要特征，其气流受限多呈进行性发展。COPD与慢性支气管炎和阻塞性肺气肿密切相关，是呼吸系统疾病的常见病和多发病，患病率和病死率均居高不下。在我国，COPD是导致慢性呼吸衰竭和慢性肺源性心脏病最常见的病因，约占全部病例的80%。因肺功能进行性减退，病人的劳动力和生活质量会受到严重影响，造成巨大的社会和经济负担。指导病人戒烟、合理氧疗、正确使用支气管舒张药、预防感染及避免病情加重是护理慢性阻塞性肺疾病病人的重要任务。

一、初赛情景模拟案例

（一）学习目标

1. 知识目标

（1）了解慢性阻塞性肺疾病的病程分期和病情严重程度评估。

（2）熟悉慢性阻塞性肺疾病的临床表现以及清除呼吸道分泌物的方法。

（3）掌握慢性阻塞性肺疾病急性加重期的护理及健康宣教。

2. 技能目标

（1）掌握生命体征的测量技术。

（2）掌握雾化吸入技术。

（3）掌握胸部叩击技术。

3. 素质目标

（1）重视有效沟通，做好健康宣教，细节处践行人文关怀精神。

（2）熟练专科操作，体现优秀的职业素养。

（二）关键考点

1. 通过对病人病情的整体把握，能够识别病人处于慢性阻塞性肺疾病急性加重期，并给予正确的处置措施，如体位摆放、生命体征测量、雾化吸入和胸部叩击。

2. 能够正确、规范地进行生命体征测量（体温、脉搏、呼吸和血压），避免在静脉穿刺侧测量血压。

3. 能够正确、规范地进行雾化吸入，并对病人进行健康宣教，取得病人的配合。

4. 能够正确进行胸部叩击技术。

（三）案例介绍及解析

题卡：03床，王某，男，57岁，住院号125625，慢性阻塞性肺疾病病史，咳嗽、咳痰10余年，3d前着凉后出现痰量增多、活动后气促加重入院，病人痰液黏稠，能部分咳出，可见黄脓痰。现已持续鼻导管给氧，氧流量2L/min。

任务卡1：请3名护士讨论后回答：针对该病人目前的情况，该如何处置？

答案：生命体征测量，指导有效咳嗽、咳痰，遵医嘱实施雾化吸入、胸部叩击排痰。

任务卡2：请A护士进行生命体征测量，B护士进行雾化吸入，C护士进行胸部叩击。（回答任务卡1问题后出示）

医嘱：1. 生命体征测量

2. 灭菌注射用水2ml＋沙丁胺醇500μg，雾化吸入，Bid

提示卡1：T 36.5℃，P 89次/min，R 25次/min，BP 130/72mmHg，SpO$_2$ 94%。（A护士完成生命体征测量后出示）

提示卡2：做雾化时病人反复取下雾化面罩，拒绝佩戴。（病人戴好雾化面罩后出示）

场景设置：右手臂留置有静脉留置针。

🔍 解题思路

1. **临床表现**：病人痰液黏稠，痰量增多，能部分咳出，可见黄脓痰。

2. **背景资料**：慢性阻塞性肺疾病病史，咳嗽、咳痰10余年。3d前着凉，活动后气促加重。

3. **目前问题**：病人3d前着凉后出现了临床症状，如咳嗽加重、痰量增多以及气促加重的情况，考虑是因细菌或病毒感染所致的慢性阻塞性肺疾病急性加重。

🎯 操作及关键考点

1. **生命体征测量**

（1）体位：取半卧位或端坐卧位，以缓解呼吸困难症状。

（2）体温测量前应擦拭腋窝部位汗液。

（3）测血压避开右侧留置静脉留置针的手臂。

2. **雾化吸入**

（1）正确使用供氧装置：注意用氧安全，室内应避免火源。

（2）氧气湿化瓶勿盛水，或将流量表调节至雾化功能，以免液体进入雾化器内稀释药液。

（3）观察病人排痰情况，如排痰困难，可通过叩背、吸痰等方式辅助排痰。

（4）安抚病人，告知病人雾化吸入的目的，注意面罩佩戴时松紧度适宜，增加病人舒适性，及时了解病人的感受和需求，提高病人的配合度。

3. **胸部叩击**

（1）叩击时，手掌呈背隆掌空状。

（2）有节奏地从肺底自下而上、由外向内轻轻叩击。

（3）不可在裸露的皮肤、肋骨上下、脊柱和乳房等处叩击。

4. **慢性阻塞性肺疾病健康宣教（贯穿各操作）**

（1）疾病知识指导：慢性阻塞性肺疾病，简称慢阻肺，是以持续气流受限为特征的可以预防和治疗的疾病，其气流受限多呈进行性发展，与气道和肺组织对香烟烟雾等有害气体或有害颗粒的异常慢性炎症反应有关。

（2）监测与预防：戒烟，减少有害气体或粉尘、通风不良的烹饪环境或燃料烟雾的吸入；避免感冒、感染等可能诱发COPD急性加重的因素；慢性COPD病人加强肺功能监测，尽可能及早发现COPD并及时采取干预措施，以减轻临床症状，阻止COPD病情的进展，改善病人的活动能力和自理能力。

（3）生活与活动：根据呼吸困难和活动的关系，制订个体化锻炼计划，进行腹式呼吸或缩唇呼吸训练等；应安排少量多餐，避免在餐前和进餐时过多饮水。腹胀的病人应进软食，避免进食产气食物；引导病人适应慢性病并以积极的心态对待；指导病人和家属进行家庭氧疗。

（四）知识点梳理

1. 慢性阻塞性肺疾病临床表现

（1）症状：COPD 起病缓慢，病程较长。主要症状如下：

1）慢性咳嗽：常晨间咳嗽明显，夜间有阵咳或伴有排痰，随病程发展可终身不愈。

2）咳痰：一般为白色黏液或浆液性泡沫痰，偶可带血丝，清晨排痰较多。急性发作期痰量增多，可有脓性痰。

3）气短或呼吸困难：早期在较剧烈活动时出现，逐渐加重，以致在日常活动甚至休息时也感到气短，是 COPD 的标志性症状。

4）喘息和胸闷：部分病人特别是重度病人或急性加重时可出现喘息。

5）其他：晚期病人有体重下降，食欲减退等。

（2）体征：早期可无异常，随疾病进展出现以下体征：视诊有桶状胸，有些病人呼吸变浅、频率增快，严重者可有缩唇呼吸等。触诊语颤减弱。叩诊呈过清音，心浊音界缩小，肺下界和肝浊音界下降。听诊两肺呼吸音减弱、呼气期延长，部分病人可闻及湿啰音和/或干啰音，发作喘息时可闻及哮鸣音。

2. 慢性阻塞性肺疾病的病程分期　COPD 的病程可以根据病人症状和体征变化分为：①急性加重期：是指在疾病发展过程中，短期内出现咳嗽、咳痰、气短和/或喘息加重、痰量增多，呈脓性或黏液脓性痰，可伴发热等症状。细菌或病毒感染是导致病情急性加重常见的原因。②稳定期：指病人咳嗽、咳痰、气短等症状稳定或较轻。

3. 慢性阻塞性肺疾病的病情严重程度评估

（1）稳定期 COPD 病情严重程度评估：依据肺功能改变、临床症状和急性加重风险等，即可对稳定期 COPD 病人的病情严重程度作出综合性评估。

1）肺功能评估：可使用 GOLD 分级，COPD 病人吸入支气管舒张药后 $FEV_1/FVC < 70\%$，再根据 FEV_1 下降程度进行气流受限的严重程度分级。COPD 病人肺功能 FEV_1 占预计值百分比 ≥ 80% 为 GOLD 1 级（轻度）；

50%~79% 为 GOLD 2 级（中度）；30%~49% 为 GOLD 3 级（重度）；< 30% 为 GOLD 4 级（极重度）。

2）症状评估：可采用改良版英国医学研究委员会呼吸困难问卷（mMRC 问卷）评估。剧烈运动时出现呼吸困难为 mMRC 0 级；平地快步行走或爬缓坡时出现呼吸困难为 mMRC 1 级；由于呼吸困难，平地行走时比同龄人慢或需要停下来休息为 mMRC 2 级；平地行走 100m 左右或数分钟后即需要停下来喘气为 mMRC 3 级；因严重呼吸困难而不能离开家，或在穿脱衣服即出现呼吸困难为 mMRC 4 级。

3）急性加重风险评估：上一年发生 2 次及以上急性加重，或 1 次及以上需要住院治疗的急性加重，均提示今后急性加重风险增加。

（2）COPD 急性加重期病情严重程度评估：根据临床征象将 COPD 急性加重期分为 3 级，见表 1-1。

表 1-1 COPD 急性加重期的临床分级

	Ⅰ（轻度）	Ⅱ（中度）	Ⅲ（重度）
呼吸衰竭	无	有	有
呼吸频率	20~30 次 /min	> 30 次 /min	> 30 次 /min
应用辅助呼吸肌群	无	有	有
意识状态改变	无	无	有
低氧血症	能通过鼻导管或文丘里面罩 28%~35% 浓度吸氧而改善	能通过文丘里面罩 28%~35% 浓度吸氧而改善	不能通过文丘里面罩吸氧或 > 40% 吸氧浓度而改善
高碳酸血症	无	有，$PaCO_2$ 增加到 50~60mmHg	有，$PaCO_2$ 增加到 > 60mmHg，或存在酸中毒（pH ≤ 7.25）

4. 慢性阻塞性肺疾病急性加重期的护理要点

（1）休息与活动：中度及以上 COPD 急性加重期病人应卧床休息，协助病人采取舒适体位，重度病人宜采取身体前倾位，使辅助呼吸肌参与呼吸。视病情安排适当的活动，以不感到疲劳、不加重症状为宜。室内保持合适的温湿度，冬季注意保暖，避免直接吸入冷空气。

（2）病情观察：观察咳嗽、咳痰及呼吸困难的程度，监测动脉血气分析和水、电解质、酸碱平衡情况。

（3）保持呼吸道通畅：①湿化气道：痰多黏稠、难以咳出的病人需多饮水，以达到稀释痰液的目的。也可遵医嘱每天进行雾化吸入。②有效咳痰：如晨起时咳嗽，排出夜间聚积在肺内的痰液，就寝前咳嗽排痰有利于病人的睡眠。咳嗽时，病人取坐位，头略前倾，双肩放松，屈膝，前臂垫枕，如有可能应使双足着地，有利于胸腔的扩展，增加咳痰的有效性。咳痰后恢复坐位，进行放松性深呼吸。③协助排痰：护士或家属给予胸部叩击或体位引流，有利于分泌物的排出。也可用特制的按摩器协助排痰。

（4）氧疗护理：呼吸困难伴低氧血症者，遵医嘱给予氧疗。一般采用鼻导管持续低流量吸氧，氧流量 1~2L/min，应避免吸入氧浓度过高而引起二氧化碳潴留。

（5）用药护理：遵医嘱应用抗生素、支气管舒张药和祛痰药，注意观察疗效及不良反应。

（6）呼吸功能锻炼：指导病人进行缩唇呼吸、腹式呼吸和使用呼吸功能锻炼器等呼吸训练，以加强呼吸肌的肌力和耐力，改善呼吸功能。

（7）心理护理：指导病人了解放松技巧，帮助病人树立信心。

（五）思考题

1. 慢性阻塞性肺疾病的常见临床表现有哪些？
2. 简述慢性阻塞性肺疾病急性加重期临床分级方法。
3. 慢性阻塞性肺疾病护理要点有哪些？

二、复赛情景模拟案例

（一）学习目标

1. 知识目标

（1）了解慢性阻塞性肺疾病的病因、发病机制和治疗要点。

（2）熟悉慢性阻塞性肺疾病的症状和体征。

（3）掌握慢性肺源性心脏病病人的护理要点，根据病情进行相应的护理和健康宣教。

2. 技能目标

（1）能够正确、规范、安全、有序地实施心电监护、静脉注射、静脉输液（使用输液泵）、静脉采血、肌内注射、动脉采血、吸氧、吸痰和皮内注射。

（2）综合运用所学知识，及时处理病人现存实际问题。

（3）提升急救和团队合作意识以及与家属的沟通能力。

3. 素质目标

（1）团队协作能力强，合理分工、配合紧密。

（2）紧急情况下，能够镇定自若，给病人及家属带来信任感、安全感。

（3）具备临床思维，根据病人不同的临床表现进行分析及处理。

（二）关键考点

1. 能够正确进行静脉注射操作。

2. 能够正确进行心电监护操作，能识别生命体征的指标变化并进行判断及处理。

3. 能够正确进行静脉输液操作和使用静脉输液泵，能根据病情合理调节输液速度。

4. 能够正确进行静脉采血操作，掌握采血部位选择、采血管顺序。

5. 能够正确进行动脉采血技术。

6. 能够正确进行肌内注射操作。

7. 能够正确进行吸痰操作，注意吸痰时间和顺序。

8. 能够正确进行吸氧操作。

9. 能够正确进行皮内注射操作，准确完整评估病史和过敏史。

（三）案例介绍及解析

1. 站点一

题卡：12 床，王某，男，72 岁，住院号 156439，咳嗽咳痰 20 余年，加重伴双下肢水肿 2 周入院，既往有慢性阻塞性肺疾病病史、吸烟史，体格检查：T 37.5℃，P 116 次 /min，R 26 次 /min，BP 178/93mmHg，SpO_2 93%，端坐呼吸，口唇发绀，双肺有干湿啰音，肝大，双下肢水肿，现持续鼻导管吸氧，氧流量 2L/min。

任务卡 1：请 3 名护士讨论后回答病人目前可能出现的问题。

答案：COPD 合并肺源性心脏病或心衰。

任务卡 2：请 A 护士进行呋塞米静脉注射，B 护士进行静脉输液（使用输液泵），C 护士进行心电监护。（完成任务卡 1 答题后出示）

医嘱：1. 持续心电监护

2. 呋塞米 20mg，静脉注射，once

3. 5%GS 50ml＋硝普钠 20mg，持续静脉输液泵泵入，速度 3ml/h

提示卡：HR 110 次/min，R 25 次/min，BP 170/89mmHg，SpO_2 95%。（C 护士完成心电监护后出示提示卡）

场景设置：病人左手有留置针。

------ 🔍 **解题思路** ------

1. **临床表现**：端坐呼吸，口唇发绀，双肺有干湿啰音，肝大，双下肢水肿。
2. **背景资料**：咳嗽咳痰 20 余年，既往有慢性阻塞性肺疾病病史、吸烟史。
3. **目前问题**：该病人目前出现端坐呼吸，口唇发绀，双肺有干湿啰音，双下肢水肿，考虑 COPD 合并肺源性心脏病，现已发生心力衰竭，故需要行心力衰竭处理。

------ 🎯 **操作及关键考点** ------

1. **静脉注射**

（1）静脉通路选择：注射前确认左手留置针是否通畅、有回血，确认静脉置管处皮肤无红肿、硬结等。

（2）静脉注射速度：病人注射的药物为呋塞米，对注射速度没有要求，但是在注射后应当使用生理盐水冲管，确保无药液残留在留置针管道内；同时推药后注意观察病人的尿量及血清钾离子的情况。

2. **静脉输液（使用输液泵）**

（1）静脉选择：硝普钠为血管活性药物，在应用时应该重新进行静脉穿刺单独输注，不在下肢及测压肢体穿刺。

（2）输液泵使用：输液泵的速度应当调节至 3ml/h，并根据心电监护 BP 数值，汇报医生评估是否需要调节输注速度。

（3）使用注意事项：使用硝普钠时应当避光，选择避光袋及避光输液器；应告知病人药物的作用；关注病人的药物反应。

3. **心电监护**

（1）监测频次：因病人血压较高，在使用硝普钠静脉泵入控制血压，因此，心电监护血压监测频次应调节为 5min 测量一次，以便于根据病人血压情况及时调整硝普钠泵入速度。待血压稳定后改为 30min～1h 监测一次。

（2）血压袖带位置选择：因左手已有留置针，且硝普钠静脉泵入需重新静脉穿刺留置针，故血压袖带需避开留置针穿刺侧肢体。

4. 体位

（1）端坐位：双腿下垂，预防跌倒。

（2）心理护理：稳定病人紧张情绪。

---

2. 站点二

题卡： 12 床，王某，男，72 岁，住院号 156439，1 个月来咳嗽、咳痰加重伴水肿入院，既往有慢性阻塞性肺疾病病史，吸烟史，咳嗽、咳痰 20 余年，端坐呼吸，口唇发绀，双肺有干湿啰音，肝大，双下肢水肿，予利尿、扩血管治疗后有所好转。现持续鼻导管吸氧，氧流量 2L/min，持续心电监护。病人自诉头晕、发热、气促明显，心电监护示 SpO_2 92%，测 T 38.7℃。

医嘱： 1. 静脉采血：血培养、肝肾功能、电解质、凝血功能

        2. 动脉血气分析

        3. 复方氨基比林 2mg，肌内注射，once

任务卡： 请 A 护士进行外周静脉采血，B 护士进行动脉血气分析，C 护士进行肌内注射。

◉ 解题思路

1. **临床表现：** 头晕、发热、气促明显。

2. **背景资料：** 咳嗽、咳痰 20 余年，端坐呼吸，口唇发绀，双肺有干湿啰音，肝大，双下肢水肿，予利尿、扩血管治疗后有所好转。

3. **目前问题：** 从站点一可知病人发生 COPD 合并肺源性心脏病、心力衰竭，该病人利尿、扩血管治疗后症状有所缓解，需要进一步进行相关实验室检查及留取病原学标本。

◉ 操作及关键考点

1. 外周静脉采血

（1）采血部位选择：避免在输液肢体上方进行穿刺。

（2）采血管顺序：血培养（先需氧瓶后厌氧瓶）→凝血管→促凝管。

2. 动脉血气分析

（1）动脉采血部位选择：首选桡动脉，其次为足背动脉、股动脉，避免选用绑袖带的上肢或采血时先取下袖带。

（2）动脉采血注意事项：动脉采血后应立即混匀，隔绝空气后立即送检。一

般情况下要求 30min 内完成检测，如要进行乳酸检测，则需在 15min 内完成检测。

3. 肌内注射

（1）部位：针对该病人，可选择左右两侧臀大肌。

（2）臀大肌定位方法：十字法：从臀裂顶点向左侧或向右侧划一水平线，然后从髂嵴最高点作一垂线，将一侧臀部分为四个象限，其外上象限并避开内角（从髂后上棘至股骨大转子连线），即为注射区；连线法：从髂前上棘至尾骨作一连线，其外 1/3 处为注射部位。

（3）严格执行查对制度和无菌原则。

---

3. 站点三

题卡：12 床，王某，男，72 岁，住院号 156439，1 个月来咳嗽、咳痰加重伴水肿入院，既往有慢性阻塞性肺疾病病史，吸烟史，咳嗽、咳痰 20 余年，现持续心电监护、鼻导管吸氧，氧流量 2L/min，体格检查：T 37.8℃、HR 112 次 /min、R 24 次 /min、BP 154/72mmHg、SpO_2 86%，持续予以冰袋冰敷降温。血气分析结果显示：PaO_2 58mmHg，$PaCO_2$ 55mmHg，病人气促无明显好转，咳嗽乏力、排痰无效，听诊双肺布满湿啰音。

医嘱：1. 吸痰

2. 持续高流量氧疗，FiO_2 40%，流速 40L/min

3. NS 100ml ＋青霉素 160 万 U，静脉滴注，Tid

任务卡：请 A 护士进行负压吸痰，B 护士进行高流量吸氧，C 护士进行静脉输液。

提示卡：青霉素皮试结果为阴性。（护士评估皮试结果时出示）

场景设置：备有儿童、成人吸痰管各 1 根。

-------------------------- 💡 解题思路 --------------------------

1. **临床表现：**血气分析结果显示：PaO_2 58mmHg，$PaCO_2$ 55mmHg，病人气促无明显好转，咳嗽乏力、排痰无效，听诊双肺布满湿啰音。

2. **背景资料：**既往有慢性阻塞性肺疾病病史、吸烟史，咳嗽咳痰 20 余年。

3. **目前问题：**该病人持续鼻导管吸氧，氧流量 2L/min，持续心电监护，血气分析结果显示：PaO_2 58mmHg，$PaCO_2$ 55mmHg，病人咳嗽乏力、排痰无效。判断为 COPD 急性加重期，应立即给予吸痰、高流量氧疗、静脉用药抗感染治疗。

⊙ **操作及关键考点**

1. 吸痰

（1）病人咳嗽乏力、排痰无效，立即给予吸痰。

（2）吸痰管选择：根据病人的年龄选择成人型号吸痰管。

2. 高流量氧疗

（1）温度选择：高流量氧疗有三个温度挡位（37℃、34℃、31℃），应根据病人耐受程度及痰液黏稠程度进行调节，常规设置温度为37℃，尤其是人工气道病人；当病人不能耐受37℃，感觉过热发闷时，可调节为31℃或34℃。

（2）氧流量及浓度的调节：根据医嘱及病人实际情况进行调节，以 SpO_2 88%～92% 为目标。

（3）注意事项：避免病人张口呼吸；避免导管脱落。

3. 静脉输液

（1）青霉素静脉输注前应先评估青霉素皮试结果。

（2）首次输注时起始速度慢。

（3）用药过程密切观察有无不良反应。

（四）知识点梳理

1. COPD 的发病机制　气道、肺实质及肺血管的慢性炎症是慢阻肺的特征性改变。再加之蛋白酶 - 抗蛋白酶失衡机制、氧化应激机制以及自主神经功能失调等共同作用，产生小气道病变及肺气肿病变，从而造成持续气流受限。

2. COPD 的临床表现　详见本节初赛案例"知识点梳理"相关内容。

3. 肺源性心脏病　肺源性心脏病简称肺心病，指由于支气管 - 肺组织、胸廓或肺血管病变引起肺血管阻力增加，出现肺动脉高压，致右心室发生功能性变化的一种疾病。肺源性心脏病的病因中，支气管、肺疾病最多见，慢阻肺占80%～90%，其次为支气管哮喘、支气管扩张、肺结核、间质性肺炎等。

（1）发病机制

1）肺动脉高压的形成：肺血管阻力增加的功能性因素包括缺氧、高碳酸血症和呼吸性酸中毒导致肺血管收缩、痉挛。肺血管阻力增加的解剖学因素包括各种慢性胸肺疾病可导致肺血管解剖结构的变化及肺血管重塑，形成肺循环血流动力学障碍。加之血液黏稠度增加和血容量增多的因素，共同作用下使肺动脉压升高。

2）心脏病变和心力衰竭：肺循环阻力增加导致肺动脉高压，右心发挥代偿作用，以克服肺动脉压升高的阻力而发生右心室肥厚。随着病情进展，肺动脉压持续升高，右心失代偿而致右心衰竭。由于缺氧、高碳酸血症、酸中毒、相对血流量增多等因素，使左心负荷加重，如病情进展，甚至导致左心衰竭。

（2）临床表现：肺心病急性加重期多由呼吸道感染诱发，临床表现包括：①呼吸衰竭：症状为呼吸困难加重，夜间为甚，常有头痛、失眠、食欲下降、白天嗜睡，体征为明显发绀，球结膜充血、水肿，皮肤潮红、多汗等；②右心衰竭：症状为明显气促、心悸、食欲减退、腹胀、恶心等。体征为更明显的发绀，颈静脉怒张，心率增快，可出现心律失常，剑突下可闻及收缩期杂音，甚至出现舒张期杂音。肝大并有压痛，肝颈静脉反流征阳性，下肢水肿，重者可有腹水。少数病人可出现肺水肿及全心衰竭的体征。

（3）并发症：肺源性心脏病并发症包括肺性脑病、电解质及酸碱平衡紊乱、心律失常、休克、消化道出血和弥散性血管内凝血等。

（4）处理要点：积极控制感染，保持呼吸道通畅，改善呼吸功能，纠正缺氧和二氧化碳潴留，控制呼吸衰竭和心力衰竭，防治并发症。

（5）护理措施

1）肺源性呼吸困难的护理：①病情观察：判断呼吸困难类型并动态评估病人呼吸困难的严重程度。②环境与休息：保持病室环境安静舒适、空气洁净和温湿度适宜。③保持呼吸道通畅：协助病人清除呼吸道分泌物及异物，指导病人正确使用支气管舒张药以及时缓解支气管痉挛造成的呼吸困难，必要时需建立人工气道以保证气道通畅。④氧疗和机械通气的护理：根据呼吸困难类型、严重程度不同，进行合理氧疗或机械通气，以缓解呼吸困难症状。密切观察氧疗的效果及不良反应，若吸入高浓度氧或纯氧，要严格控制吸氧时间，一般连续给氧不超过24h。⑤用药护理：遵医嘱应用支气管舒张药、糖皮质激素、抗生素等，观察药物疗效和不良反应。⑥心理护理：应安慰病人，在病人呼叫时，及时出现在病人身边并给予心理支持以增强其安全感，保持其情绪稳定。

2）胸部物理治疗的护理：①病情观察：密切观察咳嗽、咳痰情况，详细记录痰液的颜色、量和性质。②环境与休息：维持室温（18~20℃）和湿度（50%~60%），以充分发挥呼吸道的自然防御功能。使病人保持舒适体位，采取坐位或半坐位有助于改善呼吸和咳嗽排痰。③促进有效排痰：包括深呼吸、有效咳嗽、气道湿化、胸部叩击、体位引流和吸痰等为组合的胸部物理治疗措施。④用药护理：遵医嘱给予抗生素、止咳及祛痰药物，用药期间注意观察疗效及不良反应。⑤营养及饮食：给予足够热量的饮食，适当增加蛋白质和维生素的摄入。

3）活动无耐力的护理：①休息与活动：让病人了解充分休息有助于心肺功能的恢复，在心肺功能失代偿期，应绝对卧床休息，协助采取舒适体位，如半卧位或坐位，以减少机体耗氧量，促进心肺功能的恢复，减慢心率和减轻呼吸困难。代偿期以量力而行、循序渐进为原则，鼓励病人进行适量活动，活动量以不引起疲劳、不加重症状为度。②病情观察：观察病人的生命体征及意识状态；注意有无发绀和呼吸困难及其严重程度；定期监测动脉血气分析，观察有无右心衰竭的表现，密切观察病人有无头痛、烦躁不安、神志改变等。

4）体液过多的护理：①皮肤护理：注意观察全身水肿情况、有无压疮发生。因肺心病病人常有营养不良和身体下垂部位水肿，若长期卧床，极易形成压疮。指导病人穿宽松、柔软的衣服；定时更换体位或使用气垫床。②饮食护理：给予高纤维素、易消化清淡饮食，防止因便秘、腹胀而加重呼吸困难。如病人出现水肿、腹水或尿少时，应限制钠、水摄入，每天钠盐 < 3g、水分 < 1 500ml、蛋白质 1.0 ~ 1.5g/kg，因碳水化合物可增加 CO_2 生成量，增加呼吸负担，故一般碳水化合物 ≤ 60%。必要时遵医嘱给予静脉营养支持。③用药护理：对二氧化碳潴留、呼吸道分泌物多的重症病人慎用镇静药、麻醉药、催眠药，如必须用药，使用后注意观察是否有抑制呼吸和咳嗽反射减弱的情况；应用利尿药后易出现低钾、低氯性碱中毒而加重缺氧，过度脱水引起血液浓缩、痰液黏稠不易排出等不良反应，应注意观察及预防；使用洋地黄类药物时，应询问有无洋地黄用药史，遵医嘱准确用药，注意观察药物毒性反应；应用血管扩张药时，注意观察病人心率及血压情况。避免血压下降、反射性心率增快、氧分压下降、二氧化碳分压升高等不良反应；使用抗生素时，注意观察感染控制的效果，有无继发性感染。

5）预防肺性脑病的发生：①病情观察：定期监测动脉血气分析，密切观察病情变化，出现头痛、烦躁不安、表情淡漠、神志恍惚、精神错乱、嗜睡和昏迷等症状时，及时通知医生并协助处理。加强用药护理及观察，如应用呼吸兴奋药时，若出现心悸、呕吐、震颤、惊厥等症状，立即通知医生。②吸氧护理：持续低流量、低浓度给氧，氧流量 1～2L/min，浓度在 25%～29%；因病情需要应用高流量氧疗仪辅助呼吸时，应定时监测动脉血气分析中动脉血二氧化碳水平，预防与监测肺性脑病的发生情况，必要时改用无创呼吸机辅助呼吸。

（6）健康宣教

1）疾病知识指导：使病人和家属了解肺源性心脏病发生、发展过程，减少反复发作的次数。积极防治 COPD 等慢性支气管肺疾病，避免和防治各种可能导致病情急性加重的诱因，如呼吸道感染等。加强康复锻炼和营养，需要长期家庭氧疗或家庭无创呼吸机治疗等。

2）指导及时就诊：慢性稳定期居家治疗时，指导病人及家属病情变化的征象，如体温升高、呼吸困难加重、咳嗽剧烈、咳痰不畅、尿量减少、水肿明显或发现病人神志淡漠、嗜睡、躁动、口唇发绀加重等，均提示病情变化或加重，需及时就诊。

（五）思考题

1. COPD 的并发症有哪些？
2. 对于 COPD 病人合并肺源性心脏病的临床表现有哪些？
3. 肺源性心脏病失代偿期的护理措施有哪些？
4. 如何预防肺源性心脏病导致的肺性脑病？

三、决赛情景模拟案例

（一）学习目标

1. 知识目标

（1）了解慢性阻塞性肺疾病并发肺动脉栓塞的高危因素。

（2）熟悉肺动脉栓塞的临床表现。

（3）掌握肺动脉栓塞的预防及处理。

2. 技能目标

（1）掌握胸外心脏按压、静脉注射、呼吸球囊辅助呼吸、动脉血气、静脉注射（使用注射泵）、静脉采血、留置导尿、经气管插管吸痰等操作技术。

（2）正确识别并处理肺动脉栓塞。

（3）掌握执行口头医嘱的注意事项。

3. 素质目标

（1）抢救过程中，具备团队协作能力，能够合理分工、配合紧密。

（2）紧急情况下，能够临危不乱、冷静沉稳，为病人提供专业的照护服务，给病人及家属带来信任感、安全感。

（3）具备临床思维，根据病人不同情况进行分析及处理。

（4）具有高度责任心，全心全意为病人服务。

（二）关键考点

1. 呼吸、心搏骤停时护士的应急处理（体位摆放、安抚病人及家属等）。

2. 能够全面评估病人气道情况，并正确进行呼吸球囊辅助呼吸操作。

3. 能够正确进行动脉采血操作，操作时做好职业防护。

4. 能够正确进行静脉注射（使用注射泵）操作，掌握去甲肾上腺素的药理作用及使用注意事项。

5. 能够正确进行静脉注射操作，掌握肾上腺素的药理作用及使用注意事项。

6. 能够正确进行静脉采血操作，掌握采血部位选择、采血管顺序。

7. 能够选择合适规格导尿管，遵守无菌原则正确进行留置导尿操作。

8. 能够正确执行口头医嘱。

（三）案例介绍及解析

1. 情景一

题卡：李某，女，75 岁，慢性咳嗽、咳痰病史 30 年，活动后气短 5 年，30min 前下床走路时，出现胸痛、呼吸困难加重入院，既往有慢性阻塞性肺疾病病史，立即予以吸氧、建立静脉通道，发现病人呼之不应，心率为 0，血压、血氧测不出。

任务卡 1：请组长组织 3 位组员进行抢救。

任务卡 2：请三名护士合作完成胸外心脏按压，呼吸球囊辅助呼吸和肾上腺素静脉注射。（开始进行胸外心脏按压时出示口头医嘱及任务卡 2）

口头医嘱：1. 胸外心脏按压

        2. 肾上腺素 1mg，静脉注射，once

        3. 呼吸球囊辅助呼吸

提示卡：病人有义齿。（护士评估口腔情况时出示或者行辅助呼吸前出示）

场景：右手有一个留置针，有一根留置导尿管，家属在床旁哭泣，不愿离开。标准化医生给予口头医嘱。

────── ☀ 解题思路 ──────

1. **临床表现**：病人呼之不应，心率为0，血压、血氧测不出。

2. **背景资料**：慢性咳嗽、咳痰病史30年，活动后气短5年，30min前下床走路时，出现胸痛、呼吸困难加重、晕厥入院。既往有慢性阻塞性肺疾病病史。

3. **目前问题**：病人出现不明原因的呼吸、心搏骤停，需要立即实施CPR，进行基础生命支持治疗，病人家属情绪激动，应予以安抚。

────── ⚙ 操作及关键考点 ──────

1. 心肺复苏（双人）

（1）胸外按压：①部位：掌根部位于病人胸部中央（胸骨下1/2），快速定位方法为两乳头连线交点；②姿势：双手交叠、肘关节伸直，双上肢与病人水平面垂直；③深度：5~6cm（将病人置于硬质平面）；④频率：100~120次/min；⑤回弹：避免倚靠病人胸廓，保证胸廓充分回弹。

（2）人工通气：①病房内选择呼吸球囊进行人工通气；②抬头举颏法进行气道开放；③胸外按压与通气频率保持30∶2；④单次通气量以最小胸廓起伏为标准，避免过度通气。

2. 执行口头医嘱

（1）双人核对：在医生下达口头医嘱后，护士应大声复述口头医嘱与医生进行双人核对，使用药物前需与第二名护士进行再次核对。

（2）安瓿备查：抢救时执行口头医嘱的药物安瓿不应丢弃，应当留好备查，待抢救结束后进行再次核查后丢弃。

（3）记录书写：口头医嘱在执行时需要进行记录，以备抢救后查对。抢救护理记录在抢救结束后6h内补记。

3. 静脉注射

（1）注射前确认静脉通道是否有回血、通畅。

（2）了解肾上腺素的药理作用，把握用药时机、用法、剂量，空安瓿备查，观察用药后反应。

4. 病人家属心理护理

病人家属情绪激动，应在实施抢救同时予以解释、安抚，劝导其暂时离开床旁，避免影响抢救，并采用屏风进行遮挡。

---

2. 情景二

题卡：2min 后，病人恢复窦性心律，神志昏迷，心电监护示：HR 122 次 /min，R 27 次 /min，BP 70/40mmHg，SpO_2 86%。急诊心脏及双下肢彩超示：右心室扩大、右股静脉血栓形成，抽血查 D- 二聚体 4.5mg/L、NT-proBNP 500mg/L、肌钙蛋白 I 0.069 0μg/L，已予以肝素抗凝处理。

医嘱：1. NS 41ml + 去甲肾上腺素 18mg，持续静脉注射泵泵入，速度 0.2μg/（kg·min）

    2. 动脉血气分析

任务卡：请 3 名护士合作完成医嘱和答题。

答题卡：病人高度怀疑出现了什么情况？护理要点是什么？

答案：病人高度怀疑发生了肺动脉栓塞，护理要点：保证氧供，严密监测生命体征，监测抗凝效果并及时调整肝素用量，观察有无出血表现，生命体征平稳后创造条件外出行 CTA 检查明确诊断（答对 3 项即可）。

提示卡：10min 后血压恢复至 90/60mmHg。（去甲肾上腺素静脉泵入后出示）

场景设置：标准化医生为病人行气管插管、呼吸机辅助呼吸（SIMV 模式、氧浓度 60%），右侧颈部留置颈内静脉置管。

◈ 解题思路

1. **临床表现**：心电监护示 HR 122 次 /min，R 27 次 /min，BP 70/40mmHg，SpO_2 86%。急诊心脏及双下肢彩超示：右心室扩大、右股静脉血栓形成，抽血查 D- 二聚体 4.5mg/L、NT-proBNP 500mg/L、肌钙蛋白 I 0.069 0μg/L。

2. **背景资料**：慢性咳嗽、咳痰病史 30 年，活动后气短 5 年，30min 前下床走路时，出现胸痛、呼吸困难加重、晕厥入院。既往有慢性阻塞性肺疾病病史。

3. **目前问题**：根据情景一、二高度怀疑该病人目前出现了肺动脉栓塞，现已进行抗凝处理，但病人血压偏低、SpO_2 偏低，需抽动脉血气明确缺氧水平，并予以血管活性药物升压处理。维持生命体征平稳，创造条件外出行肺部 CTA 检查以明确诊断。

🎯 操作及关键考点

1. 静脉注射（使用注射泵）

（1）静脉选择：去甲肾上腺素为血管活性药物，在应用时应该单独从深静脉泵入，使用前应评估深静脉置管是否通畅有回血。

（2）注射泵使用：注射泵的速度应当根据血压值及时调整。

2. 动脉血气

（1）选择合适的动脉。

（2）常规消毒皮肤至少 8cm。

（3）采血后无菌纱布按压 5～10min，病人处于抗凝溶栓状态，需要适当延长压迫时间 15～20min，至不出血，并观察穿刺部有无血肿等。

（4）采血后应予以密封、隔绝空气并立即送检。一般情况下要求 30min 内完成检测，如要进行乳酸检测，则需在 15min 内完成检测。

---

3. 情景三

题卡：6h 后，病人病情较前好转，外出行肺部 CTA 示右肺动脉主干栓塞，予阿替普酶溶栓治疗。现病人神志昏迷，听诊双肺有痰鸣音。T 36.7℃，HR 100 次/min，R 25 次/min，BP 95/52mmHg，SpO$_2$ 94%。

医嘱：1. 静脉采血：凝血功能

　　　　2. 吸痰

任务卡：A 护士进行静脉采血；B 护士经气管插管吸痰；C 护士进行理论答题：如何预防再栓塞？

💡 解题思路

1. 临床表现：病人神志昏迷，听诊双肺有痰鸣音。

2. 背景资料：慢性咳嗽、咳痰病史 30 年，活动后气短 5 年，30min 前下床走路时，出现胸痛、呼吸困难加重、晕厥入院。既往有慢性阻塞性肺疾病病史。并发肺动脉栓塞，已予以肝素抗凝、阿替普酶溶栓处理。

3. 目前问题：病人处于抗凝溶栓、昏迷状态，且听诊有痰鸣音，需要严密监测凝血功能情况，吸痰，保持呼吸道通畅，留置导尿，促进排便。

⚙ 操作及关键考点 ....

1. 静脉采血

（1）采血部位选择：避免在输液侧肢体进行采血操作。

（2）采血后无菌纱布按压 5min，病人处于抗凝溶栓状态，需要适当延长压迫时间 15～20min，至不出血。

（3）采血后 30min 内送检，及时查看抽血结果，报告医生，以便于及时调整抗凝及溶栓药物剂量。

2. 气管插管吸痰

（1）吸痰管型号选择：根据病人的年龄选择合适的成人型号吸痰管。

（2）吸痰顺序：口咽—鼻咽—气管插管，吸痰管一用一换，勿重复使用。

（3）无菌原则：严格遵循无菌原则，预防发生院内感染。

（4）上呼吸机吸痰：吸痰前、吸痰后均需给予 30～60s 的 100% 氧气。

3. 肺栓塞急性期病人再栓塞的预防

病人除绝对卧床外，还需避免下肢过度屈曲，一般在充分抗凝的前提下卧床时间为 2～3 周；气管插管、机械通气辅助期间，合理镇静镇痛，避免躁动；保持大便通畅，避免用力，以防下肢血管内压力突然升高，使血栓再次脱落形成新的危及生命的栓塞。

（四）知识点梳理

1. 慢性阻塞性肺疾病并发肺动脉栓塞的高危因素 慢性阻塞性肺疾病的临床表现有慢性咳嗽、咳痰、气短或呼吸困难、喘息和胸闷，从而使得病人的活动相对受限；慢性阻塞性肺疾病极易并发肺源性心脏病，发生心力衰竭，增加肺动脉栓塞发生率；慢性阻塞性肺疾病病人多数高龄。以上均为慢性阻塞性肺疾病并发肺动脉栓塞的高危因素。

2. 肺动脉栓塞的临床表现

（1）症状：肺栓塞的症状存在多样且缺乏特异性的特点，可以从无症状、隐匿到血流动力学不稳定甚至猝死。常见症状包括不明原因的呼吸困难、胸痛、晕厥、烦躁不安、惊恐甚至濒死感、咯血、咳嗽，当呼吸困难、胸痛和咯血同时出现时称为"肺梗死三联征"。

（2）体征

1）呼吸系统体征：呼吸急促、发绀；肺部哮鸣音和/或细湿啰音。

2）循环系统体征：心率加快，严重时可出现血压下降甚至休克；颈静脉充盈或异常搏动；肺动脉瓣区第二心音亢进或分裂，三尖瓣区收缩期杂音。

3）发热：多为低热，少数病人体温可达38℃以上。

4）下肢深静脉血栓的表现：如肺栓塞继发于下肢深静脉血栓形成，可伴有患肢肿胀、周径增粗、疼痛或压痛、皮肤色素沉着和行走后患肢易疲劳或肿胀加重。

3. 肺动脉栓塞的临床分型

1）急性肺血栓栓塞症：①高危（大面积）肺栓塞：以休克和低血压为主要表现，收缩压＜90mmHg或与基线值相比下降幅度＞40mmHg，持续15min以上。须排除新发生的心律失常、低血容量或感染中毒症所致的血压下降；②中危（次大面积）肺栓塞：未出现休克和低血压但存在右心功能不全和/或心肌损伤；③低危（非大面积）肺栓塞：血流动力学稳定且无右心功能不全和心肌损伤，病死率＜1%。

2）慢性血栓栓塞性肺动脉高压：常表现为呼吸困难、乏力、运动耐力下降，后期出现右心衰竭的临床表现。

4. 肺动脉栓塞的预防

（1）疾病预防指导：①对存在深静脉血栓危险因素的人群，应指导其避免可能增加静脉血流淤滞的行为。②对于卧床病人应鼓励其进行床上肢体活动，不能自主活动的病人需进行被动关节活动，病情允许时需协助早期下地活动和走路。不能活动的病人，将腿抬高至心脏以上水平，可促进下肢静脉血液回流。③卧床病人可利用机械作用，如穿加压弹力抗栓袜、应用下肢间歇序贯加压充气泵等促进下肢静脉血液回流。④指导病人适当增加液体摄入，防止血液浓缩。由于高脂血症、糖尿病等疾病可导致血液高凝状态，应指导病人积极治疗原发病。⑤对于血栓形成高危病人，应指导其按医嘱使用抗凝剂，防止血栓形成。

（2）病情监测：向病人介绍下肢深静脉血栓（deep venous thrombosis，DVT）和肺栓塞的表现。对于长时间卧床的病人，若出现下肢疼痛、肿胀，应注意下肢深静脉血栓发生的可能；如突然出现胸痛、呼吸困难、咳血痰等表现时应注意肺栓塞复发的可能性，需及时告诉医护人员或及时就诊。

（3）口服抗凝药的用药指导：①按医嘱服用华法林，不可擅自停药；②定期抽血查凝血功能，当国际标准化比值（international normalized ratio，INR）低于1.5或高于2.5需及时看医生；③应选用软毛牙刷刷牙，男性剃须应使用电动剃须刀,以减少出血风险;④出血的表现,一旦观察到出血应立即到医院复诊;⑤没有医生处方不能服用阿司匹林以及其他非处方药物;⑥随身携带"服用抗凝药物"的标签。

5. 肺动脉栓塞的护理

(1)保持氧气供需平衡:当病人突然出现呼吸困难、胸痛时,需立即通知医生,并且要安慰病人,抬高床头,协助病人取舒适体位,保证休息。并根据缺氧严重程度选择适当的给氧方式和吸入氧浓度进行给氧治疗,以提高肺泡氧分压,在持续监测和评估病人其他表现的同时要做好动脉血气分析和进行相关辅助检查的准备。

(2)监测呼吸及重要脏器的功能状态:对高度怀疑或确诊 PE 的病人,需住重症监护病房,对病人进行严密监测,包括呼吸、意识、循环等方面。

(3)溶栓与抗凝治疗的护理:按医嘱及时、正确给予溶栓及抗凝剂,监测疗效及不良反应。

(4)再栓塞的预防

1)急性期:病人除绝对卧床外,还需避免下肢过度屈曲,一般在充分抗凝的前提下卧床时间为 2~3 周;气管插管、机械通气辅助期间,合理镇静镇痛,避免躁动;保持大便通畅,避免用力,以防下肢血管内压力突然升高,使血栓再次脱落形成新的危及生命的栓塞。

2)恢复期:①预防下肢血栓形成:如病人仍需卧床,下肢须进行适当的活动或被动关节活动,穿抗栓袜或气压袜,不在腿下放置垫子或枕头,以免导致下肢循环障碍;②观察下肢深静脉血栓形成的征象:由于下肢深静脉血栓形成以单侧下肢肿胀最为常见,因此需测量和比较双侧下肢周径,并观察有无局部皮肤颜色的改变。下肢周径的测量方法:大、小腿周径的测量点分别为髌骨上缘以上 15cm 处和髌骨下缘以下 10cm 处,双侧下肢周径差 > 1cm 有临床意义。检查是否存在 Homan 征阳性(轻轻按压膝关节并取屈膝、踝关节急速背屈时出现腘窝部和腓肠肌疼痛)。

(5)右心功能不全的护理:如病人出现右心功能不全的症状,需按医嘱给予正性肌力药物,限制水钠摄入,并按肺源性心脏病进行护理。

(6)低心排血量和低血压的护理:当病人心排血量减少出现低血压甚至休克时,应按医嘱给予静脉输液和升压药物,记录液体出入量,当病人同时伴有右心功能不全时尤应注意液体出入量的调整,平衡低血压需输液和心功能不全需限制液体之间的矛盾。

（7）增加病人的安全感：当病人突然出现严重的呼吸困难和胸痛时，医护人员需保持冷静，避免引起紧张慌乱的气氛而加重病人的恐惧心理。护士应尽量陪伴病人，鼓励病人充分表达自己的情感。

（五）思考题

1. 肺动脉栓塞的高危因素有哪些？
2. 肺动脉栓塞病人的临床分型有哪些？
3. 请简述肺动脉栓塞的预防及护理。

第二节　呼吸衰竭

呼吸衰竭简称呼衰，指各种原因引起的肺通气和/或换气功能严重障碍，以致在静息状态下亦不能维持足够的气体交换，导致低氧血症，伴或不伴有高碳酸血症，进而引起一系列病理生理改变和相应临床表现的综合征，由于其临床表现缺乏特异性，明确诊断需要依据动脉血气分析等检验、检查。保持呼吸道通畅、迅速纠正缺氧、改善通气、积极治疗原发病、消除诱因、加强监测与支持、预防和治疗并发症是治疗和护理的重点。

一、初赛情景模拟案例

（一）学习目标

1. 知识目标

（1）了解呼吸系统疾病病人常见症状及护理。

（2）熟悉呼吸衰竭的主要护理措施。

（3）掌握 I 型呼吸衰竭和 II 型呼吸衰竭的区别。

2. 技能目标

（1）掌握高流量给氧、吸痰、物理降温操作。

（2）通过动脉血气结果正确识别 I 型呼吸衰竭和 II 型呼吸衰竭。

（3）及时判别临床病情变化，能综合运用所学知识，有效解决临床实际问题。

3. 素质目标

（1）根据情景能够与病人有效沟通，关心病人，展现护理人文关怀。

（2）严格执行查对制度，遵守无菌原则，责任感强。

（3）护理病人过程中具备团队合作能力，分工明确，有序协作。

（二）关键考点

1. 通过对情景分析，及时发现病人出现了 I 型呼吸衰竭，予以正确的处置措施。

2. 能够严格执行查对制度，正确给予高流量吸氧，密切观察病人病情变化。

3. 能够正确进行冰敷降温，掌握冰敷降温的注意事项。

（三）案例介绍及解析

题卡：03 床，王某，男，74 岁，住院号 128903，因上呼吸道感染出现畏寒，发热 1d，今日出现呼吸急促、张口呼吸，口唇发绀，血氧饱和度下降，急诊入院。测体温：39.5℃。心电监护：HR 127 次 /min、BP 125/67mmHg、R 32 次 /min、SpO$_2$ 80%，听诊双肺可闻及湿啰音。血气分析结果显示：PaO$_2$ 50mmHg，PaCO$_2$ 45mmHg。

任务卡 1：请三位护士讨论后由 A 护士回答问题并协助操作。

答题卡：该病人发生了什么情况，如何进行护理？

答案：①该病人目前的问题： I 型呼吸衰竭。②护理要点：保持呼吸道通畅；翻身、叩背、排痰；高流量给氧；冰敷降温；心理护理。

任务卡 2：请 B 护士进行高流量吸氧及翻身拍背排痰，C 护士进行冰袋物理降温。（完成任务卡 1 答题后出示）

医嘱：1. 高流量氧疗

　　　　2. 翻身拍背排痰

　　　　3. 冰袋物理降温

场景设置：病人对高流量氧疗排斥、不配合。

·❀· 解题思路 ···············

1. **临床表现**：呼吸急促、张口呼吸，口唇发绀。

2. **背景资料**：上呼吸道感染出现畏寒，发热 1d。

3. **目前问题**：病人，男，74 岁，上呼吸道感染畏寒、发热 1d 后，出现呼吸急促、张口呼吸，口唇发绀，血氧饱和度下降症状，动脉血气分析结果显示 PaO_2 50mmHg，$PaCO_2$ 45mmHg，听诊双肺湿啰音。判断可能发生了Ⅰ型呼吸衰竭，发热，肺部分泌物增多，需立即对其进行处理。

⌖ 操作及关键考点

1. 高流量给氧

（1）评估：评估病人缺氧程度，鼻腔黏膜情况。

（2）操作要点：根据医嘱及病人基本情况调节合适的高流量氧疗仪参数。该病人为Ⅰ型呼衰，PaO_2 50mmHg，故氧流量设置为 30～40L/min，根据病人依从性和耐受性进行调节，氧浓度 50%～60%，根据病人情况调节，保持 SpO_2 在 95% 以上；因病人现存在发热情况，体温为 39.5℃，故高流量氧疗仪温度可调为 31℃，待病人体温正常后，可调至 37℃。

（3）观察：密切观察病人缺氧是否改善。

2. 翻身、叩背、吸痰

（1）人文关怀、护患沟通：给病人进行操作前沟通，听诊肺呼吸音，协助病人翻身，进行叩背，注意部位、力度和时间。

（2）吸痰操作：选择合适负压，正确进行吸痰操作。

3. 物理降温

（1）部位选择：冰敷大血管，避开冷疗的禁忌部位（足底、后枕和心前区）。

（2）病情观察：放置冰敷时间不超过 30min，注意观察局部皮肤、血运情况。

（四）知识点梳理

1. 呼吸衰竭的分类

（1）按动脉血气分析结果分类

1）Ⅰ型呼吸衰竭：无二氧化碳潴留，或伴二氧化碳低下，动脉血氧分压不足 60mmHg，二氧化碳分压正常或降低，多见于换气功能障碍疾病。

2）Ⅱ型呼吸衰竭：缺氧、二氧化碳潴留，动脉血氧分压不足 60mmHg，二氧化碳分压高于 50mmHg，主要与肺泡通气不足有关。

（2）按发病急缓分类

1）急性呼吸衰竭：由于多种突发致病因素使通气或换气功能迅速出现严重障碍，在短时间内发展为呼吸衰竭。因机体不能很快代偿，如不及时抢救，将危及病人生命。

2）慢性呼吸衰竭：由于呼吸或神经肌肉系统的慢性疾病，导致呼吸功能损害逐渐加重，经过较长时间发展为呼吸衰竭。由于缺氧和 CO_2 潴留逐渐加重，在早期机体可代偿适应，多能耐受轻体力工作及日常活动，此时称为代偿性慢性呼吸衰竭。若在此基础上并发呼吸系统感染或气道痉挛等，可出现急性加重，在短时间内 PaO_2 明显下降、$PaCO_2$ 明显升高，则称为慢性呼吸衰竭急性加重，其临床情况兼有急性呼吸衰竭的特点。

（3）按发病机制分类

1）泵衰竭：由呼吸泵（驱动或制约呼吸运动的神经、肌肉和胸廓）功能障碍引起，以Ⅱ型呼吸衰竭表现为主。

2）肺衰竭：由肺组织及肺血管病变或气道阻塞引起，可表现为Ⅰ型或Ⅱ型呼吸衰竭。

2. 呼吸衰竭的临床表现　呼吸衰竭的临床表现包括呼吸困难、发绀、精神神经症状（急性缺氧可出现精神错乱、躁狂、昏迷、抽搐等症状，如合并急性 CO_2 潴留，可出现嗜睡、淡漠甚至呼吸骤停）、循环系统衰竭表现等。

3. 呼吸衰竭的处理原则　呼吸衰竭的处理原则是保持呼吸道通畅，迅速纠正缺氧、改善通气、积极治疗原发病、消除诱因、加强一般支持治疗和对其他重要脏器功能的监测与支持、预防和治疗并发症。

（五）思考题

1. 呼吸衰竭的主要临床表现是什么？
2. 请简述呼吸衰竭的分类。
3. 呼吸衰竭的处理原则有哪些？

二、复赛情景模拟案例

（一）学习目标

1. 知识目标

（1）了解急性呼吸窘迫综合征的临床表现。

（2）熟悉急性呼吸窘迫综合征的病因、发病机制和临床表现。

（3）掌握呼吸衰竭和急性呼吸窘迫综合征的护理要点。

2. 技能目标

（1）掌握吸痰、氧气雾化吸入、物理降温、静脉注射（使用注射泵）、动脉血气分析、气切换药、皮下注射、留置胃管、测血糖技术。

（2）正确设置呼吸机参数。

（3）能够熟练地为呼吸衰竭合并急性呼吸窘迫综合征病人进行急救护理。

3. 素质目标

（1）加强急救意识，提高急救能力。

（2）紧急情况下，能够临危不乱、冷静沉稳，为病人提供专业的照护服务，给病人及家属带来信任感、安全感。

（3）具备临床思维，根据病人不同情况进行分析及处理。

（二）关键考点

1. 能够正确进行动脉血气分析，掌握注意事项。

2. 能够正确进行气切换药，掌握人工气道的护理要点。

3. 能够正确进行静脉注射（使用注射泵），规范使用各类药物，合理设置参数。

4. 能够正确进行皮下注射操作。

5. 能够正确进行留置胃管操作，注意病人不适时暂停插管。

6. 能够正确进行血糖监测操作。

7. 能够正确进行吸痰操作，每次吸痰时间小于 15s，注意无菌原则。

8. 能够正确进行氧气雾化吸入，掌握不同的雾化方式及各类雾化药的使用。

（三）案例介绍及解析

1. 站点一

题卡：23 床，吴某，男，58 岁，住院号 186566，6d 前因淋雨后出现发热、乏力、咳嗽、咳痰，未予重视，3d 前出现呼吸困难、气促加重入院，体温最高达 41℃。既往有高血压史，规律服用阿利沙坦酯片 1 个月，1 片 /d，对磺胺过敏。体格检查：T 38.9℃，P 95 次 /min，R 26 次 /min，BP 85/47mmHg，SpO_2 84%，病人烦躁不安、呼吸窘迫、口唇发绀，转入 ICU，立即予以气管插管呼吸机辅助呼吸、心电监护、抗感染等对症处理。

任务卡：请 A 护士进行动脉血气分析，B 护士进行物理降温，C 护士进行静脉注射（使用注射泵）。

医嘱：1. 动脉血气

2. 物理降温

3. NS 48ml＋去甲肾上腺素 2mg，持续静脉注射泵泵入，速度 5ml/h

提示卡：血气分析结果：pH 7.43，PaO_2 45mmHg，$PaCO_2$ 30mmHg。（动脉血气操作完成后出示）

场景设置：病人已完善入院相关检查，已予心电监护、适当液体复苏，右颈部有一颈内静脉双腔置管，其中一腔正在输液。

解题思路

1. **临床表现**：呼吸困难、气促、烦躁不安、呼吸窘迫、发绀。
2. **背景资料**：Ⅰ型呼吸衰竭、急性呼吸窘迫综合征、高血压病史。
3. **目前问题**：该病人为Ⅰ型呼吸衰竭合并急性呼吸窘迫综合征，目前出现了 T 38.9℃，血压 85/47mmHg，氧合指数下降，病情加重，为重度急性呼吸窘迫综合征，故予以气管插管，经气管插管呼吸机辅助呼吸，应及时复查血气、冰敷物理降温，并应用血管活性药物维持生命体征。

操作及关键考点

1. **动脉采血**

（1）无菌操作原则。

（2）采集部位的选择：桡动脉、股动脉、足背动脉等。

（3）标本应隔绝空气，采集后立即送检，以免影响检验结果。

2. **物理降温**

（1）注意观察病人皮肤表面有无发红、苍白、出血点、感觉异常。

（2）禁止擦拭胸前区、腹部、耳后、足底。

（3）随时观察，保证冰袋、冰囊完整，无漏水；冰融化后立即更换，如有局部皮肤发紫、麻木及冻伤发生，停止使用。

3. **静脉注射（使用注射泵）**

（1）使用去甲肾上腺素时选择右侧颈部深静脉未进行静脉输液的管腔输注。

（2）保证用药剂量的准确，正确设置参数。

（3）在输注过程中密切观察注射情况，保证通畅，如有报警及时查找原因并解决。

（4）使用去甲肾上腺素时需密切关注生命体征尤其是血压情况，并根据血压上升情况及医嘱及时调节去甲肾上腺素的泵入速度。

2. 站点二

题卡： 23 床，吴某，男，58 岁，住院号 186566，持续呼吸机辅助呼吸，治疗 1d 后，病人循环、呼吸较前稳定，现已停止去甲肾上腺素泵入，但病人因气管插管无法进食、活动无耐力。

医嘱： 1. 血糖监测

      2. 留置胃管

      3. 低分子量肝素钠 4 000U，皮下注射，once

任务卡： 请 A 护士进行留置胃管，B 护士进行皮下注射，C 护士进行血糖监测。

提示卡 1： 血糖 5.3mmol/L。（测血糖操作完成后出示）

提示卡 2： 插管受阻、呼吸困难。（留置胃管过程中出示）

场景设置： 病人持续经气管插管处呼吸机辅助呼吸中，正在使用镇痛药物，导尿管一根，右手臂皮肤处有硬结。

------ ☼ **解题思路** ------

1. **临床表现：** 气管插管状态、呼吸机辅助呼吸，无法自主进食，活动无耐力。

2. **背景资料：** 已予经气管插管处呼吸机辅助呼吸，治疗 1d 后，循环、呼吸已较前稳定，已停止去甲肾上腺素组泵入。

3. **目前问题：** 该病人已予经气管插管处呼吸机辅助呼吸，需要进行一般处置，包括监测生命体征（心电监护）、吸痰、氧气雾化吸入使用。目前进食少、活动无耐力，需进行血糖监测、鼻饲、抗凝预防下肢血栓等处理。

------ ◎ **操作及关键考点** ------

1. **血糖监测：** 选择指尖进行血糖监测。

2. **留置胃管**

（1）妥善固定、防止打折、避免脱出。

（2）插管动作要轻稳，特别是在通过咽喉食管的 3 个狭窄处时，以避免损伤食管黏膜。

（3）体位：病人为呼吸机辅助呼吸状态，已在使用镇静镇痛药物，因此胃管最开始置入时应当后仰头部，待插入约 15cm 时，左手托起头部，使下颚靠近胸骨柄，加大咽部通道的弧度。如果出现呛咳、呼吸困难，<u>应立即拔管</u>。

3．皮下注射

（1）选择注射部位时应避开右手臂有硬结处皮肤。

（2）使用低分子量肝素皮下注射后，应关注有无其他出血现象。

3．站点三

题卡： 23 床，吴某，男，58 岁，住院号 186566，病人体温 36.6℃，10d 后，呼吸困难较前改善（氧合指数 190mmHg），复查胸片等，病情进一步好转，但脱机困难，征得家属同意后，予气管切开，气切处渗液较多，呼吸机流量波形呈现锯齿状，听诊双下肺干湿性啰音。

医嘱： 1．灭菌用水 2ml＋乙酰半胱氨酸 300mg，雾化吸入，Bid

　　　　2．气切伤口处换药

任务卡： 请 A 护士进行雾化吸入，B 护士进行气切处换药，C 护士进行紧急处理。

提示卡 1： 经气切处吸痰。（接到任务卡后 2min 内 C 护士未开始吸痰操作时出示）

提示卡 2： 血氧突然下降。（吸痰过程中出示）

提示卡 3： 病人躁动。（气切伤口处换药时出示）

场景设置： 序贯撤机后气切处渗液较多。

💠 解题思路

1．临床表现： 序贯撤机，气切处渗液较多，呼吸机流量波形呈现锯齿状，听诊双下肺干湿性啰音。

2．背景资料： 病人体温 36.6℃，呼吸困难较前改善（氧合指数 190mmHg），复查胸片等，病情进一步好转。

3．目前问题： 气切处渗液多，需予以气切伤口处换药；呼吸机流量波形及听诊结果提示气道内痰液较多、黏稠，需雾化、吸痰。

⚙ 操作及关键考点

1．吸痰

（1）按无菌操作的原则进行，动作要轻柔、到位。

（2）吸痰的时间每次不要超过 15s，吸痰前后给予纯氧 2min 吸入，根据痰液的性质和量判断是否需要加强气道湿化。

（3）如果病人在吸痰过程中出现血氧突然下降，应立即停止吸痰，给予呼吸机辅助呼吸，监测生命体征直到平稳。

2. 雾化吸入

（1）雾化期间密切观察病人的面色及呼吸情况。

（2）雾化后应当及时清洗雾化器。

3. 气切伤口处换药

（1）避免堵塞。

（2）严格无菌操作，预防感染。

（3）换药时注意气切管道固定，避免移位或脱出。

（4）换药时应清洗或更换新的内套管。

（四）知识点梳理

1. 急性呼吸窘迫综合征（acute respiratory distress syndrome，ARDS）的临床表现

（1）典型症状

1）损伤期：在损伤后 4～6h 以原发病表现为主，呼吸可增快、加深，但无明显的呼吸困难、憋气出现。

2）相对稳定期：在损伤后 6～48h，经积极救治，循环稳定，而逐渐出现呼吸困难。频率加快可达到超过 20 次/min，血氧分压与氧饱和度下降。因异常的浅快呼吸产生头晕、头昏、胸闷感，肺部体征不明显。

3）呼吸衰竭期：在损伤后 24～48h，可出现呼吸困难、烦躁不安、口唇青紫。随着病情加重，呼吸频率加快可达 35～50 次/min。胸部听诊可闻及湿啰音，此时使用常规氧疗无效。

4）终末期：表现为极度呼吸困难和更严重的口唇青紫、手指和脚趾青紫，出现神经精神症状，如嗜睡、谵妄和昏迷等。胸部有束缚感，严重憋气甚至咳血痰。此阶段缺氧症状非常明显，严重者将导致死亡，因此要抓紧救治。

（2）其他症状：在急性呼吸窘迫综合征的晚期，部分病人会出现高热、寒战、胸痛、咳痰为白色黏液或带红色血丝等，严重者将出现意识障碍，甚至死亡。

（3）并发症

1）酸碱紊乱：酸碱紊乱是急性呼吸窘迫综合征的首位并发症。因肺脏本身是调节酸碱平衡的主要脏器，故一旦发生呼吸衰竭必然导致酸碱失衡。

2）感染：发生急性呼吸窘迫综合征时，因防御功能缺陷，呼吸道微生物易位而易并发感染。

3）消化道出血：发生急性呼吸窘迫综合征时，因低氧血症造成胃黏膜损害，而致上消化道出血。

4）血栓：因为长期保持静止状态，增加了病人患血栓的风险，特别是腿部的深静脉血栓。

5）气胸：在使用机械通气时，过高的气道压力可能会造成肺泡破裂。

6）肺纤维化：肺泡组织出现瘢痕，逐渐被纤维化组织取代，使得氧气更加难以进入血液。

2. 呼吸衰竭的处理要点　呼吸衰竭的处理要点包括积极处理原发病和诱因，迅速纠正严重缺氧和二氧化碳潴留，改善呼吸功能。

（1）维持气道通畅：解痉平喘，清除积痰。保持呼吸道湿化，予以机械吸引；适当应用支气管解痉药、祛痰剂等，必要时建立气管插管、气管切开。

（2）氧疗：①一般将 $PaO_2 < 60mmHg$ 定为氧疗的指征，$PaO_2 < 55mmHg$ 为必须氧疗的指征；②给氧途径有鼻塞法、鼻导管法、面罩法或机械通气法等；③慢性呼吸衰竭可持续低流量（1~2L/min）、低浓度（24%~28%）吸氧；急性发作则可用50%以上高浓度氧疗。

（3）增加通气量：应用呼吸兴奋剂，如尼可刹米；或使用呼吸机辅助呼吸。

（4）控制感染：合理选用抗生素，必要时通过药物敏感试验结果选用抗生素。

（5）酸碱平衡的处理：准确判别血气分析结果，针对性采取治疗护理措施。

3. ARDS 的处理要点

（1）原发病的治疗：积极寻找原发病灶，并予以彻底治疗。

（2）氧疗：采取有效措施，尽快提高 PaO_2。一般需高浓度氧疗。

（3）机械通气：机械通气可减少病人的肺不张和肺内分流减轻肺水肿，同时保证高浓度吸氧和减少呼吸功耗，以改善换气和组织氧合，减少和防止肺损伤，因此，机械通气是 ARDS 最重要的支持手段。一旦确诊或疑诊 ARDS，应尽早开始。

（4）液体管理：为减轻肺水肿，应合理限制液体入量，在血压稳定的前提下，液体出入量宜轻度负平衡。

（5）营养支持：ARDS 致机体处于高代谢状态；应补充足够的营养，静脉营养可引起感染和血栓形成等并发症，现提倡全胃肠营养。

（6）病人的监护：ARDS 病人应收入监护病房，动态监测呼吸、循环、水电解质、酸碱平衡等，以便及时调整治疗方案。

（五）思考题

1. ARDS 的典型症状有哪些？
2. 呼吸衰竭的处理要点有哪些？

三、决赛情景模拟案例

（一）学习目标

1. 知识目标

（1）了解脊柱损伤常见并发症的种类。

（2）熟悉脊柱损伤后呼吸衰竭的症状。

（3）掌握脊柱损伤后呼吸衰竭的原因及处理。

2. 技能目标

（1）掌握吸氧、心电监护、动脉采血、静脉输液、肌内注射、吸痰、雾化、呼吸球囊辅助通气、静脉注射操作技术。

（2）正确识别并处理气道梗阻。

（3）掌握执行口头医嘱的注意事项。

3. 素质目标

（1）紧急情况下能临危不乱，沉着冷静，反应敏捷，做出正确的判断。

（2）抢救过程中，具备团队合作能力，分工明确，有序协作。

（3）关注病人及家属需求，充分体现以人为本。

（4）具备临床思维，根据病人不同情况进行分析及处理。

（二）关键考点

1. 脊柱损伤后呼吸衰竭的应急处理（吸氧、心电监护、动脉血气、安抚病人及家属等）。

2. 能够正确进行吸氧操作，调节适合病人的氧流量。

3．能够正确进行心电监护操作，能识别生命体征的指标变化并判断、处理。

4．能够正确进行静脉输液操作，掌握静脉补钾知识及注意事项。

5．能够正确进行雾化吸入操作。

6．能够正确进行肌内注射操作，做好三查八对，掌握哌替啶的药理作用及使用注意事项。

7．能够正确进行吸痰操作，动作轻柔，未发生并发症。

8．能够正确进行静脉注射操作，掌握镇静肌松药的药理作用及使用注意事项。

9．能够正确进行呼吸球囊操作，掌握颈椎骨折病人的气道开放手法。

10．能够正确执行口头医嘱。

（三）案例介绍及解析

1．情景一

题卡： 21 床，陈某，男，69 岁，住院号 123456。因高处坠落，自诉头颈部疼痛，不能活动伴四肢麻木 24h，戴颈托护具由 "120" 从外院送达急诊科，诊断 $C_5 \sim C_6$ 颈椎骨折伴脊髓损伤，既往有吸烟史 40 余年。接诊护士发现病人呼吸急促，鼻翼扇动，嘴唇发绀，病人诉呼吸费力。

医嘱： 1．吸氧，氧流量 4 ~ 6L/min

　　　　2．心电监护

　　　　3．动脉血气分析

任务卡： 请三位护士讨论后对该病人进行处置。

提示卡 1： A 护士进行吸氧，B 护士进行心电监护，C 护士进行动脉采血。（如果出示任务卡 1min 后护士未进行正确处置则出示）

提示卡 2： 心电监护示：HR 109 次 /min，BP 154/89mmHg，SpO_2 80%，R 35 次 /min。（当 B 护士完成心电监测后出示）

场景设置： 家属床旁追问病人情况，不愿意离开；病人现已在右侧手臂开通静脉通道一条，正在输液；左手前臂、手腕处及手背大面积淤紫。

・・・・・・・・・・・・・・ ◆ 解题思路 ・・・・・・・・・・・・・・

1．**临床表现：** 呼吸急促，鼻翼扇动，嘴唇发绀。

2．**背景资料：** 病人自高处坠落，诉头颈部疼痛，不能活动伴四肢麻木 24h；

既往有吸烟史 40 余年。

3. **目前问题**：结合以上资料，初步判断病人出现呼吸困难，首先需要进行的操作包括心电监护、吸氧并抽动脉血气明确病人缺氧程度。

⌾ 操作及关键考点

1. **应急处置**

（1）体位摆放：保持平卧位，告知病人勿晃动头部，保持头、颈及躯干成直线。

（2）吸氧：判断口鼻无分泌物，给予鼻导管吸氧，根据医嘱及病人情况调节氧流量。

（3）家属沟通：安抚家属情绪，抢救时有礼貌地请家属回避至病房外，拉好屏风，保护病人隐私。

2. **心电监护**

（1）设备连接：电极片应避开伤口部位、血压袖带应绑在非静脉穿刺侧肢体。

（2）参数调节：合理设置报警值。

（3）数值识别：根据提示卡心电监护数值结果判断病人出现了呼吸窘迫，及时报告医生、记录。

3. **动脉血气**

（1）血管选择：首选桡动脉，由于病人左手前臂、手腕处及手背大面积淤紫，暂不明确左侧手臂有无骨折或其他损伤，故选取右手桡动脉。

（2）采集要求：常规消毒皮肤至少 8cm；采血后无菌纱布按压 5 ~ 10min，如病人凝血功能不佳，则应延长按压时间。

（3）送检：立即送检。一般情况下要求 30min 内完成检测，如要进行乳酸检测，则需在 15min 内完成检测。

---

2. **情景二**

题卡：病人血气回报；pH 7.33，PaO_2 55mmHg，$PaCO_2$ 55mmHg，K^+ 3.2mmol/L。查看病人，双肺呼吸音粗，痰液黏稠，病人诉疼痛，不敢咳嗽，NRS 评分为 7 分，医生予补钾、止痛、雾化治疗。

任务卡：请 A 护士进行静脉输液，B 护士进行氧气雾化吸入，C 护士进行肌内注射。

医嘱：1. NS 250ml + 10% 氯化钾 7ml，静脉滴注，once

2. 布地奈德 1mg + 异丙托溴铵 250μg + 乙酰半胱氨酸 300mg，雾化吸入，Bid

3. 哌替啶 50mg，肌内注射，once

场景设置：病人对自己病情感到担心、焦虑，不停询问原因及病情的发展情况；病人现已在右侧手臂开通静脉通道一条，正在输液；左手小臂及手背大面积淤紫。

⊸●⊸ 解题思路 ⊸●⊸

1. **临床表现**：双肺呼吸音粗，痰液黏稠，病人诉疼痛，不敢咳嗽。

2. **检验结果**：pH 7.33，PaO_2 55mmHg，$PaCO_2$ 55mmHg，K^+ 3.4mmol/L。

3. **目前问题**：根据情景一病人的发病过程及临床表现分析，病人可能出现呼吸衰竭，进行血气分析后的数值证实了病人出现Ⅱ型呼衰，结合病人临床表现，病人存在气道梗阻风险，所以该病人目前需要得到的应急处置应当包括进一步观察病人呼吸情况，加强气道廓清；病人可能因疼痛限制呼吸和咳嗽，导致缺氧和二氧化碳潴留，肺部呼吸音粗，因此，需予以止痛、雾化化痰。

🎯 操作及关键考点 ⊸⊸

1. **静脉输液**

（1）检查静脉通道：输注前应当检查静脉通道通畅性，确保回血良好并观察局部皮肤血管情况，密切观察病人病情变化。

（2）补钾浓度不宜过高：静脉补钾时通常浓度不超过 0.3%，即 1 000ml 溶液中最多加入 10% 氯化钾 30ml（相当于氯化钾 3g）。

（3）补钾速度不宜过快：成人静脉补钾的速度一般不宜超过 60 滴 /min。

（4）病情观察：补钾过程中需密切观察精神状态、肌张力、腱反射、胃肠道功能等变化，动态监测血清钾浓度。快速补钾或补钾量大时应进行持续心电监护，以保证病人的安全。

2. **雾化吸入**

（1）正确使用供氧装置：注意用氧安全，室内应避免火源。

（2）氧气湿化瓶勿盛水，以免液体进入雾化器内稀释药液。

（3）观察病人排痰情况，如排痰困难，可通过吸痰等方式进行辅助。

（4）告知病人雾化吸入的目的，注意佩戴松紧度适宜，增加病人舒适性，及时了解病人的感受和需求，提高病人的配合度。

3. 肌内注射

（1）体位：如需翻身需强调轴线翻身。

（2）评估：注射前需评估病人皮肤情况。

（3）部位选择：针对该病人，可选择左右两侧臀大肌。

（4）臀大肌定位方法：十字法：从臀裂顶点向左侧或向右侧划一水平线，然后从髂嵴最高点作一垂线，将一侧臀部分为四个象限，其外上象限并避开内角（从髂后上棘至股骨大转子连线），即为注射区；连线法：从髂前上棘至尾骨作一连线，其外 1/3 处为注射部位。

（5）肌注要点：进针快、推药慢、拔针快。

---

3. 情景三

题卡： 病人随即出现呼吸困难，呈喘憋感，面色口唇发绀，心电监护显示：HR 115 次 /min，BP 135/64mmHg，SpO$_2$ 75%，已拨打麻醉科电话呼叫紧急气管插管。

任务卡 1： 请 3 名护士合作完成病人急救及处置。

提示卡 1： 请立即吸痰、使用呼吸球囊辅助呼吸。（出示任务卡 1min 后未正确实施紧急处理时出示）

提示卡 2： 床旁已准备气管插管用物，呼吸机在使用状态。（护士检查气管插管用物时出示）

任务卡 2： 麻醉科医生到床旁行气管插管，口头医嘱：静脉注射丙泊酚 4ml，维库溴铵 4mg。（呼吸球囊辅助呼吸操作完成 1 个呼吸周期后出示）

提示卡 3： 机械通气，心电监护显示：HR 107 次 /min，BP 95/64mmHg，SpO$_2$ 95%（气管插管成功后出示）

提示卡 4： 病人症状缓解。心电监护示：HR 108 次 /min，R 24 次 /min，BP 106/88mmHg。（呼吸机连接后出示）

场景设置： 病人家属在床旁大声哭泣；病人现已在右侧手臂开通静脉通道一条，正在输液；左手小臂及手背大面积淤紫。

☼ 解题思路

1. **临床表现：** 呼吸困难，呈喘憋感，面色口唇发绀。

2. **背景资料：** 病人自高处坠落，诉头颈部疼痛，不能活动伴四肢麻木。

3. **目前问题：** 根据情景一、二判断该病人目前出现了呼吸衰竭，气道自洁能力差，痰液滞留，考虑是气道梗阻，目前应当采取的措施为立即吸痰，开放主气道，呼吸球囊辅助呼吸保障通气，做好经人工气道机械通气准备；病人家属在床旁大声哭泣，应安抚家属情绪。

⊙ 操作及关键考点

1. 病人家属心理护理

进行抢救同时，应专人负责解释、安抚家属情绪，将其劝离抢救现场，以免影响操作，或抢救场面刺激家属情绪。

2. 吸痰

（1）无菌原则：严格遵循无菌原则，预防发生院内感染。

（2）吸痰前、吸痰后调大氧流量。

（3）节奏宜快，每次吸痰时间不超过 15s。

3. 呼吸囊的使用

（1）因病人 $C_5 \sim C_6$ 颈椎骨折，需采用托下颌法进行气道开放。

（2）单次通气量以最小胸廓起伏为标准，避免过度通气。

4. 执行口头医嘱

（1）双人核对：在医生下达口头医嘱后，护士应大声复述口头医嘱与医生进行双人核对，使用药物前需与第二名护士进行再次核对。

（2）安瓿备查：抢救时执行口头医嘱的药物安瓿不应丢弃，应当留好备查，待抢救结束后进行再次核查后丢弃。

（3）记录书写：口头医嘱在执行时需要进行记录，以备抢救后查对。抢救护理记录在抢救结束后 6h 内补记。

5. 静脉注射

（1）注射药物：推注药物可选择静脉输液的留置针，使用前应当首先抽回血、观察局部皮肤血管情况、缓慢推注，并关注病人生命体征、病情变化。先使用丙泊酚，再使用维库溴铵，推药同时呼吸球囊辅助呼吸不可暂停。

（2）病情观察：观察病人生命体征变化情况。

（3）安抚病人，缓解病人焦虑情绪。

（四）知识点梳理

1. 脊柱损伤后呼吸衰竭

（1）原因：颈脊髓损伤时，由于肋间神经支配的肋间肌完全麻痹，胸式呼吸消失，病人能否生存，很大程度上取决于腹式呼吸是否幸存。腹式呼吸主要依靠膈肌运动，而支配膈肌的膈神经由 $C_{3\sim5}$ 节段组成，其中 C_4 是主要成分。因此损伤越接近 C_4，因膈神经麻痹引起膈肌运动障碍，从而导致呼吸衰竭的危险越大。即使是 C_4 以下的损伤，也会因伤后脊髓水肿的蔓延，波及呼吸中枢而产生呼吸功能障碍。因此，任何阻碍膈肌活动和呼吸道通畅的原因均可导致呼吸衰竭，如脊髓水肿继续上升至近 C_4 节段、痰液阻塞气管、肠胀气和便秘引起膈肌上抬等。

（2）并发症：由于呼吸肌力量不足，或者病人因怕疼不敢深呼吸和咳嗽，使呼吸道的阻力增加，分泌物不易排出，久卧者容易产生坠积性肺炎。一般在1周内便可发生呼吸道感染，吸烟者更易发生。病人常因痰液堵塞气管窒息。

（3）护理

1）病情观察：观察病人的呼吸功能，如呼吸频率、节律、幅度，有无异常呼吸音，有无呼吸困难表现等，监测血氧饱和度。

2）氧气吸入：若病人呼吸＞22次/min、鼻翼扇动、摇头挣扎、嘴唇发绀等，则应立即吸氧，寻找和解除原因，必要时协助医师行气管插管、气管切开或呼吸机辅助呼吸等。

3）减轻脊髓水肿：遵医嘱给予地塞米松、甘露醇、甲泼尼龙等治疗，以避免脊髓进一步损伤而抑制呼吸功能。

4）保持呼吸道通畅：观察痰液性状及量，预防因气道分泌物阻塞而并发坠积性肺炎和肺不张。指导病人深呼吸和咳嗽咳痰，每2h协助翻身拍背1次，遵医嘱给予雾化吸入，经常做深呼吸和上肢外展动作，以促进肺膨胀和有效排痰。对不能自行咳嗽咳痰或有肺不张者及时吸痰。对气管插管或气管切开者做好相应护理。及时处理肠胀气、便秘，不要用厚棉被压盖胸腹，以免影响病人呼吸。

5）控制感染：已经发生肺部感染者应遵医嘱选用合适的抗生素，注意保暖。

2. 气管插管的护理配合流程

（1）护士接到气管插管的医嘱。

（2）立即准备用物，包括喉镜、气管导管、导管管芯、听诊器、注射器、牙垫、局麻药、胶布、吸引器、吸痰管、简易呼吸球囊、加压面罩、无菌手套、必要时备眼罩、抢救用物。

（3）清醒病人，护士要做好解释工作。

（4）协助安置病人体位：去枕平卧、头后仰，必要时可在病人肩部垫一小枕。

（5）医生进行气管插管。

（6）医生确认导管是否在气道内（听诊呼吸音，感觉有无气体呼出等），护士协助使用简易呼吸球囊经气管导管给病人送气，以便医生听诊呼吸音。

（7）如不在气管内，则重新插管。

（8）在气管内，护士协助固定导管，及时吸出气道内分泌物，记录插管深度。

（9）遵医嘱予机械通气。

（五）思考题

1. 脊柱损伤后病人发生呼吸衰竭的原因有哪些？
2. 如何护理脊柱损伤合并呼吸衰竭的病人？
3. 气管插管的护理配合包括哪些内容？

第三节 心力衰竭

心力衰竭又称为心衰，是各种心脏结构或功能性疾病导致心室充盈和 / 或射血功能受损，心排血量不能满足机体组织代谢需要，以肺循环和 / 或体循环淤血、器官组织血液灌注不足为临床表现的一组综合征，主要表现为呼吸困难、体力活动受限和体液潴留。心衰按照发生的速度、时间、严重程度可分为急性心衰和慢性心衰。当发生急性心衰时，如得不到积极的救治及处理，将严重威胁病人生命。因此，准确识别心衰症状及体征，掌握救治及处理心衰的方法，能够有效、迅速地开展心衰急危重症病人的抢救及护理至关重要。

一、初赛情景模拟案例

（一）学习目标

1. 知识目标

（1）了解心力衰竭的分型。

（2）熟悉右心衰竭的症状。

（3）掌握右心衰竭的预防及处理。

2. 技能目标

（1）掌握鼻导管给氧操作技术。

（2）掌握静脉注射操作技术。

（3）掌握静脉采血操作技术。

3. 素质目标

（1）根据情景能够与病人有效沟通，关心、体贴病人，为病人及家属提供安全感，具备人文关怀精神。

（2）严格执行查对制度，具有责任感。

（二）关键考点

1. 通过对情景分析，能够发现病人出现了右心衰竭，并给予正确的处置措施（体位摆放、鼻导管给氧）。

2. 能够正确、规范地进行静脉注射和静脉采血，避免在静脉输液通路上方采血。

3. 能够正确、有效地对病人进行健康宣教，体现人文关怀。

（三）案例介绍及解析

题卡：15床，李某，女，56岁，既往有"风湿性心脏病"病史，因双下肢水肿3个月余，加重伴胸闷、气短、腹胀、尿少3d入院。心电监护示：HR 92次/min，R 22次/min，BP 100/68mmHg，SpO$_2$ 92%。心脏彩超显示：三尖瓣重度反流。

医嘱：1. 吸氧

2. 呋塞米10mg，静脉注射，once

3. 静脉采血：血常规、电解质、心肌酶、脑钠肽（BNP）

任务卡：请3名护士进行讨论后给予病人合理处置。

提示卡：请A护士进行吸氧，B护士进行静脉注射，C护士进行静脉采血。（出示任务卡1后1min，如果护士未进行正确处置，则出示）

场景设置：病人左侧手臂有静脉留置针正在输液。

⚡ 解题思路

1. **临床表现**：双下肢水肿、胸闷、气短、腹胀、尿少，心电监护：HR 92

次 /min，R 22 次 /min，BP 100/68mmHg，SpO_2 92%。

2. 背景资料：既往有"风湿性心脏病"病史，双下肢水肿 3 个月余，加重伴胸闷、气短、腹胀、尿少 3d，心脏彩超示：三尖瓣重度反流。

3. 目前问题：该病人既往有"风湿性心脏病"病史，目前出现双下肢水肿、胸闷、气短、腹胀、少尿等体循环淤血的临床表现，故考虑可能出现右心衰。

◎ 操作及关键考点

1. 吸氧

（1）体位：右心衰病人，应取端坐卧位或半坐卧位。

（2）用棉签清洁双侧鼻腔并检查。

（3）调节氧流量 2 ~ 4L/min。

（4）湿润鼻氧管前端，检查鼻氧管是否通畅。

（5）用氧安全四防：防火、防油、防热、防震。

2. 静脉注射

（1）评估：评估病人病情、用药史及注射部位局部皮肤。

（2）注射药物前应当先抽回血、观察局部皮肤血管情况，缓慢注射。

（3）观察病情：关注病人生命体征、病情变化及反应。

（4）健康宣教：呋塞米是一种强效利尿药物，用于治疗水肿性疾病（心源性水肿、肾性水肿等）、高血压、高血钾等，可产生强大的利尿作用，使用后会尿量增多，及时协助病人床上小便，并观察症状是否有好转。

3. 静脉采血

（1）评估：核对采血管、条形码，评估病人病情及采血局部皮肤情况。

（2）避免选择已静脉输液穿刺处上方。

（3）按顺序连接真空采血管，即含有促凝剂和 / 或分离胶血清采血管→含有或不含分离胶的肝素抗凝采血管→含有或不含分离胶的 EDTA 抗凝采血管（脑钠肽→电解质→心肌酶→血常规），采血量正确。

（4）采血中观察病人情况。

4. 右心衰健康宣教（贯穿整个操作）

（1）原因：右心衰主要由右心室收缩减弱、右心室容量负荷、右心室压力负荷导致，常见病因包括急性右心室心肌梗死、右心室心肌病、心肌炎、急性肺栓塞、左室辅助装置支持、脓毒血症、急性呼吸窘迫综合征、肺动脉高压、三尖瓣反流、肺动脉瓣反流或狭窄、心包疾病等。

（2）预防及知识指导：对心衰风险期的病人应强调积极干预各种危险因素，包括控制血压、血糖、血脂，积极治疗原发病。避免可增加心力衰竭危险的行为，如吸烟、饮酒。避免各种诱发因素，如感染（尤其是呼吸道感染）、过度劳累、情绪激动、输液过快过多等。饮食注意低盐低脂、易消化、富营养，每餐不宜过饱，按时服药，加强休息，适当运动。

（四）知识点梳理

1. 心力衰竭

（1）定义：心力衰竭简称心衰（heart failure，HF），是各种心脏结构或功能性疾病导致心室充盈和/或射血功能受损，心排血量不能满足机体组织代谢需要，以肺循环和/或体循环淤血、器官组织血液灌注不足为临床表现的一组综合征，主要表现为呼吸困难、体力活动受限和体液潴留。根据心衰发生的时间、速度、严重程度可分为慢性心衰和急性心衰，以慢性心衰居多。按心衰发生的部位可分为左心衰、右心衰和全心衰。

（2）病因

1）慢性心力衰竭病因：慢性心力衰竭基本病因为心肌损害及心脏负荷过重。其中，心肌损害包括原发性心肌损害（如缺血性心脏病、心肌炎和心肌病）及继发性心肌损害（如内分泌代谢性疾病、心肌淀粉样变性、心脏毒性药物等并发的心肌损害）；心脏负荷过重则包括压力负荷过重（如高血压、主动脉瓣狭窄、肺动脉高压等疾病）和容量负荷过重（如心脏瓣膜关闭不全引起的血液反流、先天性心脏病引起的分流或全身循环血量增多的疾病如慢性贫血、甲状腺功能亢进、围生期心肌病等）。

2）急性心力衰竭病因：慢性心衰急性加重、急性心肌坏死和/或损伤、急性血流动力学障碍等。

（3）诱因：对于有基础心脏疾病的病人，其心力衰竭症状常由一些增加心脏负荷的因素所诱发，常见的诱发因素包括：

1）感染：呼吸道感染是最常见、最重要的诱因，感染性心内膜炎也不少见。

2）心律失常：心房颤动是诱发心力衰竭的重要因素，其他各种类型的快速型心律失常以及严重的缓慢型心律失常亦可诱发心力衰竭。

3）过度体力消耗或情绪激动：如剧烈运动、妊娠后期及分娩、暴怒等。

4）血容量增加：如钠盐摄入过多，输液或输血过快、过多。

5）治疗不当：如不恰当停用利尿药物或降压药等。

6）原有心脏病变加重或并发其他疾病：如冠心病发生心肌梗死、风湿性心脏瓣膜病出现风湿活动等。

2. 右心衰的症状、诊断标准及处理

（1）症状

1）消化道症状：胃肠道及肝淤血引起腹胀、食欲下降、恶心、呕吐等，是右心衰最常见的症状。

2）呼吸困难：部分右心衰由左心衰进展而来，原已有呼吸困难症状。单纯性右心衰为分流性先天性心脏病或肺部疾病所致，也有明显的呼吸困难。

（2）体征

1）水肿：其特征为对称性、下垂性、凹陷性水肿，重者可延及全身。可伴有胸腔积液，以双侧多见，若为单侧则以右侧更多见，主要与体静脉和肺静脉压同时升高、胸膜毛细血管通透性增加有关。

2）颈静脉征：颈静脉充盈、怒张是右心衰的主要体征，肝 - 颈静脉回流征阳性则更具特征性。

3）肝脏体征：肝脏常因淤血而肿大，伴压痛。持续慢性右心衰可致心源性肝硬化，晚期可出现肝功能受损、黄疸及腹水。

4）心脏体征：除基础心脏病的相应体征外，右心衰时可因右心室显著扩大而出现三尖瓣关闭不全的反流性杂音。

（3）诊断标准：是综合病因、病史、症状、体征、实验室及其他检查指标而作出的。其中有明确的器质性心脏病是诊断的基础，特异的症状和体征，体循环淤血引起颈静脉怒张、肝大、水肿等是诊断右心衰的重要依据。

（4）处理

1）病因治疗：针对所有可能导致心脏功能受损的常见疾病，如高血压、冠心病等，在尚未造成心脏结构改变前即应早期进行有效治疗。

2）诱因治疗：消除诱因，如积极选用适当抗生素控制感染。对于心室率很快的心房颤动，如不能及时复律应尽快控制心室率。注意检查并纠正甲状腺功能亢进、贫血等。

3）药物治疗：①正性肌力药物，如洋地黄类药物（地高辛、毛花苷丙）等，非洋地黄类药物（多巴胺、多巴酚丁胺、米力农等），左西孟旦（该药在缓解症状和改善预后等方面有作用，且使脑钠肽水平明显下降）；②利尿药：

常用利尿药有袢利尿药（呋塞米、托拉塞米）、噻嗪类利尿药（氢氯噻嗪）及保钾利尿药（螺内酯、阿米洛利等）；③肾素－血管紧张素－醛固酮系统抑制剂：包括血管紧张素转化酶抑制剂（卡托普利、贝那普利、培哚普利等），血管紧张素Ⅱ受体拮抗药（氯沙坦、缬沙坦、坎地沙坦、厄贝沙坦等），血管紧张素受体脑啡肽酶抑制剂（沙库巴曲缬沙坦）及醛固酮受体拮抗剂（螺内酯）；④β受体拮抗药：常用药物有美托洛尔、比索洛尔、卡维地洛。

（5）健康指导

1）疾病预防指导：心衰风险期的病人应强调积极干预各种危险因素，包括控制血压、血糖、血脂，积极治疗原发病。避免可增加心力衰竭危险的行为，如吸烟、饮酒。避免各种诱发因素，如感染（尤其是呼吸道感染）、过度劳累、情绪激动、输液过快过多等。育龄妇女应在医生指导下决定是否可以妊娠与自然分娩。

2）疾病知识指导：饮食宜低盐低脂、易消化、富营养，每餐不宜过饱。肥胖者应控制体重，消瘦者应增强营养支持。运动锻炼可以减少神经内分泌系统的激活和延缓心室重塑的进程，对减缓心力衰竭病人自然病程有利，是一种能改善病人临床状态的辅助治疗手段。所有稳定性慢性心力衰竭并且还能够参加体力适应计划者，都应当考虑运动锻炼。运动前应进行医学与运动评估，根据心肺运动试验制订个体化运动处方，可以选择中等强度持续运动或间歇高强度运动，运动方式以有氧运动为主，抗阻运动可作为有氧运动的有效补充。运动过程中应做好监测与管理，保障运动安全，提高运动依从性。

3）用药指导与病情监测：坚持遵医嘱服药，告知病人药物的名称、剂量、用法、作用与不良反应。掌握自我调整基本治疗药物的方法：每天测量体重，若3天内体重增加2kg以上，应考虑已有水钠潴留（隐性水肿），需要利尿或加大利尿药用量；根据心率和血压调整β受体拮抗药、血管紧张素转化酶抑制药或血管紧张素受体拮抗药的剂量。病人一般1～2个月随访1次，病情加重时（如疲乏加重、水肿再现或加重、静息心率增加≥15～20次/min、活动后气急加重等）及时就诊。

（五）思考题

1. 心力衰竭的常见诱因是什么？
2. 心力衰竭的预防和处理措施包括哪些？

二、复赛情景模拟案例

（一）学习目标

1. 知识目标

（1）了解急性左心衰竭病理生理改变、治疗要点。

（2）掌握房颤、急性左心衰的紧急处理、洋地黄中毒的预防处理、压力性损伤的分期与护理。

2. 技能目标

（1）能够正确、规范、安全、有序地实施皮内注射、静脉注射、口服给药、鼻导管吸氧、肌内注射、静脉输液（使用输液泵）、压力性损伤换药、气管插管口腔护理的操作。

（2）通过对情景分析，能够及时发现病人存在的问题，并能综合运用所学知识，有效地解决病人的实际问题。

（3）具备急救意识和团队意识，提高病情变化时与家属的沟通能力。

3. 素质目标

（1）操作过程中，具备团队协作能力，能够合理分工、配合紧密。

（2）紧急情况下，能够临危不乱、冷静沉稳，为病人提供专业的照护服务，给病人及家属带来信任感、安全感。

（3）具备临床思维，根据病人不同情况进行分析及处理。

（二）关键考点

1. 能够正确进行静脉注射操作，掌握毛花苷丙静脉注射的操作要点。

2. 能够正确进行皮内注射操作，准确完整评估病史和过敏史。

3. 能够正确进行口服给药操作，核对医嘱信息和病人信息。

4. 能够正确进行肌内注射操作，注意麻醉药品的使用规范。

5. 能够正确进行吸氧操作，注意吸氧安全。

6. 能够正确进行静脉输液（使用输液泵），能根据病情合理调节输液速度。

7. 能够正确进行气管插管口腔护理操作，及时识别生命体征的指标异常变化并判断、处理。

8. 能够正确识别压力性损伤分期，根据分期作出正确的处理。

（三）案例介绍及解析

1. 站点一

题卡：02 床，王某，女，78 岁，因感冒后发热、咳嗽、乏力 2d 入院，既往有"风湿性心脏病"病史，心脏超声示：二尖瓣狭窄（中度）。心电监护示：T 38.5℃，HR 150 次 /min，R 20 次 /min，SpO$_2$ 95%。心电图检查见图 1-1：

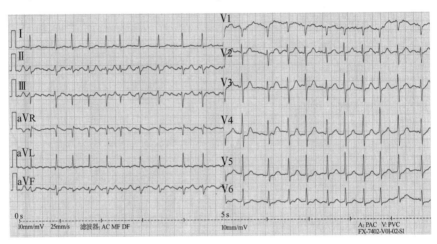

图 1-1　快速房颤心电图

医嘱：1. 青霉素注射液（160 万 / 支），皮试（　　　）

　　　　2. 毛花苷丙 0.2mg，静脉注射，once

　　　　3. 华法林 2.5mg，口服，Qd

任务卡：请 A 护士进行青霉素皮试，B 护士进行静脉注射，C 护士进行口服给药。

提示卡 1：磺胺类药物过敏。（在护士询问过敏史时出示）

提示卡 2：病人左侧手肘部位有一约 3cm×4cm 陈旧性烫伤瘢痕。（在进行静脉穿刺评估皮肤时出示）

提示卡 3：皮试结果阴性。（两位护士观看皮试结果后出示）

场景设置：病人已完善入院相关检查，已予以氧气吸入及心电监护。

························ ❀ 解题思路 ························

1. **临床表现：**感冒后发热、咳嗽、乏力，心电监护示：T 38.5℃，HR 150 次 /min，R 20 次 /min，SpO$_2$ 95%，心电图检查提示：快速心室率房颤。

2. **背景资料：** "风湿性心脏病"病史，心脏超声示：二尖瓣狭窄（中度）。

3. **目前问题：** 目前病人出现感冒后发热现象，体温 38.5℃，考虑发生感染，应予抗感染治疗，需进行青霉素皮试；病人心电图显示快速心室率房颤，心率 150 次 /min，需口服华法林抗凝、抗栓，静脉注射毛花苷丙强心治疗。

🎯 操作及关键考点

1. 皮内注射

（1）评估：评估时应详细询问病人病史，关注到该病人存在磺胺类药物过敏史。

（2）皮试液配制：青霉素皮试液浓度为 200 ～ 500U/ml。

（3）结果观察：皮内注射后观察 20min，20min 后进行结果判断并记录。

2. 静脉注射

（1）评估：评估病人病情、用药史、过敏史，评估穿刺部位皮肤时注意到该病人左手肘处的陈旧性烫伤瘢痕，在进行静脉注射穿刺时应避开烫伤瘢痕部位。

（2）注射前：毛花苷丙应当稀释后再进行注射，在注射前应再次确认病人心率为快速心室率房颤（心率＜ 60 次 /min 时不可注射），注射药物前应当先抽回血、观察局部皮肤血管情况。

（3）注射时：毛花苷丙在注射时应当缓慢，并时刻关注病人心率及血压，注射时间＞ 10min。

（4）注射后：注射后关注病人生命体征变化及临床症状有无好转等。

（5）健康宣教：指导病人观察是否出现恶心、食欲减退、头痛、心动过缓、黄视等不良反应，如出现以上情况，则提示毛花苷丙使用过量。

3. 口服给药

（1）核对医嘱信息：包括床号、姓名、药品名称、剂量、用法、给药途径、时间等。

（2）检查药品质量：包括药品有效期、外观质量。

（3）核实病人身份：询问病人姓名、核对手腕带信息。

（4）观察用药后反应：询问病人服药后有无不适，遵医嘱按时抽查凝血功能指标。

---

2. 站点二

题卡： 护士巡视病房时病人突发呼吸困难，端坐呼吸，咳粉红色泡沫痰，大汗淋漓，面色苍白，呼喊护士："护士，我好难受，快帮帮我"。心电监护：HR 120 次 /min，R 30 次 /min，BP 130/65mmHg，SpO_2 88%。

任务卡 1：请三位护士讨论后由 1 人在答题卡写出该病人目前的主要措施。

答案：吸氧，体位摆放（端坐卧位，下肢下垂），控制输液速度，遵医嘱使用药物镇静、强心、利尿、扩张血管，降低心脏负荷。（只要含吸氧、摆体位、强心、利尿、扩血管则计全分）

任务卡 2：请 A 护士进行鼻导管吸氧，B 护士进行肌内注射，C 护士静脉输液（使用输液泵）。（完成任务卡 1 答题后出示）

医嘱：1. 鼻导管吸氧，氧流量 6L/min

2. 吗啡 10mg，肌内注射，once

3. NS 50ml + 硝酸甘油 20mg，持续静脉输液泵泵入，速度 5ml/h

场景设置：病人左侧手背有静脉留置针正在输液。

⚲ **解题思路** ----------

1. **临床表现：**病人突发呼吸困难，端坐呼吸，咳粉红色泡沫痰，大汗淋漓，面色苍白。

2. **背景资料：**根据情景一，心脏超声示：二尖瓣狭窄（中度），结合情景二临床表现。

3. **目前问题：**病人为二尖瓣狭窄病人，此类病人一般左心室腔小，易发生急性左心衰，目前病人出现呼吸困难，端坐呼吸，咳粉红色泡沫痰，大汗淋漓，面色苍白，并呼喊护士："护士，我好难受，快帮帮我"，考虑发生急性左心衰，需立即取端坐位，吸氧，止痛。

◎ **操作及关键考点** ----------

1. **鼻导管给氧**

（1）体位：左心衰病人，应取端坐卧位。

（2）用棉签清洁双侧鼻腔并检查。

（3）调节氧流量 6L/min。

（4）湿润鼻氧管前端，检查鼻氧管是否通畅。

（5）20% ~ 30% 的乙醇湿化。

2. **肌内注射**

（1）评估病人疼痛。

（2）严格执行查对制度和无菌操作原则。

（3）注意保护病人隐私。

（4）安置体位：根据病人目前情况采取侧卧位。

（5）部位选择：针对该病人，可选择左右两侧臀大肌。

（6）臀大肌定位方法：十字法：从臀裂顶点向左侧或向右侧划一水平线，然后从髂嵴最高点作一垂线，将一侧臀部分为四个象限，其外上象限并避开内角（从髂后上棘至股骨大转子连线），即为注射区；连线法：从髂前上棘至尾骨作一连线，其外 1/3 处为注射部位。

（7）一手绷紧皮肤，一手执笔式将针梗 1/2～2/3 迅速垂直刺入皮肤，回抽确定无回血后缓慢注射药液。

（8）麻醉药品使用前需填写好红处方并核对签字，肌注完毕后保存空安瓿。

3. 静脉输液（使用输液泵）

（1）静脉输注硝酸甘油时，应定时监测血压，维持收缩压在 90～100mmHg。

（2）应用输液泵控制输液速度，根据血压调节剂量，一般从 5～10μg/min 开始，可在 3～5min 增加 5μg/min。

（3）输液泵使用中应加强巡视，一旦发生报警，及时查找原因并进行处理。

（4）调整输液速度时，严格按说明书操作，避免因暂停输注导致病人血压波动，打开输液泵门前先关闭输液管路。

（5）硝酸甘油保存和输注时注意避光。

---

3. 站点三

题卡： 病人呼吸困难未改善，血氧进行性下降，予气管插管，多巴胺静脉泵入支持心功能，镇静镇痛治疗。翻身时发现病人骶尾部皮肤 3cm×3cm 发红，压之不褪色，翻身后病人口腔分泌物打湿固定胶布。

任务卡 1： 请三位护士讨论后由 1 人在答题卡写出该病人目前的主要护理措施。

答案： 体位摆放、生命体征及呼吸功能监测、镇静镇痛药物使用及管理、血管活性药物的使用与管理、压力性损伤护理、气管插管口腔护理。（只要含压力性损伤护理、气管插管口腔护理则计全分）

任务卡 2： 请 A 护士进行压力性损伤护理，B 护士和 C 护士进行口腔护理。（完成任务卡 1 答题后出示）

医嘱： 1. 压力性损伤护理

      2. 口腔护理

场景设置： 病人已插好气管插管。

解题思路

1. **临床表现：** 病人呼吸困难未改善，血氧进行性下降。

2. **背景资料：** 呼吸困难仍未改善，血氧进行性下降，既往有"风湿性心脏病"病史，心脏超声示：二尖瓣狭窄（中度），站点二病人突发呼吸困难，端坐呼吸，咳粉红色泡沫痰，大汗淋漓，面色苍白。

3. **目前问题：** 根据站点一病人有风湿病史，站点二突发急性左心衰，经前期处理目前病人呼吸困难仍未改善，血氧进行性下降，已立即进行气管插管以维持血氧，予多巴胺泵入支持心功能。但由于卧床时间较长，病人骶尾部皮肤发红，应进行压力性损伤预防处理，翻身后病人口腔分泌物打湿固定胶布应予口腔护理，并重新将气管插管固定。

操作及关键考点

1. **压力性损伤护理**

（1）采用 Braden 压疮风险评分表进行皮肤评估及风险因素评估。

（2）针对骶尾部压红皮肤的护理：采用泡沫敷料覆盖压红部位进行减压；每 2h 进行翻身，可侧卧为主，减少骶尾部压迫；大小便后保持骶尾部皮肤干燥清洁；卧气垫床。

（3）其他部位皮肤保护：对全身各骨粗隆处进行预防性使用泡沫敷料保护；保持皮肤清洁；勤翻身；鼓励早期活动。

（4）进行营养筛查与营养评估，保证病人营养摄入。

（5）健康宣教：确保病人和家属的知情权，使其了解自身皮肤状态及压力性损伤的危害，指导其掌握预防压力性损伤的知识和技能，如营养知识、翻身技巧及预防皮肤损伤的技巧等，从而鼓励病人及家属有效参与或独立采取预防压力性损伤的措施。

2. **气管插管口腔护理**

（1）评估：意识、生命体征、血氧饱和度、配合程度、潮气量、气道压力、气道通畅情况等。

（2）检测气囊压力 25 ~ 30cm H_2O，气管插管妥善固定。

（3）检查口腔卫生及口周皮肤情况，有无异味、出血、红肿、溃疡等，根据病人情况选择合适的漱口水或药物涂抹保护。

（4）根据病人情况予以舒适化镇痛镇静管理。

（5）护理前注意提高吸入氧浓度，观察呼吸机运转情况，保持气道通畅。

（6）操作过程保持动作轻柔，操作者一手持注射器进行冲洗，另一手持负压吸引牙刷进行刷洗及吸引，先对侧后近侧，依次刷洗牙齿、颊部、舌面、舌下、硬腭及气管插管表面，按需进行口鼻、气道、声门下吸引。

（7）观察病人病情变化、不良反应和并发症，引流液的颜色、量和性质。

（四）知识点梳理

1. 急性左心衰竭的紧急处理

（1）体位：取端坐位，双腿下垂，病人常烦躁不安，需注意防跌倒、坠床。

（2）开放气道：立即给予鼻导管吸氧。

（3）限制液体入量：控制输液速度，避免循环负荷过重，降低心脏前负荷。遵医嘱使用药物吗啡、利尿药、血管扩张药、正性肌力药等以镇静、扩张血管、降低心脏负荷，观察疗效与不良反应。

（4）记录出入量：每日液体量在1 500ml以内，不超过2 000ml。

（5）病情监测：监测血压、呼吸、血氧饱和度、心率、心电图，检查电解质、血气分析，观察病人意识、精神状态、皮肤颜色与温度、肺部啰音或哮鸣音的变化。

（6）心理护理：注重病人心理护理，安慰病人，稳定病人情绪，处理时保持镇静，动作迅速。

（7）氧气吸入注意事项

1）保持呼吸道通畅，立即给予高流量（6~8L/min）吸氧，使用20%~30%的乙醇湿化，降低肺泡内泡沫的表面张力，使泡沫破灭、消散，改善肺部气体交换，减轻缺氧症状。

2）氧疗过程中密切观察呼吸、血氧饱和度和缺氧症状改善情况，血氧饱和度维持在≥95%为宜，以防呼吸功能衰竭。

2. 洋地黄中毒

（1）中毒表现：洋地黄中毒最重要的反应是各类心律失常，最常见者为室性期前收缩，多呈二联律或三联律，其他如房性期前收缩、心房颤动、房室传导阻滞等。胃肠道反应如食欲下降、恶心、呕吐，神经系统症状如头痛、倦怠、视力模糊、黄视、绿视等，在用维持量法给药时已相对少见。

（2）预防及处理

1）预防：①洋地黄用量个体差异很大，老年人、心肌缺血缺氧、重度心衰、低钾低镁血症、肾功能减退等情况对洋地黄较敏感，使用时应严密观察病人用药后反应；②与奎尼丁、胺碘酮、维拉帕米、阿司匹林等药物合用，可增加中毒机会，在给药前应询问评估是否使用了以上药物；③必要时监测血清地高辛浓度；④严格按时按医嘱给药，用毛花苷丙或毒毛花苷时务必稀释后缓慢（10～15min）静脉注射，并同时监测心率、心律及心电图变化。

2）处理：①立即停用洋地黄药物；②低血钾者可口服或静脉补钾，停用排钾利尿药；③纠正心律失常：快速性心律失常可用利多卡因或苯妥英钠，一般禁用电复律，因易致心室颤动；有传导阻滞及缓慢性心律失常者可用阿托品静脉注射或安置临时心脏起搏器。

3. 压力性损伤的分期与护理

（1）压力性损伤：皮肤和/或皮下组织的局限性损伤，是由于压力或压力和剪切力相结合的结果，通常发生在骨隆突处，但也可能与医疗设备或其他物体有关。

（2）压力性损伤的分期

1）1期：皮肤完整，局部皮肤出现红色斑块，指压不褪色，感觉、皮温、硬度的改变可能先于视觉的改变。

2）2期：部分皮层缺失伴随真皮层暴露（2mm），伤口床呈粉色或红色，无腐肉或淤伤，脂肪及深部组织未暴露，完整的或破损的血清性（浆液性）水疱。

3）3期：全皮层缺失，可见脂肪、肉芽组织、腐肉和/或焦痂，但不掩盖深度，不同解剖位置的组织损伤的深度存在差异，可能会出现潜行或窦道，无筋膜、肌肉、肌腱、韧带、软骨和/或骨暴露，可能有边缘内卷，由于缺乏皮下组织，鼻梁、耳朵、头枕部、足踝部等处通常不会发生3期压力性损伤。

4）4期：全层皮肤和组织缺失，可见腐肉和/或焦痂，但不掩盖深度，可见筋膜、肌肉、肌腱、韧带、软骨或骨头，出现边缘内卷、窦道和/或潜行，不同解剖位置的组织损伤的深度存在差异，植入器械暴露归于4期。

5）不可分期：全层皮肤和组织缺失，腐肉和／焦痂掩盖，只有去除足够的腐肉和／或焦痂，才能判断是 3 期还是 4 期，足跟或缺血四肢的稳定焦痂（如干燥、完整不伴有红斑和波动感）不应被软化或移除。

6）深部组织损伤期：完整或破损的局部皮肤出现持续的指压不变白的深红色，褐红色或紫色，表皮分离呈现黑色的伤口床或充血的水疱，疼痛和温度变化通常先于颜色改变出现。

（3）压力性损伤的护理

1）全身治疗与护理：积极治疗原发病，补充营养和进行全身抗感染治疗等。

2）局部治疗与护理：除可采取上述压力性损伤预防措施用于压力性损伤的局部治疗和护理外，还需根据压力性损伤各期创面的特点和伤口情况，采取针对性的治疗和护理措施。

3）使用伤口敷料：湿性伤口愈合理论提出，适度湿润、密闭、微酸（接近于皮肤 pH）、低氧或无氧且接近于体温的伤口环境为创面愈合的适宜环境。随着湿性伤口愈合理论的提出及创面愈合病理生理过程的深入研究，湿性敷料不断改进并发展，目前已广泛用于压力性损伤的临床治疗。常用的湿性敷料包括水胶体敷料、透明膜敷料、水凝胶敷料、藻酸盐类敷料、泡沫敷料、银离子敷料、硅胶敷料和胶原基质敷料等。每种类型敷料具有各自的优缺点和临床适应证，需根据保持创面湿性环境的特性、伤口渗出物的性质和量、创面基底组织状况、压力性损伤周围情况、压力性损伤大小、深度和部位，以及是否存在瘘管和／或潜行等因素进行选择。

4）伤口护理：包括清洗和清创。①清洗：每次更换敷料时需进行伤口清洗，以清除表面残留物和敷料残留物。伤口清洗液需根据伤口类型进行选择，创面无感染时多采用对健康组织无刺激的生理盐水进行冲洗，对确诊感染、疑似感染或疑似严重细菌定植的压力性损伤，需根据创面细菌培养及药物敏感试验结果选择带有表面活性剂和／或抗菌剂的清洗液。清洗时需避免交叉感染，并注意窦道、潜行或瘘管的处理。②清创：指清除压力性损伤创面或创缘无活力的坏死组织。常用的清创方法包括外科清创、保守锐性清创、自溶性清创、生物性清创和机械性清创，清创方法需根据病人的病情和耐受性、局部伤口坏死组织情况和血液循环情况进行选择。对于免疫缺陷、供血障碍和全身败血症期间未采用抗生素治疗的病人，清创应慎重。

5）药物治疗：为控制感染和增加局部营养供给，可于局部创面采用药物治疗，如生长因子、抗菌肽等，或采用具有清热解毒、活血化瘀、去腐生肌的中草药治疗。

6）手术治疗：对于经保守治疗无效的Ⅲ期和Ⅳ期压力性损伤，或已发展为蜂窝织炎或疑似有败血症，或伴有潜行、窦道/瘘管和/或广泛坏死组织的压力性损伤，可采用手术方法予以修复。护士需加强围术期护理，如术后体位减压，密切观察皮瓣的血供情况和引流物的性状，加强皮肤护理，减少局部刺激等。

7）其他新兴治疗方法：如将生物物理方法等用于压力性损伤治疗。

（五）思考题

1. 洋地黄中毒如何预防及处理?

2. 急性左心衰竭如何处理?

3. 压力性损伤分为几期，各期的临床表现有哪些?

三、决赛情景模拟案例

（一）学习目标

1. 知识目标

（1）掌握机械通气病人的监护要点。

（2）掌握心搏骤停的抢救措施。

2. 技能目标

（1）掌握静脉注射、静脉输液（使用输液泵）和肌内注射操作技术。

（2）掌握吸痰操作技术。

（3）掌握人工气道护理的相关知识。

（4）掌握心肺复苏及电除颤操作技术。

3. 素质目标

（1）根据情景能够有效与病人和家属沟通，为病人和家属提供安全感，具备人文关怀精神。

（2）严格执行查对制度，具有责任感。

（3）能相互分工合作完成护理操作，具有团队协作精神。

（二）关键考点

1. 通过对情景分析，能够发现病人出现了左心衰竭和心搏骤停，并给予正确的处置措施。

2. 能够及时有效地对病人家属进行关怀，体现护理的温度。

3. 能够正确、规范地进行静脉注射、静脉输液（使用输液泵）、肌内注射、吸痰、心肺复苏和除颤等护理操作。

4. 了解人工气道护理的相关知识。

（三）案例介绍及解析

1. 情景一

题卡：刘某，男，65岁，有高血压、冠心病病史10余年，病人2h前因劳累后突然出现烦躁不安，大汗淋漓，端坐呼吸，咳嗽，咳粉红色泡沫痰，平车急诊入院。立即给予吸氧、心电监护。心电监护示：HR 128次/min，BP 132/71mmHg，R 33次/min，SpO$_2$ 88%。家属见状慌乱不安，在旁哭泣并不停询问护士病人情况。

医嘱：1. 5%GS 20ml + 毛花苷丙 0.2mg，静脉注射，once

　　　　2. NS 50ml + 硝酸甘油 20mg，持续静脉输液泵泵入，速度 5ml/h

任务卡：请三位护士讨论后对该病人进行处置。

提示卡：A护士进行静脉注射，请B护士进行静脉输液（使用输液泵），请C护士体位摆放、安抚家属。（如果出示任务卡后1min后护士未进行正确处置则出示）

场景设置：急诊病房，备抢救设置和仪器，右手已建立一条静脉通路。

-------- 💡 解题思路 --------

1. **临床表现：**因劳累后突然出现烦躁不安，大汗淋漓，端坐呼吸，咳嗽，咳粉红色泡沫痰，HR 128次/min，BP 132/71mmHg，R 33次/min，SpO$_2$ 88%。

2. **背景资料：**高血压、冠心病病史10余年。

3. **目前问题：**病人既往有高血压和冠心病病史，结合临床表现和生命体征，考虑病人突发左心衰。

◎ 操作及关键考点

1. 应急处置

（1）体位摆放：护士对病人进行病情判断后，考虑急性左心衰，应协助病人取坐位，双腿下垂，以减少静脉回流，减轻心脏负荷。

（2）家属处置：安抚家属情绪，抢救时有礼貌地请家属回避至病房外，拉好屏风，保护病人隐私。

2. 静脉输液（使用输液泵）

（1）静脉输注硝酸甘油时，应定时监测血压，维持收缩压在 90～100mmHg。

（2）应用输液泵控制输液速度，根据血压调节剂量，一般从 5～10μg/min 开始，可在 3～5min 增加 5μg/min。

（3）输液泵使用中应加强巡视，一旦发生报警，及时查找原因并进行处理。

（4）调整输液速度时，严格按说明书操作，避免因暂停输注导致病人血压波动，打开输液泵门前先夹闭输液管路。

（5）硝酸甘油保存和输注时注意避光。

3. 静脉注射

（1）评估：评估病人病情、用药史、过敏史及注射部位局部皮肤。

（2）配制毛花苷丙时应用 5% 葡萄糖注射液，禁用生理盐水配制。

（3）推注药物前应当关注心率，如心率 < 60 次 /min 不可应用。

（4）毛花苷丙使用时应严格遵医嘱给药，先抽回血、观察局部皮肤血管情况，确认右手现有静脉通路在血管内后方可注射，推注时务必缓慢（10～15min），并同时监测心率及心律变化。

---

2. 情景二

题卡：病人突发意识丧失，呼之不应，口唇发绀，心电监护见图 1-2：

任务卡：请 A、B、C 护士合作完成紧急处置。

提示卡 1：请 A + B 护士立即给予心肺复苏（胸外心脏按压 + 球囊面罩加压给氧），C 护士进行电除颤。（未立即心肺复苏和除颤 10s 后出示；如立即予以心肺复苏 + 电除颤，则不出示）

提示卡 2：HR 112 次 /min，R 18 次 /min，BP 94/56mmHg，SpO_2 90%。抢救成功。（CPR 1 组 5 个循环 + 除颤后出示）

场景设置：急诊病房，备抢救设置和仪器。

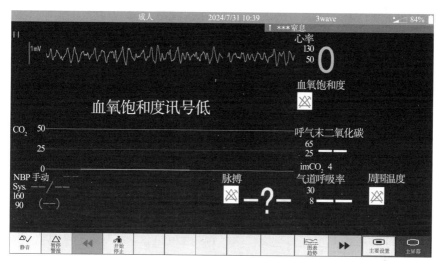

图 1-2　心室颤动监护波形

⚡ 解题思路

1. **临床表现：** 病人突发意识丧失，口唇发绀，心电监护示心室颤动。

2. **背景资料：** 高血压、冠心病病史 10 余年。

3. **目前问题：** 病人突发意识丧失、呼之不应、口唇发绀，心电监护示心室颤动，需要给予心肺复苏 + 电除颤。

📇 操作及关键考点

1. **心肺复苏（双人）**

（1）胸外按压：①部位：掌根部位于病人胸部中央（胸骨下 1/2），快速定位方法为两乳头连线交点；②姿势：双手交叠、肘关节伸直，双上肢与病人水平面垂直；③深度：5 ~ 6cm（将病人置于硬质平面）；④频率：100 ~ 120 次 /min；⑤回弹：避免倚靠病人胸廓，保证胸廓充分回弹。

（2）人工通气：①病房内选择呼吸球囊进行人工通气；②抬头举颏法进行气道开放；③胸外按压与通气频率保持 30∶2；④单次通气量以最小胸廓起伏为标准，避免过度通气。

（3）注意事项：除颤后立即恢复胸外按压，尽量减少按压中断。

2. **电除颤**

（1）除颤准备：调整心电监护的电极导线，避开心底部及心尖部；评估病人皮肤是否完好。

（2）除颤部位：选择心底部与心尖部作为电极板放置部位，电极板需充分涂抹导电糊。

（3）除颤能量：双向波 200J。

（4）注意事项：除颤时电极板需紧贴病人皮肤；除颤前需确认所有人离床。

3. 其他事项

抢救记录：根据抢救内容如实进行记录书写，如当时未能及时书写抢救记录，在抢救结束后 6h 内补记。

---

3. 情景三

题卡： 病人复苏成功后，已予多巴胺、肾上腺素静脉泵入支持心功能，并行气管插管，予有创呼吸机辅助呼吸。病人呼吸机报警示呼吸频率过快，气道压升高，听诊双肺湿啰音，病人躁动不安，心电监护示：BP 151/98mmHg，SpO$_2$ 85%，HR 120 次 /min。

任务卡： 请 1 名护士回答目前病人的主要护理问题及处理办法，请 2 名护士合作完成紧急处置。

提示卡： 请 A 护士进行吸痰，B 护士进行理论答题，C 进行肌内注射：吗啡 10mg（未进行吸痰操作 10s 后给予提示）。

医嘱： 1. 吗啡 10mg，肌内注射，once

2. 吸痰

场景设置： 急诊病房，备抢救设置和仪器。病人臀部右上侧可见 3cm×3cm 浅褐色胎记。

☀ **解题思路**

1. **临床表现：** 病人心肺复苏后，呼吸频率快、气道压力高，双肺湿啰音，心电监护示：BP 151/98mmHg，SpO$_2$ 85%，HR 120 次 /min。

2. **背景资料：** 高血压、冠心病病史 10 余年。

3. **目前问题：** 心肺复苏后病人，心率快、氧合差，考虑出现心力衰竭，且肺水肿伴有气道分泌物增多。

✍ **操作及关键考点**

1. 肌内注射

（1）评估病人疼痛。

（2）严格执行查对制度和无菌操作原则。

（3）注意保护病人隐私。

（4）安置体位：根据病人目前情况，为避开右侧臀部浅褐色胎记，取右侧卧位，在左侧臀部选择臀大肌进行肌内注射。

（5）臀大肌定位：十字法：从臀裂顶点向左侧或向右侧划一水平线，然后从髂嵴最高点作一垂线，将一侧臀部分为四个象限，其外上象限并避开内角（从髂后上棘至股骨大转子连线），即为注射区；连线法：从髂前上棘至尾骨作一连线，其外 1/3 处为注射部位。

（6）一手绷紧皮肤，一手执笔式将针梗 1/2 ~ 2/3 迅速垂直刺入皮肤，回抽确定无回血后缓慢注射药液。

（7）使用麻醉药物前需写好红处方，肌注完毕后保存安瓿。

2. 吸痰

（1）用物评估：选择型号适宜的吸痰管，评估包装是否完好无破损、在有效期内，以及负压装置是否连接紧密、性能完好。

（2）实施部位：口腔—鼻腔—气道。

（3）病情观察：密切观察病人生命体征变化，观察痰液的性质、量及颜色，吸痰前后根据病人情况。

（4）每次吸引应在 15s 内完成，连续吸引应小于 3 次。

3. 人工气道病人吸痰护理（理论答题回答出病人肺水肿且伴有气道分泌物增多，需进行人工气道病人吸痰即可得满分）

建立了人工气道的病人，由于呼吸道纤毛摆动能力下降、病人咳嗽能力下降等多种原因致气道分泌物不能有效排出，应及时通过吸痰清除气道内分泌物。吸痰是一种潜在损害的操作，不应作为常规，应在有临床指征时，按需吸引。临床指征包括：气道内有可听见和 / 或看到的分泌物；听诊双肺可闻及肺部粗湿啰音；考虑与气道分泌物相关的血氧饱和度下降和 / 或血气分析指标恶化；呼吸机监测面板上流量和 / 或压力波形呈现锯齿状改变（排除呼吸机管路抖动及积水后）；考虑与气道分泌物增多相关的机械通气潮气量减小，或容积控制时机械通气的峰压增大；考虑吸入上呼吸道分泌物或胃内容物等状况时；需留取痰标本。

（四）知识点梳理

1. 经气管插管机械通气病人的监护

（1）呼吸系统

1）观察呼吸频率、节律、深度，监测有无自主呼吸，自主呼吸与呼吸机是否同步；评估有无呼吸困难、人机对抗等。

2）监测血氧饱和度、动脉血气分析及呼气末 CO_2 浓度，评估通气、氧合及机体酸碱平衡情况，指导呼吸机参数的合理调节。

3）观察呼吸道分泌物的颜色、性质、量和黏稠度，为肺部感染的治疗和气道护理提供依据。

4）胸部 X 线检查，可及时发现肺不张、呼吸机相关性肺损伤、呼吸机相关性肺炎等机械通气引起的并发症，并可了解气管插管的位置。

（2）循环系统：正压通气使胸腔内压增高，静脉回心血量减少，心脏前负荷降低，心排血量下降，组织灌注不足，出现血压下降、心律失常、尿量减少等。使用中应注意监测心率、心律、血压的变化。

（3）意识状态：缺氧和 / 或二氧化碳潴留引起意识障碍的病人，机械通气后病人意识障碍程度减轻，表明通气状况改善；若意识障碍程度加重，应考虑机械通气支持是否得当，或病人病情是否发生变化。

（4）皮肤、黏膜：观察气管插管或切开周围皮肤、黏膜的颜色，疼痛情况，皮肤刺激征象；及时发现并处理口腔溃疡、继发性真菌感染或伤口感染。注意皮肤的颜色、弹性及温度，了解缺氧和二氧化碳潴留改善情况，低氧血症会出现口唇及甲床发绀；皮肤潮红、多汗、浅表静脉充盈提示仍有二氧化碳潴留。观察有无皮下气肿，出现时常与气胸、气管切开有关。

（5）体温：病人发生呼吸机相关性肺炎或原有肺部感染加重时，可出现体温升高，发热又会增加氧耗和 CO_2 的产生。注意评估病人肺部感染的情况，同时可根据体温升高的程度酌情调节通气参数，并适当降低湿化温度以增加呼吸道的散热。

（6）消化系统：机械通气病人长时间卧床、使用镇静药及肌松药、低钾血症等造成肠蠕动减慢，可导致便秘及腹胀，注意观察有无腹部胀气和肠鸣音减弱，腹胀严重者需遵医嘱给予胃肠减压。同时观察病人有无呕吐，若呕吐咖啡色胃内容物或出现黑便，需警惕有无消化道出血。

（7）出入量：心排血量下降、肾灌注压下降及缺氧可使肾供血不足，肾小球滤过率降低，血管升压素释放增加，导致肾功能不全，体内水钠潴留，原有肾功能不全者更为突出。注意观察和记录病人的血压及 24h 出入量，观察有无水肿及水肿的加重。如尿量增多，水肿逐渐消退，说明肾功能改善；若尿量减少或无尿，要考虑体液不足、低血压和肾功能不全等原因。

2. 心搏骤停的处理　心搏骤停的生存率很低，在 5%～60%。抢救成功的关键是快速识别和启动急救系统，尽早进行心肺复苏（cardio pulmonary resuscitation，CPR）和复律治疗。心肺复苏又分为初级心肺复苏和高级心肺复苏。可按以下顺序进行：

（1）识别心搏骤停：当发现无反应或突然倒地的病人时，首先观察其对刺激的反应，如轻拍肩部并呼叫"你怎么样啦"，判断呼吸运动、大动脉有无搏动（10s 内完成）。突发意识丧失，无呼吸或无正常呼吸（即仅有喘息），视为心搏骤停，呼救和立即开始 CPR。

（2）高声呼救，请求他人帮助。在不延缓实施心肺复苏的同时，应设法呼叫急救电话，启动急救系统。

（3）初级心肺复苏即基础生命支持。主要措施包括胸外按压、开放气道、人工呼吸、除颤，前三者被简称为 CAB 三部曲。首先应保持正确的体位，病人仰卧在坚固的平面上，提倡同步分工合作的复苏方法。

1）胸外按压（compressions，C）：是建立人工循环的主要方法。成人在开放气道前先进行胸外按压。胸外按压通过增加胸膜腔内压和直接按压心脏产生一定的血流，配合人工呼吸可为心脏和脑等重要器官提供一定的含氧血液，为进一步复苏创造条件。病人最好取平卧位并且位于硬质平面上，一只手的掌根部放在病人胸部中央（胸骨下 1/2），另一只手掌根部放在其上以双手重叠，手掌根部横轴与胸骨长轴确保方向一致，为保证每次按压后使胸廓充分回弹，施救者在按压间隙，手可以放在病人胸上，但是不能有任何力量。按压时肘关节伸直，依靠肩部和背部的力量垂直向下按压，成人使胸骨下压至少 5cm，但应避免超过 6cm，随后突然松弛，按压和放松的时间大致相等。按压频率在 100～120 次 /min。胸外按压过程中应及时更换按压人员，尽量减少按压中断时间（中断时间包括换人时间、除颤前后的时间、检查脉搏的时间和人工通气的时间等），直至自主循环恢复或复苏终止。在整个 CPR 中，胸外按压的时间比例应在 60% 上。胸外按压的并发症主要有肋骨骨折、心包积血或心脏压塞、气胸、血胸、肺挫伤等，应遵循正确的操作方法，尽量避免其发生。

2）开放气道（airway，A）：保持呼吸道通畅是成功复苏的重要一步。对于无可疑脊柱损伤的病人，采用仰头抬颏法开放气道，即术者将一手置于病人前额加压使病人头后仰，另一手的示指、中指抬起下颏，使下颏尖、耳垂的连线与地面呈垂直，以畅通气道。对于合并可疑脊柱损伤的病人，应采用托下颌法并避免头部后伸。对于合并头颈部创伤病人，如采用托下颌法结合人工通气道（口咽通气管或鼻咽通气道）仍不能开放气道，应给予仰头抬颏法。迅速清除病人口中异物和呕吐物，必要时使用吸引器，取下活动性义齿。

3）人工呼吸（breathing，B）：开放气道后，先将耳朵贴近病人的口鼻附近，感觉和倾听有无呼吸，如确定呼吸停止，在确保气道通畅的同时，立即开始人工通气，气管内插管是建立人工通气的最好方法。当时间或条件不允许时，常采用口对口呼吸。术者一手的拇指、示指捏住病人鼻孔，吸一口气，用口唇把病人的口全部罩住，然后缓慢吹气，给予足够的潮气量产生可见的胸廓抬起，每次吹气应持续 1s 以上。每 30 次胸外按压连续给予 2 次通气，通气频率为 10 ~ 12 次 /min。但口对口呼吸是临时性抢救措施，应争取尽快气管内插管，以人工气囊挤压或人工呼吸机进行辅助呼吸与给氧，纠正低氧血症。

4）除颤（defibrillation，D）：心室颤动是心搏骤停常见和可以治疗的初始心律。不管是院外因心室颤动心搏骤停的病人还是监护中的心室颤动病人，在发病 3 ~ 5min 内立即施行 CPR 和除颤，存活率较高。除颤作为基础生命支持的一部分，应当优先进行，但在未取得除颤仪的情况下需立即进行 CPR，同时派人取仪器，除颤仪到达后立即检查心率、除颤，再继续进行 5 个周期的 CPR（约 2min）后分析心率，如有指征，则再一次除颤。常用的除颤方法包括使用除颤仪和使用自动体外除颤仪（automated external defibrillators，AED）。

A. 除颤仪使用注意事项：使用除颤仪前必须再次检查心率，排除心电电极干扰，确认为心室颤动或无脉性室性心动过速，充分暴露胸壁，将电极片移至非除颤部位，避开伤口及皮肤破损处；除颤步骤为"开—选—涂—位—波—充—清—放"，"开"——打开电源；"选"——选择非同步双相波 200J 或单相波 360J；"涂"——以"C"或"Z"字形涂导电糊（切忌两电极板相互摩擦）；"位"——胸骨电极置于病人右锁骨中线第 2 肋间，心尖电极置于病人左腋中线第 5 肋间（两注意：定位准确 + 两电极板距离 > 10cm，避开起搏器）；"波"——再次确认心电图波形为心室颤动；"充"——充电；"清"——口述"请大家离开"或"CLEAR"，并环视确认所有人员与病人无直接或间接接触；"放"——放电（两注意：电极板紧贴病人皮肤，垂直下压 4 ~ 11kg 力 + 双手同时按压放电钮）。整个操作过程应迅速，从擦干病人皮肤至除颤放电完毕不超过 20s，确保每次因除颤而终止的心外按压时间要尽可能短；带输氧管的病人进行除颤治疗时，应妥善安置输氧管，不要将之安放在电极片或电极板附近，并确保无氧气外泄，以防发生火灾或爆炸；除颤后应立即进行 5 个循环 CPR；抢救结束后 6h 内及时补记护理记录；除颤仪使用后应保持清洁，擦掉电极板上的导电糊，防止影响除颤功能；保持除颤仪处于完好备用状态，定点放置，定期检查其性能，及时充电。

B. AED 使用注意事项：由于 AED 内设有计算机编程与控制的程序，自动化程度极高，故当电极片粘贴好后，AED 可自动分析心律迅速识别与判断可除颤性心律（心室颤动或无脉性室性心动过速），并采用语音提示和屏幕显示的方式，建议操作者实施电除颤；在使用 AED 时，需注意按照语音提示将电极片贴好，两块电极分别贴于右锁骨中线第 2 肋间及左腋中线第 5 肋间；等待 AED 分析心率，如语音提示"建议电击"，提醒并确认所有人离床，按下电击键进行除颤。

3. 人工气道护理相关知识

（1）加强病情监测：对于建立人工气道的病人，应加强对病人循环系统、呼吸系统、生命体征、出入水量和意识状态等病情的监测。

（2）呼吸机参数及功能的监测：定时检查呼吸机各项通气参数是否与医嘱要求设定的参数一致，各项报警参数的设置是否恰当，报警器是否处于开启状态，报警时及时分析报警的原因，并进行及时有效的处理。

（3）人工气道管理

1）气道内吸引：建立了人工气道的病人，由于呼吸道纤毛摆动能力下降、病人咳嗽能力下降等多种原因致气道分泌物不能有效排出，应及时通过吸痰清除气道内分泌物。吸痰是一种潜在损害的操作，不应作为常规，应在有临床指征时，按需吸引。临床指征包括：气道内有可听见和 / 或看到的分泌物；听诊双肺可闻及肺部粗湿啰音；考虑与气道分泌物相关的血氧饱和度下降和 / 或血气分析指标恶化；呼吸机监测面板上流量和 / 或压力波形呈现锯齿状改变（排除呼吸机管路抖动及积水后）；考虑与气道分泌物增多相关的机械通气潮气量减小，或容积控制时机械通气的峰压增大；考虑吸入上呼吸道分泌物或胃内容物等状况时；需留取痰标本。

2）吸入气体的湿化和温化：温化和湿化是维持人工气道病人气道黏膜纤毛的正常功能，降低呼吸道感染的重要方式之一。理想的气道湿化是使气道内的气体温度达 37℃，相对湿度达 100%。

3）气囊管理：气囊的基本作用是防止漏气和误吸气囊上滞留物，是呼吸机相关性肺炎病原的重要来源，管理好气囊，是降低呼吸机相关性肺炎发生率的重要手段之一。

4）防止意外：妥善固定，每班记录导管固定的情况，外露的长度，预防并及时发现导管移位脱出。注意积水杯方向，向下位于呼吸机回路最低点，及时清除回路和积水杯内的积水，防止误吸。

（4）生活护理：机械通气的病人完全失去生活自理能力，需随时评估并帮助病人满足各种生理需要，做好口腔护理、皮肤护理等。注意预防血栓及皮肤压力性损伤的发生。

（5）心理与社会支持：机械通气病人通常会产生无助感、焦虑加重，降低对机械通气的耐受性和人机协调性，对意识清楚的病人，应主动关心病人与其交流，帮助病人学会应用手势、卡片、写字等非语言沟通方式表达其需求，以缓解焦虑和无助感，增加人机协调。

（五）思考题

1. 对经气管插管机械通气病人如何进行病情监护？
2. 对心搏骤停病人，如何进行有效处理？

第四节　冠心病

冠心病是因冠状动脉病变而引起心肌缺血的病症，是常见的心血管疾病之一，多种危险因素的流行使得其发病率、病死率持续攀升。《中国心血管健康与疾病报告 2022》显示，我国现有约 1 100 万冠心病病人。冠心病发病急，如冠状动脉血运得不到迅速地恢复和重建，则会对心肌细胞带来不可逆的损伤，严重影响心功能。因此，掌握冠心病的紧急处理、危重症救治流程及操作，对于改善冠心病病人预后有着重要作用。

一、初赛情景模拟案例

（一）学习目标

1. 知识目标

（1）了解冠心病的分型。

（2）熟悉急性冠脉综合征的定义、心电图特征。

（3）掌握急性冠脉综合征的处理措施。

2. 技能目标

（1）掌握心电监测技术。

（2）掌握氧气吸入技术。

（3）掌握口服给药技术。

3. 素质目标

（1）根据情景能够与病人有效沟通，关心、体贴病人，为病人及家属提供安全感，具备人文关怀精神。

（2）严格执行查对制度，具有责任感。

（二）关键考点

1. 通过对情景分析和心电图判读，能够判断病人为急性冠脉综合征，熟悉疾病处置措施（绝对卧床休息、吸氧、严密监测生命体征、镇痛、再灌注心肌、消除心律失常、控制休克、治疗心力衰竭）。

2. 能够正确、规范地进行心电监护技术。

3. 能够正确、安全实施氧气吸入操作。

4. 能够正确、规范地进行口服给药。

（三）案例介绍及解析

题卡：01床，李某，女，45岁，住院号为135674，因抬举重物后出现"胸前区压榨性疼痛1h"急诊入院，自诉近1个月内偶感胸闷，但可自行缓解，未予重视。体格检查：T 37.5℃，P 120次/min，R 25次/min，BP 135/79mmHg，SpO_2 92%；病人表情痛苦，大汗淋漓。入院后已行心电图检查（图1-3）。

任务卡1：请3名护士判断心电图波形，讨论该病人主要处理措施。由1名护士在答题卡上写出该病人目前主要处理措施。

答案：病人心电图显示ST段压低，提示心绞痛可能性大。处理措施具体见操作及关键考点，如含卧床休息、心电监护、氧气吸入、止痛可得分。

任务卡2：请A护士进行心电监护，B护士进行氧气吸入，C护士进行口服给药。

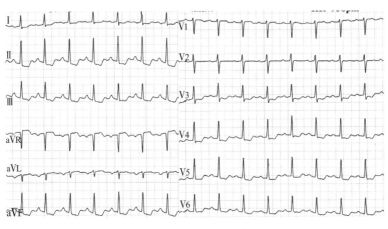

图 1-3　ST 段压低心电图

医嘱： 1. 硝酸甘油 0.5mg，舌下含服，st

2. 吸氧

3. 心电监护

提示卡： HR 125 次 /min，R 25 次 /min，BP 138/84mmHg，SpO$_2$ 95%。（在 A 护士完成心电监护操作后出示）

场景设置： 病人左侧手臂有一留置针；家属在旁准备吸烟。

☀ 解题思路

1. **临床表现：** 举重物后"胸前区压榨性疼痛 1h"。

2. **背景资料：** 自诉近 1 个月内偶感胸闷，但可自行缓解。

3. **目前问题：** 结合病人胸前区压榨性疼痛、近期胸闷史和 ST 段压低的心电图波形，可初步判断病人发生心绞痛的可能性大，按心绞痛流程处理。

⚙ 操作及关键考点

1. **心绞痛发作期主要处理措施**　心绞痛发作期需要立刻休息，停止活动，减少心肌耗氧。尽快缓解心肌缺血，预防心肌梗死发生。并尽快完善相关检查。

主要处理措施为：①卧床休息；②严密观察血压、脉搏、呼吸、心率、心律变化；③氧疗；④心电图及心肌坏死标志物检查；⑤缓解疼痛；⑥抗凝、抗栓；⑦血运重建。

2. **心电监护**

（1）设备连接：注意保护病人隐私，粘贴电极片前需清洁、擦干病人皮肤，血压袖带应绑在非静脉穿刺侧肢体即右侧上肢。血氧饱和度探头不与血压袖带位于同一侧肢体。

（2）参数调节：调节血压监测频率为 5～10min/ 次，调节监护仪上的报警音量，根据病人实际情况调节参数报警上下限值。

（3）数值识别：该病人心率快，能够及时识别异常数据，通知医生。

（4）健康宣教：进行健康宣教，嘱病人绝对卧床休息，有任何不舒适及时通知医护人员。

3. 氧气吸入

（1）评估及处置：该病人心绞痛发作，处于缺血缺氧状态，血氧饱和度92%，需进行吸氧改善病人缺氧症状。

（2）流量选择：针对心绞痛的病人，应选用鼻导管吸氧 4～6L/min，必要时可选用面罩给氧，使血氧饱和度＞95%

（3）流量调节：使用氧气时，应先调节流量后应用。停用氧气时，应先拔出导管，再关闭氧气开关。中途改变流量，先分离鼻氧管与湿化瓶连接处，调节好流量再接上。以免一旦开关出错，大量氧气进入呼吸道而损伤肺部组织。

（4）健康教育：吸氧的注意事项，注意吸氧安全，防火、防油、防热、防震，同时向病人说明此时的情况，强调用氧安全，嘱家属不可抽烟。

4. 口服给药

（1）核对医嘱信息：严格执行查对制度，包括床号、姓名、药品名称、剂量、用法、给药途径及时间等。

（2）检查药品质量：包括药品有效期、包装质量等。

（3）核实病人身份：询问病人姓名、核对手腕带信息。

（4）观察用药后反应：询问病人服药后有无不适，硝酸甘油需舌下含服。需观察病人用药反应，胸痛有无缓解，有无头痛、眩晕、虚弱、心悸、恶心、呕吐、虚弱、出汗、苍白和虚脱等表现。

（四）知识点梳理

1. 冠心病的分型 根据发病特点和治疗原则冠心病可分为慢性冠脉疾病（chronic coronary artery disease，CAD）或称慢性缺血综合征（chronic ischemic syndrome，CIS）和急性冠脉综合征（acute coronary syndrome，ACS）两大类。前者包括稳定型心绞痛、冠脉正常的心绞痛、无症状性心肌缺血和缺血性心力衰竭（缺血性心肌病）。后者是由于冠状动脉粥样硬化斑块破裂、血栓形成或血管持续痉挛而引起的急性或亚急性心肌缺血或坏死的临床综合征，是内科系列临床急症，主要包括不稳定型心绞痛、非 ST 段抬高型心肌梗死（non-ST- segment elevation myocardial infarction，NSTEMI）、ST 段抬高型心肌梗死（ST-segment elevation myocardial inferction，STEMI）和冠心病猝死。

2. **急性冠脉综合征的救治** 救治原则强调早发现、早入院治疗，加强入院前的就地处理，并尽量缩短病人就诊、检查、处置、转运等延误的时间。不稳定型心绞痛需尽快缓解心肌缺血和预防心肌梗死发生，心肌梗死病人需尽早血运重建，以挽救濒死的心肌，防止梗死面积扩大和缩小心肌缺血范围，保护和维持心脏功能，及时处理严重心律失常、泵衰竭和各种并发症，防止猝死，注重二级预防。处理措施如下：

（1）休息：绝对卧床休息，保持环境安静。

（2）严密监护：严密观察血压、脉搏、呼吸、心率、心律变化，做好急救准备。

（3）给氧：维持血氧饱和度达到 95% 以上。

（4）缓解疼痛：不稳定型心绞痛病人予含服、喷雾或静脉方式给予硝酸酯制剂扩张冠状动脉。必要时可给予吗啡、哌替啶等镇痛。

（5）抗凝、抗栓：不稳定型心绞痛应用阿司匹林、氯吡格雷和肝素或低分子量肝素以防止血栓形成，阻止病情进展为心肌梗死。心肌梗死病人无禁忌证者立即口服水溶性阿司匹林或嚼服肠溶性阿司匹林。首次剂量 150 ~ 300mg，每天 1 次，3d 后，改为 75 ~ 150mg 每天 1 次，长期维持。

（6）血运重建：不稳定型心绞痛根据情况选择择期或急诊经皮冠状动脉介入治疗（percutaneous coronary intervention，PCI），急性心肌梗死病人需尽快血运重建以挽救濒死心肌，评估适应证及禁忌证选择急诊 PCI、溶栓治疗或冠状动脉旁路移植术。

（7）消除心律失常：及时消除心律失常，以免演变为严重心律失常甚至猝死。

（8）控制休克和治疗心力衰竭。

3. **急性冠脉综合征的心电图特征** 不稳定型心绞痛心电图以新发或一过性 ST 段压低或 T 波倒置为特点。急性心肌梗死的心电图特征性改变为 T 波高尖或低平、ST 段弓背向上、宽而深病理性 Q 波。心电波形呈动态改变，

STEMI 的心电图演变过程为：①在起病数小时内可无异常或出现异常高大两支不对称的 T 波，为超急性期改变；②数小时后，ST 段明显抬高，弓背向上，与直立的 T 波连接，形成单相曲线；数小时至 2d 内出现病理性 Q 波，同时 R 波减低，为急性期改变（图 1-4）。Q 波在 3～4d 内稳定不变，此后 70%～80% 永久存在；③如果早期不进行治疗干预，抬高的 ST 段可在数天至 2 周内逐渐回到基线水平，T 波逐渐平坦或倒置，为亚急性期改变；④数周至数月后，T 波呈 V 形倒置，两支对称，为慢性期改变。T 波倒置可永久存在，也可在数月至数年内逐渐恢复。

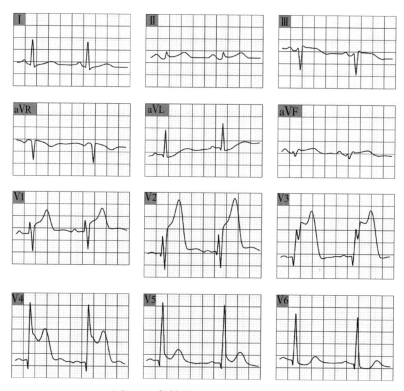

图 1-4　急性前壁心肌梗死心电图

（五）思考题

1. 冠心病有哪些分型？
2. 急性冠脉综合征的救治原则有哪些？
3. 急性心肌梗死的心电图有哪些特征？

二、复赛情景模拟案例

（一）学习目标

1. 知识目标

（1）了解极化液保护心肌细胞的机制。

（2）熟悉 PCI 术后常见的并发症及其护理。

（3）掌握低分子量肝素使用的护理要点。

2. 技能目标

（1）能够正确、规范、安全、有序地实施肌内注射、静脉采血、静脉注射（使用注射泵）、心电监护、外科手消毒、穿手术衣、铺无菌巾、留置针静脉穿刺、皮下注射的操作。

（2）通过对情景分析，能够及时发现病人存在的问题，并能综合运用所学知识，有效地解决术后病人的实际问题。

（3）提高病情变化时与家属的沟通能力。

3. 素质目标

（1）紧急情况下，能够临危不乱、冷静沉稳，为病人提供专业的照护服务，给病人及家属带来信任感、安全感。

（2）具备临床思维，根据病人不同情况进行分析及处理。

（二）关键考点

1. 能够正确进行肌内注射，掌握注射部位的选择。

2. 能够正确进行静脉采血操作，掌握采血部位选择、采血管顺序。

3. 能够正确进行静脉注射（使用注射泵）操作，掌握血管活性药物的使用及注意事项。

4. 能够正确进行心电监护操作，能识别生命体征的指标变化并判断、处理。

5. 能够正确进行外科手消毒、穿手术衣、铺无菌巾，注意无菌原则。

6. 能够正确进行药物配制，掌握留置针静脉输液。

7. 能够正确进行皮下注射，掌握首选部位及操作要点。

8. 能够正确掌握 PCI 术后监护要点，掌握沟通要点。

（三）案例介绍及解析

1. 站点一

题卡： 02 床，李某，男，67 岁，60kg，住院号为 146753，既往有高血压、糖尿病病史，平时口服降压药控制基础血压在 130/70mmHg 左右，5 个月前因"不稳定型心绞痛"住院一次，此次因"胸痛 4h"入院，入院后予吸氧、心电图检查、心电监护、扩冠、止痛治疗。病人仍诉胸闷、胸痛。病人现心电监护示：HR 120 次 /min，R 20 次 /min，BP 78/46mmHg，SpO_2 95%。烦躁不安，全身皮肤湿冷苍白，双下肢皮肤花斑。

医嘱： 1. 吗啡 10mg，肌内注射，st

2. 静脉采血：血常规、凝血功能、电解质、心肌酶学

3. NS 50ml + 多巴胺 180mg，持续静脉注射泵泵入，速度 5ml/h

任务卡： 请 A 护士进行肌内注射，B 护士进行静脉采血，C 护士进行静脉注射（使用注射泵）。

场景设置： 病人已留置右颈内静脉置管和左侧外周静脉置管；心电监护袖带绑在右侧手臂；病人右侧臀部有一约 6cm×5cm 陈旧性烫伤瘢痕。

💡 **解题思路**

1. **临床表现：** 胸痛 1h，心电监护：HR 120 次 /min，R20 次 /min，BP 78/46mmHg，SpO_2 95%。

2. **背景资料：** 冠心病。

3. **目前问题：** 病人胸闷、胸痛、烦躁不安，全身皮肤湿冷苍白，双下肢皮肤花斑，心率快，血压低，考虑因急性心肌梗死引起的心源性休克。

⚙️ **操作及关键考点**

1. 静脉采血

（1）采血部位选择：避免在测量血压侧肢体上方进行穿刺。

（2）采血管顺序：柠檬酸钠抗凝采血管→含有促凝剂和 / 或分离胶血清采血管→含有或不含分离胶的肝素抗凝采血管→含有或不含分离胶的 EDTA 抗凝采血管。

（3）采血部位皮肤必须干燥，扎止血带不可过紧，压迫静脉时间不宜过长，以不超过 40s 为宜，否则容易引起淤血、静脉扩张，并且影响某些指标的检查结果。

2. 肌内注射

（1）评估：评估注射部位皮肤时注意到该病人右侧臀部皮肤陈旧性烫伤瘢痕，在进行注射时应选择左侧臀部臀大肌。

（2）臀大肌定位：十字法：从臀裂顶点向左侧或向右侧划一水平线，然后从髂嵴最高点作一垂线，将一侧臀部分为四个象限，其外上象限并避开内角（从髂后上棘至股骨大转子连线），即为注射区；连线法：从髂前上棘至尾骨作一连线，其外 1/3 处为注射部位。

（3）操作手法：垂直进针，"快慢快"原则，按压时间与手法。

3. 静脉注射（使用注射泵）

（1）药物配制：双人核对，正确配制药物，注意无菌原则。

（2）注射泵的使用

1）根据心电监护的数值，汇报医生评估是否需要调整输液速度。

2）注射泵使用中应加强巡视，一旦发生报警，及时查找原因并进行处理。

3）调整输注速度时，严格按说明书操作，避免因暂停输注导致病人血压波动。

（3）静脉通路的选择：多巴胺属于血管活性药物，应当单腔输注，同时，为防止药物外渗，应优先选择中心静脉置管（右颈内静脉置管），并在泵入前确认管道有回血且通畅。

（4）健康宣教：需为病人及家属进行宣教，多巴胺泵入的主要目的是改善心功能，请病人及家属不要随意调节泵速，心电监护有报警时及时通知医护人员，告知在多巴胺泵入期间，如果有药液的外渗、穿刺部位的红肿痛及时通知护士。

---

2. 站点二

题卡： 02 床，李某，男，67 岁，住院号为 146753，病人因"胸痛 4h"入院后，予行紧急处置后，病人情况无明显改善，HR 120 次 /min，R 25 次 /min，BP 80/40mmHg，SpO$_2$ 93%，现拟行急诊 PCI，医生经综合评估决定经右股动脉穿刺，已完善术前准备，送入手术室。

任务卡： 请 A 护士进行心电监护，B 和 C 护士协作完成外科手消毒、穿手术衣和铺无菌巾。

场景设置： 心内介入手术室内，病人原粘电极片皮肤处发红，两包手术衣包（消毒指示卡为一白一黑）。

··········· 🖈 **解题思路** ···········

1. **临床表现：**病人情况无明显改善，HR 120 次 /min，R 25 次 /min，BP80/40mmHg，SpO_2 93%。

2. **背景资料：**病人胸痛 4h 未缓解。

3. **目前问题：**病人因急性心肌梗死需行急诊 PCI 术，现已送入手术室，需完成手术前铺巾。

··········· ⚙ **操作及关键考点** ···········

1. **心电监护**

（1）监护连接：心电电极的连接应避开皮肤发红部位及手术消毒部位；血压袖带应选择上肢型号，血压测量应与血氧监测在不同手侧。

（2）参数调节：①监测频次调节：持续监测心率、呼吸、血氧饱和度，由于病人血压偏低、并在应用多巴胺升压，故先将血压监测频次设为 5min 测量一次。②报警上下限调节：病人目前处于心率快、血压低的状态，因此需根据病人个体的情况调节报警上下限。心动过速（＞ 100 次 /min）上限上浮 5%～10%，最高不超过 150 次 /min，下限下浮 10%～20%；低血压病人血压上限在现测血压上浮 20%～30%，下限在现测血压下浮 5%～10%。或遵医嘱设置警报阈值。

（3）加强保暖：调节室温，加盖棉被，但避免肢端放置热水袋，防烫伤。

2. **外科手消毒、穿手术衣**

（1）外科手消毒位置：用流动水和洗手液揉搓冲洗双手的每个部位、前臂和上臂下 1/3，再用手消毒剂消毒手部、前臂和上臂下 1/3。

（2）外科手消毒原则：先洗手后消毒；不同病人手术之间、手套破损或手被污染时，应重新进行外科手消毒。

（3）穿手术衣：双人查看包内指示卡（指示卡黑色提示灭菌合格），取手术衣，手术衣内侧朝内，不可高举过肩，也不可向左右侧展开，以免碰触非无菌物品引起污染，正确系腰带。

（4）注意事项：穿好手术衣，双手保持在腰以上、颈以下的胸前位置，注意无菌原则，防止污染。

3. **铺无菌巾**

（1）规范开包：无菌原则开包，两人核对包内指示卡（指示卡黑色提示灭菌合格）。

（2）正确铺巾：正确铺皮肤巾、手术中单、洞巾，铺巾者需注意避免自己的手或手指触及未消毒物品，无菌单不可触及腰以下的无菌手术衣；展开手术洞巾时手卷在剖腹单里面，以免污染；要求手术洞巾短端盖住麻醉架，长端盖住器械托盘，两侧和足端应垂下超过手术台边30cm，已铺下的无菌单只能由手术区向外拉，不可向内移动。

3. 站点三

题卡： 02床，李某，男，67岁，住院号为146753，病人于3h前行PCI后安全返回病房，鼻导管氧气吸入（4L/min），中心静脉管道分别泵入多巴胺及硝酸甘油，心电监护示：HR 95次/min，R 20次/min，BP 110/62mmHg，SpO_2 95%。心电图见图1-5，病人电解质结果 K^+ 3.2mmol/L，心电监护仪报警心律失常。

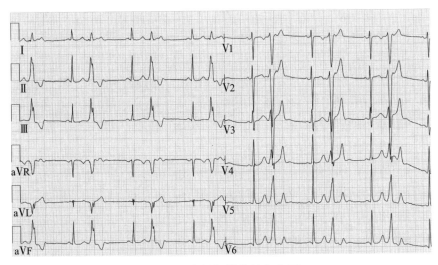

图1-5　室性期前收缩心电图

任务卡： 请A护士进行静脉输液；B护士进行皮下注射；C护士进行心电图结果判读，安抚家属及病人，并针对PCI术后进行健康宣教。

医嘱： 1. NS 500ml + 10%氯化钾15ml，静脉滴注，once

　　　2. 低分子量肝素钙5 000IU，皮下注射，Qd

提示卡： 外周留置针已无回血。（A护士检查静脉置管回血时出示）

场景设置： 10%氯化钾3支（其中一支标签磨损）；病房内，病人及家属闻及报警音担心病情，焦躁不安；病人左上脐周部位散在瘀斑，右侧上臂在测量血压。

🧪 解题思路

1. **临床表现**：心电图示偶发室性期前收缩，病人电解质结果 K^+ 3.2mmol/L。
2. **背景资料**：病人 PCI 术后 3h。
3. **目前问题**：该病人钾低，偶发室性期前收缩，可能与低钾血症相关，需进行静脉补钾；同时，PCI 术后需要进行抗凝治疗，病人和家属焦虑不安，需要安抚。

🎯 操作及关键考点

1. **心电图判读结果**：偶发室性期前收缩。

2. **静脉输液**

（1）配制药物：双人核对，药物查对（标签应当清晰、在有效期内），注意无菌原则。

（2）静脉通路选择：不宜与血管活性药物组同时泵入，需重新进行静脉穿刺。

（3）静脉穿刺：部位选择，消毒范围＞ 5cm，成功穿刺，正确调节滴速。

3. **皮下注射**

（1）药物准备：双人核对，药物不符及时发现。

（2）部位选择：病人右腹部皮肤因长期注射胰岛素而有散在瘀斑，操作时应避开。

（3）操作手法：皮下注射时，病人宜取屈膝仰卧位，注射部位为前外侧或后外侧腹壁的皮下细胞组织内，左右交替。注射针应垂直、完全插入注射者用拇指和示指捏起的皮肤皱褶内，而不是水平插入。在整个注射过程中，应维持皮肤皱褶的存在。

（4）拔针处理：注射完毕后应停留 10s 后迅速拔针，拔针后如无出血，无须按压。

4. **PCI 术后健康教育**

（1）安抚：心电监护示室性期前收缩报警，应向病人解释心电监护报警的原因并进行处置，缓解病人和家属的焦虑情绪。

（2）健康教育：①嘱其卧床休息，术侧肢体弹力绷带包扎 24h，伤口沙袋压迫 6h，术侧肢体严格制动至少 12h 方可床上活动，24h 无异常可下床活动；②如果发现病人穿刺处有出血、血肿、渗血，病人双侧肢体末端皮肤温度有差异等应及时告知医护人员；③术后鼓励病人多饮水，以利于造影剂的排出、保护肾功能和补充容量的双重作用，一般 6~8h 内饮水 1 000~2 000ml；④如出现皮疹、畏寒等不适，可能是发生了造影剂不良反应，若有不适，及时告知医务人员。

（四）知识点梳理

1. 冠心病潜在并发症的预防

（1）心电监护：及时发现心率及心律的变化，在 ACS 溶栓治疗后 24h 内易发生再灌注性心律失常，特别是在溶栓治疗即刻至溶栓后 2h 内应设专人床旁心电监护。发现频发室性期前收缩成对出现或呈非持续性室性心动过速，多源性或 R-on-T 现象的室性期前收缩及严重的房室传导阻滞时，应立即通知医生，遵医嘱使用利多卡因等药物，警惕心室颤动或心搏骤停、心源性猝死的发生。监测电解质和酸碱平衡状况，因电解质紊乱或酸碱平衡失调时更容易并发心律失常。

（2）血压监测：动态观察病人有无血压下降，是否伴有烦躁不安、面色苍白、皮肤湿冷、脉细而快、大汗淋漓、少尿、神志迟钝，甚至晕厥。一旦发现病人有血压下降趋势应及时报告医生，遵医嘱给予相应处理。

（3）心力衰竭的观察与护理：ACS 病人在起病最初几天，甚至在梗死演变期可发生心力衰竭，特别是急性左心衰竭。应严密观察病人有无呼吸困难、咳嗽、咳痰、少尿、低血压、心率加快等，听诊肺部有无湿啰音。避免情绪激动、饱餐、用力排便等可加重心脏负担的因素。必要时做好有创血流动力学监测，一旦发生心力衰竭，则按心力衰竭进行护理。

（4）准备好急救药物和抢救设备：准备好抢救设备如除颤器、起搏器等，随时做好抢救准备。

2. 经皮冠状动脉介入治疗（PCI）术后并发症的观察与护理 经皮冠状动脉介入治疗（PCI）是用心导管技术疏通狭窄甚至闭塞的冠状动脉管腔，从而改善心肌血流灌注的方法，包括经皮冠状动脉腔内成形术（percutaneous transluminal coronary angioplasty，PTCA），经皮冠状动脉内支架植入术，冠状动脉内旋切术、旋磨术和激光成形术。术后主要并发症的观察与护理如下：

（1）急性冠状动脉闭塞：多表现为血压下降、心率减慢或心率增快、心室颤动、心室停搏，应立即报告手术医生，尽快恢复冠脉血流。

（2）穿刺血管并发症

1）穿刺处出血或血肿：经股动脉穿刺者，采取正确压迫止血方法（压迫动脉不压迫静脉）后，嘱病人术侧下肢保持伸直位，咳嗽及用力排便时压紧穿刺点，观察术区有无出血、渗血或血肿；必要时予以重新包扎并适当延长肢体制动时间。

2）腹膜后出血或血肿：常表现为低血压，贫血貌，腹股沟区疼痛，腹痛，腰痛。穿刺侧腹股沟区张力高和压痛等。一旦诊断应立即输血等处理，否则可导致失血性休克。

3）假性动脉瘤和动静脉瘘：多在鞘管拔除后 1 ~ 3d 内形成，前者表现为穿刺局部出现搏动性肿块和收缩期杂音，后者表现为局部连续性杂音，一旦确诊应立即局部加压包扎，如不能愈合可行外科修补术。

4）穿刺动脉血栓形成或栓塞：若术后动脉止血压迫或包扎过紧，可使动、静脉血流严重受阻而形成血栓，可引起动脉闭塞产生肢体缺血。术后应注意观察双下肢足背动脉搏动情况，皮肤颜色、温度、感觉改变，下床活动后肢体有无疼痛或跛行等，发现异常及时通知医生；静脉血栓形成或栓塞可引起致命性肺栓塞，术后应注意观察病人有无突然咳嗽、呼吸困难、咯血或胸痛，需积极配合给予抗凝或溶栓治疗。

（3）低血压：多为拔除鞘管时伤口局部加压后引发血管迷走反射所致。备好利多卡因，协助医生在拔除鞘管前局部麻醉，减轻病人疼痛感。备齐阿托品、多巴胺等抢救药品，连接心电、血压监护仪，除颤仪床旁备用，密切观察心率、心律、呼吸、血压变化，及早发现病情变化。迷走反射性低血压常表现为血压下降伴心率减慢、恶心、呕吐、出冷汗，严重时心搏停止。一旦发生应立即报告医生，并积极配合处理。此外，静滴硝酸甘油时用微量泵控制速度，并监测血压。

（4）造影剂不良反应：少数病人注入造影剂后出现皮疹、畏寒甚至寒战，经使用地塞米松后可缓解。亦可发生急性肾损伤，严重过敏反应罕见。术后经静脉或口服补液，可起到清除造影剂、保护肾功能和补充容量的双重作用。

（5）心肌梗死：由病变处急性血栓形成所致。故术后要注意观察病人有无胸闷、胸痛症状，并注意有无心肌缺血的心电图表现和心电图的动态变化情况。

3. 极化液保护心肌细胞的机制 极化液是临床上一类细胞代谢调节剂，其用于治疗心肌缺血疾病已有长久的历史，极化液内的胰岛素在摄取葡萄糖的同时能够推动缺血心肌细胞的代谢，从而将更多的能量传送至缺血心肌，同时降低非酯化脂肪酸，使病人心功能得到有效的缓解，此外，胰岛素还能够有效的激活心肌细胞膜中的三磷酸腺苷，从而恢复细胞膜离子的转运，改善病人缺血心肌的生理变化，同时可使抬高的 ST 段恢复至基线，防止发生心律失常现象。极化液能促进心肌摄取和代谢葡萄糖，促使钾离子进入细胞内，恢复心肌细胞膜极化状态，利于心肌收缩，减少心律失常。

4. 低分子量肝素皮下注射注意事项

（1）注射部位选择：对非妊娠期成年病人，无论单次注射或长期注射，抗凝剂注射部位优选腹壁。腹壁注射部位是上起自左右肋缘下 1cm，下至耻骨联合上 1cm，左右至脐周 10cm，避开脐周 2cm 以内，特殊人群注射部位选择，如对儿童病人，适宜选择臀部或大腿；对妊娠晚期（妊娠 28 周至临产前 48h）病人选择腹壁注射时，经 B 超测定双侧前上侧腹部、前下侧腹部、中上侧腹部、中下侧腹部 8 个区域皮下组织厚薄程度，在确定皮下组织厚度大于注射针头直径后，予以左右腹部轮换注射。

（2）注射部位轮换：有规律地轮换注射部位，避免在同一部位重复注射，2 次注射点间距 2cm 以上，可以明显降低注射局部药液浓度过高引起的出血及注射部位疼痛等不适症状。轮换方法主要分为不同注射部位间轮换和同一注射部位区域内轮换。不同部位间轮换方法：将腹部分为 4 个区域，每侧上臂、大腿、臀部各为 1 个区域，每次注射一个区域，并按顺时针方向轮换注射区域。同一注射部位内轮换方法：表盘式轮换（以肚脐为中心按表盘式将腹部分为 12 个象限，周一至周日每日规律轮换注射部位）和十字分时分区（以肚脐为中点作十字线，将腹部分成 4 个象限，逐日交替选择左腹部或右腹部，再根据注射时间上午或下午选择上腹部或下腹部）。

（3）抗凝剂皮下注射相关并发症及处理对策

1）皮下出血处理对策：①记号笔标记皮下出血范围，严密观察并记录。②临床上可用于治疗皮下瘀斑的药物有硫酸镁湿敷贴、水胶体敷料、云南白药、多磺酸黏多糖乳膏等。

2）疼痛处理对策：①非预灌式注射剂注射时，宜选择长度最短、外径最小的针头；②注射时避开毛囊根部；③络合碘棉签消毒并完全待干后再注射；④针头距离皮肤高度适中，以腕部力量穿刺，进针轻、稳、准。

3）渗（漏）液处理对策：①预灌式注射剂注射前不排气，注射前确保空气完全在药液上方，药液注射完毕将 0.1ml 空气推入注射器乳头以排出残余药液，针头停留 10s 后快速拔出；②拔针后如发现皮肤渗液，则需适当压迫，压迫力度以皮肤下陷 1cm 为宜。

4）弯针、断针处理对策：①安慰病人，保持原有体位，防止断针向肌肉或深部组织陷入。②避免情急之下采取抠、挤等方法，造成局部组织红肿、破溃，加重取针难度和局部组织感染，甚至导致断端针头游走、移位。③断针部分显露于皮肤外，护士可用无菌镊子或蚊钳夹针拔出；断端与皮肤相平，断面可见，可用左手拇、示二指垂直向下，按压断针周围皮肤使之下陷，使断面露出皮肤，右手持无菌镊子拔出；断端完全没于皮下或肌层，可在 X 线定位下，局部切开取出。

（五）思考题

1. 如何预防冠心病潜在的并发症？
2. PCI 术后并发症的观察与护理包括哪些？
3. 极化液广泛应用于冠心病病人，请问极化液的作用机制是什么？
4. 低分子量肝素皮下注射的注意事项有哪些？

三、决赛情景模拟案例

（一）学习目标

1. 知识目标
（1）了解动脉血气分析的定义。
（2）熟悉动脉采血的常见部位选择。
（3）掌握急性 ST 段抬高型心肌梗死的治疗要点。

2. 技能目标
（1）掌握吸氧、心电监护、静脉采血、肌内注射、静脉输液（使用输液泵）、血气分析技术、静脉注射、双人心肺复苏。
（2）正确识别心电监护异常提示，及时处理。
（3）掌握执行口头医嘱的注意事项。

3. 素质目标
（1）抢救过程中，具备团队协作能力，能够合理分工、配合紧密。
（2）紧急情况下，能够临危不乱、冷静沉稳，为病人提供专业的照护服务，给病人及家属带来信任感、安全感。
（3）具备临床思维，根据病人不同情况进行分析及处理。

（二）关键考点

1. 能够在病人发生急性心肌梗死时给予正确有效的应急处理措施。

2. 能够正确进行吸氧操作，调节合适的氧流量。

3. 能够正确进行心电监护操作，能识别生命体征的指标变化并判断、处理。

4. 能够正确进行静脉采血操作，掌握采血部位选择、采血管顺序，操作时做好职业防护。

5. 能够正确进行肌内注射，掌握注射部位的选择。

6. 能够正确进行静脉输液（使用输液泵），掌握血管活性药物的使用及注意事项。

7. 能够正确进行动脉采血技术，掌握血气分析的操作要点及常见并发症。

8. 能够正确进行静脉注射操作，掌握肾上腺素的药理作用及使用注意事项。

9. 能够正确执行口头医嘱。

10. 能够正确进行心肺复苏（双人），掌握高质量胸外按压及人工（呼吸球囊）通气技术。

（三）案例介绍及解析

1. 情景一

题卡：李某，男，48岁，高血压、糖尿病、丙型肝炎史，因晨起突发心绞痛，有短暂晕厥史，由家属急诊送入院，入院行冠脉造影，诊断为急性心肌梗死，已舌下含服硝酸甘油、建立静脉通路，通过急诊绿色通道送入ICU，病人现意识清醒，自觉呼吸困难，血氧饱和度92%，对于病情比较焦虑。

任务卡1：请护士商量后列举出该病人应采取的主要护理措施。

答案：吸氧、心电监护、抽血、绝对卧床休息、止痛、溶栓抗凝。（答对吸氧、心电监护、绝对卧床休息即可得分）

任务卡2：A护士进行吸氧，B护士进行心电监护，C护士静脉采血。（完成任务卡1后出示）

医嘱：1. 吸氧，氧流量2L/min

　　　　2. 心电监护

3. 静脉采血：血常规、肝肾功能、心肌酶、肌钙蛋白、凝血全套、合血。

提示卡：心电监护示：HR 116 次 /min，BP 156/94mmHg，SpO$_2$ 95%。（当 B 护士完成心电监测后出示）

解题思路

1. **临床表现**：突发心绞痛、短暂晕厥，自觉呼吸困难。
2. **背景资料**：高血压、糖尿病、丙型肝炎史。
3. **目前问题**：病人因急性心肌梗死由急诊转入 ICU，自觉呼吸困难，焦虑，应时刻监测病人生命体征，给予氧气吸入，并对病人情绪进行安抚，减少机体和心肌细胞能量消耗。

操作及关键考点

1. **吸氧**

（1）评估及处置：该病人诊断为心肌梗死，处于缺血缺氧状态，需进行吸氧改善病人缺氧症状，使组织供氧增加。

（2）流量选择：针对心肌梗死的病人，应选用鼻导管吸氧 4～6L/min，必要时可选用面罩给氧。

（3）流量调节：使用氧气时，应先调节流量后应用。停用氧气时，应先拔出导管，再关闭氧气开关。中途改变流量，先分离鼻氧管与湿化瓶连接处，调节好流量再接上。以免一旦开关出错，大量氧气进入呼吸道而损伤肺部组织。

（4）健康教育：吸氧的注意事项，注意吸氧安全，防火、防油、防热、防震，同时向病人说明此时的情况，强调用氧安全，并进行安抚。

2. **心电监护**

（1）监护连接：血压袖带应选择上肢型号，血压测量应与血氧监测在不同侧。

（2）参数调节：①监测频次调节：持续监测心率、呼吸、血氧饱和度，由于病人血压偏高，故将血压监测设定为 5～15min 测量一次；②报警上下限调节：病人心率偏快（＞100 次 /min）、血压偏高（收缩压＞140mmHg），需根据病人情况调节报警上下限，心动过速（＞100 次 /min）上限上浮 5%～10%，最高不超过 150 次 /min，下限下浮 10%～20%；高血压病人血压报警上限在现测血压上浮 5%～10%，下限在现测血压下浮 20%～30%。

（3）数值识别：病人心率快，血压高，能够及时识别异常数据，通知医生。

3. 静脉采血

（1）采血部位选择：避免在测量血压侧肢体上方进行穿刺。

（2）采血管顺序：柠檬酸钠抗凝采血管→含有促凝剂和/或分离胶血清采血管→含有或不含分离胶的肝素抗凝采血管→含有或不含分离胶的 EDTA 抗凝采血管。

（3）采血部位皮肤必须干燥，扎止血带不可过紧、压迫静脉时间不宜过长，以不超过 40s 为宜，否则容易引起淤血、静脉扩张，并且影响某些指标的检查结果。

（4）职业防护：该病人有丙型肝炎，在进行静脉采血前需戴手套。

---

2. 情景二

题卡：护士完成采血后，病人突然诉胸闷胸痛、放射至左手臂疼痛、大汗淋漓，表情痛苦，心电监护示：上肢 BP 190/110mmhg，HR 135 次/min，R 28 次/min，SpO$_2$ 89%，立即行心电图检查。心电图见图 1-6。

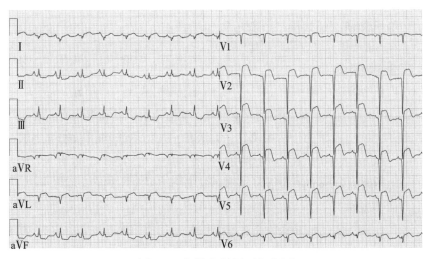

图 1-6　急性心肌梗死心电图

任务卡 1：请护士识别心电图并作出判断：该病人发生了哪种类型的心律失常？

任务卡 2：请 A 护士进行肌内注射，B 护士进行静脉输液（使用输液泵），C 护士进行动脉血气分析。（完成任务卡 1 后出示）

医嘱：1. 吗啡 10mg，肌内注射，once

2. NS 50ml＋单硝酸异山梨酯20mg，持续静脉输液泵泵入，速度3ml/h

3. 动脉血气分析

提示卡1：疼痛评分表，在护士肌注吗啡前评估提供面部疼痛评估表（8分），若没评估则不提供。

提示卡2：心电监护示：BP 160/90mmHg，HR 115次/min，R 22次/min，SpO_2 95%（泵入单硝酸异山梨酯药物后）。

提示卡3：pH 7.36，PaO_2 89mmHg，$PaCO_2$ 43mmHg，K^+ 3.9mmol/L。（动脉血气分析操作完成后出示）

场景设置：

1. 题干2中病人反复询问护士："我胸闷胸痛，头晕，我血压这么高，我会不会有什么事啊，我会不会有危险？"

2. 备生理盐水100ml 2瓶，其中1瓶已过期。

―――――――― 💡 **解题思路** ――――――――

1. **临床表现：**胸闷胸痛、放射至左手臂疼痛、大汗淋漓。BP 190/110mmHg，HR 135次/min，R 28次/min，SpO_2 89%。

2. **背景资料：**入院诊断为急性心肌梗死。

3. **目前问题：**病人疼痛需快速缓解疼痛、血压高需降压，并抽取动脉血气分析识别当前呼吸状况及酸碱平衡状态。病人非常焦虑，需进行相应的心理护理。

―――――――― 🎯 **操作及关键考点** ――――――――

1. **心电图判别：**ST段抬高急性心肌梗死。

2. **肌内注射**

（1）评估：评估病人疼痛及注射部位皮肤。

（2）体位选择：侧卧位，下腿弯曲，上腿伸直，减少张力。

（3）部位选择：选择左右侧臀大肌。

（4）臀大肌定位：十字法：从臀裂顶点向左侧或向右侧划一水平线，然后从髂嵴最高点作一垂线，将一侧臀部分为四个象限，其外上象限并避开内角（从髂后上棘至股骨大转子连线），即为注射区；连线法：从髂前上棘至尾骨作一连线，其外1/3处为注射部位。

（5）操作手法：垂直进针，"快慢快"原则，按压时间与手法。

（6）药物反应：用药期间，注意防止呼吸功能抑制和血压降低等不良反应。

（7）职业防护：该病人有丙型肝炎，在进行肌内注射前需戴手套。

3. 静脉输液（使用输液泵）

（1）药物配制：双人核对（NS 在有效期内），正确配制药物，注意无菌原则。

（2）静脉输液泵的使用：使用降压药物，调整心电监护仪监测血压为 5min 测量一次，根据心电监护的数值，汇报医生评估是否需要调整输液速度。

（3）健康宣教：需对病人进行健康宣教，单硝酸异山梨酯作为心血管舒张药物，泵入的主要目的是通过扩张外周血管，特别是增加静脉血容量，减少回血量，降低心脏前后负荷，而减少心肌耗氧量；同时还可通过促进心肌血流重新分布而改善缺血区血流供应，可能通过这两方面发挥抗心肌缺血作用，病人不要随意调节泵速，有任何不舒适及时呼叫医护人员。

4. 动脉采血

（1）部位选择：因左侧包扎，首选右侧桡动脉进行穿刺。

（2）评估：改良 ALLEN 试验。

（3）操作手法：正确消毒，消毒范围≥ 8m，以持笔姿势持动脉采血器呈 30°~ 45°进针，成功穿刺，待血液充盈至预设位置，拔针后立即用棉球或纱布按压，至少按压 3 ~ 5min，直至出血停止。

（4）及时送检：30min 内完成检测。如进行乳酸检测，需在 15min 内完成检测。

（5）职业防护：该病人有丙型肝炎，在进行动脉采血前需戴手套。

5. 心理护理：贯穿整个操作，均须体现人文关怀，安抚病人。

---

3. 情景三

题卡：在护士正安抚病人时，病人突发意识丧失，嘴唇发绀，面色苍白。心率、血压测不出，氧合无法测出。

任务卡：请组长组织 3 名组员进行抢救。

提示卡 1：口头医嘱：双人心肺复苏、肾上腺素 1mg 静脉注射。请团队完成。（出示任务卡 1 后 1min 内未进行心肺复苏时出示）

提示卡 2：BP 90/60mmHg，HR 90 次 /min，R 24 次 /min，神志转清。（完成 5 个有效心肺复苏循环后出示提示卡 4）

场景设置：呼吸球囊缺少连接氧源的氧气管；去甲肾上腺素置于肾上腺素的药盒里。

━━━━━━━━━━ 💡 **解题思路** ━━━━━━━━━━

1. 临床表现：突发意识丧失，嘴唇发绀，面色苍白。心率、血压测不出。

2. 背景资料：入院诊断为急性心肌梗死。

3. 目前问题：突发意识丧失，嘴唇发绀，面色苍白。心率、血压测不出需快速判断病人突发心搏骤停，立刻组织抢救。

━━━━━━━━━━ ⚙️ **操作及关键考点** ━━━━━━━━━━

1. 心肺复苏（双人）

（1）胸外按压：①部位：掌根部位于病人胸部中央（胸骨下 1/2），快速定位方法为两乳头连线交点；②姿势：双手交叠、肘关节伸直，双上肢与病人水平面垂直；③深度：5~6cm（将病人置于硬质平面）；④频率：100~120 次 /min；⑤回弹：避免倚靠病人胸廓，保证胸廓充分回弹。

（2）人工通气：①病房内选择呼吸球囊进行人工通气；在没有氧气连接管时，应先取下储氧袋进行辅助，并立即呼叫其他组员取氧气连接管连接氧源；②抬头举颏法进行气道开放；③胸外按压与通气频率保持 30：2；④单次通气量以最小胸廓起伏为标准，避免过度通气。

（3）注意事项：减少按压中断时间，注意观察按压效果。

2. 静脉注射

（1）核对医嘱：对于口头医嘱应再次核对医嘱，大声确认无误后方可执行，当对医嘱有疑问时应及时质疑，确认无误方可执行。

（2）药物核对：双人核对，正确执行查对制度，准确地查对药物的名称，在紧急状况下也时刻谨记查对制度。肾上腺素，作为拟交感类药，是 CPR 的首选药物，应尽早给药，剂量为 1mg 静脉注射。

（3）药物使用：注意无菌原则，正确用药，用药后留下安瓿及时查对后再丢弃，及时观察并记录。

3. 人文关怀：出示提示卡 2 后，注意冰枕护脑，并及时关注病人心理情绪变化，进行人文关怀。

（四）知识点梳理

1. 急性 ST 段抬高型心肌梗死治疗要点　急性 ST 段抬高型心肌梗死是指急性心肌缺血性坏死，为在冠状动脉病变的基础上发生冠状动脉血供急剧减少或中断，使相应心肌严重而持久的急性缺血导致心肌细胞死亡。

综合治疗要点如下：

（1）一般治疗：休息，氧疗护理，严密监测心电、呼吸及血压变化。

（2）缓解疼痛：吗啡 2~4mg 静脉注射，必要时 5~10min 可重复使用，总量不宜超过 15mg，以减轻病人交感神经过度兴奋和濒死感。硝酸甘油 0.3mg 或硝酸异山梨酯 5~10mg 舌下含服或静滴，注意心率增快和血压降低。再灌注心肌疗法能有效解除疼痛。

（3）再灌注心肌：积极的治疗措施是起病 3~6h（最多 12h）内使闭塞的冠状动脉再通，心肌得到再灌注；急诊 PCI，溶栓疗法：无条件施行介入治疗或延误再灌注时机者，若无禁忌证，应立即（接诊后 30min 内）予以溶栓治疗。发病 3h 内，心肌梗死溶栓治疗血流完全灌注率高，获益最大。

（4）抗栓治疗：阿司匹林联合 1 种 P2Y12 受体拮抗药的双联抗血小板治疗是抗栓治疗的基础。

（5）消除心律失常、控制低血压和休克等。

2. 动脉血气分析

（1）定义：动脉血气分析是通过对人体动脉血液中的 pH 值、氧分压（PaO_2）和二氧化碳分压（$PaCO_2$）等指标进行检测，从而对人体的呼吸功能和血液酸碱平衡状态作出评估的一种方法。它能客观地反映病人呼吸衰竭的性质和程度，对指导氧疗、调节机械通气参数、纠正酸碱失衡具有重要意义，是指导医务人员为呼吸、代谢紊乱等急危重症病人制订诊疗方案的重要参考指标。

（2）部位选择：选择采血部位时，应结合穿刺的难易程度、穿刺部位的血液循环情况及引起组织损伤的风险进行综合判断。原则上应选择位置表浅、易于触及、便于穿刺、具有丰富侧支循环的动脉。桡动脉作为动脉采血的首选穿刺部位，也可选择肱动脉、足背动脉、股动脉。

3. 心搏骤停的处理 见本章"第三节 心力衰竭"中决赛案例"知识点梳理"相关内容。

（五）思考题

1. 急性心肌梗死的治疗护理要点是什么？

2. 动脉血气分析采集部位的选择。

3. 如何做到高质量的心肺复苏？

第五节　高血压

高血压是以体循环动脉压升高为主要临床表现的心血管综合征，可分为原发性高血压和继发性高血压。高血压是心脑血管疾病最重要的危险因素，可损伤心、脑、肾等重要脏器的功能和结构，最终导致这些器官的功能衰竭。高血压以及高血压导致的并发症在急危重症病人中非常常见，正确快速识别、合理针对性降压和预防并发症是处理的关键。

一、初赛情景模拟案例

（一）学习目标

1. 知识目标

（1）了解高血压常见并发症的种类。

（2）熟悉直立性低血压的症状。

（3）掌握直立性低血压的预防、处理及高血压健康教育。

2. 技能目标

（1）掌握生命体征的测量技术。

（2）掌握血糖监测技术。

3. 素质目标

（1）根据情景能够与病人有效沟通，关心、体贴病人，为病人及家属提供安全感，具备人文关怀精神。

（2）严格执行查对、无菌技术等要求，具有责任感。

（二）关键考点

1. 通过对情景分析，能够发现病人出现直立性低血压，并给予正确的处置措施（体位摆放、心电监护仪使用与生命体征测量、血糖监测）。

2. 能够正确、规范地进行心电监护仪使用与生命体征测量（体温、脉搏、呼吸、血压），避免在静脉穿刺侧测量血压，并对血压结果进行健康教育。

3. 能够正确、规范地进行血糖监测，准确判读血糖监测结果，并针对血糖结果对病人进行宣教。

（三）案例介绍及解析

题卡：04 床，张某，女，68 岁，153cm，68kg，住院号 127653。诊断原发性高血压合并糖尿病 6 年，血压控制不佳入院，体格检查：T 36.5℃、P 85 次 /min、R 20 次 /min、BP 173/99mmHg，目前血压控制方案为咪达普利 10mg Qd，氢氯噻嗪片 25mg BID。遵医嘱加用氨氯地平片 5mg Qd。今日病人起床时突然出现头晕、黑矇，视物不清，伴心悸出冷汗，平卧休息后缓解。

任务卡：请 A 护士进行心电监护，B 护士进行血糖监测，C 护士进行理论答题并给予协助处理。

医嘱：1. 心电监护

2. 血糖监测

提示卡 1：心电监护显示：BP 85/56mmHg，R 22 次 /min，HR 110 次 /min，SpO_2 95%。（A 护士完成心电监护后出示该提示卡）

提示卡 2：血糖 6.3mmol/L。（B 护士完成血糖监测后出示）

理论答题：请 C 护士回答病人可能发生了什么情况，需如何进行健康教育。

场景设置：左侧前臂有留置针，正在输液。

------ ☼ 解题思路 ------

1. **临床表现**：晨起后突然出现头晕、黑矇，视物不清，伴心悸出冷汗。

2. **背景资料**：口服三联降压药病人晨起后发生上述临床表现。

3. **目前问题**：高血压病人口服三联降压药降压，晨起后血压偏低，呼吸心率加快，判断很可能是发生直立性低血压，嘱病人卧床，并监测血糖排除是否低血糖导致（理论答题答案）。

------ ◎ 操作及关键考点 ------

1. **心电监护仪使用与测量**

（1）监护连接：血压计袖带避开输液侧手臂，此病人出冷汗需擦干胸前区皮肤。

（2）参数调节：①监测频次调节：病人有高血压病史，此时又出现低血压表现，需将血压监测频次改为 5min 测量一次；②报警上下限调节：病人目前处于心率快、血压低的状态，因此需根据病人个体的情况调节报警上下限。心动过速（> 100 次 /min）上限上浮 5% ~ 10%，最高不超过 150 次 /min，下限下浮

10% ~ 20%；低血压病人血压上限在现测血压上浮 20% ~ 30%，下限在现测血压下浮 5% ~ 10%。或遵医嘱设置警报阈值。

2. 血糖监测

（1）血糖监测应采用酒精消毒测量的指尖。

（2）挤出第一滴血后采取第二滴血进行测试。

（3）应避开左侧静脉输液侧采血。

3. 高血压健康宣教（贯穿各操作）

（1）生活方式指导：告知病人改变不良生活习惯，不仅可以预防或延迟高血压的发生，还可以降低血压，提高降压药物的疗效，从而降低心血管风险。饮食上应当减少钠盐摄入、限制总热量、营养均衡、控制体重、戒烟限酒、合理运动。

（2）药物治疗的指导：①监测服药与血压的关系；②强调长期药物治疗的重要性；③必须遵医嘱按时按量服药；④不能擅自突然停药，需在医生指导下指导药物调整。

（3）血压监测指导：应教会病人和家属正确的血压监测方法，推荐使用合格的上臂式自动血压计自测血压。指导的内容主要包括监测频率、血压控制目标、血压测量方法及注意事项。

（4）直立性低血压的预防和处理指导：首先要告诉高血压病人直立性低血压的表现为乏力、头晕、心悸、出汗、恶心、呕吐等，在联合用药、服首剂药物或加量时特别注意。指导病人预防的方法：避免长时间站立，尤其在服药后最初几个小时；改变姿势特别是从仰卧、坐位起立时动作宜缓慢；服药时间可选在平静休息时，服药后继续休息一段时间再下床活动；如在睡前服药，夜间起床排尿时应注意；避免用过热的水洗澡，更不宜大量饮酒。还应指导病人在直立性低血压发生时应取头低足高位平卧，可抬高下肢超过头部，屈曲腿部肌肉和活动脚趾，以促进下肢血液回流。

（四）知识点梳理

1. 高血压病人直立性低血压　直立性低血压是指在体位变化时发生的血压突然过度下降。先让病人平卧 5min 后测量血压，改为站立位后 1min 和 3min 再分别测量血压，若站立位血压较平卧位时收缩压 / 舒张压下降 > 20/10mmHg，或下降幅度为原来血压的 30% 以上则为直立性低血压。

（1）分类：在病理生理基础上，直立性低血压可以分成结构性（神经源性）和功能性所致的自主神经系统障碍两类。

（2）症状：有头晕或晕厥、乏力、心悸、出汗、恶心、呕吐等供血不足的症状。

（3）标准：直立性低血压诊断采用美国神经病学会和美国自主神经科学学会 1996 年标准：从卧位改变为直立体位的 3min 内，动脉收缩压下降≥ 20mmHg 和 / 或舒张压下降≥ 10mmHg。

（4）预防：①日常活动、体位改变时不宜过快，尤其是在调整降压药物期间，应采取"下床三部曲"，即醒后在床上躺 30 秒、起身后在床边坐 30 秒、站立后稳定 30 秒；②高血压病人服药应谨遵医嘱，不可自行加药 / 减药；③每日固定时间监测血压变化，及时发现低血压现象。

（5）处理：一旦发生直立性低血压，应取头低足高位平卧，可抬高下肢超过头部，屈曲腿部肌肉和活动脚趾，以促进下肢血液回流。

2. **高血压病人健康教育**

（1）疾病知识指导：让病人了解病情，包括高血压分级、危险因素、同时存在的临床疾患情况及危害，了解降压目标，以及控制血压及终身治疗的必要性。

（2）生活方式指导：告知病人改变不良生活习惯，不仅可以预防或延迟高血压的发生，还可以降低血压，提高降压药物的疗效，从而降低心血管风险。

1）饮食指导：减少钠盐摄入，告知病人钠盐可升高血压以及增加高血压的发病风险，每天钠盐摄入量应低于 6g；增加钾盐摄入，建议使用可定量的盐勺。减少味精、酱油等调味品的使用，减少咸菜、火腿、卤制、腌制等食品的摄入。限制总热量，尤其要控制油脂类的摄入量。营养均衡，适量补充蛋白质，增加新鲜蔬菜和水果，增加膳食中钙的摄入。

2）控制体重：高血压病人应控制体重，使 BMI < 24kg/m²，男腰围 < 90cm，女腰围 < 85cm。告知病人高血压与肥胖密切相关，减轻体重可以改善降压药物的效果及降低心血管事件的风险。最有效的减重措施是控制能量摄入和增加体力活动。

3）戒烟限酒：吸烟是心血管事件的主要危险因素，被动吸烟也会显著增加心血管疾病危险。指导病人戒烟，必要时可药物干预。指导病人限酒，不提倡高血压病人饮酒，如饮酒，则应少量，白酒、葡萄酒（或米酒）与啤酒的量分别少于 50ml、100ml、300ml。

4）运动指导：定期的体育锻炼可增加能量消耗、降低血压、改善糖代谢等。指导病人根据年龄和血压水平及个人兴趣选择适宜的运动方式，合理安排运动量。建议每周 4～7d、每次累计 30～60min 的中等强度运动，如步行、慢跑、骑车、游泳和跳舞等。运动形式可采取有氧、抗阻和伸展运动等，以有氧运动为主。运动强度因人而异，常用运动时最大心率来评估运动强度，中等强度运动为能达到最大心率［最大心率（次 /min）=220－年龄］的 60%～70% 的运动量。高危病人运动前需进行评估。

（3）用药指导：①强调长期药物治疗的重要性，降压治疗的目的是使血压达到目标水平，从而降低脑卒中、急性心肌梗死和肾脏疾病等并发症发生和死亡的危险；②遵医嘱按时按量服药，告知有关降压药的名称、剂量、用法、作用及不良反应，并提供书面说明材料；③不能擅自突然停药，经治疗血压得到满意控制后，可遵医嘱逐步减少剂量。如果突然停药，可导致血压突然升高，特别是冠心病病人突然停用 β 受体拮抗药可诱发心绞痛、心肌梗死等。

（4）家庭血压监测指导：家庭血压测量可获取日常生活状态下病人的血压信息，可帮助排除"白大衣高血压"，检出隐蔽性高血压，在增强病人参与诊治的主动性、改善病人治疗依从性等方面具有优点。应教会病人和家属正确的血压监测方法，推荐使用合格的上臂式自动血压计自测血压。血压未达标者，建议每天早晚各测量血压 1 次，每次测量 2～3 遍，连续 7d，以后 6d 血压平均值作为医生治疗的参考。血压达标者，建议每周测量 1 次。指导病人掌握测量技术，规范操作，如实记录血压测量结果，随访时提供给医护人员作为治疗参考。

（5）心理指导：应采取各种措施，帮助病人预防和缓解精神压力，纠正和治疗病态心理，必要时建议病人寻求专业心理辅导或治疗。

（6）定期随访：治疗后血压达标者，可每 3 个月随访 1 次；血压未达标者，建议每 2～4 周随访 1 次。当出现血压异常波动或出现症状时，随时就诊。

（五）思考题

1. 高血压病人发生直立性低血压的常见原因是什么？

2. 如何对高血压病人进行健康教育？

3. 直立性低血压预防及处理措施有哪些？

二、复赛情景模拟案例

（一）学习目标

1. 知识目标

（1）了解高血压急症和高血压脑病的病理、治疗要点等相关知识。

（2）熟悉高血压急症的症状。

（3）掌握高血压急症的急救处理及静脉血栓的相关知识预防。

2. 技能目标

（1）掌握心电监护、静脉输液（使用输液泵）、伤口换药、吸氧、静脉注射、肌内注射、静脉采血、皮下注射技术及深静脉血栓的预防知识。

（2）通过对情景分析，能够及时发现病人存在的问题，并能综合运用所学知识，有效地解决高血压急症病人的实际问题。

（3）具备急救意识和团队意识，提高病情变化时与家属的沟通能力。

3. 素质目标

（1）急救过程中，具备团队协作能力，能够合理分工、配合紧密。

（2）紧急情况下，能够临危不乱、冷静沉稳，为病人提供专业的照护服务，给病人及家属带来信任感、安全感。

（3）具备临床思维，根据病人不同情况进行分析及处理。

（二）关键考点

1. 能够正确进行心电监护操作，能识别生命体征的指标变化并判断、处理。

2. 能够正确进行静脉输液（使用输液泵）使用，能根据病情合理调节输注速度。

3. 能够正确进行伤口换药。

4. 能够正确进行吸氧操作。

5. 能够正确进行静脉注射给药。

6. 能够正确进行肌内注射操作。

7. 能够正确进行静脉采血操作，掌握采血部位选择、采血管顺序。

8. 能够正确进行皮下注射操作。

（三）案例介绍及解析

1. 站点一

题卡：04 床，张某，男，70 岁，住院号 123489。因突发头晕、头痛摔倒，额头磕伤 1h 入急诊留观。既往有高血压病史 10 余年，未规律服药，偶感头晕、头痛时自服罗布麻（中药），休息后可缓解。体格检查：T 37.5℃，P 95 次 /min，R 20 次 /min，BP 185/125mmHg。

医嘱：1. 心电监护

　　　　2. NS 50ml＋硝普钠 50mg，持续静脉输液泵泵入，速度 5ml/h

　　　　3. 伤口换药

任务卡：请 A 护士进行心电监护，B 护士进行静脉输液（使用输液泵），C 护士进行头部伤口换药。

⚙ **解题思路**

---

1. **临床表现**：偶感头晕、头痛时自服罗布麻，休息后可缓解。

2. **背景资料**：因突发头晕、头痛摔倒，额头磕伤 1h 入急诊留观。既往有高血压病史 10 余年，未规律服药。

3. **目前问题**：高血压急症？高血压亚急症？

4. **鉴别思路**：高血压急症和高血压亚急症主要区别于是否有靶器官的损害。根据病人神经系统头晕、头痛摔倒的表现，考虑病人为高血压急症。

⚙ **操作及关键考点**

---

1. **心电监护**

（1）监测频次调节：持续监测心率、呼吸、血氧饱和度。由于病人血压偏高，并在应用硝普钠降压，故将血压监测频次改为 5min 测量一次，血压监测结果及时报告给医生。待血压稳定后改为 30min～1h 监测一次。

（2）报警上下限调节：病人有高血压，故应根据入院时测得的血压 185/125mmHg 调节，报警上限在现测血压上浮 5%～10%，下限在现测血压下浮 20%～30%，待病人血压下降后，再根据血压情况进行调节。

2. **静脉输液（使用输液泵）**

（1）静脉选择：硝普钠为血管活性药物，在应用时应该单独重新进行静脉穿刺，不在下肢及测压肢体穿刺。选择腕部、手臂或肘部粗直的静脉。

（2）职业防护：在进行静脉穿刺前需戴手套。

（3）输液泵使用：输液泵的速度应当调节至 5ml/h，并根据心电监护的数值，汇报医生评估是否需要调整输液速度。

（4）使用注意事项：使用硝普钠时应当避光，选择避光输液器和输液连接管；应告知病人药物的作用；关注病人的药物反应。硝普钠有血管刺激性，需观察输液部位有无条索状发红或疼痛。

（5）用药效果观察：硝普钠可扩张小动脉和小静脉，降压迅速，需严密观察血压的变化并遵医嘱及时调整药物剂量。

3. 伤口换药

（1）揭除污染敷料：①检查伤口敷料外观情况；②用手取下外层敷料；③用镊子取下内层敷料，如内层敷料与创面粘贴，应用生理盐水浸湿后轻柔除去。

（2）更换新敷料：①消毒伤口：洗手，打开一次性换药包，戴无菌手套，消毒皮肤，消毒范围需大于敷料范围，用碘伏擦拭 2～3 遍，避免擦入伤口内部；②清理伤口：伤口有分泌物用盐水棉球清洁，轻轻吸去分泌物，必要时根据医嘱对创面进行用药；③覆盖敷料：伤口处理完毕用无菌敷料覆盖，并用胶布固定，其覆盖的大小应达到伤口周围 3cm 左右。

2. 站点二

题卡：04 床，张某，男，70 岁，住院号 123489。病人急诊留观 1d 后自觉头晕头痛症状好转，欲出院回家，家人劝阻时发生争执，病人出现意识模糊、四肢抽搐。心电监护示：BP 205/115mmHg，HR 98 次/min，R 22 次/min，SpO_2 88%。遵医嘱调节硝普钠剂量至 10ml/h。

任务卡：请 A 护士进行氧气吸入，请 B 护士进行静脉注射，请 C 护士进行肌内注射。

医嘱：1. 吸氧，氧流量 4～6L/min

2. 乌拉地尔 25mg，静脉注射，once

3. 地西泮 10mg，肌内注射，once

场景设置：硝普钠输注于左上肢。

⚙ 解题思路

1. **临床表现**：病人出现意识模糊、四肢抽搐。心电监护示：BP 205/115mmHg，HR 98 次/min，R 22 次/min，SpO_2 88%。

2. **背景资料**：病人急诊留观 1d 后自觉头晕头痛症状好转，欲出院回家，家人劝阻时发生争执，情绪激动。

3. **目前问题**：高血压病人血压 205/115mmHg，意识模糊、四肢抽搐考虑发生了高血压急症（高血压脑病）。

🕐 **操作及关键考点**

1. **吸氧**

（1）体位：该病人为高血压急症，应抬高床头 30°～45°，取半坐卧位、头偏一侧，防止呕吐、误吸。

（2）流量选择：针对高血压脑病病人，遵医嘱给予鼻导管吸氧 4～6L/min，维持 SpO_2 95%。

2. **静脉注射**

（1）静脉选择：不可直接使用泵入硝普钠的静脉置管，需重新穿刺，避开下肢及测压侧肢体，选择粗、直、弹性好的血管。

（2）注意事项：缓慢静脉注射乌拉地尔 25mg，监测血压变化，降压效果应在 5min 内即可显现。若效果不够满意，可遵医嘱重复用药。

（3）不良反应：使用乌拉地尔后个别病例可能出现头痛、头晕、恶心、呕吐、出汗、烦躁、乏力、心悸、心律失常、上胸部压迫感或呼吸困难等症状，其原因多为血压降得太快所致，通常在数分钟内即可消失，无须停药。血压过度降低，可抬高下肢增加回心血量或输液补充血容量即可改善。过敏反应少见（如瘙痒皮肤发红皮疹等）。使用乌拉地时应告知病人药物的作用及不良反应；关注病人的药物反应。

3. **肌内注射**

（1）三查八对。

（2）安置体位：根据病人目前情况选择左右侧臀大肌为穿刺部位，并合理安置体位，暴露穿刺部位。

（3）臀大肌定位：十字法：从臀裂顶点向左侧或向右侧划一水平线，然后从髂嵴最高点作一垂线，将一侧臀部分为四个象限，其外上象限并避开内角（从髂后上棘至股骨大转子连线），即为注射区；连线法：从髂前上棘至尾骨作一连线，其外 1/3 处为注射部位。

（4）评估疼痛及用药效果，健康教育。

3. 站点三

题卡：04 床，张某，男，78 岁，63kg，住院号 123489。经过降压及脱水降低颅内压的处理后，病人意识恢复，病情稳定，已转入普通病房。今日查房时，病人诉右腿胀痛，右腿较左腿粗。下肢彩超结果显示右下肢血栓形成。

任务卡：请 A 护士进行静脉采血，B 护士进行皮下注射，C 护士进行健康宣教。

医嘱：1. 静脉采血：凝血全套

2. 低分子量肝素钙 5 000IU，皮下注射，Q12h

解题思路

1. **临床表现**：病人诉右腿胀痛，右腿较左腿粗。
2. **背景资料**：病人老年男性，有脱水降低颅内压的治疗。
3. **目前问题**：高龄和脱水治疗是静脉血栓形成的高危因素，根据临床症状和下肢彩超结果，病人发生了下肢深静脉血栓。

操作及关键考点

1. 静脉采血

（1）采血部位选择：避免在输液肢体上方进行穿刺。

（2）采血后需立即颠倒混匀 5 ~ 8 次。

2. 皮下注射

（1）评估：评估病人有无凝血时间延长或有无活动性出血，评估注射部位皮肤有无陈旧性瘢痕。

（2）注射：注射前不排气，针尖朝下，垂直进针，注射前不抽回血，持续匀速注射 10s，注射后停留 10s，再快速拔针，拔针后无须按压，如有穿刺处出血或渗液，以穿刺点为中心，垂直向下按压 3 ~ 5min。

（3）健康教育与病情观察：应告知病人药物的作用，关注注射部位有无皮肤坏死、血肿、过敏反应，全身有无出血表现。

3. DVT 健康教育

（1）体位与活动：指导病人卧床休息 1 ~ 2 周，禁止热敷、按摩，避免活动幅度过大，避免用力排便，以免血栓脱落；休息时患肢高于心脏平面 20 ~ 30cm，改善静脉回流，减轻水肿和疼痛；指导病人正确使用弹力袜、弹力绷带，保持良好体位，保护患肢。

（2）饮食护理：宜进食低脂、高纤维食物，多饮水，保持大便通畅。

（3）绝对戒烟：防止烟草中尼古丁刺激引起血管收缩。

（4）患肢观察：告知病人关注下肢疼痛、肿胀、活动、感觉、皮温、皮肤颜色等情况，发生变化及时报告医生。

（四）知识点梳理

1. **高血压急症与亚急症**　高血压急症（hypertensive emergencies）指原发性或继发性高血压病人，在某些诱因作用下，血压突然和显著升高（一般超过 180/120mmHg），同时伴有进行性心、脑、肾等重要靶器官功能不全的表现。高血压急症包括高血压脑病（血压极度升高突破了脑血流自动调节范围，表现为严重头痛、恶心、呕吐及嗜睡、癫痫发作和昏迷）、颅内出血（脑出血和蛛网膜下腔出血）、脑梗死、急性心力衰竭、急性冠脉综合征、主动脉夹层、子痫、急性肾小球肾炎等。少数病人舒张压持续 ≥ 130mmHg，伴有头痛，视力模糊，眼底出血、渗出和视盘水肿，肾脏损害突出，持续蛋白尿、血尿及管型尿，称为恶性高血压。应注意血压水平的高低与急性靶器官损害的程度并非成正比，但如血压不及时控制在合理范围内会对脏器功能产生严重影响，甚至危及生命。

高血压亚急症（hypertensive urgencies）指血压显著升高但不伴靶器官损害。病人可以有血压明显升高造成的症状，如头痛、胸闷、鼻出血和烦躁不安等。高血压亚急症与高血压急症的唯一区别标准是有无新近发生的急性进行性严重靶器官损害。

2. **高血压急症救治和处理**

（1）避免诱因：应避免外伤、情绪激动、体位突然改变、用力排便、屏气动作等。禁止灌肠、扪压肿瘤、腹膜后充气造影等操作。指导病人正确应用药物及戒烟等。

（2）病情监测：观察病人有无剧烈头痛、面色苍白、大汗淋漓、恶心、呕吐、视力模糊、复视等高血压危象表现，有无出现心力衰竭、肾衰竭和高血压脑病的症状和体征。

（3）急救配合与护理：①吸氧，抬高床头以减轻脑水肿，卧床休息，加用床挡以防病人坠床；②按医嘱给予快速降压药物，如酚妥拉明等；③持续心电监护，每 5min 监测血压 1 次并记录；④专人护理，及时安抚病人，告知头痛及其他不适症状在治疗后会逐渐缓解，避免情绪激动、焦虑加剧、血压升高；⑤若出现心律失常、心力衰竭、高血压脑病、脑卒中和肺部感染者，积极协助医生处理并给予相应的护理。

3. **深静脉血栓**　深静脉血栓是指血液在深静脉内不正常凝固、阻塞管腔，从而导致静脉回流障碍，是常见的血栓类疾病。下肢深静脉血栓最常见，可发生在下肢深静脉的任何部位。

（1）分型：根据血栓形成的解剖部位分为 3 型，小腿肌肉静脉丛血栓形成（周围型）；髂股静脉血栓形成（中央型）；全下肢深静脉血栓形成（混合型）。

（2）病因：静脉壁损伤、血流缓慢、血液高凝状态是导致深静脉血栓的 3 个主要因素。

（3）症状：主要表现为血栓静脉远端回流障碍症状，可出现肢体肿胀、疼痛、浅静脉曲张、发热等。

（4）护理

1）病情观察：密切观察患肢疼痛的部位、持续时间、性质、程度，皮温、皮肤颜色、动脉搏动及肢体感觉等，并每日进行测量、记录、比较。

2）体位与活动：卧床休息 1~2 周，禁止热敷、按摩，避免活动幅度过大，避免用力排便，以免血栓脱落；休息时患肢高于心脏平面 20~30cm，改善静脉回流，减轻水肿和疼痛；下床活动时，穿医用弹力袜或用弹力绷带，使用时间因栓塞部位而异，周围型血栓形成使用 1~2 周，中央型血栓形成可用 3~6 个月。

3）饮食护理：宜进食低脂、高纤维食物，多饮水，保持大便通畅，避免因用力排便引起腹内压增高而影响下肢静脉回流。

4）缓解疼痛：采用各种非药物手段缓解疼痛，必要时遵医嘱给予镇痛药物。

5）用药护理：遵医嘱应用抗凝、溶栓、祛聚等药物，抗凝药物对于初次、继发于一过性危险因素者，至少服用 3 个月，对于初次原发者，服药 6~12 个月或更长时间。用药期间避免碰撞。

6）并发症的护理：①出血是抗凝、溶栓治疗的严重并发症，主要由溶栓、抗凝治疗期间，抗凝药物使用不当造成。应注意观察病人有无创口渗血或血肿，有无牙龈、消化道或泌尿道出血等情况，监测凝血功能的变化，观察有无出血倾向；发现异常立即通知医师，除停药外，可用鱼精蛋白对抗肝素，维生素 K 对抗华法林，使用 10% 氨基己酸、纤维蛋白原制剂或输新鲜血对抗溶栓治疗引起的出血。②肺栓塞是深静脉血栓另一重要并发症，注意病人有无出现胸痛、呼吸困难、咯血、血压下降甚至晕厥等表现，如出现肺栓塞，立即嘱病人平卧，避免深呼吸、咳嗽及剧烈翻动，同时给予高浓度氧气吸入，并报告医师，配合抢救。

（五）思考题

1. 如何快速识别病人出现高血压急症？
2. 高血压急症救治和处理措施有哪些？
3. DVT 的预防护理措施有哪些？

三、决赛情景模拟案例

（一）学习目标

1. 知识目标
（1）了解高血压脑病的相关知识。
（2）熟悉脑出血的症状。
（3）掌握高血压脑出血的预防及处理措施。
2. 技能目标
（1）掌握吸氧、心电监护、静脉注射（使用注射泵）、静脉输液、皮下注射、静脉采血、动脉血气分析、留置导尿及胃肠减压操作技术。
（2）正确识别并处理脑出血 / 脑疝呕吐后误吸临床表现及特征。
3. 素质目标
（1）抢救过程中，具备团队协作能力，能够合理分工、配合紧密。
（2）紧急情况下，能够临危不乱、冷静沉稳，为病人提供专业的照护服务，给病人及家属带来信任感、安全感。
（3）具备临床思维，根据病人不同情况进行分析及处理。

（二）关键考点

1. 高血压急症脑出血病人的应急处理（体位摆放、安抚病人及家属等）。
2. 能够正确进行吸氧操作，调节适合病人的氧浓度。
3. 能够正确进行心电监护操作，能识别生命体征的指标变化并判断、处理。

4．能够正确进行静脉输液和静脉注射（使用注射泵）操作，操作时做好职业防护。

5．能够正确进行神经系统检查。

6．能够正确进行静脉采血操作，掌握采血部位选择、采血管顺序。

7．能够正确进行动脉采血操作。

8．能够正确进行留置导尿及胃肠减压护理操作。

（三）案例介绍及解析

1．情景一

题卡：01 床，张某，男，56 岁，住院号 123456。2h 前因与人激烈争吵后，突然出现剧烈头痛入急诊。家属诉病人有高血压病史 8 年，未规律服药。体格检查：T 36.5℃，P 110 次 /min，R 25 次 /min，BP 203/131mmHg，SpO_2 92%。

任务卡：请 A 护士进行吸氧，B 护士进行心电监护，C 护士进行静脉注射（使用注射泵）。

医嘱：1．吸氧

2．心电监护

3．NS 50ml ＋硝普钠 50mg，持续静脉注射泵泵入，速度 5ml/h

场景设置：急诊病房，全身模拟人，备吸氧、心电监护和静脉输液设备。

提示卡：HR 108 次 /min，R 22 次 /min，BP 198/120mmHg，SpO_2 91%。（B 护士完成心电监护后出示）

⸺⸺⸺⸺ 💡 **解题思路** ⸺⸺⸺⸺

1．**临床表现**：突然出现剧烈头痛、呼吸快、心率快、血压高（BP 203/131mmHg）。

2．**背景资料**：病人有高血压病史 8 年，未规律服药，2h 前因与人激烈争吵后突然出现剧烈头痛入急诊。

3．**目前问题**：2h 前因与人激烈争吵后，突然出现剧烈头痛入急诊。病人有高血压病史 8 年，未规律服药，结合体格检查：BP 203/131mmHg，SpO_2 92%，判断病人高血压危象，有脑出血、高血压脑病的风险，需立即密切监测血压并积极降血压。

⚙ 操作及关键考点

1. 吸氧

（1）根据氧疗目标调节合适给氧浓度，使血氧饱和度＞95%。

（2）注意吸氧安全，防火、防油、防热、防震。吸氧后进行健康宣教，强调用氧安全。

2. 心电监护

（1）参数调节：先调节血压监测频率为5min测量一次。血压稳定后改为30min～1h测量一次。

（2）数值识别：根据提示卡心电监护数值结果判断病人出现了高血压危象，及时报告医生、记录。

3. 静脉注射（使用注射泵）

（1）静脉注射硝普钠，要用注射泵控制输注速度，密切监测血压。

（2）注射泵使用中应加强巡视，一旦发生报警，及时查找原因并进行处理。

（3）硝普钠输注时需避光。

---

2. 情景二

题卡： 病人突然意识模糊，喷射性呕吐，失语，左侧肢体活动障碍，急诊CT示颅内出血。

任务卡： 请A护士进行神经系统评估，B护士进行静脉输液，C护士进行静脉采血。

医嘱： 1. 神经系统评估（含GCS评分）

2. 20%甘露醇125ml，静脉滴注，once

3. 静脉采血：血常规、凝血功能、心肌酶学

💡 解题思路

1. 临床表现： 病人突然意识模糊，喷射性呕吐，失语，左侧肢体活动障碍。

2. 背景资料： 病人有高血压病史8年，未规律服药，2h前因与人激烈争吵后，突然出现剧烈头痛，已经初步降压等处理措施。

3. 目前问题： 根据病人症状及CT检查结果分析其出现颅内出血，根据医嘱静脉滴注甘露醇降颅内压，密切观察病人瞳孔及意识，根据医嘱积极完善检查。

⊚ **操作及关键考点**

1. 高血压性脑出血的急救配合与处理

（1）体位摆放：将病人平卧，其头偏一侧，防止呕吐物堵塞呼吸道引起窒息。

（2）迅速建立静脉通道：遵医嘱快速静脉滴注甘露醇或静脉注射呋塞米，甘露醇应在15～30min内滴完，避免药物外渗。遵医嘱补液，有条件者可由医生进行深静脉置管。

（3）注意甘露醇的致肾衰作用，观察尿量和尿液颜色，定期复查电解质。备好气管切开包、脑室穿刺引流包、呼吸机、监护仪和抢救药品等。

（4）家属处置：安抚家属情绪，抢救时有礼貌地请家属回避至病房外，拉好屏风，保护病人隐私。

2. 神经系统评估（含GCS评分）

通过言语、针刺及压迫眶上神经等刺激，检查病人能否回答问题，有无睁眼动作和肢体反应情况。评估意识障碍的程度。

3. 静脉输液

（1）输液通道建立与选择：立即为病人迅速建立静脉通道，应避开硝普钠输注所在侧手臂，重新静脉穿刺，选择粗、直、弹性好的血管。

（2）甘露醇快速输注：遵医嘱快速静脉滴注甘露醇，甘露醇应在15～30min内滴完，避免药物外渗。注意甘露醇对肾功能的影响，观察尿量和尿液颜色，定期复查电解质。

4. 静脉采血

（1）采血部位选择：避免在输液肢体上方进行穿刺。

（2）采血管顺序：柠檬酸钠抗凝采血管→含有或不含分离胶的肝素抗凝采血管→含有或不含分离胶的EDTA抗凝采血管。

---

3. 情景三

题卡：病人呕吐后出现血氧饱和度下降，面色发绀，予吸痰、床旁紧急气管插管，呼吸机辅助呼吸，镇静镇痛、脱水降颅压等对症支持治疗。

医嘱：1. 动脉血气分析

2. 留置导尿

3. 胃肠减压

任务卡：请A护士进行动脉血气分析，B护士进行留置导尿，C护士进行胃肠减压。

解题思路

1. **临床表现**：病人呕吐后出现血氧饱和度下降，面色发绀。

2. **背景资料**：病人有高血压病史8年，未规律服药，2h前因与人激烈争吵后，突然出现剧烈头痛，已经初步降压等处理措施。

3. **目前问题**：根据病人症状及CT检查结果分析其出现颅内出血，根据医嘱静脉滴注甘露醇降压，病人喷射样呕吐后血氧饱和度下降，面色发绀，考虑可能出现高血压性脑出血，颅内压增高后呕吐、窒息，需立即抢救，评估病人缺氧状况、尿量，并行胃肠减压，降低再次呕吐后窒息风险。

操作及关键考点

1. **动脉血气分析**

（1）操作前需评估病人的体温、吸氧浓度。

（2）桡动脉采血需进行ALLEN试验评估桡动脉侧支循环情况。

（3）采血后需排气，标本需立即送检。

（4）做好职业防护，采血后禁止双手回套针帽。

2. **留置导尿**

（1）职业防护：操作时应佩戴好手套，做好职业防护。

（2）置管：置管时应将阴茎上提与腹壁呈60°，以利于导尿管插入。

（3）固定及标识：导尿完成后需妥善固定、贴好标识。

3. **胃肠减压**

（1）用物准备：齐全、质量合格（胃管型号选择正确，未过期）。

（2）体位：摆体位，取半坐位或右侧卧位。

（3）插胃管及固定胃管：右手持止血钳将胃管经选定侧鼻孔缓缓插入，当胃管插入14～16cm处，检查是否在口腔内，因病人已行气管插管，故需左手抬高病人头部，使下颌靠近胸骨柄，再缓慢插入胃管预定长度。如病人出现呛咳、气促等情况，需警惕是否插入气道内，应立即拔出胃管。

（四）知识点梳理

1. **高血压性脑出血**　高血压性脑出血指具有明确高血压病史病人突然发生基底核区、丘脑、脑室、小脑及脑干等部位的脑实质出血，并排除外伤、血管结构异常性疾病、凝血功能障碍、血液性疾病、系统性疾病及肿瘤性疾病引起的继发性脑出血。

（1）急救处理

1）院前急救：若病人有突发头痛、呕吐、意识状态下降、肢体运动障碍、失语等表现，特别是伴有高血压或糖尿病病史时，应高度怀疑卒中。立即检查病人生命体征、意识状况及瞳孔变化，如心跳、呼吸已停止，应立即进行胸外心脏按压和人工呼吸；如呼吸道不通畅，应立即清理气道分泌物；如呼吸频率异常，血氧饱和度下降，可现场气管插管，球囊辅助呼吸；如循环系统不稳定，心跳、血压出现异常，可快速建立静脉通道进行补液和用药，纠正循环系统的异常。在因地制宜进行初步的诊断、心肺复苏、气道处理和循环支持后，需快速将病人转运至有条件的医院。

2）处理原则：急诊对疑似出血性卒中病人应快速地进行初诊评估，稳定生命体征，进行头颅CT等影像学检查明确高血压性脑出血诊断，完善必要的实验室检查。①病情监测：常规持续监测生命体征、心电图及血氧饱和度等；动态评估意识状况、瞳孔大小及肢体活动情况；②呼吸道管理：清理呼吸道，防止舌根后坠，保持呼吸道通畅；如病人意识状态差或常规吸氧及无创辅助通气不能维持正常的血氧饱和度，则需进行气管插管，防止误吸，必要时进行机械通气辅助呼吸；③迅速建立静脉通道，昏迷病人应留置导尿管；④快速进行头颅CT或磁共振成像（MRI）检查，以明确诊断；⑤完善急诊常规实验室检查，主要包括：血常规、血糖、肝肾功能和电解质、心电图和心肌缺血标志物、凝血酶原时间、国际标准化比值和活化部分凝血活酶时间等；⑥可考虑在维持正常脑灌注的前提下，进行控制性降血压；⑦若病人存在脑疝表现，濒临死亡需进行心肺支持，应迅速降低颅压。

（2）内科处理

1）脱水降颅压：积极控制脑水肿、降低颅内压（intracranial pressure，ICP）。对ICP持续≥20mmHg（1mmHg = 0.133kPa）或临床及影像学提示颅内高压的病人，应采取降颅压措施，除抬高头位、镇痛镇静、保持气道通畅、避免膀胱过度充盈等措施外，使用甘露醇或高钠盐水行高渗脱水治疗是最常用的降颅压方法。

2）镇静镇痛：对重症高血压性脑出血病人，特别是伴躁动者，行镇静镇痛治疗。

3）血压管理：收缩压在150～220mmHg且无急性降压治疗禁忌证的高血压性脑出血病人，急性期将收缩压降至140mmHg是安全的，降至130mmHg以下会增加颅外缺血风险。收缩压＞220mmHg的高血压性脑出血病人，连续静脉用药强化降低血压和持续血压监测是合理的，但在临床实践中应根据病人高血压病史长短、基础血压值、ICP 情况及入院时的血压情况个体化决定降压目标。

4）防止血肿扩大：高血压性脑出血后血压升高（＞160mmHg）有促进血肿扩大的风险，强化降压（＜140mmHg）有可能降低血肿扩大的发生率。可使用氨甲环酸降低高血压性脑出血病人血肿扩大的发生率。

5）其他：监测血糖并将其控制在正常范围（7.8～10.0mmol/L）；定时监测体温（不高于38.5℃为宜）；预防性抗癫痫治疗；除了积极抗感染治疗外，应加强气道保护，避免吞咽困难和误吸，降低高血压性脑出血病人发生肺炎的风险；预防下肢深静脉血栓形成。

6）预防治疗并发症：对急性心肌梗死、心力衰竭、室性心律不齐、心搏骤停、急性肾衰竭、低钠血症、胃肠道出血和脑卒中后抑郁等并发症应当早预防、早发现、早治疗。

（3）手术治疗：根据具体出血部位的手术适应证进行手术治疗，早期手术（发病6～24h）可以改善预后。

（4）早期康复：所有高血压性脑出血病人都应接受康复治疗，应尽早开始康复治疗，并尽可能开展离开床位的康复训练。

（5）预防复发：评估复发的风险因素并行控制性降压。

（6）脑出血护理

1）生活护理：卧气垫床，保持床单位清洁、干燥，减少对皮肤的机械性刺激，定时给予翻身、拍背，预防压力性损伤；做好大小便的护理，保持外阴部皮肤清洁，预防尿路感染；注意口腔卫生，不能经口进食者应每天口腔护理2～3次，防止口腔感染；谵妄躁动者加床挡，必要时做适当的约束，防止坠床和自伤、伤人；慎用热水袋，防止烫伤。

2）饮食护理：给予高维生素、高热量饮食，补充足够的水分；遵医嘱鼻饲流质者应定时喂食，保证足够的营养供给；进食时以及进食后30min内抬高床头防止食物反流。

3）保持呼吸道通畅：平卧头侧位或侧卧位，开放气道，取下活动性义齿，及时清除口鼻分泌物和吸痰，防止舌根后坠、窒息、误吸或肺部感染。

4）病情监测：严密监测并记录生命体征及意识、瞳孔变化，观察有无恶心、呕吐及呕吐物的性状与量，准确记录出入水量，预防消化道出血和脑疝发生。

2. 脑疝的识别与急救护理

（1）定义及识别：颅内疾病（脑水肿、血肿、脓肿、肿瘤）引起颅内压增高，部分脑组织从压力较高处向压力低处移动，通过正常生理孔道疝出的病理过程称为脑疝，是脑出血病人最常见的直接死亡原因。应密切观察瞳孔、意识、体温、脉搏、呼吸、血压等生命体征，如病人出现剧烈头痛、喷射性呕吐、烦躁不安、血压升高、脉搏减慢、意识障碍进行性加重、双侧瞳孔不等大、呼吸不规则等脑疝的先兆表现时，应立即报告医生。

（2）急救配合与护理：立即为病人吸氧并迅速建立静脉通道，遵医嘱快速静脉滴注甘露醇或静脉注射呋塞米，甘露醇应在 15～30min 内滴完，避免药物外渗。注意甘露醇的致肾衰作用，观察尿量和尿液颜色，定期复查电解质。备好气管切开包、脑室穿刺引流包、呼吸机、监护仪和抢救药品等。

（五）思考题

1. 高血压性脑出血的急诊处置流程有哪些？
2. 高血压性脑出血的内科处理有哪些？
3. 脑疝的特征症状及急救配合护理有哪些？

第六节　消化道出血

消化道出血是临床常见严重的症候群。消化道是指从食管到肛门的管道，包括胃、十二指肠、空肠、回肠、盲肠、结肠及直肠。上消化道出血部位指屈氏韧带以上的食管、胃、十二指肠、上段空肠以及胰管和胆管的出血。屈氏韧带以下的肠道出血称为下消化道出血。消化道出血可因消化道本身的炎症、机械性损伤、血管病变、肿瘤等因素引起，也可因邻近器官的病变和全身性疾病累及消化道所致，常表现为呕血和／或黑便，常伴有血容量减少，甚至引起周围循环衰竭、失血性休克而危及病人生命。本病是常见的临床急症，及早识别出血征象，严密观察周围循环状况的变化，迅速准确地抢救治疗和细致的临床护理是抢救病人生命的关键环节。

一、初赛情景模拟案例

（一）学习目标

1. 知识目标

（1）了解消化道出血的常见处理。

（2）熟悉上消化道出血的临床表现。

（3）掌握上、下消化道出血的鉴别。

2. 技能目标

（1）掌握中心静脉置管的维护操作技术。

（2）掌握血糖监测技术。

3. 素质目标

（1）根据情景能够与病人有效沟通，关心、体贴病人，为病人及家属提供安全感，具备人文关怀精神。

（2）严格执行查对制度，具有责任感。

（二）关键考点

1. 通过对情景分析，能够判断病人病情的轻重缓急，并给予正确的处置措施（中心静脉置管的维护、血糖监测），完成对病人的首优护理。

2. 能够正确、规范地进行血糖监测，准确判读血糖监测结果，并针对消化道出血病人及家属监测血糖的意义进行健康宣教。

（三）案例介绍及解析

题干： 02床，吴某，男，77岁，因"黑便15d"入急诊。体格检查：神清，左侧肢体活动受限，上腹部压痛，无反跳痛，无恶心呕吐，既往有尿毒症，带入右颈内中心静脉置管，穿刺处有明显渗血。病人自诉已24h未进食，饥饿感明显、心慌。遵医嘱予吸氧、静脉输液以及心电监护，体格检查：T 36.9℃，P 95次/min，R 20次/min，BP 140/70mmHg，SpO$_2$ 98%。

医嘱： 1. 小换药（更换中心静脉置管处贴膜）

2. 血糖监测

任务卡： 请A护士进行血糖监测；请B护士进行CVC穿刺部位换药；请C护士回答问题。

答题卡： 该病人可能发生了什么？上消化道出血和下消化道出血如何鉴别？

答案： 详见操作及关键考点。

☀️ **解题思路**

1. **临床表现：** 黑便 15d。

2. **背景资料：** 上腹部压痛，右颈内中心静脉置管处有明显渗血，24h 未进食，饥饿感明显、心慌。

3. **目前问题：** 右颈内中心静脉置管处渗血？低血糖？慢性消化道出血？

4. **鉴别思路**

（1）上消化道出血：起病急，进展迅速，多为大量呕血。因该病人症状出现时间较长，生命体征平稳，非消化道大出血紧急抢救情况，故排除。

（2）下消化道出血：下消化道出血病人常表现为暗红色或鲜红色血便，而本案例中病人表现为黑便，不符合下消化道出血表现，故排除。

5. **结论：** 病人有尿毒症病史，尿毒症病人由于经常使用低分子量肝素类药物，容易出现消化道出血。且该病人解黑便症状明确，没有呕血的症状，也未诉解大量鲜红色血便的症状，结合疾病知识，判断该病人考虑慢性上消化道出血。

🎯 **操作及关键考点**

1. **中心静脉置管的维护**

（1）评估：中心静脉置管是否通畅、穿刺点局部和敷料情况。

（2）避免牵拉导管，防止脱出或过度弯曲打折。

（3）严格遵守无菌操作原则。

2. **血糖监测**

（1）血糖监测应采用酒精消毒测量的指节。

（2）挤出第一滴血后采取第二滴血进行测试。

3. **上、下消化道出血的鉴别要点（理论题答案）**

（1）既往史：上消化道出血多曾有溃疡肝病、胆疾患病史或有呕血史；下消化道出血多曾有下腹部疼痛、包块及排便异常病史或便血史。

（2）出血先兆：上消化道出血先兆多为上腹部闷胀、疼痛或绞痛、恶心、反胃；下消化道出血先兆多为中、下腹不适，下坠及便意。

（3）出血方式：上消化道出血多为呕血伴黑便、柏油样便；下消化道出血多为便血，无呕血。

（4）便血特点：上消化道出血多为柏油样便、黑便，稠或成形，无血块；下消化道出血多为暗红色或鲜红色，稀多不成形，大量出血可有血块。

（四）知识点梳理

1. 上消化道出血的临床表现

（1）呕血与黑便：呕血与黑便是上消化道出血的特征性表现。出血部位在幽门以上者常有呕血和黑便，在幽门以下者仅表现为黑便。但出血量少而速度慢的幽门以上病变亦可仅见黑便，而出血量大、速度快的幽门以下病变可因血液反流入胃，引起呕血。如呕血呈鲜红色或血块提示出血量大且速度快，血液在胃内停留时间短，未经胃酸充分混合即呕出；如呕血呈棕褐色咖啡渣样，则表明血液在胃内停留时间长，经胃酸作用形成正铁血红素所致；大便呈柏油样，黏稠而发亮是因血红蛋白中铁与肠内硫化物作用形成硫化铁所致。出现黑便提示每日出血量＞ 60ml。

（2）失血性周围循环衰竭：上消化道大量出血时，病人可出现头晕、心悸、乏力、出汗、口渴、晕厥等一系列组织缺血的表现。

（3）发热：大量出血后，多数病人在 24h 内出现发热，一般不超过 38.5℃，可持续 3 ~ 5d。

（4）氮质血症：可分为肠源性、肾前性和肾性氮质血症。血中尿素氮浓度增高，称为肠氮质血症。血尿素氮多在出血后数小时上升，24 ~ 48h 达高峰，一般不超过 14.3mmol/L，3 ~ 4d 恢复正常。

（5）血常规异常：出血 3 ~ 4h 后可有贫血。出血 24h 内网织红细胞可增高，出血停止后逐渐降至正常。白细胞计数在出血后 2 ~ 5h 后升高，止血后 2 ~ 3d 恢复正常。

2. 上消化道出血与下消化道出血的鉴别
呕血提示上消化道出血，黑便大多来自上消化道出血，而血便大多来自下消化道出血，鉴别要点见表1-2。但是，上消化道短时间内大量出血亦可表现为暗红色甚至鲜红色血便，此时如不伴呕血，常难与下消化道出血鉴别，应在病情稳定后即做急诊胃镜检查。胃管抽吸胃液检查作为鉴别上、下消化道出血的手段已不常用，因为胃液无血亦不能排除上消化道出血，这一方法一般适用于病情严重不宜行急诊胃镜检查者。高位小肠乃至右半结肠出血，如血在肠腔停留时间久亦可表现为黑便，这种情况应先经胃镜检查排除上消化道出血后，再行下消化道出血的有关检查。

表 1-2　上消化道出血和下消化道出血的鉴别

鉴别点	上消化道出血	下消化道出血
既往史	多曾有溃疡、肝病、胆疾患病史或有呕血史	多曾有下腹部疼痛、包块及排便异常病史或便血史
出血先兆	上腹部闷胀、疼痛或绞痛、恶心、反胃	中、下腹不适下坠，欲排大便
出血方式	呕血伴柏油样便	便血，一般无呕血
便血特点	柏油样便，稠或成形，无血块	暗红色或鲜红色，稀多不成形，大量出血可有血块

3. 低血糖的症状、诊断标准及处理

（1）症状：低血糖临床表现呈发作性，主要可分为两类。第一类为交感神经兴奋表现，多有肌肉颤抖、心悸、出汗、饥饿感、软弱无力、紧张、焦虑、流涎、面色苍白、心率加快、四肢冰冷等。第二类为中枢神经症状，初期为精神不集中、思维和语言迟钝、头晕、嗜睡、视物不清、步态不稳，后可有幻觉、躁动、易怒、性格改变、认知障碍等，严重时发生抽搐、昏迷。

（2）诊断标准：非糖尿病病人测血糖低于 2.8mmol/L，糖尿病病人血糖低于 3.9mmol/L 可判定为低血糖。

（3）处理：意识清楚者立即予以 15 ~ 20g 糖类食品口服；意识障碍者给予 50% 葡萄糖注射液 20 ~ 40ml 静脉注射或高血糖素 0.5 ~ 1.0mg 肌内注射；处理后每 15min 监测血糖一次。

（五）思考题

1. 上消化道出血和下消化道出血的鉴别要点是什么？
2. 低血糖的紧急处理措施有哪些？

二、复赛情景模拟案例

（一）学习目标

1. 知识目标

（1）了解消化道出血的病理、治疗要点，根据病情提供相应的基础护理。

（2）熟悉消化道大出血病情观察要点及抢救设备的使用。

（3）掌握消化道大出血的护理要点，出血停止的判断要点。

2. 技能目标

（1）能够正确、规范、安全、有序地实施静脉采血、静脉输液（使用输液泵）、静脉注射、更换床单及衣物、心电监护、口腔护理、心肺复苏、电除颤的操作。

（2）通过对情景分析，能够及时发现病人存在的问题，并能综合运用所学知识，有效地解决病人的实际问题。

（3）具备急救意识和团队意识，具备病情变化时与家属沟通的能力与技巧。

3. 素质目标

（1）抢救过程中，具备团队协作能力，能够合理分工、紧密配合。

（2）紧急情况下，能够临危不乱、冷静沉稳，为病人提供专业的照护服务，给病人及家属带来信任感、安全感。

（3）具备临床思维，根据病人不同情况进行分析及处理。

（二）关键考点

1. 能够正确进行静脉采血操作，掌握采血部位选择、采血管顺序。

2. 能够正确进行静脉输液（使用输液泵）操作，能根据病情合理调节输液速度。

3. 能够正确进行静脉注射操作，掌握注射药物的静推速度。

4. 能够正确进行卧床病人更换床单位和衣物操作，掌握卧床病人床单位更换顺序，预防坠床。掌握输液病人更换衣物穿脱顺序，保证输液正常进行。

5. 能够正确进行心电监护操作，能识别生命体征的指标变化并判断、处理。

6. 能够正确进行口腔护理操作，掌握口腔护理操作流程，避免误吸。

7. 能够正确进行心肺复苏（双人），掌握高质量胸外按压及人工（呼吸球囊）通气技术。

8. 能够正确进行电除颤，正确选择能量、部位并进行除颤。

（三）案例介绍及解析

1. 站点一

题卡： 04 床，方某，男，80 岁，住院号 156439，因"反复呕血黑便 1 周"入院，既往有肝硬化病史。当地医院胃镜提示："食管 - 胃底静脉曲张破裂出血"，入院 1h 后呕血 2 次，为暗红色，每次量约 500ml，体格检查：T 36.5℃，P 115 次 /min，R 26 次 /min，BP 85/69mmHg，SpO_2 94%。

医嘱： 1. 静脉采血：血常规、凝血功能、肝肾功能电解质、输血前检查、合血

       2. NS 100ml + 生长抑素 3mg，持续静脉输液泵泵入，速度 8ml/h

       3. NS 5ml + 艾司奥美拉唑 40mg，静脉注射，once

任务卡： 请 A 护士进行静脉采血，请 B 护士进行静脉输液（使用输液泵），请 C 护士进行静脉注射。

场景设置： 急诊抢救区；左手已留置静脉通路，正予以复方氯化钠快速输注。

☀ 解题思路 ----

1. **临床表现：** 反复呕血黑便 1 周。

2. **背景资料：** 肝硬化病史，胃镜提示：食管 - 胃底静脉曲张破裂出血。

3. **目前问题：** 该病人为肝硬化食管 - 胃底静脉曲张破裂病人，入院 1h 后呕血 2 次，为暗红色，每次量约 500ml，血压（85/69mmHg）较低，考虑可能因失血过多出现了血容量不足、休克的情况，现左手已留置静脉通路，正予以复方氯化钠快速输注补充血容量，还应立即予以止血、护胃等对症处理并采血，根据实验室检查评估病人出血情况。

🎯 操作及关键考点 ----

1. 静脉采血

（1）采血部位选择：避免在输液肢体上方进行穿刺。

（2）采血管顺序：柠檬酸钠抗凝采血管→含有促凝剂和 / 或分离胶血清采血管→含有或不含分离胶的肝素抗凝采血管→含有或不含分离胶的 EDTA 抗凝采血管。

2. 静脉输液（使用输液泵）

（1）静脉选择：因生长抑素需小剂量持续泵入，故不宜使用正在进行快速补液的静脉通路，应当重新进行静脉穿刺。

（2）输液泵使用：输液泵的速度应当调节至 8ml/h。

（3）使用注意事项：生长抑素是一种功能广泛的神经激素，其主要功能是抑制垂体生长激素分泌和合成，并抑制促甲状腺素、促肾上腺皮质激素、胃酸和胰高糖素的分泌，应告知病人药物的作用；关注病人的药物反应。

3. 静脉注射

（1）静脉注射路径的选择：艾司奥美拉唑是护胃药物，可选择正在进行补液的左手静脉输液通路，但进行静脉注射时应该暂时关闭其他运行的输液通路，且使用前应当首先抽回血、观察局部皮肤血管情况、缓慢注射，并关注病人生命体征、病情变化。

（2）速度的控制：40mg 艾司奥美拉唑用 NS 5ml 进行稀释后静脉注射，实际药物浓度为 8mg/ml，静脉注射时间应在 3min 以上。

---

2. 站点二

题卡：04 床，方某，男，80 岁，住院号 156439，病人在全麻下已行内镜下止血，手术顺利，送入监护室，带入胃管一根，予稳妥固定，已完成吸氧，病人病服、床单有血渍，嘱禁食。

医嘱：1. 心电监护

2. 口腔护理

任务卡：请 A 护士更换床单及病服，B 护士进行心电监护，C 护士进行口腔护理。

提示卡：HR 91 次 /min，R 20 次 /min，BP 90/50mmHg，SpO_2 96%。（B 护士完成心电监护后出示）

⚛ **解题思路**

1. **临床表现**：全麻术后病人。

2. **背景资料**：全麻下已行内镜下止血，返回监护室。

3. **目前问题**：题干中病人在全麻下已行内镜下止血，送回监护室后已予吸氧，病人出现呕血后，口腔内有血痂、异味，病服、床单有血渍，现刚返回监护室，需要进行一般处置，包括更换病人床单衣物、口腔护理、心电监护等。

⊙ **操作及关键考点**

1. 卧床病人床单和病服的更换

（1）保护病人：保护病人，防止受凉，更换衣物时拉好屏风保护病人隐私。

（2）避免脱管：注意维持各导管功效，防止胃管及输液管道折叠、脱出、保持各导管通畅。

（3）预防坠床：上床栏，预防坠床。

2. 心电监护

（1）监护连接：血压袖带应选择上肢型号，并避开输液侧手臂。

（2）参数调节：①监测频次调节：持续监测心率、呼吸及血氧饱和度，由于病人血压偏低，故将血压监测频次改为 5min 测量一次；②报警上下限调节：心率报警上限 100 次 /min、下限 60 次 /min；呼吸下限 10 次 /min，上限 24 次 /min；收缩压上限 140mmHg，下限 90mmHg；舒张压上限 90mmHg，下限 60mmHg。

3. 口腔护理

（1）体位：该病人为全麻术后，应去枕平卧。

（2）预防误吸：注意拧干棉球，防止水流入病人气管，造成误吸。

---

3. 站点三

题干： 04 床，方某，男，80 岁，住院号 156439，胃镜下止血 3d 后转入普通病房，继续禁食。第 5 日进食流质饮食后，突发呕血，量约 1 000ml，色暗红，测 P 125 次 /min，R 26 次 /min，BP 70/42mmHg，SpO$_2$ 88%，病人面色苍白、烦躁不安、四肢冰凉。病人家属不断追问护士："他怎么了，护士，他做了手术怎么还呕血？"

任务卡： 请三位护士讨论后回答急救措施并对病人进行合理处置。

答案： 取中凹卧位或平卧位，下肢抬高，头偏向一侧；吸氧；保持呼吸道通畅；快速输液；安抚病人；病情监测。

提示卡 1： 病人突然意识丧失，呼之不应，口唇发绀，心电监护报警，心电图显示见图 1-7：请 A 分工处理。（2min 后，出示提示卡 1）

提示卡 2： 请立即予以电除颤。（如护士未及时准备电除颤，出示提示卡 2，如发现心室颤动波立即准备除颤，则不出示）

提示卡 3： 病人生命体征 HR 111 次 /min，R 16 次 /min，BP 91/51mmHg，SpO$_2$ 94%。病人意识恢复，抢救成功（正确实施除颤 1 次，CPR 1 组 5 个循环后，出示提示卡 3）。

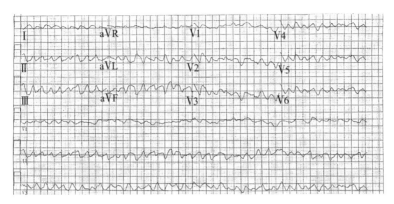

图 1-7　心室颤动心电图

场景设置：病人病情变化时，家属不断追问护士："他怎么了，护士，他做了手术怎么还呕血？"并伴焦躁不安的状态。

🔍 **解题思路**

1. **临床表现：**病人突发大量呕血，面色苍白，烦躁不安，四肢冰凉。

2. **背景资料：**胃镜下止血 3d 后转入普通病房第 5d 进食流质饮食后，突发呕血。

3. **目前问题：**该病人胃镜下止血后第 8 日，突发呕血，量约 1 000ml，病人面色苍白、烦躁不安、四肢冰凉，出现休克表现后进一步出现了意识丧失、呼之不应、口唇发绀，心电图为心室颤动，应立即心肺复苏及电除颤。

⚙ **操作及关键考点**

1. **失血性休克**

（1）休克识别：从病人的病史、症状和体征迅速判断病人出现失血性休克，立即给予休克体位、扩容、保持呼吸道通畅。

（2）病情处理：病人心搏骤停是由休克引起的，因此在心肺复苏过程中，仍然需要保证血容量的补充。

2. **心肺复苏（双人）**

（1）胸外按压：①部位：掌根部位于病人胸部中央（胸骨下 1/2），快速定位方法为两乳头连线交点；②姿势：双手交叠、肘关节伸直，双上肢与病人水平面垂直；③深度：5～6cm（将病人置于硬质平面）；④频率：100～120 次 /min；⑤回弹：避免倚靠病人胸廓，保证胸廓充分回弹。

（2）人工通气：①病房内选择呼吸球囊进行人工通气；②仰头举颏法进行气道开放；③胸外按压与通气频率保持30∶2；④单次通气量以最小胸廓起伏为标准，避免过度通气。

（3）注意事项：除颤后立即恢复胸外按压，尽量减少按压中断。

3. 电除颤

（1）除颤准备：移开心电监护的电极片，避开心底部及心尖部，左臂外展；评估病人皮肤是否完好。

（2）除颤部位：选择心底部与心尖部作为电极板放置部位，电极板需充分涂抹导电糊。

（3）除颤能量：首次能量选择双向波200J。

（4）注意事项：除颤时电极板需紧贴病人皮肤；除颤前需确认所有人离床。

4. 其他事项

（1）家属处置：开始抢救前应安抚家属情绪，礼貌请其回避，体现人文关怀。

（2）抢救记录：根据抢救内容如实进行记录书写。

（四）知识点梳理

1. 消化道大出血的护理措施

（1）体位与保持呼吸道通畅：大出血时病人取平卧位并将下肢略抬高，以保证脑部供血，呕吐时头偏向一侧，防止窒息或误吸，给予吸氧。

（2）饮食护理：急性大出血伴恶心、呕吐者应禁食，少量出血无呕吐者可进温凉、清淡流食，出血停止后改为营养丰富、易消化、无刺激性半流质或软食，少量多餐。

（3）病情监测

1）出血量的估计：大便隐血试验阳性提示每天出血量＞5ml；出现黑便表明出血量＞60ml；胃内积血达250~300ml可引起呕血；出血量在400ml以下时，可不出现全身症状；出血量超过400ml，可出现头晕、心悸、乏力等症状；出血量超过1 000ml或循环血容量的20%，临床即出现周围循环衰竭的表现。

2）继续或再次出血的判断：当出现下列迹象时，常提示有活动性出血或再出血：①反复呕血，甚至呕吐物由咖啡色转为鲜红色，黑便次数增多且粪质稀薄，色泽转为暗红色，伴肠鸣音亢进；②红细胞计数、血细胞比容、血红蛋白测定不断下降，网织红细胞计数不断增高；③在补液足够、尿量正常的情况下，血尿素氮持续或再次增高，周围循环衰竭的表现未改善。此外，肝门静脉高压出现脾大的病人，在出血后脾常暂时缩小，如不见脾恢复肿大提示出血未止。病人血压、脉搏稳定在正常水平，大便隐血试验阴性、转为黄色，提示出血停止。

2. 急性大出血严重程度的估计　最有价值的指标是血容量减少所导致周围循环衰竭的临床表现，而周围循环衰竭又是急性大出血导致死亡的直接原因。因此，对急性消化道大出血病人，应将对周围循环状态的有关检查放在首位，并据此作出相应的紧急处理。血压和心率是关键指标，需进行动态观察，综合其他相关指标加以判断。如果病人由平卧位改为坐位时出现血压下降（下降幅度大于 15 ~ 20mmHg）、心率加快（上升幅度大于 10 次 /min），已提示血容量明显不足，是紧急输血的指征。如收缩压低于 90mmHg、心率大于 120 次 /min，伴有面色苍白、四肢湿冷、烦躁不安或神志不清则已进入休克状态，属严重大量出血，需积极抢救。

3. 心电监护仪的使用

（1）心电监护仪参数设置：①心率报警阈值设置：正常心率者（60 ~ 100 次 /min），心率报警上限为 100 次 /min，下限为 60 次 /min；心动过速者（> 100 次 /min），心率报警上限上浮 5% ~ 10%，最高不超过 150 次 /min，下限下浮 10% ~ 20%，或遵医嘱设置警报阈值；心动过缓者（< 60 次 /min），心率报警上限上浮 15% ~ 20%，下限根据血流动力学情况，可调至 45 ~ 50 次 /min，或遵医嘱设置警报阈值；有心脏起搏器者，心率报警上限上浮 10% ~ 20%，或遵医嘱设置报警阈值，下限设置起搏器下限的频率。②血压报警阈值设置：正常血压（90 ~ 140/60 ~ 90mmHg）者，若无特殊情况，收缩压报警阈值上限 140mmHg、下限 90mmHg，舒张压报警阈值上限 90mmHg、下限 60mmHg；高血压者（收缩压 > 140mmHg、舒张压 > 90mmHg），血压报警上限在现测血压上浮 5% ~ 10%，下限在现测血压下浮 20% ~ 30%，或遵医嘱设置警报阈值；低血压者（收缩压 < 90mmHg、舒张压 < 60mmHg），上限在现测血压上浮 20% ~ 30%，下限在现测血压下浮 5% ~ 10%；或遵医嘱设置警报阈值；需要严格控制血压或使用血管活性药物的病人（如主动脉夹层、液体复苏过程），遵医嘱设置警报阈值。

（2）呼吸报警阈值设置：正常呼吸者（12 ~ 20 次 /min），呼吸报警下限 10 次 /min，上限 24 次 /min；呼吸过缓者（< 10 次 /min），报警下限不低于

8次/min；呼吸急促者（＞20次/min），报警上限不高于30次/min；呼吸警报设置中呼吸暂停时间的报警，建议设置20s，某些特殊情况下遵医嘱高于20s。

（3）血氧饱和度阈值设置：轻度低氧血症病人，警报阈值上限100%，下限90%；但Ⅰ型呼吸衰竭病人警报下限85%；高浓度氧气吸入时，SpO_2仍低于95%，可根据病人的实际数据下浮5%作为警报下限，或根据医嘱设置警报阈值。

（4）注意事项：使用心电监护仪进行生命体征监测时，电极片粘贴时需避开腹部伤口部位；绑血压袖带时需避开输液侧肢体；当出现异常信号或报警时，及时报告医生并进行处理。

4. **心搏骤停的处理**　具体内容详见第一章第三节中关于心搏骤停的处理相关知识。

（五）思考题

1. 消化道出血护理措施有哪些？
2. 如何快速识别病人出现休克？
3. 如何快速识别心搏骤停？
4. 心肺复苏及电除颤的要点有哪些？

三、决赛情景模拟案例

（一）学习目标

1. **知识目标**
（1）掌握消化道大出血特征识别、紧急处理及抢救。
（2）掌握输血不良反应症状及处理。

2. **技能目标**
（1）掌握吸痰、吸氧、静脉输液、静脉输血、静脉注射、静脉采血操作技术。
（2）正确识别并处理输血溶血反应。
（3）掌握执行口头医嘱的注意事项。

3. **素质目标**
（1）抢救过程中，具备团队协作能力，能够合理分工、配合紧密。

（2）紧急情况下，能够临危不乱、冷静沉稳，为病人提供专业的照护服务，给病人及家属带来信任感、安全感。

（3）具备临床思维，根据病人不同情况进行分析及处理。

（二）关键考点

1. 消化道出血的应急处理（体位摆放、安抚病人及家属等）。

2. 能够正确进行吸氧操作，根据病人病情调节合适的氧浓度。

3. 能够正确进行吸痰操作。

4. 能够正确进行静脉输液操作，操作时做好职业防护。

5. 能够正确进行静脉输血操作，做好三查八对，输注前应重新选择静脉进行穿刺。

6. 能够正确进行静脉注射操作，掌握呋塞米的药理作用及使用注意事项。

7. 能够正确进行静脉采血操作，掌握采血部位选择、采血管顺序。

8. 能够正确执行口头医嘱。

（三）案例介绍及解析

1. 情景一

题卡：05 床，周某，男，49 岁，住院号 123444。因"腹胀，黑便 3d，呕血 30min"入院。入院时病人呕血后，出现呼吸急促，面色发绀，无法对答。心电监护示：HR 106 次 /min、R 28 次 /min、BP 90/58mmhg、SpO_2 85%。

医嘱：1. 吸痰

　　　　2. 吸氧，氧流量 4L/min

任务卡 1：请三位护士回答以下问题并对病人进行合理处置：病人出现了什么情况？应该如何处理？

任务卡 2：请 A 护士摆放体位、观察病人、记录，B 护士进行吸痰，C 护士进行吸氧。（完成任务卡 1 后出示）

········· 解题思路 ·········

1. **临床表现**：入院时呕血后，出现呼吸急促、面色发绀、无法对答，心电监护示：HR 106 次 /min、R 28 次 /min、BP 90/58mmhg、SpO_2 80%。

2. **背景资料**：病人因"腹胀，黑便 3d，呕血 30min"入院。

3. **目前问题：**病人为消化道出血病人，入院后出现大量呕血，出现呼吸急促、面色发绀，无法对答且 SpO_2 80%，判断为血块导致窒息，应立即给予吸痰，摆放正确的体位，保持呼吸道通畅。

⊙ **操作及关键考点**

1. **病人目前情况及处理措施**

（1）病情判断：从病人的病史、症状和体征，可迅速判断病人目前因消化道出血、呕血，可能出现了血块引起窒息。

（2）处理措施：为病人取中凹卧位，头偏向一侧；立即予吸痰、给氧，准备气管插管、气切包、抢救车等急救设备，并与医生一起开展急救。

2. **吸痰**

（1）窒息识别：从病人的病史、症状和体征迅速判断病人出现窒息，立即给予吸痰，将气道内血块吸出。

（2）吸痰管选择：根据病人的年龄选择成人型号吸痰管。

3. **吸氧**

（1）评估及处置：该病人出现呕血，应在进行操作前评估时对病人口鼻腔的血凝块进行清理，确保呼吸道通畅，如模拟人口鼻腔无血凝块，也需大声口述"清理口鼻腔内血凝块，呼吸道通畅"。

（2）流量选择：针对消化道出血、呕血的病人，应选用鼻导管吸氧 4L/min。

2. **情景二**

题卡：05 床，周某，男，49 岁，住院号：123444。因"腹胀、黑便 3d，呕血 2h"入院。吸痰后，病人情况好转，现予心电监护、吸氧。30min 后，病人突然呕出鲜红色血性液体 800ml 伴血凝块，四肢冰凉，出冷汗。心电监护示：HR 125 次 /min，R 22 次 /min，BP 85/49mmHg，SpO_2 95%。血常规结果回报：血红蛋白 58g/L。

医嘱：1. 复方氯化钠溶液 500ml，静脉滴注，st

2. 同型 O 型，RhD（＋）浓缩红细胞 2.0U，静脉输注

任务卡：请 A 护士进行静脉输液，B 护士进行静脉输血，C 护士安抚家属并协助 B 护士。

场景设置：家属惊声尖叫"怎么办，快救救他"。

⚬ 解题思路

1. 临床表现：病人呕出 800ml 伴血凝块，四肢冰凉，出冷汗，同时血压低（BP 85/49mmHg）、心率快（HR 125 次 /min）。

2. 背景资料：吸痰后，病人情况好转，现予心电监护、吸氧，血红蛋白 58g/L。

3. 目前问题：根据病人的临床表现分析其出现了消化道大出血，同时伴有失血性休克，证实了失血性休克的情况，所以该病人目前需要进行止血、抗休克的应急处置，可先输入林格液等晶体液补充血容量，同时，尽早输血以恢复和维持血容量并改善周围循环。

◎ 操作及关键考点

1. 静脉输血

（1）三查八对：严格执行三查（操作前、操作中、操作后查）八对（对床号、姓名、住院号、血型、血液种类、血液数量、血液有效期、交叉配血结果）。

（2）输血通道选择：根据休克病人血容量补充原则，此时应当输血与输液同时进行，需要开放两条静脉通道，故该病人进行输血时需重新静脉穿刺，且应选择 18 ~ 20G 大号留置针、粗直大血管进行穿刺。

（3）输血速度调节：输血的前 15min 应慢速（≤ 20 滴 /min），观察病人有无输血反应，15min 后方可调至正常速度（40 ~ 60 滴 /min）。

2. 静脉输液

（1）留置针及静脉选择：针对消化道大量出血的病人应选择大号留置针（型号 18 ~ 20G），选择腕部、手臂或肘部粗直的静脉。

（2）职业防护：在进行静脉穿刺前需戴手套。

（3）家属处置：安抚家属情绪，抢救时有礼貌地请家属回避至病房外，拉好屏风，保护病人隐私。

3. 情景三

题干：输血 20min 时，病人诉头痛头胀，四肢及颜面部有麻木感，轻微腰酸，胸痛，呼吸急促，解出浓茶色尿液约 50ml。

医嘱：1. 呋塞米 20mg，iv，st

　　　　2. 静脉采血 5ml（1ml 用 EDTA 抗凝管，4ml 不抗凝）

任务卡：请 A 护士回答：发生了什么？如何处理？请 B 护士进行静脉注射，请 C 护士进行静脉采血。

☼ **解题思路**

1. **临床表现**：头痛头胀，四肢及颜面部有麻木感，轻微腰酸，胸痛，呼吸急促。

2. **背景资料**：消化道大出血、失血性休克，已静脉输血20min。

3. **目前问题**：根据情景一、二已知该病人目前出现了消化道大出血、失血性休克，在进行输血补充血容量时出现了头痛头胀，四肢及颜面部有麻木感，轻微腰酸，胸痛，呼吸急促，考虑是输血后的溶血反应，目前应当采取的措施为立即停止输血、应用利尿药物、积极碱化尿液，保护肾脏，同时采血送输血科。

⏱ **操作及关键考点**

1. 执行口头医嘱

（1）双人核对：在医生下达口头医嘱后，护士应大声复述口头医嘱与医生进行双人核对，使用药物前需与第二名护士进行再次核对。

（2）安瓿备查：抢救时执行口头医嘱的药物安瓿不应丢弃，应当留好备查，待抢救结束后进行再次核查后丢弃。

（3）记录书写：口头医嘱在执行后需要及时记录，以备抢救后查对。抢救护理记录在抢救结束后6h内补记。

2. 静脉注射

（1）注射药物：注射药物可选择静脉输液的留置针，使用前应当首先抽回血、观察局部皮肤血管情况、缓慢注射，并关注病人生命体征、病情变化。

（2）健康宣教：呋塞米是利尿剂，利尿的过程中应该同时补液，并关注血清钾离子水平，避免短时间内多次、重复给药，以免发生急性肾功能衰竭。

3. 静脉采血

（1）采血部位选择：避免在输血、输液侧肢体进行采血操作。

（2）输血反应处理：严重输血反应发生后应该立即停止输血、给予药物治疗并重新校对申请单、血袋标签等，与医生共同填写"输血反应记录单"，并抽取病人血样5ml（1m用EDTA管，4ml不抗凝管），连同血袋送回输血科。

（四）知识点梳理

1. 窒息的紧急处理 病人出现窒息，应迅速有效清除吸入的异物，及时解除呼吸道梗阻。

（1）一抠：用中、示指从病人口中抠出或用血管钳取出异物，这是最迅速有效的办法。

（2）二转：将病人倒转180°，头面部向下，用手拍击背部，利用重力作用使异物滑落。

（3）三压：尽量让病人仰卧，用拳向上推压其腹部，或让病人站立或坐位，从身后将其拦腰抱住，一手握拳顶住其上腹部，另一手握住此拳，以快速向上的冲力反复冲压腹部、利用空气压力将异物冲出喉部，如果让腹部对准椅背或桌角用力向上挤压，效果更佳，但应注意避免腹腔内脏器，尤其是肝脏挤压伤。

（4）四吸：利用吸引器负压吸出阻塞的液体物质。

2. 消化道出血应急处理措施

（1）一般处置：协助病人取中凹卧位（头和躯干抬高20°～30°、下肢抬高15°～20°），增加回心血量；松解衣扣，清除呼吸道分泌物，保持呼吸道通畅，予以经鼻导管给氧。

（2）补充血容量：血容量补充应遵循及时、快速、足量、先晶后胶的原则，为病人迅速建立2条以上静脉输液通道，大量快速补液，周围静脉萎陷或肥胖病人穿刺困难时，应立即进行中心静脉穿刺，并同时监测中心静脉压（central venous pressure，CVP），根据血压及CVP情况，遵医嘱进行补液及判断补液效果；此外，全血是补充血容量的最佳胶体，血细胞比容低于25%～30%时，可给予浓缩红细胞输注。

（3）应用血管活性药物：遵医嘱应用血管活性药物保证重要脏器血液灌注水平，在使用血管活性药物时应从低浓度、慢速度开始，建议使用输液泵或注射泵来控制输注速度，同时不可与静脉输液采用同一通路，以免影响血管活性药物输注速度；应用心电监护仪5～10min监测血压1次，血压平稳后每15～20min监测1次，根据血压、心率等情况及时调整药物的浓度与速度；避免药物外渗，如发现注射部位红肿、疼痛，应立即进行更换；在停药时应逐渐降低药物浓度、减慢速度后撤出，以免突然停药引起血压较大波动。

3. 溶血反应

（1）概念：溶血反应是指输入的红细胞或受血者的红细胞发生异常破坏，而引起的一系列临床症状，为输血中最严重的反应，分为血管内溶血和血管外溶血。最典型的症状为四肢麻木、腰酸背痛、黄疸和血红蛋白尿。

（2）分类

1）血管内溶血：①原因：输入异型血、输入变质血、血中加入高渗或低渗溶液或能影响血液 pH 变化的药物，致使红细胞大量破坏。②症状：在输血 10~15ml 后症状即可出现，初期病人出现头胀痛、四肢麻木、腰背部剧烈疼痛和胸闷等——红细胞凝集成团阻塞小血管；中间阶段出现黄疸和血红蛋白尿，伴寒战、高热、呼吸急促和血压下降——凝集的红细胞大量溶解，大量血红蛋白散布到血浆中；最后阶段病人急性肾衰竭，出现少尿、无尿，可导致死亡——大量血红蛋白从血浆进入肾小管，形成晶体，肾小管阻塞，肾小管内皮缺血、缺氧而坏死脱落。③护理措施：认真做好血型鉴定和交叉配血试验，输血前仔细查对，严格执行血液采集保存要求。处理方法为停止输血并通知医生，保留余血，采集病人血标本重做血型鉴定和交叉配血试验，维持静脉输液通道，供给升压药和其他药物口服或静脉注射碳酸氢钠碱化尿液，防止血红蛋白结晶阻塞肾小管，双侧腰部封闭，并用热水袋敷双侧肾区，解除肾血管痉挛，保护肾功能，严密观察生命体征和尿量，并做好记录，对少尿、尿闭者，按急性肾衰竭处理，出现休克症状，配合抗休克治疗。做好心理护理，缓解病人的焦虑及恐惧。

2）血管外溶血：多由 Rh 系统内的抗体抗 -D、抗 -C 和抗 -E 所造成。Rh 血型不合所致的溶血反应，一般发生在输血后几小时至几天后，体征较轻，有轻度发热伴乏力、血胆红素升高。确诊后尽量避免再次输血。

（3）处理流程：①一旦怀疑发生溶血，立即停止输血并报告医生；②溶血反应发生后，立即抽取受血者静脉血，加肝素抗凝剂分离血浆，观察血浆色泽，若呈粉红色可协助诊断，同时测定血浆游离血红蛋白量；③核对受血者与供血者姓名，ABO 血型及 Rh 血型；④抽取血袋中的血液做细菌学检测，以排除细菌污染反应；⑤维持静脉输液通道通畅，更换输液装置，以备抢救时静脉给药；⑥口服或静脉滴注碳酸氢钠碱化尿液，防止或减少血红蛋白阻塞肾小管；⑦双侧腰部封闭，并用热水袋热敷双侧肾区或肾区超短波透热疗法，以解除肾血管痉挛，保护肾脏；⑧严密观察生命体征和尿量、尿色变化并记录，同时做尿血红蛋白测定。

（五）思考题

1. 如何紧急救治消化道大出血窒息的病人？

2．输血溶血反应的症状有哪些？

3．输血溶血反应的处理措施有哪些？

第七节　糖尿病

糖尿病是由遗传和环境因素共同作用而引起的一组以慢性高血糖为特征的代谢疾病，是常见病、多发病。据统计，2019 年全球糖尿病患病人数已达 4.63 亿，而在我国，随着人口老龄化和大众生活方式的不断改变，中国居民的肥胖率不断上升，同时糖尿病患病率也逐年攀升。在糖尿病病人中，最常见的紧急、危重的情况包括低血糖发作、糖尿病酮症酸中毒等，当这些急症发作时，可使病人迅速陷入昏迷，伴随出现机体内环境的稳态失衡，严重时可导致死亡。因此，准确识别糖尿病急症，掌握糖尿病急症的处理方法及急救措施，是十分重要的。

一、初赛情景模拟案例

（一）学习目标

1．知识目标

（1）了解糖尿病常见并发症的种类。

（2）熟悉低血糖的临床表现与诊断标准。

（3）掌握低血糖的护理措施。

2．技能目标

（1）掌握生命体征的测量技术。

（2）掌握血糖监测技术。

（3）掌握静脉注射技术。

3．素质目标

（1）根据情景能够与病人有效沟通，关心、体贴病人，为病人及家属提供安全感，具备人文关怀精神。

（2）严格执行查对制度，具有责任感。

（二）关键考点

1. 通过对情景分析，能够发现病人出现了低血糖，并给予正确的处置措施（体位摆放、生命体征测量、血糖监测、静脉注射）。

2. 能够正确、规范地进行生命体征测量（体温、脉搏、呼吸、血压），避免在静脉穿刺侧测量血压。

3. 能够正确、规范地进行血糖监测，准确判读血糖结果，并针对血糖结果对病人进行处理和宣教。

（三）案例介绍及解析

题卡：20 床，刘某，男性，71 岁，住院号 105593。因"口干、多饮、多尿，消瘦 5 年"入院。诊断：2 型糖尿病。今晨病人由家属陪同行腹部 B 超检查回病房后出现面色苍白、心悸、出汗、饥饿感、头晕，继而嗜睡。

任务卡 1：请 3 名护士进行讨论并回答病人可能出现的情况及处理措施。

答案：病人可能出现了低血糖，需立即行生命体征及血糖监测，根据血糖水平进行葡萄糖补充。（答对低血糖、补充葡萄糖即可得满分）

任务卡 2：请 A 护士测量生命体征，B 护士进行血糖监测，C 护士进行静脉注射。（完成任务卡 1 后出示）

医嘱：1. 血糖监测

2. 50% 葡萄糖 20ml，静脉注射（缓慢）

提示卡 1：病人血糖值为：2.9mmol/L。（B 护士采集指尖血完成血糖监测后出示）

提示卡 2：家属提问：如果在家中，如何预防低血糖？请 B 护士进行低血糖预防指导。

场景设置：病人左侧手臂有留置静脉置管，暂未进行输液治疗。

···················· 💡 解题思路 ····················

1. **临床表现**：面色苍白、心悸、出汗、饥饿感、头晕，继而嗜睡。

2. **背景资料**：口干、多饮、多尿，消瘦 5 年，诊断：2 型糖尿病，今晨行腹部 B 超。

3. **目前问题**：病人已诊断为糖尿病，今晨外出行腹部 B 超，因腹部 B 超常需空腹进行，结合病人目前面色苍白、心悸、出汗、饥饿感等症状，考虑出现了低血糖，需立即进行血糖监测。而病人进一步发展成嗜睡，提示已出现神经系统障碍，需立即监测生命体征，并予以高糖静脉注射补充葡萄糖。

操作及关键考点

1. 生命体征测量

（1）体位：应取平卧位，安抚病人及家属情绪。

（2）体温测量前应擦拭腋窝部位汗液。

（3）血压测量时应避开静脉注射侧肢体，在右侧进行测量。

（4）此处考察当病人出现病情变化时护士是否有测量生命体征的反应。

2. 血糖监测

（1）血糖监测应采用酒精消毒测量的指尖。

（2）挤出第一滴血后采取第二滴血进行测试。

（3）应避开左侧静脉注射侧采血。

3. 静脉注射

（1）评估：评估病人病情、用药史、过敏史、注射部位局部皮肤及现有静脉置管情况。

（2）注射药物前应当先抽回血、观察局部皮肤血管情况、缓慢注射。

（3）观察病情：关注病人生命体征、病情变化及反应。

（4）健康宣教：50% 葡萄糖是一种高渗性溶液，可以在短时间内纠正低血糖，也会对血管有刺激性损伤，要注意观察病人反应、溶液是否外渗。

4. 低血糖健康宣教（贯穿各操作）

（1）原因：主要包括不适当的高胰岛素血症（空腹）或胰岛素反应性释放过多（餐后）。糖尿病病人常伴有自主神经功能障碍，影响机体对低血糖的反馈调节能力，增加发生严重低血糖的风险，尤其是老年糖尿病病人；同时，低血糖也可能诱发或加重病人自主神经功能障碍，形成恶性循环。

（2）预防和处理

1）预防：护士应告知病人和家属不能随意更改降糖药物及其剂量；活动量增加时，要减少胰岛素的用量并及时加餐；容易在后半夜及清晨发生低血糖的病人，晚餐适当增加主食或含蛋白质较高的食物；速效或短效胰岛素注射后应及时进餐；初用各种降糖药时要从小剂量开始，然后根据血糖水平逐步调整药物剂量。

2）处理：及早识别低血糖，如饥饿感、心慌、出冷汗、手抖、视物模糊等，如果血糖≤3.9mmol/L，意识清楚者立即予以15~20g糖类食品（葡萄糖为佳）口服；意识障碍者给予50%葡萄糖液20~40ml静脉注射或胰高血糖素0.5~1.0mg肌内注射；处理后每15min监测血糖一次。

（四）知识点梳理

1. 糖尿病常见并发症

（1）糖尿病急性并发症：糖尿病酮症酸中毒、高渗高血糖综合征。

（2）糖尿病慢性并发症：糖尿病大血管病变；糖尿病微血管病变（糖尿病肾病、糖尿病视网膜病变、糖尿病神经病变、糖尿病下肢动脉病变、糖尿病足）。

2. 低血糖相关知识

（1）诱因：使用外源性胰岛素或胰岛素促泌剂；未按时进食或进食过少；运动量增加；酒精摄入，尤其是空腹饮酒；胰岛素瘤、胰岛增生等疾病；胃肠外营养治疗；胰岛素自身免疫性低血糖；肝衰竭、肾衰竭、心力衰竭、脓毒血症、营养不足、分娩、镇静药物的使用等。

（2）临床表现：低血糖临床表现呈发作性，发作时间、频率随病因不同而异，与血糖水平以及血糖下降速度有关。主要可分为两类，第一类为交感神经兴奋表现，多有肌肉颤抖、心悸、出汗、饥饿感、软弱无力、紧张、焦虑、流涎、面色苍白、心率加快、四肢冰冷等。第二类为中枢神经症状，初期为精神不集中、思维和语言迟钝、头晕、嗜睡、视物不清、步态不稳，后期可有幻觉、躁动、易怒、性格改变、认知障碍，严重时发生抽搐、昏迷。有些病人屡发低血糖后，可表现为无先兆症状的低血糖昏迷。持续6h以上的严重低血糖常导致永久性脑损伤。

（3）诊断标准：非糖尿病病人测血糖低于2.8mmol/L，糖尿病病人血糖低于3.9mmol/L可判定为低血糖。

（4）急救流程：一旦确定病人发生低血糖，应尽快按低血糖处理流程急救。同时了解低血糖发生的诱因，给予健康指导，以避免再次发生。低血糖的处理流程如下：

1）当出现可疑低血糖时，立即测定血糖水平，以明确诊断，对于无法测定血糖者暂按低血糖处理。

2）对于意识清楚者，应当立即口服含15~20g糖的糖类食品（葡萄糖为佳），药物相关性低血糖者立即停用相关药物，α-葡萄糖苷酶抑制剂使用葡萄糖治疗；对于意识障碍者，立即给予 50% 葡萄糖溶液 20 ~ 40ml 静脉注射或胰高糖素 0.5 ~ 1.0mg 肌内注射。

3）给予紧急处理后每 15min 监测血糖 1 次，如血糖仍 ≤ 3.9mmol/L，再给予葡萄糖口服或静脉注射；如血糖在 3.9mmol/L 以上，但距离下一次就餐 1h 以上，给予含淀粉或蛋白质食物；如血糖仍 ≤ 3.0mmol/L，继续给予 50% 葡萄糖 60ml 静脉注射。

4）低血糖纠正后：了解低血糖发生的原因，调整用药；伴有意识障碍者可放松短期内的血糖控制目标；注意低血糖诱发心、脑血管疾病；建议病人常进行自我血糖监测，有条件者可进行动态血糖监测；对病人实施糖尿病教育，携带糖尿病急救卡，儿童或老年病人的家属要进行相关培训。

5）如经以上处理后，低血糖仍未纠正，应静脉注射 5% 或 10% 葡萄糖溶液，或加用糖皮质激素；注意长效磺脲类药物或中、长效胰岛素所致低血糖不易纠正，且持续时间较长，可能需要长时间输注葡萄糖溶液；意识恢复后至少监测血糖 24 ~ 48h。

（5）护理措施

1）即刻护理措施：立即检测血糖水平。对意识不清者，应注意开放气道，保持呼吸道通畅。必要时，给予氧气吸入。

2）补充葡萄糖：按低血糖急救流程补充葡萄糖。

3）严密观察病情：严密观察生命体征、意识变化、心电图、尿量等。定时监测血糖，意识恢复后继续监测血糖至少 24 ~ 48h；同时注意低血糖症诱发的心、脑血管意外事件，要注意观察是否有出汗、嗜睡、意识模糊等再度低血糖状态，以便及时处理。

4）加强护理：意识不清病人按昏迷常规护理。抽搐者除补充葡萄糖外，按医嘱可酌情使用适量镇静剂，注意保护病人，防止外伤。

5）健康教育：低血糖症纠正后，对病人及时实施糖尿病教育，指导糖尿病病人合理饮食、进餐和自我检测血糖方法，让病人知晓在胰岛素和口服降糖药治疗过程中可能会发生低血糖，指导病人携带糖尿病急救卡，对于儿童或老年病人的家属也要进行相关的培训，教会病人及亲属识别低血糖早期表现。

（五）思考题

1. 糖尿病常见并发症有哪些？

2. 简述低血糖的常见诱因、临床表现与诊断标准。

3. 简述低血糖的护理措施。

二、复赛情景模拟案例

（一）学习目标

1. 知识目标

（1）了解高血糖高渗性综合征的临床表现与诊断标准。

（2）熟悉高血糖高渗性综合征的急救原则。

（3）掌握糖尿病足的护理。

（4）掌握糖尿病健康宣教。

（5）掌握口咽通气管使用相关知识。

2. 技能目标

（1）能够正确、规范、安全、有序地实施伤口换药、血糖监测、温水拭浴、静脉输液、静脉注射（注射泵）、口咽通气管置入、皮下注射、口服给药的操作。

（2）通过对情景分析，能够及时发现病人存在的问题，并能综合运用所学知识，有效地解决术后病人的实际问题。

（3）具备与家属的沟通能力。

3. 素质目标

（1）操作过程中，具备团队协作能力，能够合理分工、配合紧密。

（2）紧急情况下，能够临危不乱、冷静沉稳，为病人提供专业的照护服务，给病人及家属带来信任感、安全感。

（3）具备临床思维，根据病人不同情况进行分析及处理。

（二）关键考点

1. 能够正确进行伤口换药操作，掌握无菌原则。

2. 能够正确、规范地进行血糖监测，准确判读血糖结果，并针对血糖结果对病人进行宣教。

3. 能够正确、规范地进行温水拭浴操作，掌握保护病人隐私和保暖原则。

4. 能够正确进行留置针穿刺操作，选择合适的留置针型号。

5. 能够正确进行静脉输液和静脉注射（使用注射泵），能根据病情合理调节输液速度。

6. 能够根据病人病情正确置入口咽通气管。

7. 能够正确进行皮下注射操作，准确完整评估病史和皮肤部位。

8. 能够正确进行口服给药操作，掌握三查七对原则。

（三）案例介绍及解析

1. 站点一

题卡：04 床，王某，男，57 岁，住院号 165436，既往有糖尿病病史 10 年，5d 前因泡脚烫伤左脚，伤口感染入院，体格检查：T 38.5℃，P 106 次 /min，R 25 次 /min，BP 110/70mmHg，体重 60kg，目前病人左脚伤口敷料已渗湿。

任务卡 1：请三位护士讨论后由 1 人在答题卡写出该病人目前需进行的处置。

答案：伤口换药、测血糖、物理降温。

任务卡 2：A 护士给予伤口换药，B 护士进行血糖监测，C 护士进行温水拭浴物理降温。（完成任务卡 1 答题后出示）

场景设置：病人已完善入院相关检查，左脚伤口敷料渗湿。

> ☀ **解题思路**

1. **临床表现**：左脚伤口敷料渗湿，T 38.5℃，P 106 次 /min，R 25 次 /min，BP 110/70mmHg。

2. **背景资料**：有糖尿病病史 10 年，5d 前因泡脚烫伤左脚，伤口感染。

3. **目前问题**：病人为糖尿病病人需要监测血糖，目前左脚烫伤伤口且敷料渗湿，伤口有感染，体温较基础体温高，心率较快，呼吸快，考虑出现糖尿病足合并感染，故需要进行伤口换药，并进行温水拭浴物理降温。

> ◎ **操作及关键考点**

1. 伤口换药

（1）揭除污染敷料：①检查伤口敷料外观情况；②用手取下外层敷料；③用镊子取下内层敷料，如内层敷料与创面粘贴，应用生理盐水浸湿后轻柔除去。

（2）伤口观察：注意观察伤口的大小、渗液及气味等，如有坏死组织或窦道、潜行，需在伤口造口师指导下进行处理。

（3）消毒伤口：洗手，打开一次性换药包，戴无菌手套，消毒皮肤，消毒范围需大于敷料范围，用碘伏擦拭 2 ~ 3 遍，避免擦入伤口内部。左脚为感染伤口，消毒顺序为由外向内消毒，消毒范围大于创面边缘 3 ~ 5cm。

（4）清理伤口：伤口有分泌物，用盐水棉球清洁，轻轻吸去分泌物，必要时根据医嘱对创面进行用药。

（5）覆盖敷料：伤口处理完毕，用无菌敷料覆盖，并用胶布固定，其覆盖的大小应达到伤口周围 3cm 左右。

2. 血糖监测

（1）血糖监测应采用酒精消毒测量的指尖。

（2）挤出第一滴血后采取第二滴血进行测试。

3. 温水拭浴

（1）准备 32 ~ 35℃的温水。

（2）头部置冰袋，以助降温并防止头部充血而致头痛；热水袋置足底，以促进足底血管扩张而减轻头部充血，并使病人感到舒适。

（3）毛巾套成手套状可以保护床单位不受潮，也可增加病人舒适感。

（4）擦至腋窝、肘窝、手心处、腹股沟、腘窝处稍用力并延长停留时间，以促进散热。

（5）擦拭顺序：①双上肢：病人取仰卧位，颈外侧→肩→肩上臂外侧→前臂外侧→手背→侧胸→腋窝→上臂内侧→前臂内侧→手心；②腰背部：病人取侧卧位，从颈下肩部→臀部。擦拭毕，穿好上衣；③双下肢：病人取仰卧位，髂骨→下肢外侧→足背，腹股沟→下肢内侧→内踝，臀下→大腿后侧→腘窝→足跟。

（6）时间：每侧（四肢、背腰部）3min，全过程 20min 以内。

（7）观察病人有无出现寒战、面色苍白、脉搏呼吸异常等情况，如有异常，停止拭浴，及时处理。

（8）全程注意保护病人隐私。

---

2. 站点二

题卡：血糖监测结果：15.6mmol/L，遵医嘱予胰岛素 6U 皮下注射。住院过程中病人出现神志变化，逐渐发生反应迟钝、嗜睡，复测血糖为 40mmol/L，立即转入 ICU，予吸氧，心电监护，抽血查血酮，病人出现鼾式呼吸，SpO_2 85%，血酮结果回报为：0.5mmol/L。

任务卡 1：此时病人可能发生了什么情况？请 3 名护士进行讨论并回答。

答案：结合血糖及血酮结果，考虑可能出现高血糖高渗性综合征；病人反应迟钝、嗜睡，呼吸为鼾式呼吸且血氧饱和度下降，考虑可能出现舌后坠。

任务卡 2：请 A 护士进行静脉输液，B 护士进行静脉注射（使用注射泵），C 护士进行口咽通气管置入。（完成任务卡 1 后出示）

医嘱：1. NS 1 000ml，静脉滴注，once

　　　　2. NS 50ml + 胰岛素 50IU，持续注射泵泵入，速度 6ml/h

　　　　3. 置入口咽通气管

场景设置：病人已予以氧气吸入及心电监护，留置针已准备 20G、22G、24G 三种型号，已备好输液架、注射泵和几种型号的口咽通气管。

💡 **解题思路**

1. **临床表现**：血糖监测结果：40mmol/L，神志变化，出现反应迟钝、嗜睡，病人鼾式呼吸，血氧饱和度下降。

2. **背景资料**：有糖尿病病史 10 年。

3. **目前问题**：病人为糖尿病病人，目前病人血糖为 40mmol/L（> 33.3mmol/L），且病人神志有变化，出现反应迟钝、嗜睡等意识障碍，呼吸无深大呼吸，考虑可能出现高血糖高渗性综合征，需要大量快速补液、降糖；病人反应迟钝、嗜睡，呼吸为鼾式呼吸且血氧饱和度下降，考虑可能出现舌后坠，故需要口咽通气管辅助呼吸。

🎯 **操作及关键考点**

1. **静脉输液**

（1）高血糖高渗性综合征应快速补液，开通 2 ~ 3 条静脉通道。一条通路用于胰岛素泵入，其他通路进行快速补液。

（2）根据快速输液需要可选择 20G 的静脉留置针进行静脉输液。选择腕关节、手臂或肘部粗直的静脉。

（3）生理盐水输注速度达到 15 ~ 20ml/（kg·h）（一般成人 1.0 ~ 1.5L/h）。

2. **静脉注射（使用注射泵）**

（1）泵入速度：根据医嘱及病人血糖值选择合适的泵入速度。

（2）持续监测：胰岛素持续泵入期间，需遵医嘱每 1 ~ 2h 进行血糖监测。

3. 口咽通气管置入

（1）选管原则："宁大勿小，宁长勿短"。太小容易误入气管，太短不能够经过舌根，起不到开放呼吸道的作用。根据病人的年龄、身高、体型等具体情况来选择合适的型号：口咽管的长度等于门齿至下颌角的距离，使其末端位于下咽腔、会厌游离缘之上，翼缘在上、下切牙外侧。合适的口咽通气管位置应使其末端位于病人的上咽部，将舌根与口咽后壁分开，使下咽部到声门的气道通畅。

（2）卧位：取平卧位、头后仰，使气道开放。

（3）置管方法：分为反向插入法和横向插入法两种。

1）反向插入法：把口咽通气管的咽弯曲部分向腭部插入口腔，当其内口接近口咽后壁时，即将其旋转180°，顺势向下推送，弯曲部分下面压住舌根，上面抵住口咽后壁。

2）横向插入法：将口咽通气管咽弯曲凹面部分朝向一侧的脸颊内部插入，然后在插入过程中朝着咽后壁旋转90°向下翻转口咽通气管，使口咽通气管弯曲部分凹面向下压住舌根进入。

（4）操作过程中及时吸痰，清理呼吸道，防止误吸甚至窒息。

---

3. 站点三

题卡：病人入院第 3d，经对症治疗后，神志清醒，测血糖：10.8mmol/L，血酮：0.2mmol/L。

任务卡：请 A 护士进行健康宣教，B 护士进行皮下注射，C 护士进行口服给药。

医嘱：1. 胰岛素 4U，皮下注射，once

2. 二甲双胍 0.25g，口服给药，Bid

场景设置：已准备温开水、小药杯，注射器备有 1ml、2ml、10ml、20ml。

· 解题思路 ·

1. **临床表现**：神志清醒，测血糖：10.8mmol/L，血酮：0.2mmol/L。

2. **背景资料**：有糖尿病病史 10 年。

3. **目前问题**：病人神志清醒，血糖：10.8mmol/L，血酮：0.2mmol/L，均在正常范围值内，考虑病人处于疾病平稳期，故需要给予病人平稳期常规治疗，包括服药、皮下注射胰岛素和健康宣教。

☉ **操作及关键考点**

1. 皮下注射

（1）部位选择：胰岛素皮下注射时，宜选择皮肤疏松部位，腹部吸收胰岛素最快，其次为上臂三角肌、大腿前侧和臀大肌。

（2）注射方法：皮肤表面到肌肉距离小于或等于针头长度时，用拇指、示指和中指捏起皮肤呈45°注射。

（3）病情观察：观察病人有无低血糖的临床表现，加强血糖监测和记录，以便及时调整胰岛素的剂量。

2. 口服给药

（1）核对医嘱信息：包括床号、姓名、药品名称、剂量、用法、给药途径、时间等。

（2）检查药品质量：包括药品有效期、外观、质量等。

（3）核实病人身份：询问病人姓名、核对手腕带信息。

（4）观察用药后反应：询问病人服药后有无不适。

3. 糖尿病健康宣教

（1）养成健康生活习惯：合理膳食、控制体重、适量运动、限盐、控烟、限酒、保持心理平衡。

（2）疾病知识：指导病人和家属了解糖尿病的病因、临床表现、诊断与治疗方法，提高病人对治疗的依从性，教导病人外出时随身携带识别卡，以便发生紧急情况时及时处理。

（3）病情监测：指导病人每3～6个月复查糖化血红蛋白。血糖异常者每1～2个月监测1次，如无异常每6～12个月监测1次。每年全面体检1～2次，以尽早防治慢性并发症。指导病人学习和掌握监测血糖、血压、体重指数的方法，了解糖尿病的控制目标。

（4）用药与自我护理指导：①告知病人口服降糖药及胰岛素的名称、剂量、给药时间和方法，教会其观察药物疗效和不良反应。使用胰岛素者，应教会病人或家属掌握正确的注射方法，开始治疗后还需进行随访。②指导病人掌握饮食，运动治疗具体实施及调整的原则和方法，生活规律，戒烟酒，注意个人卫生。③指导病人及家属掌握糖尿病常见急性并发症的主要临床表现、观察方法及处理措施。④掌握糖尿病足的预防和护理知识。⑤指导病人正确处理疾病所致的生活压力，保持良好的心理状态，树立战胜疾病的信心。

（四）知识点梳理

1. 高血糖高渗性综合征相关知识

（1）临床表现：多尿、多饮、多食、体重减轻、呕吐、脱水、虚弱无力、意识模糊，最终陷入昏迷。体格检查可发现有皮肤弹性差、心动过速、低血压、精神改变，甚至昏迷。还可表现为局灶神经症状（偏盲和偏瘫）及占位性表现（局灶性或广泛性）。与糖尿病酮症酸中毒（DKA）相比，失水更为严重，神经精神症状更为突出。

（2）诊断标准：血糖＞33.3mmol/L（一般33.3～66.8mmol/L），动脉血pH值＞7.30，血清碳酸氢根＞18mmol/L，血浆有效渗透压＞320mmol/L，阴离子间隙＞12mmol/L，可出现进行性意识障碍。

（3）急救原则：尽快补液以恢复血容量、纠正失水状态，降低血糖，纠正电解质及酸碱平衡失调，同时积极寻找和消除诱因，防治并发症，降低病死率。包括：积极补液，纠正脱水；小剂量胰岛素静脉输注控制血糖；纠正水、电解质和酸碱失衡以及去除诱因和治疗并发症。

（4）护理措施

1）即刻护理措施：立即给予吸氧，保持呼吸道通畅。建立2～3条静脉通路予以补液。遵医嘱采集血、尿标本进行急诊相关检查。

2）补液治疗：快速补液、扩容，纠正高渗性脱水症状和高渗状态。针对严重脱水病人，采用等渗液体（生理盐水）迅速补充血浆及细胞外液容量，同时可口服补液。24h补液量可达6 000～10 000ml，第1h输液速度为15～20ml/（kg·h）（一般成人1.0～1.5L）。随后补液速度取决于脱水程度、电解质水平、尿量等。若纠正后的血钠正常或升高，则以250～500ml/h的速度补充0.45%的氯化钠溶液。若纠正后血钠低于正常，仅输入生理盐水。补液治疗是否奏效，需监测血流动力学（如血压）、出入量、实验室指标及临床表现。对有心、肾功能不全者，在补液过程中要监测血浆渗透压，并经常对病人心脏、肾脏、神经系统状况进行评估以防止补液过多。当病人血糖≤16.7mmol/L时，须补5%葡萄糖并继续胰岛素治疗，直至血酮、血糖均得到控制。

3）胰岛素治疗：一般来说高血糖高渗性综合征病人对胰岛素较为敏感，胰岛素用量相对较小。推荐以0.1U/（kg·h）持续静脉输注。当血糖降至16.7mmol/L时，应减慢胰岛素的滴注速度至0.02～0.05U/（kg·h），同时续以葡萄糖溶液静滴，并不断调整胰岛素用量和葡萄糖浓度，使血糖维持在 13.9 ~ 16.7mmoL/L，直至高血糖高渗性综合征病人高血糖危象缓解。高血糖高渗性综合征缓解主要表现为血渗透压水平降至正常、病人意识状态恢复正常。

4）纠正电解质紊乱：在开始胰岛素及补液治疗后，若病人的尿量正常，血钾 < 5.2mmol/L 即应静脉补钾，一般在每升输入溶液中加氯化钾 1.5 ~ 3.0g，以维持血钾水平在 4 ~ 5mmol/L。治疗前已有低钾血症，尿量 ≥ 40ml/h 时，在补液和胰岛素治疗同时必须补钾。严重低钾血症可危及生命，若发现血钾 < 3.3mmol/L，应优先进行补钾治疗，当血钾升至 3.3mmol/L 时，再开始胰岛素治疗，以免发生致死性心律失常、心搏骤停和呼吸肌麻痹。

（5）严密观察病情：与糖尿病酮症酸中毒的病情观察基本相同，此外，仍需注意以下情况：①补液量过多、过快时，可能发生肺水肿等并发症；②补充大量低渗溶液，有发生溶血、脑水肿及低血容量休克的危险，应随时注意观察病人的呼吸、脉搏、血压、神志、尿量和尿色情况。一旦发现尿液呈红色，可考虑发生溶血，立即停止输入低渗液体，报告医生，遵医嘱给予对症处理。

（6）基础护理：病人绝对卧床休息，注意保暖。昏迷者应保持气道通畅，保持皮肤清洁，预防压力性损伤和继发性感染。

2. 糖尿病足的相关知识与护理

（1）定义及流行病学：糖尿病足（diabetic foot，DF）是指与下肢远端神经异常和不同程度的周围血管病变相关的足部感染、溃疡和 / 或深层组织破坏，是糖尿病最严重和治疗费用最高的慢性并发症之一，重者可导致截肢和死亡。我国 50 岁以上的糖尿病病人 1 年内新发足溃疡的发生率为 8.1%。糖尿病足溃疡病人死亡率高达 11%，而截肢病人死亡率更高达 22%。

（2）病因及诱因：DF 的基本发病因素是神经病变、血管病变和感染。常见诱因有：因糖尿病周围神经病变所导致皮肤瘙痒而搔抓趾间或足部皮肤而致皮肤破溃、水疱破裂、烫伤、冻伤、撞伤、修脚损伤及新鞋磨破伤等。

（3）临床表现：轻者主要临床表现为足部畸形、胼胝、皮肤干燥和发凉、酸麻、疼痛等，重者可出现足部溃疡与坏疽。

（4）糖尿病足部护理

1）评估病人有无足溃疡的危险因素：①既往有足溃疡史或截肢史；②有神经病变的症状或体征（如下肢麻木，刺痛尤其是夜间的疼痛，触觉、痛觉减退或消失）和／或缺血性血管病变的体征（如间歇性跛行、静息痛、足背动脉搏动减弱或消失）；③足部皮肤暗红、发紫，温度明显降低，水肿，趾甲异常，胼胝，皮肤干燥，足趾间皮肤糜烂，严重的足、关节畸形；④其他危险因素，如视力下降，膝、髋或脊柱关节炎，合并肾脏病变，鞋袜不合适，赤足行走等；⑤个人因素，如社会经济条件差、老年人或独居生活拒绝治疗和护理等。

2）足部观察与检查：每天检查双足 1 次，了解足部有无感觉减退、麻木、刺痛感；观察足部皮肤有无颜色、温度改变及足部动脉搏动情况；注意检查趾甲、趾间、足底部皮肤有无胼胝、鸡眼、甲沟炎、甲癣，是否发生红肿、青紫、水疱、溃疡、坏死等。定期做足部保护性感觉的测试，及时了解足部感觉功能。必要时可行多普勒超声踝肱动脉比值（ankle brachial index，ABI）检查、感觉阈值测定、经皮氧分压检查、血管造影等。

3）保持足部清洁：指导病人勤换鞋袜。每天清洗足部 1 次，不超过 10 分钟，水温低于 37℃，可用手肘或请家人代试水温，洗完后用柔软的浅色毛巾擦干，尤其是擦干脚趾间。皮肤干燥者必要时可涂油膏类护肤品，但不应涂抹在趾缝间。

4）预防外伤：指导病人不要赤脚走路，外出时不可穿拖鞋。应选择轻巧柔软、透气性好、前端宽大、圆头、有带或鞋袢的鞋子，鞋底要平、厚，最好是下午买鞋，需穿袜子试穿，新鞋第一次穿 20～30 分钟，之后再逐渐增加穿鞋时间。穿鞋前应检查鞋子，清除异物和保持里衬的平整。必要时可采用适合足部形状的治疗鞋或矫形器，适当减少足底压力。袜子选择以浅色、弹性好、吸汗、透气及散热性好的棉毛质地为佳，大小适中，不粗糙、无破洞，不穿过紧、有毛边的袜子或高过膝盖的袜子。应帮助视力不好的病人修剪趾甲，趾甲修剪与脚趾平齐，并锉圆边缘尖锐部分。避免自行修剪胼胝或用化学制剂进行处理，应及时寻求专业人员帮助。冬天不要使用热水袋、电热或烤灯保暖，谨防烫伤，同时应注意预防冻伤。夏天注意避免蚊虫叮咬。

5）促进肢体血液循环：指导和协助病人采用多种方法促进肢体血液循环，如步行和腿部运动。应避免盘腿坐或跷"二郎腿"。

6）积极控制血糖，说服病人戒烟：发生足溃疡的危险性及足溃疡的发展均与血糖密切相关，足溃疡的预防教育应从早期指导病人控制和监测血糖开始。同时要说服病人戒烟，防止因吸烟导致局部血管收缩而进一步促进足溃疡的发生。

3. 糖尿病健康宣教

（1）糖尿病饮食：①定时定量，低盐低脂；②戒烟酒；③尽量不吃（少吃）稀饭、米粉、面条等容易吸收消化的食物；④食用油要少，每人每天约两汤匙，尽量素油，避免动物油；⑤血糖高时不能吃水果，血糖稳定时，可以考虑在两餐之间食用水果，总量约为"一拳头"。

（2）糖尿病运动

1）运动方式：建议选择中低强度的有氧运动，如慢跑、广播操，太极拳等。最方便、简单有效的是走路。

2）运动时间与强度：餐后 1h 进行运动，运动 30min 到 1h，运动到微微有出汗即可。

3）预防低血糖：运动时，一定要随身准备饼干及糖果，以防出现低血糖。

（3）药物治疗

1）口服降糖药：遵医嘱准确服药，不随意改变药物剂量。

2）胰岛素注射注意事项：①针头应避免重复使用，建议一次一换；每次换新的笔芯需排气。②选择正确的注射部位，按吸收最佳顺序排列：腹部—上臂三角肌下缘—大腿外侧—臀部。注射部位要注意经常轮换。③使用预混胰岛素时，注射前要记得摇匀。④未拆封的胰岛素笔芯，需放在温度为 $2 \sim 8℃$ 的环境保存，已经拆封使用的胰岛素放在室温 25℃ 以下保存，避免日晒，开封使用的胰岛素有效期为 30d。

（4）血糖监测

1）血糖控制目标：①空腹血糖控制在 $4.4 \sim 7.0mmol/L$；②非空腹血糖控制在 $< 10.0mmol/L$。

2）低血糖处理流程：见本节低血糖相关知识。

4. 口咽通气管置入术

是指将口咽通气管插入到口咽部，使其维持气道通畅的技术。口咽通气管是一种由硬橡胶或硬塑料制成的 J 形、中空的人工气道，其弯曲度与舌及软腭相似。主体包括翼缘、牙垫、咽弯曲度三部分，随着口咽通气管型号的增大，其形状和长度逐渐增加，以适应不同年龄和不同体型的病人使用。

（1）适应证

1）有自主呼吸的昏迷病人。

2）舌后坠致呼吸道梗阻、气道分泌物多需吸引、抽搐时防舌咬伤。

3）同时有气管插管时，取代牙垫的作用。

（2）禁忌证

1）绝对禁忌证：有意识或半清醒的病人，因其刺激可引起恶心、呕吐、呛咳、喉痉挛和支气管痉挛等反射。

2）相对禁忌证：①口腔及上、下颌骨创伤；②咽部气道占位性病变；③喉头水肿、气管内异物、哮喘、咽反射亢进；④门齿有折断或脱落危险；⑤呕吐频繁。

（3）操作方法

1）物品准备：选择合适的口咽通气管，长度为口角至下颌角的距离。选择的原则是宁长勿短、宁大勿小，口咽通气管太短不能越过舌根，无法达到开放气道的目的。合适的口咽通气管位置应使其末端位于病人的上咽部，其翼缘置于病人口唇，将舌根与口咽后壁分开，使下咽部到声门的气道通畅。

2）病人准备：放平床头，协助病人取平卧位，头后仰，使口、咽、喉三轴线尽量重叠。清除口腔及咽部分泌物、血液及呕吐物等，保持呼吸道通畅。

3）操作步骤：置管方法分为两种，①反向插入法是指把口咽通气管的咽弯曲部分凹面朝向腭部插入口腔，当其内口接近口咽后壁时，旋转180°，顺势向下推送，弯曲部分凹面下面压住舌根，上面抵住口咽后壁；②横向插入法是指将口咽通气管咽弯曲部分凹面朝向一侧的脸颊内部插入，然后在插入过程中朝着咽后壁旋转90°向下翻转口咽通气管，使口咽通气管咽弯曲部分凹面向下压住舌根进入。

4）检测人工气道是否通畅：将手掌放于口咽通气管外口，感觉有无气流，或以少许棉絮放于外口，观察有无随病人呼吸的运动。还应观察胸壁运动幅度和听诊双肺呼吸音。检查口腔，防止舌或唇夹置于牙和口咽通气管之间。

（4）注意事项

1）保持气道通畅：及时清理呼吸道分泌物，防止误吸，甚至窒息。注意密切观察有无导管脱出而致阻塞气道的现象。

2）加强呼吸道湿化：口咽通气管外口可盖一层生理盐水纱布，既湿化气道又防止吸入异物和灰尘。

3）监测生命体征：严密观察病情变化，随时记录，并备好各项抢救物品和器械，必要时配合医生行气管内插管术。

（五）思考题

1. 简述高血糖高渗性综合征的急救措施。
2. 糖尿病足如何护理？
3. 如何进行糖尿病健康教育？
4. 简述口咽通气管置入的操作要点。

三、决赛情景模拟案例

（一）学习目标

1. 知识目标

（1）了解糖尿病酮症酸中毒的临床表现与诊断标准。

（2）熟悉糖尿病酮症酸中毒的急救原则。

（3）掌握糖尿病酮症酸中毒的护理措施。

（4）掌握静脉补钾原则。

2. 技能目标

（1）掌握静脉输液、静脉注射（使用注射泵）、动脉血气分析、留置导尿、神经系统评估、气管插管配合术等操作技术。

（2）正确进行神经系统评估并做相关对症处理。

（3）掌握辅助医生进行气管插管术。

3. 素质目标

（1）抢救过程中，具备团队协作能力，能够合理分工、配合紧密。

（2）紧急情况下，能够临危不乱、冷静沉稳，为病人提供专业的照护服务，给病人及家属带来信任感、安全感。

（3）具备临床思维，根据病人不同情况进行分析及处理。

（二）关键考点

1. 能够掌握糖尿病酮症酸中毒护士的应急处理。

2. 能够正确进行静脉输液操作，掌握其操作的注意事项。

3. 能够正确进行静脉注射（使用注射泵），掌握胰岛素的用药注意事项。

4. 能够正确进行动脉血气分析，并掌握其危急值的相关处理。

5. 能够正确进行留置导尿操作，掌握其操作的注意事项。

6. 能够正确辅助医生进行气管插管术。

（三）案例介绍及解析

1. 情景一

题卡：03 床，李某，女，70 岁，住院号 134652，既往有糖尿病病史 13 年，因"乏力 5d 伴食欲减退、恶心、呕吐、头晕、头痛 1d"急诊入院，近期服药不规律，血糖控制差，入院后予以吸氧、心电监护。生命体征：BP 120/70mmHg，HR 120 次 /min，R 30 次 /min，SpO_2 95%。快速血糖：25.7mmol/L，快速血酮：4.2mmol/L，呼吸可闻及烂苹果气味。

医嘱：1. NS 1 000ml，静脉输液，once

2. NS 50ml + 胰岛素 50U，持续静脉注射泵泵入，速度 0.1U/（kg·h）

3. 动脉血气分析

任务卡：请 A 护士进行静脉注射（使用注射泵），B 护士进行静脉输液，C 护士进行血气分析。

提示卡 1：血气分析前需进行 ALLEN 试验。（C 护士采集血气分析标本前未进行 ALLEN 试验时出示）

提示卡 2：血气分析结果 pH 7.15，$PaCO_2$ 40mmHg，PaO_2 85mmHg，K^+ 4.0mmol/L，BE -10.0。（C 护士完成血气分析检测后出示）

场景设置：留置针的准备 20G、22G、24G 三种型号。

⋯⋯⋯⋯⋯⋯ 💡 **解题思路** ⋯⋯⋯⋯⋯⋯

1. **临床表现**：乏力伴食欲减退、恶心、呕吐、头晕、头痛，呼吸可闻及烂苹果气味。

2. **背景资料**：糖尿病病史 13 年。近期服药不规律，血糖控制差。

3. **目前问题**：糖尿病病人出现乏力伴食欲减退、恶心、呕吐、头晕、头痛，呼吸可闻及烂苹果气味。快速血糖：25.7mmol/L，快速血酮：4.2mmol/L。考虑发生糖尿病酮症酸中毒。需快速补液，胰岛素治疗，监测血糖、血酮、尿酮，必要时补钾纠正酸中毒。

🔘 **操作及关键考点**

1. 糖尿病酮症酸中毒的处理要点

（1）补液：输液是抢救糖尿病酮症酸中毒（DKA）的首要和关键措施。推荐首选生理盐水。原则上先快后慢，第 1h 输入生理盐水，速度为 15~20ml/（kg·h）（一般成人 1.0~1.5L/h）

（2）小剂量胰岛素治疗：即按 0.1U/（kg·h）的短效胰岛素加入生理盐水中持续静脉滴入或泵入，以达到血糖快速、稳定下降而又不易发生低血糖的效果，同时还能抑制脂肪分解和酮体产生。

（3）监测：治疗过程中需监测血糖、血酮或尿酮，并根据血糖水平或血糖下降速度调整胰岛素用量。

（4）纠正电解质及酸碱平衡失调。

（5）去除诱因和防治并发症：包括休克、严重感染、心力衰竭、心律失常、肾衰竭、脑水肿、急性胃扩张等。

2. 静脉输液

（1）酮症酸中毒应快速补液，开通两条静脉通道。一条通路进行快速补液，一条通路用于胰岛素泵入。

（2）根据快速输液需要可选择 20G 的静脉留置针进行静脉输液。

（3）生理盐水输注速度达到 15~20ml/（kg·h）（一般成人 1.0~1.5L/h）。

3. 静脉注射（使用注射泵）

（1）泵入速度：根据医嘱及病人血糖值选择合适的泵入速度。

（2）持续监测：胰岛素持续泵入期间，需遵医嘱每 1~2h 进行血糖监测。

4. 动脉血气分析

（1）操作前需评估病人的体温、吸氧浓度，停止其他可影响病人血气结果的操作。

（2）桡动脉采血需进行 ALLEN 试验评估桡动脉侧支循环情况。

（3）采血后需排气，标本需立即送检。

（4）做好职业防护，采血后禁止双手回套针帽。

---

2. 情景二

题卡：病人意识模糊，呼吸深大，血气分析结果：pH 7.15，$PaCO_2$ 40mmHg，PaO_2 85mmHg，K^+ 4.0mmol/L，BE -10.0。

任务卡：请 A 护士进行静脉输液，B 护士进行留置导尿，C 护士进行神经系统评估。

医嘱：1. 留置导尿

2. NS 500ml + 10%KCl 15ml，静脉滴注，once

3. 神经系统评估

场景设置：准备 8F、12F、16F 的导尿管。

⚙ 解题思路

1. **临床表现**：意识模糊，呼吸深大。

2. **背景资料**：根据情景一，判断病人发生糖尿病酮症酸中毒。予胰岛素泵入。

3. **目前问题**：病人血气分析为 pH 7.15，$PaCO_2$ 40mmHg，PaO_2 85mmHg，K^+ 4.0mmol/L，BE -10.0。为酸中毒，胰岛素泵入时需注意预防低血钾。

🎯 **操作及关键考点**

1. **静脉输液**

（1）静脉补钾浓度不超过 0.3%，需观察病人尿量，见尿补钾，速度不宜过快，不超过 60 滴 /min。

（2）钾离子有刺激性，注意观察穿刺点局部有无渗液、沿血管走行有无条索状发红。

2. **留置导尿**

（1）老年女性，可选择 16F 导尿管。

（2）糖尿病病人易继发感染，需严格无菌操作，动作轻柔避免损伤。

（3）老年女性尿道口回缩，插管时应仔细观察、辨认，避免误入阴道。

（4）注意保护病人隐私。

3. **神经系统评估**：重点评估神志、瞳孔、肢体活动、Glasgow 昏迷评定量表。

---

3. **情景三**

题卡：病人昏迷，抽搐，口吐白沫，SaO_2 71%，通知麻醉科紧急气管插管。

医嘱：1. 咪达唑仑，5mg，静脉注射，st

2. 吸痰

任务卡：请组长组织 3 位组员完成以上医嘱执行任务以及气管插管配合

（含用物准备、球囊通气、负压吸痰等）。

　　场景设置：标准化医生行气管插管操作。

◌ **解题思路**

　　1. **临床表现：**昏迷，抽搐，口吐白沫。

　　2. **背景资料：**根据情景一、二，病人为糖尿病酮症酸中毒，发生意识改变。

　　3. **目前问题：**病人糖尿病酮症酸中毒意识改变进一步加重出现昏迷，抽搐，需要进行镇静，氧合下降需先清理呼吸道再行紧急气管插管。

◎ **操作及关键考点**

　　1. **静脉注射**

　　（1）评估病人病情，双人核对药物。

　　（2）注射药物前应当先抽回血、观察局部皮肤血管情况、缓慢注射。

　　（3）观察病情：关注病人生命体征，有无血流动力学改变。

　　2. **气管插管配合**

　　（1）评估口鼻腔情况，检查有无义齿、口腔分泌物情况。此病人口鼻腔分泌物多，需先进行清理。

　　（2）协助气道开放需充分。

　　（3）协助球囊通气时氧流量＞10L/min。

　　（4）插管过程严密观察生命体征。

　　（5）插管后测量气囊压力为 25～30cm H_2O。

　　（6）插管后及时听诊呼吸音是否对称，是否有痰鸣音，记录置管深度，妥善固定。

（四）知识点梳理

　　1. **糖尿病酮症酸中毒相关知识**

　　（1）临床表现：DKA 分为轻度、中度和重度。仅有酮症而无酸中毒称为糖尿病酮症；轻、中度 DKA 除酮症外。还有轻至中度酸中毒；重度 DKA 是指酸中毒伴意识障碍（DKA 昏迷），或虽无意识障碍，但血清碳酸氢根低于 10mmol/L。DKA 常呈急性起病。在 DKA 起病前数天可有多尿、烦渴多饮和乏力症状的加重，失代偿阶段出现食欲减退、恶心、呕吐、腹痛，常伴头痛、烦躁、嗜睡等症状，呼吸深快，呼气中有烂苹果味（丙酮气味）；病情进一步发展，出现严重失水现象，尿量减少、皮肤黏膜干燥、眼球下陷，脉快而弱，血压下降、四肢厥冷；到晚期，各种反射迟钝甚至消失，终至昏迷。

（2）诊断标准：如血酮体升高（血酮体 ≥ 3mmol/L）或尿糖和酮体阳性（++ 以上）伴血糖增高（血糖 > 13.9mmol/L），血 pH（pH < 7.3）和 / 或二氧化碳结合力降低，无论有无糖尿病病史，都可诊断为 DKA。

（3）急救原则：DKA 一旦明确诊断，应及时给予相应急救处理：①尽快补液以恢复血容量、纠正失水状态，是抢救 DKA 的首要措施；②给予胰岛素，降低血糖；③纠正电解质及酸碱平衡失调；④积极寻找和消除诱因，防治并发症，降低病死率。具体措施包括防治感染、脑水肿、心力衰竭、急性肾衰竭等。

（4）护理措施

1）即刻护理措施：保持呼吸道通畅，防止误吸，必要时建立人工气道。如有低氧血症伴呼吸困难给予吸氧 3 ~ 4L/min。立即监测血糖、留取尿标本，建立 2 条以上静脉通路补液，采集动脉血标本行血气分析。

2）补液：输液是抢救 DKA 的首要和关键措施。只有在组织灌注得到改善后，胰岛素的生物效应才能充分发挥。补液基本原则为"先快后慢，先盐后糖"。通常先使用生理盐水，补液量和速度视失水程度而定。如病人无心力衰竭，开始时补液速度应快，在 1 ~ 2h 内输入生理盐水 1 000 ~ 2 000ml，前 4h 输入所计算失水量 1/3 的液体，以后根据血压、心率、每小时尿量、末梢循环、中心静脉压，有无发热呕吐等决定输液量和速度。24h 输液总量应包括已失水量和部分继续失水量。如治疗前已有低血压或休克，应输入胶体溶液并进行抗休克处理。鼓励病人喝水，昏迷病人可分次少量灌喂温开水或生理盐水。

3）小剂量胰岛素治疗：即按 0.1U/（kg·h）的短效胰岛素加入生理盐水中持续静脉滴入或泵入，以达到血糖快速、稳定下降而又不易发生低血糖的效果，同时还能抑制脂肪分解和酮体产生。每 1 ~ 2h 复查血糖，根据血糖情况调节胰岛素剂量。当血糖降至 13.9mmol/L 时，改输 5% 葡萄糖液（或葡萄糖生理盐水）并加入短效胰岛素（按每 2 ~ 4g 葡萄糖加 1U 胰岛素计算），此时仍需 4 ~ 6h 复查血糖 1 次，调节液体中胰岛素比例。尿酮体消失后，根据病人尿糖、血糖及进食情况调节胰岛素剂量或改为每 4 ~ 6h 皮下注射短效胰岛素 1 次，待病情稳定后再恢复常规治疗。

4）纠正电解质及酸碱平衡失调：①治疗前已有严重低钾血症应立即补钾，当血钾升至 3.5mmol/L 时再开始胰岛素治疗；在开始治疗后，病人每小时尿量在 40ml 以上，血钾低于 5.2mmol/L 即可静脉补钾。在整个治疗过程中需定时监测血钾水平，并结合心电图、尿量调整补钾量和速度。病情恢复后，仍需继续口服补钾数天。②轻、中度酸中毒经充分静脉补液及胰岛素治疗后可纠正，无须补碱。pH ≤ 6.9 的严重酸中毒者应采用 1.4% 碳酸氢钠等渗溶液静脉输入，一般仅给 1 ~ 2 次，且不宜过快，以避免诱发或加重脑水肿。同时，补碱后需监测动脉血气情况。

5）严密观察病情：在抢救病人的过程中需注意治疗措施之间的协调，重视病情观察，防治并发症，尤其是脑水肿和肾衰竭等，以维持重要脏器功能。①加强生命体征的观察，严重酸中毒可使外周血管扩张，导致低体温和低血压，并降低机体对胰岛素的敏感性，故应严密监测病人体温、血压的变化，及时采取措施。②注意观察心律失常、心力衰竭的表现，血钾过低、过高均可引起严重心律失常，应密切观察病人心电监护情况，尽早发现，及时治疗。年老或合并冠状动脉病（尤其是心肌梗死）、补液过多可导致心力衰竭和肺水肿，应注意预防。一旦病人出现咳嗽、呼吸困难、烦躁不安、脉搏加快，特别是在昏迷好转时出现上述表现，提示输液过量的可能，应立即减慢输液速度，并立即报告医生，遵医嘱给予及时处理。③关注是否出现脑水肿，脑水肿是 DKA 最严重的并发症，病死率高，可能与补碱不当、长期脑缺氧和血糖下降过快、补液过多等因素有关，需密切观察病人意识状态、瞳孔大小以及对光反射。如 DKA 病人经治疗后血糖下降、酸中毒改善，但昏迷反而加重，或病人虽然一度清醒，但出现烦躁、心率快等，要警惕脑水肿的可能。④密切观察病人尿量的变化，准确记录 24h 液体出入量。DKA 时失水休克，或原来已有肾脏病变等，均可引起急性肾衰竭，肾衰竭是本症主要死亡原因之一，要注意预防。尿量是评估病人失水状态和肾功能的简明指标，如尿量 < 30ml 时，应及时通知医生，给予积极处理。

6）处理诱因：积极处理诱因，预防感染，遵医嘱应用抗生素。

7）其他：及时采血、留取尿标本，监测尿糖、尿酮、电解质及血气分析等结果。加强基础护理，昏迷病人应勤翻身，做好口腔和会阴护理，防止压力性损伤和继发性感染的发生。

2. 静脉补钾注意事项

（1）静脉补钾原则

1）不宜过早，见尿补钾：钾基本上是通过尿液排泄的，补钾时必须检查病人肾功能和尿量。在血容量减少、周围循环衰竭、休克致肾功能障碍时，应待补充血容量、排尿达到 30 ~ 40ml/h 后，给予补钾。

2）不宜过浓：静脉补钾浓度不超过 0.3% 为宜。

3）不宜过快：一般静脉补钾的速度以 20～40mmol/h 为宜（小儿酌减）。一般补钾速度不超过 0.75g/h，每日补钾量为 3～4.5g。

4）不宜过多：成人每日不超过 200mmol（相当于氯化钾 15g）。

如病情危急，补钾浓度、速度和量均可超过上述规定，但需严密动态观察血钾及心电图等，防止高钾血症发生。

（2）DKA 静脉补钾注意事项：在开始胰岛素及补液治疗后，若病人的尿量正常，血钾 < 5.2mmol/L 即应静脉补钾。一般在每升输入溶液中加氯化钾 1.5～3.0g，以维持血钾水平在 4～5mmol/L。治疗前已有低钾血症，尿量 ≥ 40ml/h 时，在补液和胰岛素治疗同时必须补钾。严重低钾血症可危及生命，若发现血钾 < 3.3mmol/L，应优先进行补钾治疗，当血钾升至 3.3mmol/L 时，再开始胰岛素治疗，以免发生致死性心律失常、心搏骤停和呼吸肌麻痹。

3. Glasgow 昏迷评定量表　Glasgow 昏迷评定量表是评估神志的重要工具，具体内容见表 1-3。总分范围是 3～15 分，分数越高，意识状态越好。

表 1-3　Glasgow 昏迷评定量表

检查项目	临床表现	评分	检查项目	临床表现	评分
A. 睁眼反应	自动睁眼	4	C. 运动反应	能按指令动作	6
	呼之睁眼	3		对针痛能定位	5
	疼痛引起睁眼	2		对针痛能躲避	4
	不睁眼	1		刺痛肢体屈曲反应	3
B. 言语反应	定向正常	5		刺痛肢体过伸反应	2
	应答错误	4		无动作	1
	言语错乱	3			
	言语难辨	2			
	不语	1			

（五）思考题

1. 简述糖尿病酮症酸中毒的临床表现及诊断标准。

2. 简述糖尿病酮症酸中毒的急救原则。

3. 简述静脉补钾注意事项。

4. 简述 Glasgow 昏迷评定量表的内容。

第八节 脑卒中

脑卒中是常见的脑血管疾病，病人病情进展快、死亡率高，且大部分存活病人多合并有后遗症，严重影响病人生活质量。近年来，随着我国人口结构及生活方式的改变，脑卒中发病率呈逐年上升趋势。了解脑卒中的危险因素，掌握脑卒中发生时的应急救治及处理，能够最大限度地降低脑卒中引起的并发症和后遗症，保证病人的躯体功能不受损害，从而获得更高的近远期生活质量。

一、初赛情景模拟案例

（一）学习目标

1. 知识目标

（1）了解脑栓塞的病因。

（2）熟悉脑栓塞的常规治疗方案。

（3）掌握抗凝剂注射规范。

（4）掌握气管切开病人的护理要点。

2. 技能目标

（1）掌握经气管切开吸痰技术。

（2）掌握皮下注射技术。

3. 素质目标

（1）严格执行三查七对制度，具有责任感。

（2）根据情景能够关心、体贴病人，对昏迷病人进行恰当的处置，体现人文关怀精神。

（二）关键考点

1. 能够正确、规范地进行皮下注射操作，并能依据药物和病人自身的特殊性，准确选择注射手法和注射部位。

2. 遵循无菌原则和操作细节，准确和恰当地对病人进行吸痰操作，并对于病人吸痰前、中、后的生命体征和状态有准确的判断。

3. 能够对气管切开术后病人落实护理措施。

（三）案例介绍及解析

题卡：08 床，张某，男，62 岁，住院号 142891。因"言语不清伴右侧肢体活动障碍 4h"于 4d 前以"脑栓塞"入院。入院后出现意识昏迷，双肺可闻及大量痰鸣音，现已行气管切开术，予经气切处高流量氧疗。既往史：糖尿病 8 年，规律注射胰岛素，血糖控制可。体格检查：P 110 次 /min，R 26 次 /min，BP 96/56mmHg，SpO$_2$ 90%，呼吸急促。

医嘱：1. 吸痰

2. 低分子量肝素钠 4 000U，皮下注射，Q12h

任务卡：请 A 护士进行理论答题：气管切开病人的护理；请 B 护士进行气管切开处吸痰；请 C 护士进行皮下注射。

场景设置：

1. 高流量氧疗设置：温度 37℃，流量 55L/min，氧浓度 70%。

2. 右腹部皮肤因长期注射胰岛素而有硬结。

3. 备 12 号、10 号和 8 号吸痰管各一根。

4. 提供中心负压装置。

---------- 🔅 解题思路 ----------

1. **临床表现**：已入院 4d，诊断为脑栓塞，现出现呼吸急促、双肺可闻及大量痰鸣音，意识昏迷。

2. **背景资料**：糖尿病病史。

3. **目前问题**：病人现意识昏迷，血氧饱和度低，双肺可闻及痰鸣音，呼吸急促，因此判断病人因脑栓塞后卧床时间较长，清理呼吸道功能严重受损而出现气道内痰液堆积，无法咳出并影响呼吸，故首要措施是经气管切开处进行吸痰。此外，脑栓塞后需防止被栓塞的血管发生逆行性血栓形成和预防复发，因此，需要给病人常规应用低分子量肝素抗凝治疗。

---------- 🎯 操作及关键考点 ----------

1. **气管切开病人的护理（答对任意三点即可）**

（1）气道吸引：其中包括浅吸引、深吸引和声门下分泌物吸引。

（2）气道湿化：气道湿化方式分为持续气道湿化和间歇气道湿化，湿化方式的选择应根据病情、活动度、呼吸道功能，痰液的颜色、性状和量等因素综合考虑。

（3）气道造瘘口的维护：应每日用生理盐水清洁气管造瘘口，消毒造瘘口皮肤，并更换无菌纱布气管套管垫。

（4）气管内套管清洗与消毒：气管内套管宜清洗消毒至少每日2次，并宜在流动水下清洗，清洗后的气管套管壁上应无肉眼可见的附着物，对光检查确认通畅。

（5）气管套管拔除的护理：拔管前宜连续堵管24～48h，观察并记录堵管期间病人活动、睡眠、进食时的呼吸情况。

（6）拔除后的观察与处理：应观察病人呼吸、咳痰情况、吞咽反射及进食等情况，并观察气管造瘘口胶布或张力性敷料是否固定牢固，伤口是否闭合好。

（7）并发症的护理：做好病情观察，预防发生气管造瘘口感染、气管套管堵塞和脱管等并发症的发生，一旦发生，协助医生进行相应处理。

2. 经气管切开处吸痰

（1）吸引管管径不宜超过气管内套管内径的50%，宜选择适宜的吸引管。

（2）吸痰前调高氧流量，吸痰后调回氧流量。

（3）吸痰时手法应轻柔，避免牵拉气管套管。

（4）每次吸引前应检查负压，吸痰时成人负压控制在80～150mmHg，痰液黏稠者可适当增加负压。

（5）插入吸引管时应零负压，且宜浅吸引（以所佩戴的气管套管的长度来估计，当吸引管远端能到达气管套管末端时进行的气道吸引），若吸引效果不佳则可深吸引。

（6）每次吸引应在15s内完成，连续吸引应小于3次。

（7）吸引过程中应观察病人呼吸、面色、痰液颜色、性状和量等，如有异常应立即暂停吸引。

（8）应评估吸引后的效果，观察气道吸引后的不良反应，并记录吸引的时间，痰液的颜色、性状和量。

（9）在操作过程中注意无菌原则。

3. 皮下注射

（1）病人右腹部皮肤因长期注射胰岛素而有硬结，进行低分子量肝素钠皮下注射操作时应避开硬结部位。

（2）皮下注射时，病人宜取屈膝仰卧位，注射部位首选腹壁（上至左右肋缘下1cm，下至耻骨联合上1cm，左右至脐周10cm，避开肚脐周围2cm以内），左右交替。消毒范围直径大于 5cm，注射前不排气，气泡在上，注射针应垂直、完全插入注射者用拇指和示指捏起的皮肤皱褶内，而不是水平插入，不抽回血。在整个注射过程中，应维持皮肤皱褶的存在。

（3）注射完毕后应停留 10s 后迅速拔针。

（4）拔针后如无出血，无须按压。

（四）知识点梳理

1. **脑梗死的分类**　脑梗死（cerebral infarction）又称缺血性脑卒中，指各种脑血管病变所致脑部血液供应障碍，导致局部脑组织缺血、缺氧性坏死，而迅速出现相应神经功能缺损的一类临床综合征。脑梗死是脑卒中最常见的类型，占 70%～80%。由于脑供血动脉闭塞或严重狭窄所致的脑梗死包括脑血栓形成和脑栓塞。

（1）脑血栓形成（cerebral thrombosis）：又称动脉粥样硬化性血栓性脑梗死（atherosclerotic thrombotic cere-bral infarction），是在脑动脉粥样硬化等动脉壁病变的基础上，脑动脉主干或分支管腔狭窄、闭塞或形成血栓，造成该动脉供血区局部脑组织血流中断而发生缺血、缺氧性坏死，引起偏瘫、失语等相应的神经症状和体征。脑血栓形成是临床最常见的脑血管疾病，也是脑梗死最常见的临床类型，约占全部脑梗死的 60%。

（2）脑栓塞（cerebral embolism）：脑栓塞是指各种栓子（如心脏内的附壁血栓、动脉粥样硬化的斑块、脂肪、肿瘤细胞、纤维软骨或空气等）随血流进入脑动脉，使血管急性闭塞或严重狭窄，导致局部脑组织缺血、缺氧性坏死，而迅速出现相应神经功能缺损的一组临床综合征。脑栓塞栓子来源分为心源性、非心源性、来源不明性三种类型。心源性脑栓塞约占全部脑梗死的 20%。

2. **脑血栓形成和脑栓塞在临床表现上的区别**

（1）脑血栓形成的临床表现：多见于 50 岁以上，有动脉粥样硬化、高血压、高血脂、糖尿病者；安静或休息状态发病，部分病人发病前有肢体麻木、无力等前驱症状，或短暂性脑缺血发作；起病缓慢，症状多在发病后 10h 或 1～2d 达高峰；以偏瘫、失语、偏身感觉障碍和共济失调等局灶定位症状为主；部分病人可有头痛、呕吐、意识障碍等全脑症状。

（2）脑栓塞的临床表现：任何年龄均可发病，风湿性心脏瓣膜病所致以青壮年为主，冠心病及大动脉粥样硬化所致以中老年多见；安静与活动时，均可发病，但以活动中突然发病常见，发病前多无明显诱因和前驱症状；起病急，症状常在数秒至数分钟之内达高峰，是所有急性脑血管病中发病速度最快者；以偏瘫、失语等局灶定位症状为主要表现。有无意识障碍及其程度取决于栓塞血管的大小和梗死的部位与面积，重者可表现为突发昏迷、全身抽搐，因脑水肿或颅内高压继发脑疝而死亡；多有导致栓塞的原发病和同时并发的脑外栓塞的表现，如房颤的第一心音强弱不等。

脑栓塞的病理改变与脑血栓形成基本相同，但由于脑动脉突然阻塞，易引起脑血管痉挛而加重。脑组织缺血，又因无充足的时间建立侧支循环，所以栓塞较发生在同一动脉的血栓形成，病变范围更大，且易导致多发性梗死，并易复发和出血，病情波动较大，病初病情较为严重。

3. 脑栓塞的阻塞血管的栓子来源　脑栓塞的栓子来源分为以下三类：

（1）心源性：为脑栓塞最常见病因，约75%的心源性栓子栓塞于脑部，引起脑栓塞。常见的心脏疾病有心房颤动、心脏瓣膜病、感染性心内膜炎、心肌梗死和二尖瓣脱垂，其中心房颤动为心源性脑栓塞中最常见的病因。

（2）非心源性：心脏以外的栓子随血流进入颅内引起栓塞。常见原因有：①动脉粥样硬化斑块脱落性栓塞；②脂肪栓塞，可见于长骨骨折或手术后；③空气栓塞，可见于静脉穿刺、人工气腹等；④癌栓塞；⑤感染性栓塞。

（3）来源不明：部分病人栓子的来源不明。

4. 脑栓塞的治疗要点　包括脑栓塞治疗和原发病治疗。

（1）脑栓塞治疗：与脑血栓形成的治疗相同，包括急性期的综合治疗，尽可能恢复脑部血液循环，进行物理治疗和康复治疗等。因本病易并发脑出血，溶栓治疗应严格掌握适应证。

1）心源性栓塞：因心源性脑栓塞容易再复发，所以，急性期应卧床休息数周，避免活动量过大，减少再发的危险。

2）感染性栓塞：感染性栓塞应用足量有效的抗生素，禁行溶栓或抗凝治疗，以防感染在颅内扩散。

3）脂肪栓塞：应用肝素、低分子右旋糖酐、5% $NaHCO_3$ 及脂溶剂等静脉滴注溶解脂肪。

4）空气栓塞：指导病人采取头低左侧卧位，进行高压氧治疗。

（2）原发病治疗：心脏瓣膜病的介入和手术治疗、感染性心内膜炎的抗生素治疗和控制心律失常等，可消除栓子来源，防止复发。

（3）抗凝和抗血小板聚集治疗：应用肝素、华法林、阿司匹林，能防止被栓塞的血管发生逆行性血栓形成和预防复发。研究证据表明，脑栓塞病人抗凝治疗导致的梗死区出血很少，对最终转归带来不利影响。当发生出血性梗死时，应立即停用溶栓、抗凝和抗血小板聚集的药物，防止出血加重，并适当应用止血药物、脱水降颅内压、调节血压等。脱水治疗过程中应注意保护心功能。

5. 抗凝剂皮下注射护理规范

（1）注射前准备

1）注射频率：低分子量肝素皮下注射时，每天给药 1 次与每天给药 2 次同样安全、有效，建议每天给药 1 次，以提高病人的注射依从性。

2）注射器的选择：建议使用针头长度为 5~6mm 的短型固定针，以避免针头过长刺穿血管或误入肌层。

3）注射体位：腹壁注射时，协助病人取屈膝仰卧位，嘱其放松腹部；上臂注射时，协助病人取平卧位或坐位，取坐位时，嘱病人上臂外展，与躯体成 90°，放松上臂肌肉。

4）注射部位的选择：①腹部皮下组织较厚、注射面积大、药物吸收快、神经纤维较少，是低分子量肝素皮下注射的首选部位，在腹部进行皮下注射可降低药物外渗的风险，减轻病人疼痛；②避开有破损、瘀斑、瘢痕、硬结、色素沉着、水肿、溃疡、感染等迹象的部位；③腹部注射区域：以脐为中心向左右各延伸 10cm，避开脐周 2cm 范围内；④避免在同一部位重复注射，2 个注射点的距离至少为 2cm 或一横指，以预防低分子量肝素聚集产生血肿或皮下脂肪积聚产生硬结；⑤建议有规律地轮换注射部位，推荐使用表盘轮换法，按顺时针、对角线轮换注射点，以减少药物聚集，减轻疼痛，预防瘢痕形成、组织硬化。

（2）注射中规范

1）建议采用预充式针剂或"气锁"技术注射，即针筒内保留少量空气，注射前不排气，针尖朝下，将针筒内的空气轻弹至药液上方，然后进行注射，以保证低分子量肝素的注射剂量准确。且注入皮下的少量空气可形成"气锁"结构，能有效预防药物溢出或外渗。

2）推荐使用捏皮技术注射，即左手拇指、示指相距 5~6cm，提捏病人皮肤成一皱褶，将皮肤褶皱从下方的肌肉层拉起，整个注射过程中，均应保持皮肤褶皱不放松。

3）进针角度：右手持注射器以执笔姿势，于皱褶最高点垂直穿刺进针。

4）因注射时左手全程提捏皮肤，右手垂直进针，抽回血操作困难，且容易导致针尖移位，加重组织损伤，故注射前不宜抽回血。

5）注射速度：推荐皮下慢速注射低分子量肝素，持续匀速注射时间≥20s，以缓解注射点疼痛、促进药物吸收，减少皮下出血和硬结的发生。

（3）注射后处置

1）拔针后无须按压，但若注射点有出血或渗液，应以穿刺点为中心，垂直向下按压3～5min。

2）为避免药物渗漏，拔针后禁忌热敷、理疗、按摩等。

3）建议皮下注射低分子量肝素前后，对注射部位进行冷敷3～5min，通过冷敷可收缩小动脉，减少血流量，降低毛细血管通透性和代谢速度，预防瘀斑，减轻疼痛。

6. 气管切开的护理

（1）气道吸引：其中包括浅吸引、深吸引和声门下分泌物吸引。

（2）气道湿化：气道湿化方式分为持续气道湿化和间歇气道湿化，湿化方式的选择应根据病情、活动度、呼吸道功能，痰液的颜色、性状和量等因素综合考虑。

（3）气道造瘘口的维护：应每日用生理盐水清洁气管造瘘口，消毒造瘘口皮肤，并更换无菌纱布气管套管垫。

（4）气管内套管清洗与消毒：气管内套管宜清洗消毒至少每日2次，并宜在流动水下清洗，清洗后的气管套管壁上应无肉眼可见的附着物，对光检查确认通畅。

（5）气管套管拔除的护理：拔管前宜连续堵管24～48h，观察并记录堵管期间病人活动、睡眠、进食时的呼吸情况。

（6）拔除后的观察与处理：应观察病人呼吸、咳痰情况、吞咽反射及进食等情况，并观察气管造瘘口胶布或张力性敷料是否固定牢固，伤口是否对合好。

（7）并发症的护理：做好病情观察，预防发生气管造瘘口感染、气管套管堵塞和脱管等并发症的发生，一旦发生协助医生进行相应处理。

7. 气管切开术后并发症的处理

（1）气管造瘘口感染：①气管造瘘口周围敷料应保持清洁干燥，潮湿污染应及时更换；②应观察感染的气管造瘘口，记录红肿、肉芽组织、渗出物、异常气味及不适主诉，告知医生；③应遵医嘱做好气管造瘘口清创和换药。

（2）气管套管堵塞：①当内套管堵塞时，应取出内套管、吸氧，清洗消毒内套管并重新置入；②当外套管堵塞时，应继续气道湿化与吸引、吸氧，同时立即通知医生，并做好换管或重新置管等用物准备。

（3）脱管：①应立即通知医生，并协助重新置管；②应使用面罩高流量吸氧，同时做好重新置管的用物准备和急救护理。

（五）思考题

1. 简述脑栓塞的常规治疗方案。

2. 简述抗凝剂注射规范要点。

3. 简述气管切开术后护理要点。

4. 气管切开术后并发症有哪些？若发生，应如何处理？

二、复赛情景模拟案例

（一）学习目标

1. 知识目标

（1）了解脑血栓形成的治疗要点。

（2）熟悉脑血栓形成的用药注意事项。

（3）掌握胰岛素使用的注意事项。

2. 技能目标

（1）能够正确、规范、安全、有序地实施静脉注射（使用注射泵）、静脉输液、血糖监测、皮下注射、留置胃管、鼻饲、穿脱隔离衣、吸痰的操作。

（2）通过对情景分析，能够及时发现病人存在的问题，并能综合运用所学知识，有效解决术后病人的实际问题。

（3）具备急救意识和团队意识，提高病情变化时与家属的沟通能力。

3. 素质目标

（1）抢救过程中，具备团队协作能力，能够合理分工、配合紧密。

（2）紧急情况下，能够临危不乱、冷静沉稳，为病人提供专业的照护服务，给病人及家属带来信任感、安全感。

（3）具备临床思维，根据病人不同情况进行分析及处理。

（二）关键考点

1. 能够正确进行静脉注射（使用注射泵）操作，严格执行无菌操作及查对制度。

2. 能够正确进行静脉输液操作，能根据病情合理调节输液速度。

3. 能够正确进行吸痰操作，密切观察病人生命体征变化及痰液的性质、色、量。

4. 能够正确进行血糖监测，并根据监测结果正确判断病情、给予合适健康教育。

5. 能够正确进行皮下注射操作，能正确观察用药后效果及不良反应。

6. 能够正确进行留置胃管操作，选择合适的胃管型号。

7. 能够正确进行鼻饲操作，掌握鼻饲的注意事项。

8. 能够正确进行穿脱隔离衣操作。

（三）案例介绍及解析

1. 站点一

题卡：04 床，李某，男，65 岁，住院号 125673，既往有动脉粥样硬化、高血压、高血脂、糖尿病病史，因"肢体麻木无力 1 周，右下侧肢体活动障碍伴意识障碍 2h"通过绿色通道急诊入院。吸烟史 30 余年，现诊断为：脑血栓形成。体格检查：P 97 次 /min，R 22 次 /min，BP 160/89mmmHg，SpO_2 97%。

医嘱：1. 低分子右旋糖酐 500ml，静脉滴注，Qd

2. 阿替普酶 65mg，静脉注射（首剂 10% 1min 静脉注射，剩余 90% 在 60min 内持续静脉注射泵泵入），st

3. 血糖监测

任务卡：请 A 护士进行静脉输液，B 护士进行静脉注射（使用注射泵），C 护士进行血糖监测。

场景设置：备上肢血压袖带。

⚙ 解题思路

1. **临床表现：**右下侧肢体活动障碍伴意识障碍。

2. **背景资料：**糖尿病病史，现诊断为脑血栓形成。

3. **目前问题：** 该病人为脑血栓，目前发病 2h 左右，需早期溶栓使血管再通，同时需注意改善脑部微循环，以保证脑部灌注。

⚙ **操作及关键考点**

1. **静脉输液**

（1）静脉选择：因右下侧肢体活动障碍，所以不在右下肢及测压肢体穿刺。

（2）排气：注意区分一次排气和二次排气，确保穿刺前滴管下端输液管内无气泡，注意排液于弯盘内。

（3）注意事项：严格执行无菌操作及查对制度，严格掌握输液速度，对老年病人应适当减慢输液速度。

2. **静脉注射（使用注射泵）**

（1）注射药物：注射药物前选择合适规格的留置针进行静脉穿刺，使用前应当首先抽回血、观察局部皮肤血管情况、缓慢注射，并关注病人生命体征、病情变化。

（2）静脉注射泵使用：按照药物剂量及输注时间调节合适的输注速度。

（3）病情观察：阿替普酶使用期间监测出凝血时间和凝血酶原时间（PT），观察有无牙龈出血、皮肤瘀紫、有无黑便等出血情况。如病人出现头痛、恶心呕吐、血压增高等，应考虑继发颅内出血，应立即停用溶栓药物。

（4）健康宣教：告知病人和家属主要危险因素，多与病人及家属沟通，解除病人的思想顾虑。

3. **血糖监测**

（1）血糖监测应采用酒精消毒测量的指尖。

（2）挤出第一滴血后采取第二滴血进行测试。

2. **站点二**

题卡： 04 床，李某，男，65 岁，住院号 125673，于昨日行溶栓治疗，今晨查房时病人神志较前改善，但仍言语表达不清、吞咽功能障碍，右侧肢体未见明显活动，心电监护显示：P 82 次 /min，R 20 次 /min，BP 149/95mmmHg，SpO$_2$ 92%。今晨空腹血糖结果回报：15.0mmol/L。

医嘱： 1. 胰岛素 4U，皮下注射，once

　　　　2. 留置胃管 + 肠内营养液 200ml，鼻饲

　　　　3. 吸氧，氧流量 2L/min

任务卡：请 A 护士进行皮下注射，B 护士进行留置胃管及鼻饲，C 护士进行鼻导管给氧。

场景设置：病人不能自主进食，备上肢血压袖带。

☀ 解题思路

1. **临床表现：**今晨空腹血糖结果回报：15.0mmol/L，心电监护显示：P 82 次 /min，R 20 次 /min，BP 149/95mmHg，SpO$_2$ 95%，存在吞咽功能障碍。

2. **背景资料：**昨日行溶栓治疗，既往有糖尿病病史，吸烟史 30 余年。

3. **目前问题：**病人有糖尿病病史，今晨空腹血糖结果回报：15.0mmol/L，需立即降血糖。病人吞咽功能障碍，需留置胃管供给营养。

⊘ 操作及关键考点

1. **皮下注射**

（1）部位选择：胰岛素皮下注射时，宜选择皮肤疏松部位，腹部吸收胰岛素最快，其次为上臂三角肌、大腿前侧和臀大肌。

（2）病情观察：观察病人血糖下降情况，加强血糖监测和记录，以便及时调整胰岛素的剂量。

2. **留置胃管 + 鼻饲**

（1）用物准备：选择合适型号的胃管，评估其有效期及包装是否完好无损。

（2）留置胃管：标记润滑胃管；估计留置胃管长度、标记及用石蜡油润滑胃管前段；当胃管插入 10 ~ 15cm 处，检查是否在口腔内，因病人吞咽困难，需托起头部，使下颌靠近胸骨柄，再缓慢插入胃管预定长度。确认胃管在胃内后妥善固定。

（3）鼻饲：鼻饲前应抽吸胃液以确定胃管在胃内及胃管是否通畅，再注入少量温开水，以防鼻饲营养液黏附于管壁。鼻饲完毕后，再次注入少量温开水以冲净胃管，防止营养液堵塞管腔。

（4）健康宣教：清醒病人需告知病人采取半坐位或右侧卧位；告知病人留置鼻胃管之后咽喉部有异物感属正常的机体反应，如恢复自主进食后可以拔除胃管。

3. **吸氧**

（1）评估：因病人进行了溶栓治疗，吸氧操作前评估时注意观察鼻腔黏膜有无出血。

（2）健康教育：指导病人及家属注意用氧安全，应当防震、防火、防油及防热。

3. 站点三

题卡： 04床，李某，男，65岁，住院号125673，因"右侧肢体活动障碍伴意识障碍2h"于7日前急诊入院，已行溶栓治疗，右侧肢体仍然活动障碍，雾化吸入后病人咳嗽无力，听诊双肺可闻及大量痰鸣音。痰培养结果为鲍曼不动杆菌感染。

医嘱： 1. 接触隔离

     2. 吸痰

任务卡： A护士穿脱隔离衣，B、C护士进行双人吸痰＋拍背排痰。

提示卡： 请立即进行双人吸痰（BC护士默认已穿好隔离衣，请立即吸痰）。

场景设置： 备成人、小儿型号吸痰管各3～4根。床头挂有"接触隔离"警示卡。

⊙⊷ 解题思路

1. **临床表现**：雾化吸入后病人咳嗽无力，听诊双肺可闻及大量痰鸣音。痰培养结果为鲍曼不动杆菌感染。

2. **背景资料**：已诊断为"脑血栓形成"，已行溶栓治疗。

3. **目前问题**：该病人脑血栓发病7d，雾化吸入后病人咳嗽无力，听诊双肺可闻及大量痰鸣音。因病人无法自主排痰，痰多咳不出，应立即给予吸痰；而病人已确诊存在鲍曼不动杆菌感染，护士需穿着好隔离衣进行各项护理操作。

⊙ 操作及关键考点

1. **穿脱隔离衣**

（1）穿隔离衣：系衣领时袖口不可触及衣领、面部和帽子；隔离衣后侧边缘须对齐，折叠处不能松散。穿好隔离衣后，双臂保持在腰部以上。

（2）脱隔离衣：衣袖不可污染手及手臂，双手不可触及隔离衣外面。

2. **双人吸痰＋翻身拍背**

（1）用物评估：选择型号适宜的吸痰管，评估包装是否完好无破损、在有效期内，以及负压装置是否连接紧密、性能完好。

（2）双人配合：用听诊器听诊病人双肺呼吸音，并两人协助病人翻身拍背排痰，评估其自主排痰能力。

（3）实施部位：吸痰先吸口腔痰液，再口咽部分泌物，最后吸气管深部。必要时更换吸痰管，试吸后分别吸净双侧鼻腔和鼻咽部的分泌物（可口述）。

（4）病情观察：密切观察病人生命体征变化，观察痰液的性质、量及颜色，吸痰前后根据病人情况适当提高吸氧浓度。

（四）知识点梳理

1. 脑血栓急性期治疗

（1）早期溶栓：在发病后 3～4h 以内进行溶栓使血管再通，及时恢复血流和改善组织代谢，可以挽救梗死周围仅功能改变的缺血半暗带组织。阿替普酶（rt-PA）和尿激酶（urokinase，UK）是我国目前使用的主要溶栓药物。rt-PA 可与血栓中纤维蛋白结合成复合体，后者与纤溶酶原有高度亲和力，使之转变为纤溶酶，溶解新鲜的纤维蛋白。rt-PA 只引起局部溶栓，而不产生全身溶栓状态。

（2）调整血压：急性期应维持病人血压于平时稍高水平，以保证脑部灌注，防止梗死面积扩大。除非血压过高（收缩压＞220mmHg 或舒张压＞120mmHg 及平均动脉压＞130mmHg），不予应用降压药物。

（3）防治脑水肿：脑水肿常在发病后 3～5d 达高峰，多见于大面积梗死。严重脑水肿和颅内压增高是急性重症脑梗死的常见并发症和主要死亡原因。当病人出现剧烈头痛、喷射性呕吐、意识障碍等高颅压征象时，常用 20% 甘露醇 125～250ml，快速静滴，每 6～8h 1 次；心、肾功能不全的病人改用呋塞米 20～40mg 静脉注射，每 6～8h 1 次。

（4）控制血糖：急性期病人血糖升高较常见。血糖＞11.1mmol/L 时，应立即予胰岛素治疗，控制血糖于 8.3mmol/L 以下；当血糖＜2.8mmol/L 时，给予 10%～20% 葡萄糖口服或静脉注射。

（5）抗血小板聚集：未行溶栓治疗的病人应在发病后 48h 内服用阿司匹林 100～325mg/d，但不主张在溶栓后 24h 内应用，以免增加出血风险。急性期过后可改为预防剂量（100～300mg/d）。不能耐受阿司匹林者可口服氯吡格雷 75mg/d。

（6）抗凝治疗：常用药物包括肝素，低分子量肝素和华法林，一般不推荐发病后急性期应用，抗凝药物可预防卒中复发、阻止病情恶化或改善预后。对于长期卧床病人，尤其是合并高凝状态有深静脉血栓形成和肺栓塞趋势者，可应用低分子量肝素预防治疗。心房颤动者可应用华法林治疗。

（7）脑保护治疗：应用胞磷胆碱、钙通道阻滞剂尼莫地平、自由基清除剂依达拉奉、脑蛋白水解物等药物，可通过降低脑代谢，干预缺血引发细胞毒性机制而减轻缺血性脑损伤。

（8）中医中药治疗：丹参、川芎嗪、三七、葛根素、银杏叶制剂等可降低血小板聚集和血液黏滞度、抗凝、改善脑循环。

2. 脑血栓形成病人的用药护理　脑血栓病人常联合应用溶栓、抗凝、脑代谢活化剂等多种药物治疗。护士应熟悉病人所用药物的药理作用、用药注意事项、不良反应和观察要点，遵医嘱正确用药。

（1）溶栓药物：应遵循病人进入医院到溶栓给药时间 ≤ 60 分钟的原则，快速完成用药前准备，建立单独静脉通路输注溶栓药物，遵医嘱给药。密切观察病情，如出现严重头痛、血压骤升、恶心、呕吐，或意识水平、言语、肌力等神经功能恶化表现，应立即询问医生是否停用溶栓药物，并做好再次行 CT 检查的准备。观察有无口鼻腔、呼吸道、消化道、皮肤、黏膜出血等表现，发现异常应及时报告医生处理。

（2）20% 甘露醇：选择较粗大的静脉给药，以保证药物能快速静滴（在 15 ~ 30 分钟内滴完 125 ~ 250ml），注意观察用药后病人的尿量和尿液颜色，准确记录 24 小时出入量；定时复查尿常规、血生化和肾功能，观察有无药物结晶阻塞肾小管所致少尿、血尿、蛋白尿及血尿素氮升高等急性肾损伤的表现；观察有无脱水速度过快所致头痛、呕吐、意识障碍等低颅压综合征的表现，并注意与高颅压进行鉴别。

3. 使用胰岛素的注意事项

（1）准确用药：熟悉各种胰岛素的名称、剂型及作用特点。准确执行医嘱，按时注射。

（2）胰岛素的保存：未开封的胰岛素放于冰箱 2 ~ 8℃冷藏保存，正在使用的胰岛素在常温下（不超过 25 ~ 30℃）可使用 28 ~ 30d，无须放入冰箱，但应避免过冷、过热、太阳直晒、剧烈晃动等，否则可因蛋白质凝固变性而失效。

（3）注射部位的选择与轮换：胰岛素皮下注射时，宜选择皮下脂肪丰富部位，如上臂外侧、臀部外上侧、大腿外侧、腹部等。腹部吸收胰岛素最快，其次分别为上臂、大腿和臀部。注射部位要经常轮换，尽量每天同一时间在同部位注射，并进行腹部、上臂、大腿外侧等的"大轮换"；在同一部位皮下注射时，需予以"小轮换"，即每次注射点相距 1cm 以上，以减少皮肤硬结的产生。

（4）监测血糖：注射胰岛素的病人一般常规监测血糖每天 2 ~ 4 次，如发现血糖波动过大或持续高血糖，应及时通知医生。

（5）防止感染：注射胰岛素时应严格无菌操作，针头一次性使用。

4. 鼻饲的注意事项

（1）插管时动作应轻柔，避免损伤食管黏膜，尤其是通过食管 3 个狭窄部位（环状软骨水平处，平气管分叉处，食管通过膈肌处）时。

（2）插入胃管至 10 ~ 15cm（咽喉部）时，若为清醒病人，嘱其做吞咽动作；若为昏迷病人，则用左手将其头部托起，使下颌靠近胸骨柄，以利插管。

（3）插入胃管过程中如果病人出现呛咳、呼吸困难、发绀等，表明胃管误入气管，应立即拔出胃管。

（4）每次鼻饲前应证实胃管在胃内且通畅，并用少量温水冲管后再进行喂食，鼻饲完毕后再次注入少量温开水，防止鼻饲液凝结。

（5）鼻饲液温度应保持在 38 ~ 40℃，避免过冷或过热；新鲜果汁与奶液应分别注入，防止产生凝块；药片应研碎溶解后注入。

（6）食管静脉曲张、食管梗阻的病人禁忌使用鼻饲法。

（7）长期鼻饲者应每天进行 2 次口腔护理，并定期更换胃管，普通胃管每周更换一次，硅胶胃管每月更换一次。

（五）思考题

1. 简述脑血栓的急性期治疗要点。
2. 简述脑血栓形成病人的用药注意事项。
3. 简述使用胰岛素的注意事项。
4. 鼻饲的注意事项有哪些？

三、决赛情景模拟案例

（一）学习目标

1. 知识目标

（1）了解脑出血病因。

（2）熟悉脑出血的临床表现。

（3）熟悉脑出血的处理原则。

（4）掌握脑卒中的护理措施。

（5）掌握血气分析危急值的识别与处理。

2. 技能目标

（1）掌握生命体征测量、静脉采血、皮内注射、心电监护、静脉注射、吸氧、动脉血气分析、气管插管配合的操作技术。

（2）正确识别并应对处理脑出血的病情变化。

（3）掌握配合医生进行气管插管术的操作流程和注意事项。

3. 素质目标

（1）抢救过程中，具备团队协作能力，能够合理分工、配合紧密。

（2）紧急情况下，能够临危不乱、冷静沉稳，为病人提供专业的照护服务，给病人及家属带来信任感、安全感。

（3）具备临床思维，根据病人不同情况进行分析及处理。

（二）关键考点

1. 能够正确进行生命体征测量，准确识别异常指标。

2. 能够正确进行静脉采血操作，掌握采血部位选择、采血管顺序。

3. 能够正确进行皮内注射操作，掌握皮试过敏反应的紧急处理。

4. 能够正确进行心电监护操作，能识别生命体征的指标变化并判断、处理。

5. 能够正确进行静脉注射操作，掌握呋塞米的药理作用及使用注意事项。

6. 能够正确进行吸氧操作，调节适合病人的氧浓度。

7. 能够正确进行动脉血气分析操作，识别动脉血气分析的危机值并进行应对处理。

8. 能够正确使用球囊辅助通气，配合医生进行气管插管。

（三）案例介绍及解析

1. 情景一

题卡：04 床，王某，男，45 岁，住院号 145637，因颅内动脉瘤入院，CKD 5 期，左手手臂内侧可见动静脉瘘，现拟明日行手术治疗。

医嘱：1. 生命体征测量

2. 静脉采血：血常规、肝肾功能、电解质、凝血功能、输血前检查、合血

3. 青霉素注射液（160 万 / 支），皮试（　　　　）

任务卡： 请 A 护士进行生命体征测量，B 护士进行静脉采血，C 护士进行青霉素皮试。

提示卡 1： 磺胺类药物过敏。（在护士询问过敏史时出示）

提示卡 2： 皮试结果阴性。（两位护士观看皮试结果后出示）

场景设置： 全身模拟人，左手手臂内侧可见动静脉瘘。

☀ 解题思路

1. **临床表现：** 左手手臂内侧可见动静脉瘘。

2. **背景资料：** 因颅内动脉瘤入院，CKD 5 期，拟明日行手术治疗。

3. **目前问题：** 病人因颅内动脉瘤入院，现拟明日行手术治疗，现需评估病人生命体征情况，并进行术前准备，护士需静脉采血常规项目及皮试，以便术中输血及进行抗生素静脉滴注。

◎ 操作及关键考点

1. 生命体征测量

（1）体位：应取平卧位，安抚病人情绪。

（2）体温：测量前应擦拭腋窝部位汗液。

（3）血压：因病人左手手臂内侧有动静脉瘘，所以应选择右手进行血压测量。

2. 静脉采血

（1）采血部位选择：避免在有动静脉瘘的左手手臂进行穿刺。

（2）采血管顺序：柠檬酸钠抗凝采血管→含有促凝剂和 / 或分离胶血清采血管→含有或不含分离胶的肝素抗凝采血管→含有或不含分离胶的 EDTA 抗凝采血管。

（3）合血需双人核对。

3. 皮内注射

（1）评估：评估时应详细询问病人用药史、过敏史、家族史，关注到该病人存在磺胺类药物过敏史；在进行注射时应选择右手前臂掌侧下段。

（2）皮试液配制：青霉素皮试液浓度为 200 ~ 500U/ml。

（3）结果观察：皮内注射后观察 20min，20min 后进行结果判断并记录。

2. 情景二

题卡：病人在病房与家属因琐事发生争执，病人突然倒在床上，口唇发绀。查体后发现病人左侧偏瘫和感觉障碍，双眼球不能向左侧同向凝视。紧急处置后，行急诊 CT，提示右侧壳核出血。

医嘱：1. 心电监护

2. 吸氧

3. 呋塞米 20mg，静脉注射，once

任务卡：请 A 护士进行心电监护，B 护士进行静脉注射，C 护士进行中心管道给氧。

提示卡：HR 105 次 /min，R 22 次 /min，BP 150/90mmHg，SpO$_2$ 90%。（A 护士完成心电监护后出示）

场景设置：全身模拟人，左手手臂内侧可见动静脉瘘。

◎ 解题思路

1. **临床表现**：病人左侧偏瘫和感觉障碍，双眼球不能向左侧同向凝视，急诊 CT，提示右侧壳核出血。

2. **生命体征**：HR 105 次 /min，R 22 次 /min，BP 150/90mmHg，SpO$_2$ 90%。

3. **目前问题**：根据情景一病人有 CKD5 期，同时脑出血后 48h 脑水肿达高峰，而进行心电监护后测量所得生命体征数值证明了病人处于紧急情况，所以该病人目前需要得到的治疗要点为立即降低颅内压，以防脑疝形成，病人口唇发绀因此需要予以吸氧等对症治疗。由于病人肾功能不全，因甘露醇可能导致肾损伤，故选取呋塞米进行脱水利尿。

◎ 操作及关键考点

1. **心电监护**

（1）监护连接：因左手手臂有动静脉瘘，故血压袖带应绑至右手。

（2）参数调节：①监测频次调节：心率、呼吸、血氧饱和度为持续监测，由于病人血压过高可能增加再出血的风险，而过低会造成脑低灌注。故将血压监测频次先设定为 5min 测量一次，血压稳定后再延长间隔时间。②报警上下限设置：心率报警上限 100 次 /min，下限 60 次 /min；脑出血病人血压需维持在略高于发病前的水平，血压上限可设置为基础血压上浮 20% ~ 30%，下限可设置为基础血压；呼吸下限 10 次 /min，上限 24 次 /min；血氧饱和度设置上限 100%，下限 90%。

2. 吸氧

（1）体位：该病人为脑出血后，病人取平卧头侧位或侧卧位吸氧。

（2）流量选择：根据病人病情遵医嘱调节氧流量。

3. 静脉注射

（1）评估：评估病人病情、用药史、过敏史及注射部位局部皮肤，应避开病人左手进行穿刺，因病人右手需测血压，可选下肢建立静脉通路，或松开袖带后完成静脉注射。

（2）注射药物前应当先抽回血、观察局部皮肤血管情况、缓慢注射。

（3）观察病情：关注病人生命体征、病情变化及反应。

（4）健康宣教：呋塞米是一种强效利尿药物，可产生强大的利尿作用，以降低脑水肿，可用于肾功能不全者。

---

3. 情景三

题卡：病人出现昏迷，呼吸不规则，瞳孔不等大，心电监护示：HR 110 次 /min，R 26 次 /min，SpO_2 85%，BP 155/85mmHg，拟行床旁气管插管、呼吸机辅助呼吸。

医嘱：动脉血气分析

任务卡：请三位护士合作进行现场处置、执行医嘱并配合医生进行气管插管。

提示卡：pH 7.20，$PaCO_2$ 55mmHg，PaO_2 58mmHg，K^+ 4.2mmol/L，Ca^{2+} 1.15mmol/L，Na^+ 145mmol/L，Glu 8.8mmol/L，Lac 5.5mmol/L。（护士完成血气分析后出示）

场景设置：全身模拟人，左手手臂内侧可见动静脉瘘。家属情绪激动。

⚙ 解题思路

1. **临床表现：**病人出现昏迷，呼吸不规则，瞳孔不等大。

2. **背景资料：**病人因颅内动脉瘤入院，期间发生右侧壳核出血，现已发生紧急病情变化。

3. **目前问题：**根据情景一、二已知该病人目前出现了脑右侧壳核出血，根据提示卡血气结果分析，病人已出现呼吸衰竭、二氧化碳分压较高、PaO_2 较低、血乳酸较高，需进行气管插管配合，应紧急气管插管连接有创呼吸机辅助呼吸。

🎯 **操作及关键考点**

1. 动脉血气分析

（1）评估部位：用改良 Allen 试验评估侧支循环情况，若手部供血良好，优先选择桡动脉穿刺；若手部供血不足，则选择除桡动脉以外的其他部位（如肱动脉、股动脉和足背动脉）进行穿刺。左手有动静脉瘘，不宜采血。

（2）穿刺：单手以持笔姿势持专用动脉采血器，距离定位示指 5～10mm，针头斜面向上逆血流方向，与皮肤呈 30°～45°穿刺入动脉。

（3）标本送检：样本采集后，需轻柔地将采血器颠倒混匀 5 次，再在掌心搓动 5s 以使样本充分混匀，预防凝血。动脉采血单填写体温及吸氧浓度。

2. 气管插管配合

（1）评估口鼻腔情况，检查有无义齿、口腔分泌物情况。此病人口鼻腔分泌物多，需先进行清理。

（2）根据病人原发病、身高、体重、血气分析结果调节呼吸机参数。

（3）协助气道开放需充分。

（4）协助球囊通气时氧流量＞10L/min。

（5）插管过程严密观察生命体征。

（6）插管后测量气囊压力为 25～30cm H$_2$O。

（7）插管后及时听诊呼吸音是否对称，是否有痰鸣音，记录置管深度，妥善固定。

（四）知识点梳理

1. 脑出血相关知识 脑出血（intracerebralhemorhage，ICH）又称自发性脑出血，是指原发性非外伤性脑实质内出血。该病占急性脑血管病的 20%～30%。发病率为 60～80 人/（10 万人口·年），急性期病死率为 30%～40%，是急性脑血管病中最高的。在脑出血中大脑半球出血约占 80%，脑干和小脑出血约占 20%。

（1）病因：最常见病因为高血压合并细、小动脉硬化，其他病因包括脑动脉粥样硬化、颅内动脉瘤和动静脉畸形、脑动脉炎、血液病（再生障碍性贫血、白血病、特发性血小板减少性紫癜、血友病等）、梗死后出血、脑淀粉样血管病、脑底异常血管网病、抗凝及溶栓治疗等。

（2）临床表现：突然出现意识障碍和偏瘫；重症者可出现昏迷、完全性瘫痪、去皮质强直、生命体征紊乱。临床表现的轻重主要取决于出血量和出血部位。出血量小者，可表现为单纯某一症状或体征，无全脑症状或较轻；出血量大者，发病后立即昏迷，全脑症状明显，出现脑水肿或脑疝。发生在脑干的出血，即使出血量不大，病情也较凶险。

（3）治疗原则：脱水降颅压、调整血压、防止继续出血、减轻血肿所致继发性损害、促进神经功能恢复、防治并发症。经非手术治疗病情仍加重时考虑手术治疗。

2. 脑卒中护理措施

（1）即刻护理措施：①立即给予病人卧床，避免情绪激动；床头可抬高30°，减轻脑水肿；②保持呼吸道通畅，给氧，呕吐病人可侧卧或头偏向一侧，及时清除口腔内分泌物和呕吐物，舌后坠者予以口咽通气管协助通气，必要时做好气管插管或气管切开的准备；③心电监护，密切观察病人的生命体征意识、瞳孔及肢体的变化，评估是否有意识障碍加重、血压升高、瞳孔不等大、呕吐等再出血及颅内压增高表现，是否并发心肌梗死或心律失常；④建立静脉通路，遵医嘱准确给药及正确留取血液标本进行血常规、出凝血时间、血糖等检查；⑤对烦躁不安者，予以床栏，必要时给予保护性约束，防止坠床；⑥迅速协助完成脑CT扫描。

（2）降低颅内压：遵医嘱应用脱水药，通常使用20%甘露醇、呋塞米等药物。20%甘露醇为高渗性液体，应选择粗大的上肢静脉进行留置针输注，保证在15～30min内滴完，并注意保护血管及局部组织，防止外渗。密切观察瞳孔、血压、尿量的变化，监测肾功能和血液电解质浓度，动态评估用药效果及药物副作用。

（3）溶栓护理：严格按医嘱剂量给药，密切观察病人有无出血倾向，如头痛、呕吐、意识障碍加重等脑出血症状，以及牙龈、皮肤黏膜、穿刺部位、消化道出血征象。

（4）调整血压：急性期血压升高是对颅内压升高的一种代偿反应，一般不需紧急处理，但过高的血压增加再出血的风险。一般来说，缺血性脑卒中后24h内血压升高的病人应谨慎处理，血压持续升高，收缩压＞200mmHg或舒张压＞110mmHg，或伴有严重心功能不全、主动脉夹层、高血压脑病的病人，可给予降压治疗。遵医嘱静脉应用降压药物时，需使用输液泵或注射泵严格控制给药速度，加强血压监测并随时根据血压调整滴速，以免血压下降过快导致颅脑低灌注。此外，血压升高也可因躁动、气道梗阻、膀胱充盈等因素引起，需注意去除这些诱因。

（5）物理降温：出血性脑卒中急性期发热较多见，降低体温，使脑代谢率降低、耗氧量减少，有利于保护脑细胞和减轻脑水肿。可用头枕冰袋、冰帽、冰毯行物理降温，最好使体温保持在 32～36℃。

（6）并发症护理：①高血糖：当血糖 > 10mmol 时，应遵医嘱予以胰岛素治疗，将血糖控制在 7.8～10mmol/L，注意监测血糖，避免低血糖；②心脏损伤：动态心电监测，随时做好检查心肌损伤标志物的准备，及时发现和治疗心脏损伤；③上消化道出血：密切观察病人有无呕血、黑便等消化道出血征象，遵医嘱给予预防性措施。

（7）加强基础护理：昏迷病人应及时清除其口腔和气管内分泌物，防止反流、误吸等，采取翻身叩背排痰等措施，必要时吸痰。加强口腔护理，预防肺部感染。加强皮肤护理，预防压力性损伤。保持肢体功能位置。做好尿管和会阴护理，防止尿路感染。

（8）做好术前准备及转运护理：当病情危重导致颅内压过高，内科保守治疗效果不佳时，及时完善外科手术治疗的准备。需住院治疗的病人，应做好入院转运前的各项准备工作，保障转运途中病人安全，按要求做好交接工作。

3. 气管内插管配合注意事项

（1）插管时，尽量使喉部充分暴露，视野清楚，动作轻柔、准确，以防造成损伤。

（2）动作迅速，勿使缺氧时间过长而致心搏骤停。

（3）操作者熟练掌握插管技术，尽量减少胃扩张引起的误吸，30s 内插管未成功应先给予 100% 氧气吸入后再重新尝试。

（4）导管插入深度合适，太浅易脱出，太深易插入右主支气管，造成仅单侧肺通气，影响通气效果。置管的深度，自门齿起计算，男 22～24cm，女 20～22cm。气管导管顶端距气管隆嵴大约 2cm。小儿可参照公式：插管深度（cm）＝年龄 ÷2＋12。应妥善固定导管，每班记录导管置入长度。

（5）评估病人是否存在非计划性拔管的危险因素，例如插入深度、导管的固定情况、气囊压力、吸痰管的选择、气道湿化、呼吸机管路支架的固定、病人躁动、心理状况等，及时制订防范计划，并做好交接班。

4. 血气分析结果危急值与处理

（1）pH

1）临床意义：① pH < 7.25 为严重失代偿性代谢性或呼吸性酸中毒；

② pH > 7.55 为严重失代偿性代谢性或呼吸性碱中毒。

2）处理措施：① pH < 7.25 心电监护，保持呼吸道通畅，床旁心电图分析，记录出入量，开通静脉通路，暂停可加重代谢性或呼吸性酸中毒药物，去除引起酸中毒的病因和诱因，遵医嘱应用药物，维持水电解质、酸碱平衡，遵医嘱抽取动脉血复查血气分析，必要时遵医嘱应用呼吸机辅助通气以纠正呼吸性酸中毒或血液透析治疗以纠正代谢性酸中毒。② pH > 7.55 心电监护，床旁心电图分析，记录出入量，开通静脉通路，去除引起碱中毒的病因和诱因，遵医嘱应用药物，维持水电解质、酸碱平衡，遵医嘱抽取动脉血标本复查血气分析。

（2）PaO_2

1）危急值：① PaO_2 < 45mmHg 提示严重缺氧，随时可能出现呼吸、心搏骤停，死亡率高；PaO_2 < 20mmHg 时，脑细胞不能再从血液中摄取氧，有氧代谢停止，生命难以维持；② PaO_2 > 145mmHg 长时间易致氧中毒。

2）处理措施：PaO_2 < 45mmHg 时，应保持呼吸道通畅，吸氧，防止误吸，协助病人排痰并留取痰液标本行病原菌培养和 / 或病理学检查，必要时应用呼吸机辅助通气、心电血压氧饱和度监护、吸引器、抢救车、除颤监护仪备用，去除低氧血症的病因及诱因，暂停可能加重缺氧的药物，遵医嘱应用抢救药物。

（3）$PaCO_2$

1）危急值：①血气 $PaCO_2$ < 20mmHg 提示低碳酸血症，会引起心排血量减少，氧运输障碍，氧解离曲线左移，脑血流量减少，导致抽搐及颅内压下降；②血气 $PaCO_2$ > 70mmHg 提示呼吸抑制，可出现颅内压增高，急性期病人可由嗜睡转入昏迷状态，常见于慢性阻塞性肺疾病Ⅱ型呼吸衰竭病人。

2）处理措施：①对于血气 $PaCO_2$ < 20mmHg 病人，应监测生命体征，去除可能的致代谢性酸中毒因素；癔症病人可选择性应用镇静 / 抗精神病药物、心理护理、减少二氧化碳呼出等；②对于血气 $PaCO_2$ > 70mmHg 病人，应保持呼吸道通畅，防止误吸，促进排痰，留取痰液标本行病原菌培养和 / 或病理学检查，防止坠床，遵医嘱应用解痉、平喘、化痰、抗感染药物，必要时应用无创 / 有创呼吸机辅助通气。

（五）思考题

1. 简述脑出血的治疗原则。
2. 简述脑卒中的护理措施。
3. 简述气管内插管术注意事项。
4. 简述血气 pH、PaO_2、$PaCO_2$ 临床意义及其应对处理措施。

第二章

外科系统急危重症护理情景模拟案例

第一节　创伤救护

创伤是指人体受到外界某些物理、化学或生物致伤因素后出现的组织结构的破坏和 / 或功能障碍。严重创伤则是指危及生命或肢体的创伤，常为多部位、多脏器的发生，这类病人往往病情重、病情变化快、死亡率高。目前，创伤已成为现代社会个体伤残的第一大危险因素，给个体和家庭带来严重危害。在我国，创伤是 44 岁以下居民的首位死因，也是整体死亡的第五位原因，其中又以道路交通事故和高空坠落为主。创伤救护水平直接关系到受到创伤个体的生命安全和生活质量，因此，提升院前急救水平和规范院内救治流程是降低创伤死亡率的关键，而积极开展创伤救治与预防也是急救护理学的重要任务。

一、初赛情景模拟案例

（一）学习目标

1. 知识目标

（1）了解气胸的分类。

（2）熟悉开放性气胸的症状和体征。

（3）掌握开放性气胸的处理原则及护理措施。

2. 技能目标

（1）掌握生命体征的测量技术。

（2）掌握开放性气胸伤口的急救处理方法。

（3）掌握氧气筒给氧的技术。

3. 素质目标

（1）根据情景能够与病人有效沟通，体现关心、体贴病人，为病人及家属提供安全感，具备人文关怀精神。

（2）严格执行查对制度，具有责任感。

（二）关键考点

1. 通过情景分析，能够发现病人出现开放性气胸，并给予正确的处理措施。

2. 能够正确、规范、快速地进行伤情评估。

3. 能够规范地进行氧气筒给氧。

4. 能够有较强的团队协作能力，充分体现人文关怀。

（三）案例介绍及解析

题卡：王某，男，33 岁，因车祸致左胸部疼痛、呼吸困难，15min 后"120"救护车到达现场。病人口唇发绀明显，左胸壁第 3 肋间有一大小约 2cm×0.5cm 创口，创面渗血，创口有气体随呼吸呈"嘶 - 嘶"声进出。叩诊左胸鼓音，听诊左胸呼吸音消失。

任务卡：请 3 名护士进行讨论后给予病人合理处置。

提示卡 1：请 A 护士进行伤情评估（含生命体征监测），B 护士进行伤口处理，C 护士进行氧气筒给氧。（出示任务卡后 1min，如果护士未进行正确处置，则出示）

提示卡 2：HR 95 次 /min，R 32 次 /min，BP 101/66mmHg，SpO_2 89%。（生命体征测量后出示）

☼ 解题思路 ....

1. **临床表现**：左胸部疼痛，呼吸困难，口唇发绀明显，创口有气体随呼吸呈"嘶 - 嘶"声进出。叩诊左胸鼓音，听诊左胸呼吸音消失。

2. **背景资料**：因车祸致左胸部疼痛、呼吸困难拨打"120"求救。

3. **目前问题**：创口有气体随呼吸呈"嘶 - 嘶"声进出，叩诊左胸鼓音，听诊左胸呼吸音消失，可确诊为开放性气胸。呼吸困难，口唇发绀明显，SpO_2 89%，需要给予吸氧。

🔘 操作及关键考点

1. 伤情评估

（1）气道及颈椎：是否能正常说话，气道是否通畅，头部是否能正常活动。

（2）呼吸功能：呼吸是否正常，两侧胸廓起伏是否对称。

（3）循环功能：判断有无脉搏，评估毛细血管充盈时间，皮肤颜色、湿度及温度情况。

（4）神志状况：若意识改变则需查看瞳孔大小及对光反射，并进行 GCS 评分。

（5）暴露病人 / 环境控制：注意保暖及保护隐私。

（6）生命体征测量。

2. 伤口处理

（1）紧急封闭伤口：是首要措施。用无菌敷料或清洁衣物等在呼气末时封盖吸吮伤口，加压包扎固定。

（2）若呼吸困难加重或有张力性气胸表现，应在呼气时暂时开放密闭敷料，排出气体后再封闭伤口。

3. 氧气筒给氧

（1）体位：该病人为车祸后开放性气胸病人，应取半坐卧位、偏向患侧，以利于健侧肺发挥呼吸功能。

（2）流量选择：鼻导管吸氧 3 ~ 4L/min。

4. 心理支持

（1）尽量在床旁陪伴，解释病情和及时回应病人的需求。

（2）在做各项检查、操作前向病人解释其目的、效果。

（四）知识点梳理

1. 胸部损伤的处理　处理胸部损伤，以抢救生命为首要原则，其次是修复损伤的组织器官和恢复生理功能。

（1）院前急救

1）基础生命支持：维持呼吸道通畅、给氧，伤口止血包扎，建立静脉通路、补充血容量，镇痛，固定长骨骨折、保护脊柱，并迅速转运。

2）致命性胸部损伤的急救：张力性气胸需行胸腔穿刺排气，并放置外接单向活瓣装置的胸腔穿刺针或行胸腔闭式引流术；开放性气胸需迅速包扎和封闭胸部伤口；对大面积胸壁软化的连枷胸有呼吸困难者，应予以正压人工辅助呼吸，并进行有效的镇痛治疗。

（2）院内急诊

1）非手术治疗：①保持呼吸道通畅：及时清除呼吸道分泌物和呕吐物。根据损伤部位、范围和性质给予相应处理，如封闭伤口、胸腔穿刺或胸腔闭式引流等，以改善呼吸和循环功能；②维持有效血容量：建立静脉通路，根据病情及时输血输液，防治休克；③镇痛和预防感染：对疼痛剧烈影响呼吸、咳嗽和活动者，可使用镇痛药物；开放性损伤者，给予伤口换药。

2）手术治疗：行开胸探查，并根据损伤部位及程度给予相应处理。急诊开胸探查的手术指征包括：①心脏或大血管损伤；②严重的气管、支气管损伤或肺裂伤；③胸腔内进行性出血；④食管破裂；⑤胸腹联合伤；⑥大面积胸壁缺损；⑦胸内存留较大异物。

2. 气胸

（1）气胸的分类：根据胸膜腔的压力情况，气胸分为3类。

1）闭合性气胸：多发于肋骨骨折，由于肋骨断端刺破肺，空气进入胸膜腔所致。

2）开放性气胸：多并发于刀刃、锐器或弹片火器等导致的胸部穿透伤。

3）张力性气胸：主要是由于较大的肺泡破裂、较深较大的肺裂伤或支气管破裂所致。

（2）气胸的发病机制

1）闭合性气胸（单纯性）：空气经肺或胸壁的伤道进入胸膜腔，伤道立即闭合，不再有气体进入胸膜腔。

2）开放性气胸（交通性）：胸膜腔经胸壁伤口与外界大气相通，伤侧胸膜腔负压消失，肺被压缩而萎陷致呼吸功能障碍；两侧胸膜腔压力不等而使纵隔移位，吸气时，健侧胸膜腔负压升高，与伤侧压力差增大，纵隔向健侧进一步移位；呼气时纵隔移回伤侧，导致纵隔位置随呼吸运动而左右摆动，称为纵隔扑动。

3）张力性气胸（高压性）：胸部损伤后，胸部伤口或肺、支气管破裂口呈单向活瓣，呼吸时空气只能进，不能出，胸膜腔压力进行性升高，使伤侧肺萎缩，并将纵隔推向健侧，挤压健侧肺，产生呼吸和循环功能严重障碍。

（3）气胸的临床表现

1）闭合性气胸：肺萎陷在30%以下者，多无明显症状。超过30%者可出现胸闷、胸痛、气促，气管向健侧移位。伤侧胸部叩诊呈鼓音。听诊呼吸音减弱或消失。

2）开放性气胸：常有气促、发绀、呼吸困难、休克等。胸部检查时可见伤侧胸壁伤道，呼吸时可听到"嘶-嘶"声，纵隔摆动，显著呼吸困难。胸部及颈部皮下可触及捻发音，伤侧胸部叩诊呈鼓音，听诊呼吸音减弱或消失。气管、心脏向健侧移位。

3）张力性气胸：皮下气肿，极度呼吸困难、大汗淋漓、发绀、烦躁不安、昏迷、休克，甚至窒息。叩诊呈鼓音，听诊呼吸音消失。

（4）气胸的辅助检查

1）胸部X线检查：可显示不同程度的肺萎陷和胸膜腔积气，伴有少量积液。开放性气胸者可见气管和心脏等纵隔明显移位；张力性气胸者胸膜腔大量积气、肺萎缩，气管和心影偏移至健侧。

2）胸膜腔穿刺：张力性气胸者行胸膜腔穿刺有高压气体向外冲出，抽气后症状好转，但很快加重。

（5）气胸的处理要点

1）闭合性气胸：小量气胸（肺萎陷＜30%）无须治疗，可于1~2周内自行吸收。中、大量气胸（肺萎陷＞30%）需行胸膜腔穿刺抽气，必要时行胸膜腔闭式引流术，并应用抗生素预防感染。

2）开放性气胸：立即封堵伤口使之成为闭合性气胸、清创、抗感染、闭式胸腔引流。

3）张力性气胸：①立即在伤侧锁骨中线第2肋间穿刺排气减压；②胸膜腔闭式引流术；③剖胸探查；④应用抗生素，预防感染。

（6）气胸的急救护理

1）现场急救：病人若出现危及生命的征象，护士应协同医师施以急救。①开放性气胸：立即封闭伤口。可使用无菌敷料如凡士林纱布、棉垫或因地制宜利用身边清洁物品如衣物、塑料袋等不透气压迫物，在病人深呼气末封盖伤口，阻止气体继续进入胸腔，加压包扎固定后迅速转送至医院。②闭合性或张力性气胸：积气量多者，行胸腔穿刺抽气或胸腔闭式引流。

2）保持呼吸道通畅：①呼吸困难和发绀者，及时给予吸氧；②及时清理口腔及呼吸道内的呕吐物、分泌物、血液及痰液等，保持呼吸道通畅，预防窒息；③不能有效排痰或呼吸衰竭者，实施气管插管或气管切开给氧、吸痰或呼吸机辅助呼吸；④病情稳定者取半坐卧位，使膈肌下降，有利呼吸。

3）缓解疼痛：病人因疼痛不敢咳嗽、咳痰时，协助或指导病人及其家属用双手按压患侧胸壁，以减轻伤口振动产生疼痛；必要时遵医嘱给予镇痛药。

4）病情观察：动态观察病人生命体征和意识等变化。重点观察病人呼吸的频率、节律和幅度；有无气促、呼吸困难、发绀和缺氧等症状；有无气管移位或皮下气肿的情况；是否发生低血容量性休克等。

5）预防感染：有开放性伤口者，遵医嘱使用破伤风抗毒素及抗生素。

6）术前护理：遵医嘱积极纠正休克、贫血等情况，并完善术前准备。

（五）思考题

1．如何区分气胸的类型？

2．开放性气胸的紧急处理原则及方法有哪些？

3．气胸的护理措施有哪些？

二、复赛情景模拟案例

（一）学习目标

1．知识目标

（1）了解胫腓骨干骨折的分类。

（2）熟悉胫腓骨干骨折的临床表现。

（3）掌握胫腓骨干骨折的处理原则和护理。

（4）掌握胫腓骨干骨折的并发症护理。

（5）掌握下肢手术病人的围术期护理。

2．技能目标

（1）掌握伤情评估、止血包扎固定、静脉输液、心电监护、皮内注射、静脉采血、静脉输血、手术室消毒铺巾技术。

（2）通过对情景分析，能够及时发现病人存在的问题，并能综合运用所学知识，有效地解决术后病人的实际问题。

（3）具备急救意识和团队意识，提高病情变化时与家属的沟通能力。

3．素质目标

（1）抢救过程中，具备团队协作能力，能够合理分工、配合紧密。

（2）紧急情况下，能够临危不乱、冷静沉稳，为病人提供专业的照护服务，给病人及家属带来信任感、安全感。

（3）具备临床思维，根据病人不同病情进行分析及处理。

（二）关键考点

1. 能对胫腓骨干骨折进行应急处理（体位摆放、安抚病人及家属等）。

2. 能够正确进行伤情评估，能识别生命体征的指标变化并判断、处理。

3. 能够正确进行包扎固定，掌握固定部位的选择、固定的方法。

4. 能够正确进行静脉输液操作，能根据病情合理调节输液速度。

5. 能够正确进行心电监护操作，根据病情调节合适的参数。

6. 能够正确进行皮内注射操作，准确完整评估病史和过敏史。

7. 能够正确进行静脉采血操作，掌握采血部位选择、采血管顺序。

8. 能够正确进行静脉输血操作，做好三查八对，输注前应重新选择静脉进行穿刺。

9. 能够正确进行下肢手术的消毒铺巾操作，严格遵守无菌操作原则。

（三）案例介绍及解析

1. 站点一

题卡： 李某，男，32岁。穿过马路时被行驶中的汽车撞倒在地，20min后"120"急救护士到达事故现场。病人痛苦面容，面色苍白，四肢厥冷，左下肢活动障碍，左小腿可见一10cm×3cm伤口，出血不止。

医嘱： 复方氯化钠溶液500ml，静脉滴注，st

任务卡1： 讨论后在答题卡上写出目前现场救护的主要措施。

任务卡2： 请A护士进行伤情评估（含生命体征监测），B护士进行包扎固定，C护士进行静脉输液。（护士完成任务卡1答题后出示）

提示卡1： HR 105次/min，BP 90/72mmHg，R 20次/min。（A护士完成生命体征监测后出示）

提示卡2： 伤口活动性出血。（B护士评估伤口时出示）

场景设置： 车祸现场道路旁，已予以现场保护。标准化病人表情痛苦，左下肢活动障碍，左小腿可见一10cm×3cm伤口并出血。

⚙️ 解题思路

1. **临床表现：** 痛苦面容，面色苍白，四肢厥冷。

2. **背景资料：** 被行驶中的汽车撞倒在地20min。

3. **目前问题：** 病人因车祸导致左小腿肿胀伴活动障碍，可见一10cm×3cm

伤口并出血不止，考虑左下肢骨折。

⊙ 操作及关键考点

1. 伤情评估

（1）生命体征测量。

（2）气道：是否能正常说话，气道是否通畅。

（3）呼吸功能：呼吸是否正常，两侧胸廓起伏是否对称。

（4）循环功能：判断有无脉搏，评估毛细血管充盈时间，皮肤颜色、湿度及温度情况。

（5）运动功能：判断躯体及四肢活动、肌力情况。

（6）神志状况：若意识改变则需查看瞳孔大小及对光反射，进行 GCS 评分。

（7）暴露病人 / 环境控制：注意保暖及保护隐私。

2. 止血包扎固定

（1）用无菌敷料包扎伤口。

（2）固定用的夹板不应直接接触皮肤，关节骨头突起部位和间隙部位，可适当加厚垫，以免引起皮肤磨损或局部组织压迫坏死。

（3）固定、捆绑的松紧度要适宜，不影响血液循环。

3. 静脉输液

（1）留置针型号选择：选择合适的留置针型号，应选择型号 18～20G。

（2）穿刺血管的选择：选择较粗的血管，迅速建立 2 条以上的静脉通路，快速补液。

2. 站点二

题卡：02 床，李某，男，32 岁，住院号 128903，外伤后急诊入院，面色苍白，四肢湿冷。已予以中心管道吸氧、左下肢伤口已止血包扎和静脉输液。X 线显示：左侧胫腓骨干骨折。拟全麻下行"左侧胫腓骨开放性骨折钢板螺钉内固定术"。

任务卡：请 A 护士进行心电监护，B 护士进行皮内注射，C 护士进行静脉采血。

医嘱：1. 心电监护

2. 青霉素注射液（80 万 / 支），皮试（　　　　）

3. 静脉采血：血常规、肝肾功能、电解质、凝血功能、输血前检查提示卡：HR 108 次 /min、R 26 次 /min、BP 93/65mmHg、SpO$_2$ 96%。（心电监护完成后出示）

场景设置：全身模拟人（含皮内注射模型、静脉采血模型）卧于急诊病床，已予以吸氧，一侧上肢正在静脉输液中，左下肢已予以止血包扎。

💡 解题思路

1. **临床表现**：面色苍白，四肢湿冷。
2. **背景资料**：已予以中心管道吸氧、左下肢伤口已止血包扎和静脉输液。
3. **目前问题**：根据急诊 X 线显示左侧胫腓骨干骨折，该病人目前需要予以心电监护并积极完善术前准备。

🎯 操作及关键考点

1. **心电监护**

（1）监护连接：血压袖带应选择上肢型号，并避开输液侧手臂。

（2）参数调节：①监测频次调节：持续监测心率、呼吸、血氧饱和度，血压监测频次调节每 10 ~ 15min 监测 1 次；②报警上下限调节：将监测参数报警阈值设定为病人平均监测数值 ±（20% ~ 30%）。

2. **皮内注射**

（1）部位选择：皮内注射部位为前臂掌侧下段，注射前需评估皮肤情况。

（2）皮试液配制：青霉素皮试液浓度为 200 ~ 500U/ml。

（3）健康宣教：给病人做药物过敏试验后，嘱勿按揉局部，20min 后观察结果，做好记录，同时告知病人，如有不适应立即通知护士，以便及时处理。

3. **静脉采血**

（1）采血部位选择：避免在输液肢体上方进行穿刺。

（2）采血管顺序：柠檬酸钠抗凝采血管→含有促凝剂和 / 或分离胶血清采血管→含有或不含分离胶的肝素抗凝采血管→含有或不含分离胶的 EDTA 抗凝采血管。

（3）健康宣教：向病人或家属说明采集血液标本的目的与配合要求及注意事项。

---

3. **站点三**

题卡：02 床，李某，男,32 岁，住院号 128903，因外伤致休克拟急诊行 "左侧胫腓骨开放性骨折钢板螺钉内固定术",已完成术前准备进入手术室 01 间。已予以吸氧、心电监护,心电监护示:T 35.8℃,HR 110 次/min,R 22 次/min,BP 85/51mmHg,SpO$_2$ 93%。血常规结果回报 Hb 70g/L。已行交叉配血,并从血库领回血液。

任务卡 1:请问作为手术室护士,目前需要做哪些处置(请护士协商后派 1 人答题)。

答案:加大氧流量、快速补液、静脉输血、洗手—穿手术衣—铺手术单、手术用物准备等。

任务卡 2:请 A、B 护士进行静脉输血,C 护士作为洗手护士进行洗手、穿手术衣、协助医生铺手术单(完成任务卡 1 答题后出示)。

医嘱:B 型浓缩红细胞 2U,静脉输注

提示卡 1:15min 到。(A、B 护士完成输血操作后出示)

提示卡 2:T 36.0℃,HR 112 次/min,R 20 次/min,BP 95/58mmHg,SpO$_2$ 95%。(A、B 护士完成输血操作后,口述记录输血后生命体征时出示)

提示卡 3:已完成流动水洗手。(当 C 护士准备进行流动水洗手时出示)

提示卡 4:已完成皮肤消毒。(当 C 护士完成外科手消毒后出示)

场景设置:全身模拟人躺在手术床上,已予以吸氧、心电监护和静脉输液;设置标准化医生;设置标明流动水位置。

💡 解题思路

1. **临床表现:**T 35.8℃,HR 110 次/min,R 22 次/min,BP 85/51mmHg,SpO$_2$ 93%,血常规结果回报 Hb 70g/L。

2. **背景资料:**因外伤致休克。

3. **目前问题:**因外伤致休克,需急诊行钢板螺钉内固定术,已到达手术室,需要进行消毒铺巾。Hb 70g/L,需要静脉输血。

⚙ 操作及关键考点

1. **静脉输血**

(1)三查八对:严格执行三查(操作前、操作中、操作后查)八对(对床号、姓名、住院号、血型、血液种类、血液数量、血液有效期、交叉配血结果)。

(2)输血通道选择:根据休克病人血容量补充原则,此时应当输血与输液同时进行。

（3）输血速度调节：输血的前 15min 应慢速（≤ 20 滴 /min），观察病人有无输血反应，15min 后方可调至正常速度（40 ~ 60 滴 /min），同时可根据病人血压情况适当放慢补液速度，以免液体进入过多过快引发急性肺水肿、心衰。做好输血记录（开始时、15min、结束时）。

2. 手术准备

（1）外科手消毒：先用肥皂或洗手液按"六步洗手法"彻底清洁双手、前臂和上臂下 1/3，去除表面各种污渍，然后用消毒剂行皮肤消毒。

（2）穿无菌手术衣：①取手术衣，在较宽敞的地方双手持衣领打开手术衣。双手提住衣领两角，衣袖向前位将衣展开，衣内面朝向自己；②向上轻抛手术衣，顺势将双手插入袖中，两臂平行前伸，不可高举过肩；③巡回护士在穿衣者背后抓住衣领内面，协助拉袖口，并系住衣领后带；④穿衣者双手交叉，身体略向前倾，用手指夹住腰带递向后方，由巡回护士接住并系好；⑤穿好无菌手术衣后，双手应保持在腰以上、胸前及视线范围内。

（3）手术区铺单：建立无菌安全区，显露手术切口所必需的最小皮肤区域，其余部位予以遮盖。手术区周围要有 4 ~ 6 层无菌布单覆盖，外周最少 2 层。该病人拟行左下肢手术，铺单范围为以切口为中心包括上、下方各 20cm 以上，一般超过远、近端关节或整个左下肢。

（四）知识点梳理

1. 骨折的现场急救护理

（1）抢救生命：骨折病人，尤其是严重骨折者，常合并其他组织和器官的损伤。应检查病人全身情况，首先处理休克、昏迷、呼吸困难、窒息或大出血等可能威胁病人生命的紧急情况。

（2）包扎止血：绝大多数伤口出血可用加压包扎止血，大血管出血时可用止血带止血。最好使用充气止血带，并记录所用压力和时间。创口用无菌敷料或清洁布类包扎，以减少再污染。若骨折端已戳出伤口并已污染，又未压迫重要血管或神经，则不应现场复位，以免将污物带到伤口深处。若在包扎时骨折端自行滑入伤口内，应做好记录，以便入院后清创时进一步处理。

（3）妥善固定：妥善地固定可以防止骨折断端活动，从而避免其对周围血管、神经或内脏等重要组织的损伤，减轻疼痛，并便于搬运。凡疑有骨折者均应按骨折处理。对闭合性骨折者在急救时不必脱去患肢的衣裤和鞋袜，患肢肿胀严重时可用剪刀将患肢衣袖和裤脚剪开。骨折有明显畸形，并有穿破软组织或损伤附近重要血管、神经的危险时，可适当牵引患肢，使之变直后再行固定。固定物可以为特制的夹板，或就地取材的木板、木棍或树枝等。若无任何可利用的材料，可将骨折的上肢固定于胸部，骨折的下肢与对侧健肢捆绑固定。

（4）迅速转运：病人经初步处理后，应尽快地转运至就近的医院进行治疗。

2. 胫腓骨干骨折

（1）分类：胫腓骨干骨折分为胫腓骨干双骨折、单纯胫骨干骨折和单纯腓骨干骨折3种类型。前者最多见，由于所受暴力大，骨和软组织损伤重，并发症多，治疗较困难。后两者少见，常因直接暴力引起，移位少，预后较好。

（2）临床表现

1）症状：患肢局部疼痛、肿胀，不敢站立和行走。

2）体征：患肢可有反常活动和明显畸形。由于胫腓骨表面的皮肤和组织薄弱，骨折常合并软组织损伤，成为开放性骨折，可见骨折端外露。胫骨上1/3骨折可致胫后动脉损伤，引起下肢严重缺血甚至坏死。胫骨骨折后，由于骨折断端出血、血肿或水肿，可引起骨筋膜室综合征，胫前区和腓肠肌区张力增加，肌肉缺血坏死，后期可发生缺血性肌挛缩，将严重影响下肢功能。胫骨下1/3段骨折由于血运差，软组织覆盖少，容易发生延迟愈合或不愈合。腓骨颈有移位的骨折可损伤腓总神经，出现相应感觉和运动功能障碍。

（3）处理原则：矫正畸形，恢复胫骨上、下关节面的平行关系，恢复肢体长度。

1）非手术治疗：无移位骨折、稳定的胫腓骨干横形骨折或短斜形骨折可在手法复位后用石膏固定。

2）手术治疗：不稳定的胫腓骨干双骨折采用微创或切开复位，可选择钢板螺钉或髓内针固定。对损伤严重的开放性胫腓骨干双骨折，应彻底清创，并行切开复位内固定。

（4）护理

1）病情观察：观察病人意识和生命体征，患肢固定情况，患肢远端肤色、皮温、脉搏搏动、血液循环、感觉和运动等，检查局部包扎有无过紧等。

2）功能锻炼：复位固定后尽早开始趾间和足部关节的屈伸活动，做股四头肌等长舒缩运动以及髌骨的被动活动。去除外固定后遵医嘱进行踝关节和膝关节的屈伸练习和髋关节各种运动，逐渐下地行走。

（五）思考题

1. 如何对骨折病人进行现场急救护理？
2. 胫腓骨干骨折的处理原则是什么？
3. 如何对胫腓骨干骨折病人进行护理？

三、决赛情景模拟案例

（一）学习目标

1. 知识目标

（1）了解断肢再植的程序，根据病情提供相应的心理护理及健康教育。

（2）掌握失血性休克的处理原则及护理措施。

（3）掌握断肢急救、断肢保存及转运注意事项。

2. 技能目标

（1）能够正确、规范、安全、有序地实施伤情评估、给氧、心电监护、包扎止血、肌内注射、静脉采血、静脉输液、残肢保护、皮下注射操作。

（2）通过对情景分析，能够及时发现病人存在的问题，并能综合运用所学知识，有效地解决术后病人的实际问题。

（3）具备急救意识和团队意识，提高病情变化时与家属的沟通能力。

3. 素质目标

（1）救护过程中，具备团队协作能力，能够合理分工、紧密配合。

（2）紧急情况下，能够临危不乱、冷静沉稳，为病人提供专业的照护服务，给病人及家属带来信任感、安全感。

（3）具备临床思维，根据病人不同情况进行分析及处理。

（二）关键考点

1. 能够正确进行伤情评估，能识别生命体征的指标变化并判断、处理，如正确、及时地实施给氧和心电监护。

2. 能够正确进行伤口换药，掌握包扎、固定方法。

3．能够正确进行断肢保存，正确的保存及转运方式。

4．能够正确进行静脉输液操作，正确选择留置针型号、血管。

5．能够正确进行皮下注射操作，掌握盐酸吗啡的药理作用及使用注意事项。

6．能够正确实施肌内注射操作。

7．能够正确实施静脉采血操作。

8．能够严格遵守无菌原则、查对制度。

9．具有急救意识和团队协助意识，做好人文关怀及健康宣教。

（三）案例介绍及解析

1．情景一

题卡：苏某，男，52 岁，登记号 1567111，因"左前臂机器绞断 20min""120"救护车送入急诊，病人左前臂已用布带简单捆扎止血，残端大量出血，残肢断臂较完整。病人极度痛苦，面色苍白，呼吸急促。

任务卡：请 A 护士进行心电监护，B 护士中心管道吸氧，C 护士进行止血包扎。

提示卡：T 36.2℃，HR 126 次 /min，R 35 次 /min，BP 85/58mmHg，SpO$_2$ 93%。（A 护士完成心电监护后出示）

场景设置：持续静脉输液中，留置针位于右手腕部。

☼ 解题思路

1．**临床表现**：左前臂绞断，布带简单捆扎止血，残端大量出血。病人面色苍白、呼吸急促。

2．**背景资料**：左前臂机器绞断 20min 后入急诊。

3．**目前问题**：结合病人左前臂外伤史及面色苍白、呼吸急促等临床表现，提示因左前臂外伤后大量出血而发生了失血性休克，需要进行心电监护、吸氧和止血包扎处理。

⏱ 操作及关键考点

1．**心电监护**

（1）监护连接：心电电极的连接应避开伤口部位；血压袖带应选择下肢型号。

（2）参数调节：①监测频次调节：持续监测心率、呼吸、血氧饱和度，由于病人血压偏低、故将血压监测频次改为 5min 测量一次；②报警上下限调节：监测参数阈值设定为平均监测数值 ±（20%～30%）。

2. 吸氧

（1）体位：协助病人取半坐卧位，抬高左前臂。

（2）流量选择：病人目前因疼痛、失血引起呼吸急促、休克，中心管道给氧流量为 3～4L/min。

3. 包扎止血

（1）止血：首先控制近心端出血。

（2）包扎：采用止血带止血法，每隔 1h 放松 5min，以免压迫过久导致坏死。放松时按压肢体近心端主干血管，减少出血。

（3）断肢保存：原则上无须无菌处理，禁忌用任何液体冲洗、浸泡，用无菌敷料或清洁布类包好放入塑料袋内，做好标记，放入加盖容器内，容器外加水和冰各一半。

（4）早期手术：力争在 6h 内进行再植手术。

---

2. 情景二

题卡：心电监护示：T 36.2℃，HR 126 次/min，R 35 次/min，BP 85/58mmHg，SpO_2 93%。病人出现皮肤湿冷、呼吸急促。家属情绪难以自控，反复询问医生是否可以快点救治。

医嘱：1. 破伤风人免疫球蛋白 250U，肌内注射，once

2. 静脉采血：血常规、肝肾功能、电解质、凝血功能、输血前检查、合血

3. 复方氯化钠溶液 500ml，静脉滴注，st

任务卡：请 A 护士进行静脉输液，B 护士进行肌内注射，C 护士进行静脉采血。

💡 解题思路

1. **临床表现**：神志清楚、皮肤湿冷、呼吸急促、口唇无发绀。

2. **背景资料**：因左前臂机器绞断 20min 入急诊。

3. **目前问题**：在站点一中可知该病人已建立静脉通路并补液，断肢保存完好，需尽快进行再植手术。

⚙ **操作及关键考点**

1. 静脉输液

（1）留置针型号选择：选择合适的留置针型号，应选择型号 18～20G。

（2）穿刺血管的选择：选择右侧手臂较粗的血管，迅速建立 2 条以上的静脉通路，快速补液。

2. 肌内注射

（1）部位选择：针对该病人，可选择左右两侧臀大肌。

（2）臀大肌定位：十字法：从臀裂顶点向左侧或向右侧划一水平线，然后从髂嵴最高点作一垂线，将一侧臀部分为四个象限，其外上象限并避开内角（从髂后上棘至股骨大转子连线），即为注射区；连线法：从髂前上棘至尾骨作一连线，其外 1/3 处为注射部位。

（3）体位选择：侧卧位时，上腿伸直，下腿稍弯曲。

（4）健康宣教：如因长期多次注射出现局部硬结时，教会病人家属热敷、理疗等处理方法。

3. 静脉采血

（1）采血部位选择：避免在输液侧肢体进行穿刺，该病人左手只剩残端，右手需要进行静脉输液，可考虑在下肢进行采血。

（2）采血管顺序：柠檬酸钠抗凝采血管→含有促凝剂和／或分离胶血清采血管→含有或不含分离胶的肝素抗凝采血管→含有或不含分离胶的 EDTA 抗凝采血管。

4. 病人及家属心理护理

目前家属情绪激动，需理解病人及家属恐惧和焦虑的情绪，予以语言安抚，如对治疗抢救过程产生阻碍，可进行解释后礼貌地请家属暂退至一旁，以便医生护士对病人施救。

---

3. 情景三

题卡：病人自诉疼痛难忍，血常规回报：Hb 40g/L，心电监护示 T 36.2℃、HR 135 次 /min、R 32 次 /min、BP 72/50mmHg，SpO$_2$ 95%。拟在全麻状态下行急诊"左臂断肢再植术"。现已从血库领回血液。NRS 评分 10 分。

医嘱：1. 盐酸吗啡注射液 10mg，皮下注射，st

2. 同型 O 型 Rh（＋）浓缩红细胞 3U，静脉输注

任务卡 1：请 A 护士进行皮下注射，B 护士和 C 护士进行静脉输血。

场景设置：

1. 标准化病人卧于病床上。

2. 未提供麻醉处方。

3. 家属情绪有起伏，焦虑不安，多次询问病人病情。

💡 解题思路

1. **临床表现：** 自诉疼痛未缓解，NRS 评分 10 分。血常规回报：Hb 40g/L，已从血库领回血液。

2. **背景资料：** 入院后予以吸氧、心电监护、包扎止血、扩容、破伤风免疫球蛋白注射等处理。

3. **目前问题：** 血红蛋白低，血容量不足，疼痛剧烈，需要立即输血治疗、予以镇痛治疗。

🎯 操作及关键考点

1. **皮下注射**

（1）部位选择：皮下注射部位为上臂三角肌下缘、大腿前外侧 1/3，注射前需评估皮肤情况。该病人可选择在右侧上臂三角肌下缘进行注射。

（2）吗啡使用注意事项：吗啡为第一类精神药品，在使用时应当由医生开具麻醉处方，经双人核对后方可使用，使用后应留存空安瓿备查，如有废液，需丢弃并注明。在本案例中，护士在发现医生未提供麻醉处方时应当进行询问，并获取麻醉处方。

（3）健康宣教：吗啡具有强大的镇痛作用，可对呼吸有抑制作用，使用后应密切关注心率、血压、血氧饱和度情况。

2. **静脉输血**

（1）三查八对：严格执行三查（操作前、操作中、操作后查）八对（对床号、姓名、住院号、血型、血液种类、血液数量、血液有效期、交叉配血结果）。

（2）输血通道选择：根据休克病人血容量补充原则，该病人应当输血与输液双通道同时进行。

（3）输血速度调节：输血的前 15min 应慢速（≤ 20 滴 /min），观察病人有无输血反应，15min 后方可调至正常速度（40 ~ 60 滴 /min），同时可根据病人血压情况适当放慢补液速度，以免液体进入过多过快引发急性肺水肿、心衰。做好输血记录（开始时、15min、结束时）。

（四）知识点梳理

1. **肢体离断的现场急救**　现场急救对于再植的成功具有十分重要的作用，故需要争分夺秒，做好止血包扎、保存断肢 / 指和迅速转运。

（1）止血包扎：由于血管离断后发生回缩痉挛及血凝块常使血管闭塞，故对断肢 / 指完全离断者应首先控制近端出血。根据出血部位选择合适的止血方法：①一般采用加压包扎止血法，用敷料局部加压包扎即可；②大动脉（如肱、腘动脉）出血时采用止血带止血法，用橡皮止血带或布带捆扎出血动脉，每隔 1h 放松 5min，以免压迫过久导致肢体坏死。放松止血带时按压肢体近心端主干血管，以减少伤口出血；③如离断部位较高，如在肩下或髋下，无法使用止血带，而加压包扎又不能控制出血时，可用止血钳夹住血管断端。

（2）断肢 / 指保存：完全离断的肢体，原则上不做任何无菌处理，禁忌用任何液体冲洗、浸泡或涂药，视运送距离确定保存方法。运送距离近的，可将离断的肢体用无菌敷料或清洁布类包好，与病人一起送往医院。运送距离远的，对断肢 / 指进行干燥冷藏法保存，用无菌或清洁敷料包扎好，放入塑料袋内，扎好袋口，做好标记，再将其放入加盖的容器中，容器外周加放水和冰块各一半，避免断肢 / 指与冰块直接接触而冻伤。对不完全离断的肢体，包扎止血后，用夹板固定，以减轻疼痛及组织的进一步损伤。如断肢 / 指仍在机器中，应将机器拆开取出断肢 / 指，切不可强行拉出或将机器倒转，以免加重损伤。到达医院后，立即检查断肢 / 指，刷洗消毒后用肝素盐水从动脉端灌注冲洗后，用无菌敷料包好，放在无菌盘内，置入 4℃ 冰箱冷藏。切忌放入冷冻室，否则会造成肢体冻伤，影响再植。如为多指离断，分别包好，标记后放入冰箱，按再植顺序逐一取出。

（3）迅速转运：迅速将病人和断肢 / 指送往医院，力争在 6h 内进行再植手术。转送途中注意监测病人的生命体征，了解有无其他并发症，积极防治休克；昏迷病人需尤其注意保持呼吸道通畅。

2. **断肢的再植条件**

（1）全身情况：全身情况良好是断肢 / 指再植的必要条件，若有重要器官损伤应先抢救，断肢 / 指放于冰箱中保存，待全身情况稳定后实施再植。

（2）肢 / 指条件

1）损伤性质：离断肢体的状况，如损伤性质等也与再植能否成功密切相关。①切割伤：断面整齐、污染较轻，血管、神经、肌腱等重要组织挫伤轻，再植成活率高，功能恢复较好；②碾压伤：局部组织损伤严重，但切除碾压部分后，可使断面变整齐，在肢体一定范围缩短后再植成功率仍可较高；③撕脱伤：局部损伤广泛且血管、神经、肌腱从不同平面撕脱，常需复杂的血管移植或移位方能再植，成功率和功能恢复均较差。

2）再植时限：肢体离断后，组织细胞因缺血缺氧而死亡。缺血引起的组织学变化随时间延长而加重，因此再植时限原则上是越早越好。一般以伤后 6~8h 为限，若伤后早期即将断肢/指进行冷藏保存，可适当延长再植时限。如为上臂和大腿离断，则应严格控制再植时限，如为断指再植则可延长至 12~24h。

3）离断平面：肢/指体离断的平面与再植时限对于术后全身情况的影响及功能恢复有明显关系，越是远端的断指，其再植术后效果越好。

3. 肢体离断病人的急救护理

（1）休克

1）原因：①因创伤大、出血多、手术时间长，容易出现低血容量性休克。血容量不足易使吻合段血管栓塞，使再植的肢/指体缺氧而致手术失败；②如果肢/指体创伤严重、高平面离断、缺血时间长或严重感染等可使大量毒素吸收导致中毒性休克。

2）表现：除低血压外，病人常出现中枢神经系统症状，如神志不清、四肢痉挛抽搐、口吐白沫、牙关紧闭等。

3）护理：①预防：术中和术后应补充血容量；②病情观察：除一般休克征象以外，还应严密观察有无神志改变和神经系统体征，以便及早发现休克迹象；③处理：积极采取抗休克措施，如输血、输液维持收缩压在 100mmHg 以上；若发生中毒性休克而危及病人生命时，应及时截除再植的肢体。

（2）急性肾衰竭：是断肢再植术后极其严重的并发症，可导致病人死亡。

1）原因：主要是长时间低血压、肢体挤压伤、离断肢体缺血时间长、清创不彻底、肢体并发感染等。

2）表现：早期表现为少尿或无尿、尿比重降低。

3）护理：①病情观察：观察病人尿量，测定尿比重，详细记录液体出入量；同时观察病人神志，有无水肿、心律失常、恶心呕吐、皮肤瘙痒等尿毒症症状；②处理：如每日排尿量不足 500ml 或每小时尿量不足 30ml，及时通知医师予以利尿等处理。

（3）血管危象：术后 48h 内易发生，如未及时处理，将危及再植肢 / 指体的存活。

1）原因：血管痉挛和栓塞可致血管危象。

2）表现：①动脉血供中断（动脉危象）：患肢颜色变苍白，皮温下降，毛细血管回流消失，指 / 趾腹切开不出血；②动脉血供不足：患肢颜色由红润变成紫灰色，指 / 趾腹张力降低，毛细血管回流缓慢，皮温降低，指 / 趾腹侧方切开缓慢流出淡红色血液；③静脉回流障碍（静脉危象）：指 / 趾腹由红润变成暗紫色，且指 / 趾腹张力高，毛细血管回流加快，皮温从略升高而逐渐下降，指 / 趾腹切开立即流出暗紫色血液，不久又流出鲜红色血液，且流速较快，指 / 趾腹由紫逐渐变红。长时间静脉危象可致动脉危象，影响再植肢 / 指存活。

3）护理：①预防：抬高患肢，使之处于略高于心脏水平，以利静脉回流，减轻肢体肿胀。术后病人平卧 10～14d，勿侧卧，以防患侧血管受压影响患肢的血流速度，勿起坐，以免引起患肢血管压力的改变而危及血供。再植肢体局部用落地灯照射以加温肢体，既利于血液循环，也利于局部保温，一般用 60～100W 侧照灯，照射距离 30～40cm，但在患肢血液循环较差的情况下则不宜照射，以免增加局部组织代谢。应用麻醉性镇痛药，既可镇痛，又可保持血管扩张，防止血管痉挛。适当应用抗凝解痉药物，如低分子右旋糖酐、复方丹参注射液、山莨菪碱等抗凝解痉。严禁吸烟，以防刺激患肢 / 指血管发生痉挛。②病情观察：观察指标包括皮肤温度及颜色、毛细血管回流试验、指 / 趾腹张力和指 / 趾端侧方切开出血等。正常情况下，再植肢体的指 / 趾腹饱满、颜色红润，早期颜色可比健侧稍红，皮温亦可比健侧稍高，毛细血管回流良好，指 / 趾端侧方切开 1～2s 有鲜红色血液流出。术后应每 1～2h 观察 1 次。③处理：对于动脉危象，一旦发现应立即解开敷料，解除压迫因素，应用解痉药物如罂粟碱、山莨菪碱、妥拉唑林等，高压氧治疗，经短时间观察仍未见好转应立即手术探查取出血栓，切除吻合口重新吻合，以确保再植肢 / 指体存活。对于静脉危象，首先解除血管外的压迫因素，完全松解包扎，如血液循环无好转，再拆除部分缝线，清除积血降低局部张力，指 / 趾腹侧方切开放血，必要时手术探查。

4. 破伤风的预防　目前最佳的被动免疫是肌内注射 250～500U 破伤风免疫球蛋白，它是由人体血浆中免疫球蛋白提纯而成，因无血清反应，不需要做过敏试验，早期应用有效。

（五）思考题

1. 如何正确地保存断肢及转运？
2. 肢体离断病人的常见并发症有哪些？如何进行预防和护理？

第二节　急腹症

急腹症具有发病急、病情危重、病情进展迅速的特点，是急诊科常见疾病，临床上将内科、外科、妇科等急性腹痛疾病统称为急腹症。若急腹症处理不及时，易发生严重后果，甚至危及病人生命。急腹症的临床救治目标是在最短的时间内，保证病人得到最及时的救治，从而有效降低并发症及病死率。从疾病紧急救治的角度，急腹症的护理包括休克的预防及处理、疼痛管理、多器官功能不全综合征的预防与处理、病人及家属情绪安抚及疏导等。高效的分诊、快速的确诊及有效的对症救治，是保证急腹症病人生命安全的重要手段。

一、初赛情景模拟案例

（一）学习目标

1. 知识目标

（1）了解急性阑尾炎的病因和发病机制。
（2）熟悉急性阑尾炎的临床表现。
（3）掌握急性阑尾炎病人的护理。

2. 技能目标

（1）熟练进行腹部的体格检查。
（2）熟练实施心电监护技术。
（3）熟练进行静脉采血技术。

3. 素质目标

（1）根据情景能够与病人有效沟通，保护病人隐私，关心、体贴病人，为病人及家属提供安全感，具备人文关怀精神。

（2）严格执行查对制度，具有责任感。

（二）关键考点

1. 能够正确、规范地进行腹部触诊，掌握并区分压痛、反跳痛的触诊手法。

2. 能够正确、规范地进行心电监护，能识别生命体征的指标变化并判断、处理，避免在静脉穿刺侧肢体测量血压。

3. 能够正确、规范地进行静脉采血技术，正确选择采血部位，合理安排采血管的顺序。

（三）案例介绍及解析

题卡：张某，男，45岁，住院号243516。12h前无明显诱因出现上腹及脐周疼痛，伴恶心呕吐，约6h前疼痛位置转移到右下腹部，意识清醒，急性痛苦面容。

任务卡：请A护士进行健康评估（腹部触诊），B护士进行心电监护，C护士进行静脉采血。

医嘱：1. 心电监护

2. 静脉采血：血常规、生化全套、凝血功能

提示卡1：右下腹压痛、肌紧张、反跳痛。（A护士进行健康触诊后出示）

提示卡2：HR 95次/min，R 25次/min，BP 132/88mmHg。（B护士完成心电监护后出示）

场景设置：病人左侧手臂有静脉输液通路。

☼ 解题思路

1. **临床表现**：约6h前疼痛位置转移到右下腹部。

2. **背景资料**：12h前无明显诱因出现上腹及脐周疼痛，伴恶心呕吐。

3. **目前问题**：急性阑尾炎。

4. **鉴别思路**：①急性阑尾炎典型表现为转移性右下腹痛，疼痛发作多始于上腹部，逐渐移向脐周，位置不定，6～8h后疼痛转移并局限于右下腹；②腹部

检查有右下腹压痛、肌紧张、反跳痛。

5. **结论**：病人为 12h 前无明显诱因出现上腹及脐周疼痛，伴恶心呕吐，约 6h 前疼痛位置转移到右下腹部的表现，结合疾病知识及腹部检查结果，判断该病人出现急性阑尾炎。

操作及关键考点

1. 健康评估（腹部触诊）

（1）体位：平卧位，双腿屈曲，安抚病人情绪，保护病人隐私。

（2）人文关怀：搓热双手，注意保暖，与病人沟通良好。

（3）腹部触诊定位：麦氏点即为右侧髂前上棘与脐连线中、外 1/3 交界处。

2. 心电监护

（1）电极片位置准确。

（2）避开左侧静脉输液侧绑血压袖带。

（3）避免指脉氧仪与血压袖带在同侧。

3. 静脉采血

（1）避免在输液侧采血，可选血压测量侧采血，但采血时应松开血压袖带，避免因袖带充气引起出血。

（2）采血管顺序：柠檬酸钠抗凝采血管→含有促凝剂和 / 或分离胶血清采血管→含有或不含分离胶的 EDTA 抗凝采血管。

（四）知识点梳理

1. 急性阑尾炎的病因病理　阑尾管腔阻塞、细菌入侵是急性阑尾炎的常见病因。急性阑尾炎的病理类型包括急性单纯性阑尾炎，急性化脓性阑尾炎，坏疽性、穿孔性阑尾炎及阑尾周围脓肿。急性阑尾炎的转归包括炎症消退、局限及扩散。

2. 急性阑尾炎的临床表现　急性阑尾炎的主要症状包括腹痛、胃肠道症状及全身症状。主要体征包括右下腹压痛、腹膜刺激征、右下腹包块及特殊体征。

（1）症状

1）腹痛：典型表现为转移性右下腹痛，疼痛发作多始于上腹部，逐渐移向脐周，位置不固定，6 ~ 8h 后疼痛转移并局限于右下腹。此过程时间长短取决于病变发展的程度和阑尾的位置，70% ~ 80% 的病人表现出典型的转移性腹痛，另一部分的病人疼痛部位及性质并不典型，其中，不同位置的阑尾炎，疼痛部位不同，如盲肠后位阑尾炎表现为右侧腰部疼痛；盆腔位阑尾炎疼痛在耻骨上区；肝下区阑尾炎可引起右上腹痛；极少数左下腹部阑尾炎表现为左下腹痛；此外，不同类型的阑尾炎，腹痛有差异，如单纯性阑尾炎仅有轻度上腹部或脐部隐痛；化脓性阑尾炎可表现为阵发性胀痛，并逐渐加重；坏疽性阑尾炎呈持续性剧烈腹痛；穿孔性阑尾炎因阑尾腔压力骤减，腹痛可暂时减轻，但出现腹膜炎后，腹痛可持续加剧并范围扩大，甚至出现全腹剧痛。

2）胃肠道症状：早期可出现轻度厌食、恶心或呕吐，呕吐多为反射性，程度较轻。晚期并发弥漫性腹膜炎时，可致麻痹性肠梗阻而出现持续性呕吐、腹胀和排气排便减少。部分病人可发生腹泻，如盆位阑尾炎时，炎症刺激直肠和膀胱，引起排便次数增多、里急后重等症状。

3）全身表现：早期有乏力。炎症重时出现全身中毒症状，可表现为心率增快，体温升高达38℃左右。阑尾穿孔形成腹膜炎者，可出现寒战，体温达39～40℃，反应迟钝或烦躁不安。若发生门静脉炎则可出现寒战、高热及轻度黄疸。

（2）体征

1）右下腹压痛：是急性阑尾炎的重要体征，发病早期腹痛尚未转移至右下腹时，右下腹便出现固定压痛。压痛点可随阑尾位置变化而改变，但始终固定在一个位置，通常为麦氏点（右髂前上棘与脐连线的中外1/3交界处）。

2）腹膜刺激征：包括腹肌紧张、压痛、反跳痛。这是壁腹膜受到炎症刺激的一种防御性反应，提示阑尾炎症加重，有渗出、化脓、坏疽或穿孔等病理改变。但小儿、老人、孕妇、肥胖、虚弱者或盲肠后位阑尾炎时，腹膜刺激征不明显。

3）右下腹包块：阑尾炎性肿块或阑尾周围脓肿形成时，右下腹可扪及压痛性包块，边界不清，固定。

4）特殊体征：①结肠充气试验：病人仰卧位，检查者一手压迫左下腹降结肠区，另一手按压近端结肠，结肠内气体可传至盲肠和阑尾，引起右下腹疼痛者为阳性。②腰大肌试验：病人左侧卧位，右大腿向后过伸，引起右下腹疼痛者为阳性。常提示阑尾位于腰大肌前方，为盲肠后位或腹膜后位。③闭孔内肌试验：病人仰卧位，右髋和右膝均屈曲90°，然后被动向内旋转，引起右下腹疼痛者为阳性,提示阑尾位置靠近闭孔内肌。④直肠指诊:盆腔位阑尾炎常在直肠右前方有触痛。若阑尾穿孔,炎症波及盆腔时,直肠前壁有广泛触痛。若发生盆腔脓肿,可触及痛性肿块。

3. 急性阑尾炎的处理原则 一旦确诊,绝大多数急性阑尾炎应早期手术治疗。

4. 急性阑尾炎的护理措施

(1)非手术治疗的护理/术前护理:①病情观察:包括生命体征、腹痛及腹部体征的情况。②避免肠内压增高:禁食,必要时行胃肠减压,同时给予肠外营养;禁服泻药及灌肠。③控制感染:遵医嘱应用抗生素;脓肿形成者行脓肿穿刺抽液,高热者降温。④缓解疼痛:半卧位;遵医嘱给予镇静、镇痛、解痉药。⑤并发症的护理:并发腹腔脓肿者采取超声引导下穿刺抽脓、冲洗或置管引流,必要时做好急诊手术的准备;并发门静脉炎者立即做好急诊手术的准备,并遵医嘱大剂量应用抗生素治疗。

(2)术后护理

1)病情观察:主要是生命体征和腹部体征。

2)体位与活动:生命体征平稳者取半卧位,早期活动。

3)饮食:术后1~2d可根据情况尽快恢复经口进食。

4)腹腔引流管的护理:妥善固定,保持通畅,注意无菌,注意观察引流液的颜色、性状及量,如有异常,及时通知医师并配合处理。

5)并发症的护理:①出血:主要表现为腹痛、腹胀、失血性休克等;一旦发生,应立即遵医嘱输血、补液,并做好紧急手术止血的准备。②切口感染:表现为术后3d左右体温升高,切口局部胀痛或跳痛、红肿、压痛,形成脓肿时,局部可出现波动感。应遵医嘱予以抗生素预防,若出现感染,先行试穿抽出伤口脓液,或在波动处拆除缝线敞开引流,排出脓液,定期换药,保持敷料清洁、干燥。③粘连性肠梗阻:术后应鼓励病人早期下床活动;不完全性肠梗阻者行胃肠减压,完全性肠梗阻者,应协助医师进行术前准备。④阑尾残株炎:症状表现同阑尾炎,X线钡剂检查可明确诊断。症状较重者再行手术切除阑尾残株。⑤肠瘘/粪瘘:临床表现与阑尾周围脓肿类似,术后数日内可见肠内容物经切口或瘘口溢出。通过保持引流通畅、创面清洁、加强营养支持等非手术治疗后,多可自行闭合,仅少数需手术治疗。

(3)健康教育:改变高脂肪、高糖、低膳食纤维饮食习惯,注意饮食卫生；积极治疗或控制消化性溃疡、慢性结肠炎等；出院后如出现腹痛、腹胀等不适及时就诊；阑尾周围脓肿未切除阑尾者，告知病人 3 个月后再行阑尾切除术。

（五）思考题

1. 急性阑尾炎的病因是什么？
2. 急性阑尾炎的典型症状是什么？
3. 急性阑尾炎术后常见并发症有哪些？
4. 急性阑尾炎的护理措施有哪些？

二、复赛情景模拟案例

（一）学习目标

1. 知识目标

（1）了解肠梗阻的病因及发病机制。

（2）熟悉肠梗阻的临床症状。

（3）掌握肠梗阻的处理要点和护理。

2. 技能目标

（1）能够正确、规范、安全、有序地实施生命体征的测量及判断、血糖监测、静脉输液（使用输液泵）、留置胃管、皮内注射、吸氧、外科洗手、穿脱手术衣、铺手术单技术和留置尿管的操作。

（2）操作过程中无菌观念强，符合无菌操作原则。

（3）通过对情景分析，能够及时发现病人存在的问题，并能综合运用所学知识，有效地解决病人的实际问题。

3. 素质目标

（1）紧急情况下，能够临危不乱、冷静沉稳，为病人提供专业的照护服务，给病人及家属带来信任感、安全感。

（2）具备临床思维，根据病人不同情况进行分析及处理。

（二）关键考点

1. 能够正确进行生命体征的测量，能识别和判断生命体征指标的异常变化并及时处理。

2. 能够正确进行血糖监测，准确判读血糖结果。

3. 能够正确使用静脉输液泵，能根据病情合理调节输液速度。

4. 能够正确进行留置胃管操作，选择合适的胃管型号。

5. 能够正确进行皮内注射操作，准确、完整评估病史和过敏史。

6. 能够正确进行吸氧操作。

7. 能够正确进行外科洗手、穿脱手术衣、铺手术单，掌握无菌技术。

8. 能够正确进行留置导尿操作。

（三）案例介绍及解析

1. 站点一

题卡：15床，李某，男，54岁，住院号134562。因"腹痛、腹胀、呕吐，肛门停止排便排气3d"，由家属陪同来急诊就诊。急性面容，病人腹痛呈绞痛样，以右下腹为重，呕吐4～5次/d，呕吐物为胃内容物及部分胆汁，今日未进食、饮水。已于当地输液治疗，未见好转。

任务卡：请A护士完成答题，B护士进行生命体征测量，C护士进行血糖监测。

答题卡：该病人可能的诊断是什么？目前可以给予哪些处理？

答案：①可能的诊断：肠梗阻；②基础治疗：主要包括禁食、胃肠减压、纠正水电解质平衡失调、防止感染、给予生长抑素减少胃肠液的分泌量及减轻胃肠道膨胀，遵医嘱行术前准备。

医嘱：1. 测量生命体征

　　　　2. 血糖监测

提示卡1：P 88次/min，R 22次/min，BP 123/68mmhg，SpO$_2$ 98%。（B护士完成生命体征测量后出示）

提示卡2：血糖值：5.2mmol/L。（C护士完成血糖监测后出示）

⚙️ 解题思路

1. **临床表现**：腹痛、腹胀、呕吐，肛门停止排便排气。

2. **背景资料**：腹痛呈绞痛样，以右下腹为重，呕吐4～5次/d，呕吐物为胃内容物及部分胆汁。

3. **目前问题**：结合临床表现及疾病相关知识，考虑病人为肠梗阻。

⊙ 操作及关键考点

1. 生命体征的测量

（1）体温的测量：擦干腋窝的汗液。

（2）脉搏的测量：正常脉搏测 30s，乘以 2。

（3）血压的测量：避免在输液侧测量。

（4）呼吸的测量：将手放在病人的诊脉部位似诊脉状，眼睛观察病人胸部或腹部的起伏，正常呼吸测 30s，乘以 2。

2. 血糖监测

（1）采集部位：末梢血糖检测一般在手指指腹两侧采集血标本。

（2）注意事项：针刺后勿用力挤压采血部位，严格执行无菌技术操作。

（3）健康宣教：操作后告知病人血糖值及空腹血糖的正常水平：3.9~6.1mmol/L，现病人血糖为正常水平，但因呕吐、腹痛今日未进食、饮水，应观察后续有无头晕、乏力、面色苍白、出冷汗等低血压表现。

---

2. 站点二

题卡：15 床，李某，男，54 岁，住院号 134562，因"腹痛、腹胀、呕吐，肛门停止排便排气 3d"入住普外科病房，诊断为：完全性肠梗阻，拟行全麻下"剖腹探查术"。病人痛苦面容，腹痛、腹胀剧烈。

任务卡 1：病人术前准备包括哪些内容？

答案：合血、备皮、胃肠减压、抗生素皮试，回答包括胃肠减压在内的 3 项及以上为正确。

任务卡 2：请 A 护士进行静脉输液（使用输液泵），B 护士进行胃肠减压，C 护士进行皮内注射。（完成任务卡 1 答题后出示任务卡 2）

医嘱：1. 0.9% 生理盐水 100ml + 生长抑素 3mg，持续静脉输液泵泵入，速度 8ml/h

2. 胃肠减压

3. 青霉素注射液（160 万/支），皮试（　　　）

提示卡：皮试结果阴性（两位护士观看皮试结果后给出）。

场景设置：病人在普外科病房，已完善入院相关检查，已予以氧气吸入及心电监护，左上肢正在输注 5% 葡萄糖；左手腕部陈旧性烫伤瘢痕，床头卡提示：磺胺类药物过敏；准备的胃管有 2 种型号（8Fr、16Fr）。

.... 💡 **解题思路** ....

1. **临床表现**：腹痛、腹胀、呕吐，肛门停止排便排气 3d。

2. **背景资料**：完全性肠梗阻，拟行全麻下剖腹探查术。

3. **目前问题**：在站点一中可知该病人为肠梗阻，需要进行一般处理及术前准备，包括输液泵的使用、插胃管胃肠减压，皮内注射。

.... 🔎 **操作及关键考点** ....

1. 静脉输液（使用输液泵）

（1）配药：配药时应严格遵守三查七对，无菌原则。

（2）输液泵的使用：正确调节输液速度，交代家属相关注意事项。

（3）注意事项：输液过程中，随时查看输液泵的工作状态，出现报警，应查找可能的原因，如有气泡、输液结束或堵塞时，及时处理；快速大量补液时，应密切观察穿刺部位的皮肤状况，防止液体渗出，一旦出现及时处理。

2. 胃肠减压

（1）胃管型号选择：选择合适的胃管型号，本案例病人为成人，应选择16Fr。

（2）体位：取半卧位或右侧卧位。

（3）胃管送入：病人清醒，当胃管插入 14～16cm 处，检查是否在口腔内，嘱做吞咽动作。

（4）健康宣教：需为病人进行宣教，术前置入胃管的主要目的为胃肠减压，即引流胃内容物，以防止麻醉及手术过程中呕吐、误吸，便于术中操作，减少手术时腹腔污染。

3. 皮内注射

（1）评估：评估时应详细询问病人病史，关注到该病人存在磺胺类药物过敏史；评估注射部位皮肤时注意到该病人左手腕处的陈旧性烫伤瘢痕，在进行注射时应选择右手前臂掌侧下段。

（2）皮试液配制：青霉素皮试液浓度为 200～500U/ml。

（3）结果观察：皮内注射后观察 20min，20min 后双人进行结果判断并记录。

3. 站点三

题卡：15 床，李某，男，54 岁，住院号 134562，诊断为"完全性肠梗阻"，拟在全麻下行"剖腹探查术"，已完善术前准备，送入手术室。

任务卡：请 A 护士完成心电监护，并协助 B 护士完成外科洗手、穿手术衣、铺手术单，C 护士完成留置导尿。

医嘱：1. 心电监护

　　　2. 留置导尿

场景设置：病人在手术室手术床上，已予以留置胃管，左上肢正在输液。

提示卡 1：已完成流动水洗手。（当 B 护士准备进行流动水洗手时出示）

提示卡 2：已完成皮肤消毒。（当 B 护士完成外科手消毒后出示）

---------------------------- ☼ 解题思路 ----------------------------

1. **背景资料**：病人完善术前准备后送入手术室，已予以留置胃管，左上肢正在输液。

2. **目前问题**：该病人拟行全麻下"剖腹探查术"，术中应予以心电监护。为保证手术顺利进行，洗手护士应进行外科洗手、穿手术衣、铺手术单，协助医生手术。为避免术中误伤膀胱，应予留置导尿。

---------------------------- ◎ 操作及关键考点 ----------------------------

1. **心电监护**

（1）电极片位置正确，避开手术消毒范围。

（2）避开左侧静脉输液侧绑血压袖带。

（3）避免指脉氧探头与血压袖带在同侧。

（4）正确调整报警参数。

2. **外科洗手、穿脱手术衣、铺手术单**

（1）外科洗手：始终保持双手位于胸前并高于肘部。先洗手，后消毒。无菌巾擦干的顺序：双手、前臂、上臂下 1/3。

（2）穿手术衣：系衣领时袖口不可触及衣领、面部和帽子。穿好手术衣后，双臂保持在腰部以上。

（3）铺手术单：铺手术单应在心电监护连接后及导尿完成后进行。腹部手术消毒的范围上至乳头水平，下至大腿上 1/3 内侧，两侧至腋后线，包括会阴部。铺单原则是除手术区外，手术区周围要有 4 ~ 6 层无菌布单覆盖，外周最少 2 层。腹部手术一般先铺无菌巾，再铺手术中单，最后铺手术洞单。

3. **留置导尿**

（1）消毒顺序：第一遍由上到下、由外向内，第二遍及第三遍消毒为由上到下、由内向外。

（2）注意事项：阴茎提起使之与腹壁呈 60°角，使耻骨前弯消失。

（3）保护病人隐私：拉床帘，注意保暖。

（4）固定集尿袋：低于膀胱高度。

（5）标识记录留置时间及有效期。

（四）知识点梳理

1. 肠梗阻的病因及分类

（1）按肠梗阻发生的基本原因分类

1）机械性肠梗阻：最常见。是由各种机械性原因导致肠腔缩窄、肠内容物通过障碍。主要原因包括：①肠腔内堵塞：如结石、粪块、寄生虫、异物等；②肠管外受压：如肠扭转、腹腔内肿瘤压迫、粘连引起肠管扭曲、嵌顿疝等；③肠壁病变：如肿瘤、肠套叠、先天性肠道闭锁等。

2）动力性肠梗阻：肠壁本身无器质性病变，是神经反射或腹腔内毒素刺激引起肠壁肌肉功能紊乱，使肠内容物无法正常通行。分为麻痹性肠梗阻及痉挛性肠梗阻 2 类。前者常见于急性弥漫性腹膜炎、低钾血症、细菌感染及某些腹部手术后等；后者较少见，可继发于尿毒症、慢性铅中毒和肠功能紊乱等。

3）血运性肠梗阻：是肠系膜血栓形成、栓塞或血管受压等使肠管血运障碍，引起肠失去蠕动能力，肠内容物停止运行。

（2）按肠壁有无血运障碍分类

1）单纯性肠梗阻：只有肠内容物通过受阻，而无肠管血运障碍。

2）绞窄性肠梗阻：伴有肠管血运障碍。

2. 肠梗阻的临床表现　肠梗阻的共性表现为腹痛、呕吐、腹胀、停止排便排气。不同类型和病因的肠梗阻，临床表现有一定差异。

（1）完全性单纯性机械性肠梗阻：阵发性腹部绞痛，可见肠型和蠕动波，有轻度压痛，有肠鸣音亢进和气过水音。

（2）绞窄性肠梗阻：持续性剧烈腹痛，呕吐物及排出物为血性，可有固定压痛和腹膜刺激征。

（3）麻痹性肠梗阻：全腹持续性胀痛，溢出性呕吐，肠鸣音减弱或消失。

（4）肠扭转所致闭袢性肠梗阻：突发腹部持续性绞痛并阵发性加剧，腹胀多不对称。

（5）肠蛔虫堵塞：阵发性脐周腹痛，可吐出蛔虫。

（6）高位肠梗阻：早期即发生呕吐且频繁，主要为胃及十二指肠内容物、胆汁等，腹胀较轻。

（7）低位肠梗阻：呕吐出现较迟而少，呕吐物呈粪样，腹胀明显。

3. 肠梗阻的处理要点　纠正全身性生理紊乱，措施包括禁食、胃肠减压，纠正水、电解质、酸碱失衡和抗感染。经非手术或手术解除梗阻。

（1）基础治疗：主要措施包括禁食、胃肠减压，纠正水、电解质及酸碱平衡失调，防治感染和中毒，给予生长抑素减少胃肠液的分泌量以减轻胃肠道膨胀，酌情应用解痉、止痛等。

（2）解除梗阻

1）非手术治疗：适用于单纯性粘连性肠梗阻、麻痹性或痉挛性肠梗阻、蛔虫或粪块堵塞引起的肠梗阻、肠结核等炎症引起的不完全性肠梗阻等。方法包括中药治疗、口服或胃肠道灌注植物油、针刺疗法等。

2）手术治疗：适用于各种类型的绞窄性肠梗阻以及由肿瘤、先天性肠道畸形引起的肠梗阻，非手术治疗无效者。手术大体分为单纯解除梗阻、肠段切除术、肠短路吻合术和肠造口或肠外置术4种。

4. 肠梗阻的术前护理

（1）缓解疼痛与腹胀

1）胃肠减压：有效的胃肠减压对单纯性肠梗阻和麻痹性肠梗阻可达到解除梗阻的目的。现多采用鼻胃管减压，先将胃内容物抽空，再行持续低负压吸引。胃肠减压期间保持管道通畅和减压装置有效的负压，注意引流液的颜色、性状和量，并正确记录。如发现血性液体，应考虑肠绞窄的可能，可向减压管内注入生植物油或中药等，以润滑肠管、刺激肠蠕动恢复。注入药物后，须夹管 1~2h 再松开。中药应浓煎，每次 100ml 左右，防止量过多引起病人呕吐、误吸。

2）安置体位：取半卧位，床头抬高 30°~45°，减轻腹肌紧张，有利于病人的呼吸。

3）应用解痉剂：在确定无肠绞窄后，可应用阿托品、654-2（山莨菪碱）等抗胆碱类药物，以解除胃肠道平滑肌的痉挛，抑制胃肠道腺体的分泌，使病人腹痛得以缓解。

4）按摩或针刺疗法：若为不完全性、痉挛性或单纯蛔虫所致的肠梗阻，可适当顺时针轻柔按摩腹部，并遵医嘱配合应用针刺疗法，缓解疼痛。

（2）维持体液与营养平衡

1）补充液体：严密监测呕吐次数、呕吐物的量和性状以及皮肤弹性、尿量、尿比重、血液浓缩程度、血清电解质、血气分析结果等，根据病情遵医嘱补充液体的量和种类。

2）饮食与营养支持：肠梗阻时需禁食，应给予肠外营养支持。若梗阻解除，病人开始排气、排便，腹痛、腹胀消失 12h 后，可进流质饮食，忌食用易产气的甜食和牛奶等；如无不适，24h 后进半流质饮食；3d 后进软食。

3）呕吐护理：呕吐时坐起或头偏向一侧，及时清除口腔内呕吐物，以免误吸引起吸入性肺炎或窒息。呕吐后给予漱口，保持口腔清洁。观察和记录呕吐物颜色、性状和量。

4）病情观察：定时监测体温、脉搏、呼吸和血压，以及腹痛、腹胀和呕吐等变化，及时了解病人各项实验室指标。若出现以下情况应警惕绞窄性肠梗阻发生的可能：①腹痛发作急骤，发病开始即可表现为持续性剧痛，或持续性疼痛伴阵发性加重；有时出现腰背痛；②呕吐出现早、剧烈而频繁；③腹胀不对称，腹部有局限性隆起或触痛性肿块；④呕吐物、胃肠减压液或肛门排出物为血性，或腹腔穿刺抽出血性液体；⑤出现腹膜刺激征，肠鸣音可不亢进或由亢进转为减弱甚至消失；⑥体温升高、脉率增快、白细胞计数升高；⑦病情进展迅速，早期出现休克，抗休克治疗无效；⑧经积极非手术治疗而症状体征未见明显改善；⑨腹部 X 线可见孤立、突出胀大的肠袢，位置固定不变，或有假肿瘤状阴影；或肠间隙增宽，提示腹腔积液。此类病人病情危重，应在抗休克、抗感染的同时，积极做好术前准备。

5）肠道准备：慢性不完全性肠梗阻需行肠切除手术者，除常规术前准备外，还应按要求行肠道准备。

5. 腹部手术铺单　手术区皮肤消毒后，铺无菌单。目的是建立无菌安全区，显露手术切口所必需的最小皮肤区域，其余部位予以遮盖，以避免和减少术中污染。铺单原则是除手术区外，手术区周围要有 4~6 层无菌布单覆盖，外周最少 2 层。以腹部手术为例，一般铺以下三种巾/单：

（1）铺无菌巾：又称切口巾，即用 4 块无菌巾遮盖切口周围。①器械护士持无菌巾折边的 1/3，第 1、2、3 块无菌巾的折边朝向第一助手，第 4 块的折边朝向器械护士自己，按顺序传递给第一助手；②第一助手接过折边的无菌巾，分别铺于切口下方、上方及对侧，最后铺自身侧。每块巾的内侧缘距切口线 3cm 以内。已铺好的无菌巾不可随意移动，如需移动只能向切口外移；③手术巾的 4 个交角处分别用布巾钳夹住或是贴上无菌手术薄膜。铺巾完成后，第一助手应再次消毒手和手臂并穿无菌手术衣，戴无菌手套后再铺其他层的无菌单。

（2）铺手术中单：将 2 块无菌中单分别铺于切口的上、下方。铺巾者需注意避免自己的手触及未消毒物品。

（3）铺手术洞单：将有孔洞的剖腹大单正对切口，短端向头部、长端向下肢，先向上方再向下方，分别展开。展开时手卷在剖腹单里面，以免污染。要求短端盖住麻醉架，长端盖住器械托盘，两侧和足端应垂下超过手术台边缘 30cm。已铺下的无菌单只能由手术区向外移动，不可向内移动。

（五）思考题

1. 肠梗阻的临床表现有哪些？
2. 肠梗阻术前的护理处置有哪些？
3. 怎样进行腹部手术病人的手术铺单？

三、决赛情景模拟案例

（一）学习目标

1. 知识目标

（1）了解急性胰腺炎的分型及发病机制。

（2）熟悉急性胰腺炎的临床表现。

（3）掌握急性胰腺炎的预防及护理要点。

2. 技能目标

（1）掌握静脉输液（使用输液泵）、静脉采血、留置胃管（胃肠减压）、静脉输液、吸痰、动脉采血、心肺复苏、球囊辅助呼吸、电除颤操作技术。

（2）正确识别并处置感染性休克。

（3）正确识别并处置误吸引起的窒息。

3. 素质目标

（1）抢救过程中，具备团队协作能力，能够合理分工、配合紧密。

（2）紧急情况下，能够临危不乱、冷静沉稳，为病人提供专业的照护服务，给病人及家属带来信任感、安全感。

（3）具备临床思维，根据病人不同情况进行分析及处理。

（二）关键考点

1. 能够正确进行静脉输液（使用输液泵）使用，能根据病情合理调节输液速度。

2. 能够正确进行静脉采血操作，掌握采血部位选择、采血管顺序。

3. 能够正确进行留置胃管操作，选择合适的胃管型号。

4. 能够正确进行静脉输液操作，操作时做好职业防护。

5. 能够正确进行吸痰操作。

6. 能够正确进行动脉血采集，能够正确判读血气分析结果。

7. 能够正确进行心肺复苏（双人），掌握高质量胸外按压及人工（呼吸球囊）通气技术。

8. 能够正确进行电除颤，正确选择能量、部位并进行除颤。

（三）案例介绍及解析

1. 情景一

题卡：29床，王某，女，58岁，住院号123457，3h前饱餐后出现中上腹部间歇性疼痛，伴后腰背部放射痛；1h前病人疼痛加重，呈持续性，伴后背放射痛，恶心，呕吐出黄水样物2次，呕吐后腹痛不缓解。查体腹部膨隆，腹壁大片瘀斑，腹胀明显，全腹压痛反跳痛，移动性浊音（＋），肠鸣音消失。已吸氧、心电监护。心电监护示：T 38.5℃，HR 101次/min，R 22次/min，BP 96/62mmHg，SpO$_2$ 98%。在来院救护车上，胃管脱出。

任务卡：请A护士进行静脉输液（使用输液泵），B护士进行静脉采血，C护士进行胃肠减压。

医嘱：1. 0.9%生理盐水100ml＋生长抑素3mg，持续静脉输液泵泵入，速度8ml/h

　　　2. 静脉采血：血常规、CRP、肝肾功能、电解质、血淀粉酶、血脂肪酶

　　　3. 留置胃管（胃肠减压）

场景设置：全身模拟人（含动静脉采血和静脉输液手臂，可插胃管），已吸氧、心电监护，右手已建立静脉通路。

---------------------- ⚙️ 解题思路 ----------------------

1. **临床表现**：中上腹部间歇性疼痛，伴后腰背部放射痛，腹壁大片瘀斑。

2. **背景资料**：饱餐后出现腹痛。

3. **目前问题**：病人因饱餐后出现中上腹部间歇性疼痛，伴后腰背部放射痛，腹部出现大片瘀斑，结合病情和疾病相关知识，考虑病人出现急性胰腺炎。

---------------------- 🎯 操作及关键考点 ----------------------

1. **静脉输液（使用输液泵）**

（1）配药：配药时应严格遵守三查七对，无菌原则。

（2）输液泵的使用：根据医嘱调节输注速度，交代家属相关注意事项，不可随意调节输液泵速度。

（3）注意事项：输液过程中，随时查看输液泵的工作状态，出现报警，应查找可能的原因，如有气泡、输液结束或堵塞时，及时处理；应密切观察穿刺部位的皮肤状况，防止液体渗出，一旦出现及时处理。

2. **静脉采血**

（1）采血部位选择：避免在输液侧肢体进行采血操作。

（2）采血管顺序：柠檬酸钠抗凝采血管→含有促凝剂和／或分离胶血清采血管→含有或不含分离胶的肝素抗凝采血管→含有或不含分离胶的 EDTA 抗凝采血管。

3. **胃肠减压**

（1）鼻腔情况的判断：鼻中隔无偏曲、无鼻部疾病。

（2）胃管插入长度的判断：从鼻尖至耳垂再到胸骨剑突的距离，或前额发际线到胸骨剑突的距离，成人 55～60cm。

（3）插管时的注意事项：当胃管达咽喉部时（14～16cm），应告知病人做吞咽动作，伴随吞咽活动逐步插入胃管。

（4）胃管是否位于胃内的判断方法

1）将胃管插入预定长度后，可用无菌注射器接于胃管末端回抽，若能抽出胃液，表明胃管已置入胃内。

2）将导管末端放入盛有生理盐水的治疗碗中，观察有无气泡逸出，如无气泡逸出，表明胃管未误入气管内。

3）用无菌注射器注入 10～20ml 空气于胃管内，将听诊器置于病人上腹部，听到气过水声时，表明胃管已置入胃内。

2. 情景二

题卡：病人王某出现头晕、心慌，胸闷不适，四肢湿冷。心电监护示：T 35.8℃，HR 111 次 /min，R 26 次 /min，BP 80/42mmHg，SpO_2 90%。静脉采血结果回报：血淀粉酶 1 332U/L、脂肪酶 1 606U/L、CRP 40mg/L。现病人突发呕吐，出现刺激性呛咳。

任务卡 1：请分析目前病人的紧急处理措施有哪些？

答案：快速补液、吸痰、动脉血气分析等。含以上两项即可得满分。

任务卡 2：请 A 护士进行吸痰，B 护士增加一条静脉通路进行快速补液，C 护士进行动脉血气分析。（完成任务卡 1 答题后出示任务卡 2 ）

医嘱：1. 复方氯化钠注射液 500ml，静脉滴注，once

　　　　2. 动脉血气分析

场景设置：全身模拟人（含动静脉采血和静脉输液手臂，可插胃管），已吸氧、心电监护、留置胃管，右手已建立静脉通路。

◉ 解题思路

1. **临床表现：**病人出现头晕、心慌，胸闷不适，四肢湿冷，突发呕吐，出现刺激性呛咳。

2. **背景资料：**T 35.8℃，HR 111 次 /min，R 26 次 /min，BP 80/42mmHg，SpO_2 90%，静脉采血结果回报：血淀粉酶 1 332U/L、脂肪酶 1 606U/L、CRP 40mg/L。

3. **目前问题：**根据情景一病人的临床表现分析考虑为急性胰腺炎，结合现有表现，考虑可能伴有感染性休克；病人突发呕吐并出现刺激性呛咳，血氧饱和度下降，考虑误吸引发的窒息，所以该病人目前需要得到的应急处置应当包括积极补液抗休克，吸痰解除呼吸道梗阻并进行动脉血气判断病人缺氧及电解质情况。

◎ 操作及关键考点

1. **静脉输液**

（1）三查七对：严格执行三查（操作前、操作中、操作后查）七对（对床号、姓名、药名、剂量、时间、浓度、用法）。

（2）留置针及静脉选择：针对休克病人应留置两路静脉通路，选择大号留置针（型号 18 ~ 20G），选择腕关节、手臂或肘部粗直的静脉。

2. 吸痰

（1）职业防护：操作时应佩戴好手套，做好职业防护。

（2）负压的选择：成人-80~-150mmHg。

（3）吸痰的手法：向上提拉，左右旋转，时间不超过15s。

（4）吸痰前加大氧流量。

3. 血气分析

（1）体位及穿刺部位的选择：桡动脉取坐位或平卧位，穿刺部位在掌横纹上1~2cm动脉搏动明显处（或桡骨茎突近端约1cm处），股动脉取平卧位，下肢稍外展，暴露穿刺部位，穿刺部位触摸腹股沟动脉搏动最强点（髂前上棘与耻骨结节体表连线处中点下方1~2cm）。

（2）注意事项：3ml动脉血气针预设至1.6ml，采血结束应颠倒混匀5次，手搓样品管5s。

（3）动脉血气分析应在吸痰完成之后，病人生命体征恢复吸痰前为宜。

---

3. 情景三

题卡：病人王某血氧饱和度进行性下降，口唇发绀明显，血压测不出，伴有意识丧失，呼之不应。

任务卡1：请A、B护士合作完成紧急处置，C护士安慰病人家属。

提示卡1：请A护士立即予胸外心脏按压，B护士立即球囊辅助呼吸。（1min后如A、B护士未进行胸外心脏按压、球囊辅助呼吸时出示）

提示卡2：病人心电监护报警，心电图显示如图2-1，血压不能测得，呼之不应。（正确实施2个循环CPR后出示）

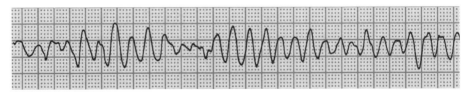

图2-1　心室颤动心电图

提示卡3：病人生命体征HR 112次/min，R 18次/min，BP 84/46mmHg，SpO_2 90%。病人意识恢复，抢救成功。（完成一次电除颤，正确实施5个循环CPR后出示）

　　场景设置：全身模拟人（含动静脉采血和静脉输液手臂，可插胃管），已吸氧、心电监护、留置胃管，已建立两路静脉通路。家属情绪有起伏，焦虑不安，多次询问病人病情。

------- ☀ 解题思路 -------

　　1. **临床表现：**血氧饱和度进行性下降，伴有意识丧失，口唇发绀明显。

　　2. **背景资料：**急性胰腺炎感染性休克输液快完成时。

　　3. **目前问题：**根据情景一、二已知该病人目前出现了急性胰腺炎、感染性休克，在进行快速补液时出现了血氧饱和度进行性下降，伴有意识丧失，口唇发绀明显的情况，考虑是心搏呼吸骤停，心肺复苏过程中，心电监护出现心室颤动波，目前应当采取的措施为心肺复苏、球囊辅助呼吸和电除颤。

------- ⊙ 操作及关键考点 -------

　　1. **心肺复苏（双人）**

　　（1）胸外按压：①部位：掌根部位于病人胸部中央（胸骨下 1/2），快速定位方法为两乳头连线交点；②姿势：双手交叠、肘关节伸直，双上肢与病人水平面垂直；③深度：5~6cm（将病人置于硬质平面）；④频率：100~120 次 /min；⑤回弹：避免倚靠病人胸廓，保证胸廓充分回弹。

　　（2）人工通气：①病房内选择呼吸球囊进行人工通气；②抬头举颏法进行气道开放；③胸外按压与通气频率保持 30∶2；④单次通气量以最小胸廓起伏为标准，避免过度通气。

　　（3）注意事项：除颤后立即恢复胸外按压，尽量减少按压中断。

　　2. **电除颤**

　　（1）除颤准备：将心电监护的电极导线重新连接，避开心底部及心尖部；评估病人皮肤是否完好。

　　（2）除颤部位：选择心底部与心尖部作为电极板放置部位，电极板需充分涂抹导电糊。

　　（3）除颤能量：双向波 200J。

　　（4）注意事项：除颤时电极板需紧贴病人皮肤；除颤前需确认所有人离床。

　　3. **其他事项**

　　（1）家属处置：开始抢救前应安抚家属情绪，礼貌请其回避，体现人文关怀。

（2）抢救记录：根据抢救内容如实进行记录书写。

（四）知识点梳理

1. 急性胰腺炎

（1）病因：急性胰腺炎有多种致病危险因素，包括胆道疾病、高脂血症和饮酒等。国内由胆道疾病引起的胰腺炎最为常见，近年来高脂血症性胰腺炎发病率有增高的趋势，已超越酒精性胰腺炎，位居第二。急性胰腺炎的病因还包括十二指肠液反流、创伤及医源性因素、饮食因素、感染因素、内分泌和代谢因素、药物因素、遗传和自身免疫性疾病和肿瘤等。

（2）临床分型

1）轻型急性胰腺炎：表现为上腹痛，恶心、呕吐；腹膜炎局限于上腹部，体征轻；血、尿淀粉酶增高；临床经过呈自限性，经及时的液体治疗短期内可好转，死亡率很低。

2）重症急性胰腺炎：除上述症状外，腹膜炎范围广、体征重；腹胀明显，肠鸣音减弱或消失，腹部可触及炎性组织包裹形成的肿块，偶见腰腹部或脐周皮下瘀斑；腹水呈血性或脓性。严重者发生休克，伴有脏器功能障碍，或出现坏死、脓肿或假性囊肿等局部并发症。实验室检查：白细胞增多、血糖升高、血钙降低（< 1.87mmol/L），血尿素氮或肌酐升高，酸中毒；$PaO_2 < 60mmHg$，应考虑 ARDS；重者甚至出现 DIC，病死率高。

（3）临床表现

1）症状：①腹痛：是急性胰腺炎的主要症状。常于饱餐和饮酒后突然发作，腹痛剧烈，呈持续性、刀割样疼痛。位于上腹正中偏左，严重时两侧腰背部有放射痛，以左侧为主。胆源性胰腺炎的腹痛始于右上腹，逐渐向左侧转移，并向左肩、左腰背部放射。腹痛常持续 24h 以上不缓解，部分病人呈蜷曲体位或前倾位可有所缓解。②腹胀：与腹痛同时存在，是腹腔神经丛受刺激产生肠麻痹的结果。早期为反射性，继发感染后则由腹膜后的炎症刺激所致。腹膜后炎症越严重，腹胀越明显。腹腔积液可加重腹胀，腹内压增高可致腹腔间隔室综合征。③恶心、呕吐：发作早且频繁，呕吐物为胃、十二指肠内容物，呕吐后腹痛不缓解。④发热：早期可有低热，38℃左右；合并胆道感染时常伴寒战、高热。胰腺坏死伴感染时，持续高热为主要症状之一，如出现感染性休克，体温可下降至 36℃以下。⑤休克和器官功能障碍：早期以低血容量性休克为主，后期合并感染性休克。伴急性呼吸功能衰竭时可出现呼吸困难和发绀；有胰性脑病者可引起中枢神经系统症状，如感觉迟钝、意识模糊甚至昏迷；病情严重者甚至可有 DIC 表现。

2）体征：①腹膜炎体征：轻型急性胰腺炎压痛多局限于中上腹，常无明显肌紧张；病情严重者压痛明显，并有肌紧张和反跳痛。移动性浊音多为阳性；肠鸣音减弱或消失。②出血：少数严重病人胰液外溢至皮下组织间隙，溶解皮下脂肪，使毛细血管破裂出血。在腰部、季肋部和下腹部皮肤出现大片青紫色瘀斑，称 Grey-Turner 征；脐周皮肤出现青紫色改变，称 Cullen 征。胃肠道出血时可见呕血和黑便。③黄疸：胆道结石嵌顿或胰头肿大压迫胆总管可引起黄疸，程度一般较轻。

（4）辅助检查

1）实验室检查：胰酶测定是最常用的诊断方法。淀粉酶值越高诊断正确率越大，但淀粉酶升高的幅度和病变严重程度不呈正相关。血清脂肪酶和血清淀粉酶平行地升高，两者的联合测定可增加诊断的准确性。还可发生血钙降低、血糖升高、白细胞计数升高、肝功能异常、血气分析指标异常等。

2）影像学检查：CT 是最具诊断价值的影像学检查。

（5）处理要点：根据急性胰腺炎的分型、分期和病因选择恰当的治疗方法。

1）非手术治疗：①禁食、胃肠减压；②补液、维持酸碱平衡、防治休克；③镇痛和解痉；④抑制胃酸、胰液分泌及抗胰酶疗法；⑤营养支持；⑥预防感染；⑦中药治疗。

2）手术治疗：最常采用胰腺和胰周坏死组织清除加引流术。若为胆源性胰腺炎，根据胆道有无梗阻采取不同的处理方法，手术目的是取出结石、解除梗阻和通畅引流。

（6）护理措施

1）非手术治疗护理/术前护理：①控制疼痛：协助病人膝盖弯曲，靠近胸部以缓解疼痛；按摩背部，可增加舒适感。疼痛剧烈时，诊断明确后予解痉药物（山莨菪碱、阿托品等）镇痛，吗啡可引起 Oddi 括约肌张力增高，需谨慎使用。使用抑制胰腺分泌的药物。②禁食、胃肠减压，以防止呕吐、减轻腹胀、降低腹内压。③营养支持：禁食期间给予肠外营养支持。轻型急性胰腺炎一般 1 周后可开始进食无脂低蛋白流质，并逐渐过渡至低脂饮食。重症急性胰腺炎待病情稳定、淀粉酶恢复正常、肠麻痹消失后，可通过空肠行肠内营养支持，并逐步过渡至全肠内营养及经口进食。④静脉补液：严密监测生命体征，观察神志、皮肤黏膜温度和色泽，监测水电解质、酸碱平衡情况；准确记录 24h 出入水量，必要时监测中心静脉压及每小时尿量。发生休克时迅速建立静脉输液通路，补液扩容，尽快恢复有效循环血量。重症急性胰腺炎病人易发生低钾、低钙血症，应根据病情及时补充，维持水、电解质及酸碱平衡，预防并治疗低血压，维持循环稳定，改善微循环。⑤降低体温：发热病人给予物理降温，如冷敷、温水擦浴，必要时予药物降温；遵医嘱使用敏感、能通过血胰屏障的抗生素（如喹诺酮类、头孢他啶或亚胺培南等）控制感染。⑥心理护理：提供安全舒适的环境，了解其感受，安慰、鼓励并讲解治疗和康复知识，可使病人以良好的心态接受治疗。

2）术后护理：行胰腺及胰周坏死组织清除加引流术后病人的护理措施包括：①严密观察病情。②予以合适体位。③引流管的观察及护理：引流管上需标注管道名称及安置时间，明确引流管安置部位及作用；将引流管远端与相应的引流装置紧密连接并妥善固定，定期更换引流装置；观察并记录引流液量、色和性状，定期挤压，防止堵塞，保持引流通畅。腹腔双套管灌洗引流用生理盐水加抗生素，以 20～30 滴 /min 持续腹腔灌洗；保持引流通畅，持续低负压吸引；观察引流液量、色和性状；维持出入量平衡；发现引流管道堵塞应及时通知医师处理；掌握正确拔管指征。④观察伤口情况。⑤积极预防和处理出血、胰瘘、胃肠道瘘等并发症。

3）健康教育：①积极治疗胆道疾病、戒酒、预防感染、正确服药等，预防复发；②劳逸结合，保持良好心情；③规律饮食，少量多餐，避免饱食，进食低脂饮食，少食油腻食物，忌食刺激、辛辣食物，禁烟酒；④监测血糖及血脂，必要时使用药物控制；⑤定期复查，出现胰腺假性囊肿、胰腺脓肿、胃肠道瘘等并发症时，及时就诊。

2. 感染性休克的救治原则

（1）治疗原发病：包括清除感染灶和使用抗生素等。

（2）控制和纠正原发病所导致的病理生理失常：包括纠正休克、缺氧和内环境紊乱等。

（3）清除或拮抗炎症介质：如对重症胰腺炎、感染性休克病人进行血液净化。

（4）器官功能支持：包括呼吸支持、循环支持和营养支持等。

（五）思考题

1. 感染性休克的救治方法是什么？
2. 急性胰腺炎的临床症状有哪些？
3. 急性胰腺炎的诊断标准是什么？

第三节　胃肠肿瘤

胃肠肿瘤是全球常见的恶性肿瘤之一，其发病率和致死率均位于恶性肿瘤的前列。2020年我国新发胃癌约47.9万例，结直肠癌约55.5万例。目前，手术、化疗联合放疗是胃肠肿瘤的主要治疗措施，新兴的疗法还包括免疫治疗、靶向治疗等。胃肠肿瘤病人最严重的症状之一是消化道出血，且出血量大，在术后也常面临出血、感染、造瘘口愈合不良等严重并发症，术前出血的急症处置及护理、围术期的重症监护是保证胃肠肿瘤病人安全、提高治疗效果并保证远期生活质量的关键。

一、初赛情景模拟案例

（一）学习目标

1. 知识目标

（1）了解胃癌术后常见并发症的种类。
（2）熟悉胃癌术后倾倒综合征的症状。
（3）掌握胃癌术后倾倒综合征的预防及护理。

2. 技能目标

（1）掌握生命体征测量技术。
（2）掌握血糖监测技术。

3. 素质目标

（1）能够通过案例分析，准确判断病人病情，并给予正确的处置措施。
（2）能够根据情景与病人有效沟通，关心、体贴病人，为病人及家属提供安全感，具备人文关怀精神。

（3）严格执行查对制度，具有责任感。

（二）关键考点

1. 通过对情景分析，能够判断病人出现了胃癌术后倾倒综合征，并给予正确的处置措施（体位摆放、生命体征测量、血糖监测）。

2. 能够正确、规范地进行生命体征测量（体温、脉搏、呼吸、血压）。

3. 能够正确、规范地进行血糖监测，准确判读血糖结果，并针对血糖结果对病人进行宣教。

（三）案例介绍及解析

题卡：03 床，李某，男，50 岁，住院号 134786，2 周前因胃癌在全麻下行毕Ⅱ式胃大部切除＋淋巴结清扫术。今日进食早餐 3h 后突发心慌、出冷汗、面色苍白、手颤、无力。

任务卡：请 3 名护士进行讨论后由 1 人进行理论答题，其余 2 人给予病人合理处置。

理论问题：病人可能出现了何种病情变化？如何预防及处理？

提示卡 1：请 A 护士测量生命体征，B 护士进行血糖监测，C 护士进行理论答题并给予协助处理。（出示任务卡后 1min，如果护士未进行正确处置，则出示）

提示卡 2：血糖 2.6mmol/L。（B 护士完成血糖监测后出示）

场景设置：病人左侧手臂有静脉输液通路。

------ ❖ 解题思路 ------

1. **临床表现**：心慌、出冷汗、面色苍白、手颤、无力。

2. **背景资料**：毕Ⅱ式胃大部切除术、进食早餐后 3h。

3. **目前问题**：术后出血？低血糖？低钙血症？

4. **鉴别思路**

（1）胃癌术后出血：无明显腹痛、腹胀、呕血、便血等，无胃管或腹腔引流管引流液增多、呕血，故排除。

（2）低钙血症：手颤、乏力为突然出现，非持续性、缓慢加重，故排除。

5. **结论**：病人为毕Ⅱ式胃大部切除术后 2 周，进食后 3h 出现低血糖反应的表现，结合疾病知识，判断该病人出现（晚期）倾倒综合征（低血糖综合征）。

⊙ **操作及关键考点**

1. 生命体征测量

（1）体位：应取平卧位，安抚病人情绪。

（2）体温测量前应擦拭腋窝部位汗液。

（3）血压测量时应避开静脉输液侧肢体。

2. 血糖监测

（1）血糖监测应采用酒精消毒测量的指节。

（2）挤出第一滴血后拭去，采取第二滴血进行测试。

（3）应避开左侧静脉输液侧采血。

3. 倾倒综合征健康宣教（贯穿各操作）

（1）原因：胃癌术后进食后，胃排空过快，含糖食物迅速进入空肠后，被过快吸收以致血糖升高，刺激胰岛素大量释放，而当血糖下降后，胰岛素并未相应减少，继而出现反应性低血糖。

（2）预防和处理：饮食中减少碳水化合物含量，增加蛋白质比例，少食多餐。当出现该情况时，当班护士应协助病人取平卧位，测量生命体征及血糖，协助进食。

（四）知识点梳理

1. 胃癌术后常见并发症 胃癌术后常见并发症包括术后胃出血、十二指肠残端破裂、吻合口破裂或吻合口瘘、胃排空障碍、术后梗阻及倾倒综合征。

2. 胃癌术后倾倒综合征 胃癌术后倾倒综合征是指由于胃大部切除术后，失去幽门对胃排空的控制，导致胃排空过快所产生的一系列综合征，根据进食后症状出现的时间可分为早期和晚期2种类型。

（1）早期倾倒综合征

1）原因：多因餐后大量高渗性食物快速进入十二指肠或空肠，致肠道内分泌细胞大量分泌肠源性血管活性物质，如5-羟色胺、缓激肽样多肽、血管活性肽、神经紧张素和血管活性肠肽，加上渗透压作用使细胞外液大量移入肠腔，从而引起一系列血管舒缩功能紊乱和胃肠道症状。

2）表现：多发生在进食后半小时内，病人以循环系统症状和胃肠道症状为主要表现。循环系统症状包括心悸、心动过速、出汗、全身无力、面色苍白和头晕等；胃肠道症状有腹部饱胀不适或绞痛、恶心、呕吐和腹泻等。

3）护理：指导病人调整饮食，即少食多餐，避免过甜、过咸、过浓的流质饮食；宜进食低碳水化合物、高蛋白饮食；用餐时限制饮水喝汤；进餐后平卧20min。多数病人经调整饮食后，症状可减轻或消失，术后半年到1年内能逐渐自愈。极少数症状严重而持久的病人需手术治疗。

（2）晚期倾倒综合征

1）原因：主要因为进食后，胃排空过快，含糖食物迅速进入空肠后被过快吸收以致血糖升高，刺激胰岛素大量释放，而当血糖下降后，胰岛素并未相应减少，继而出现反应性低血糖。故晚期倾倒综合征又被称为低血糖综合征。

2）表现：餐后2~4h病人出现心慌、出冷汗、面色苍白、手颤、无力甚至虚脱等。

3）护理：饮食中减少碳水化合物含量，增加蛋白质比例，少食多餐可防止其发生；出现症状时稍进饮食，尤其是糖类，即可缓解。

3. 低血糖的症状、诊断标准及处理

具体内容详见第一章第三节中低血糖相关知识。

（五）思考题

1. 胃癌术后发生倾倒综合征的常见原因是什么？
2. 如何区分早期和晚期倾倒综合征？
3. 早期倾倒综合征的处理及预防措施有哪些？
4. 晚期倾倒综合征的处理及预防措施有哪些？
5. 低血糖的紧急处理措施有哪些？

二、复赛情景模拟案例

（一）学习目标

1. 知识目标

（1）掌握胃癌的围术期护理。

（2）熟悉胃癌术后的引流管的维护以及抢救设备的使用。

（3）了解胃癌的临床表现、治疗要点，根据病情提供相应的营养支持和心理护理。

2. 技能目标

（1）能够正确、规范、安全、有序地实施静脉采血、皮内注射、留置胃管、吸氧、心电监护、静脉输液（使用输液泵）、心肺复苏及呼吸球囊人工通气技术。

（2）通过对情景分析，能够及时发现病人存在的问题，并能综合运用所学知识，有效地解决术后病人的实际问题。

（3）具备急救意识和团队意识，掌握病情变化时与家属的沟通方法和技巧。

3. 素质目标

（1）抢救过程中，具备团队协作能力，能够合理分工、配合紧密。

（2）紧急情况下，能够临危不乱、冷静沉稳，为病人提供专业的照护服务，给病人及家属带来信任感、安全感。

（3）具备临床思维，根据病人不同情况进行分析及处理。

（二）关键考点

1. 能够正确进行静脉采血操作，掌握采血部位选择、采血管顺序。

2. 能够正确进行皮内注射操作，准确完整评估病史和过敏史。

3. 能够正确进行留置胃管操作，选择合适的胃管型号。

4. 能够正确进行心电监护操作，能识别生命体征的异常变化并判断、处理。

5. 能够正确进行静脉输液（使用输液泵）操作，能根据病情合理调节输液速度。

6. 能够正确进行吸氧和吸痰操作。

7. 能够正确进行心肺复苏（双人），提供高质量胸外按压及人工（呼吸球囊）通气技术。

（三）案例介绍及解析

1. 站点一

题卡：12床，李某，男，72岁，住院号156439，2日前因"胃部占位性病变：胃癌"收治入院。既往有冠心病、高血压病史20年，平日口服降压药控制血压在130/80mmHg左右。吸烟史40年。今日病人解黑便2次，量约400ml，测生命体征为：T 37.5℃，P 106次/min，R 25次/min，BP 110/70mmHg，已予以静脉输液。拟今日急诊在全麻下行"胃癌根治术"。请完善病人的术前准备。

任务卡1：请三位护士讨论后由1人在答题卡写出该病人目前术前准备的主

要措施。

答案：备皮、抗生素皮试、留置胃管进行胃肠减压、禁食禁饮、导尿等。（只要含皮试、胃肠减压则计全分）

任务卡2：请A护士进行静脉采血，B护士进行皮内注射，C护士留置胃管。（完成任务卡1答题后出示任务卡2）

医嘱：1. 静脉采血：血常规，凝血功能，合血

2. 青霉素注射液（160万/支），皮试（　　　）

3. 留置胃管

提示卡1：磺胺类药物过敏。（在护士询问过敏史时出示）

提示卡2：病人左侧手腕部位有一约6cm×5cm陈旧性烫伤瘢痕。（在护士评估穿刺处皮肤时出示）

提示卡3：皮试结果阴性。（两位护士观看皮试结果后出示）

场景设置：病人已完善入院相关检查，已予以氧气吸入及心电监护，左手正在输液；准备的胃管有2种型号（8Fr、16Fr）。

☀ 解题思路

1. **临床表现**：解黑便400ml。
2. **背景资料**：胃癌，冠心病、高血压病史。
3. **目前问题**：该病人为胃癌，目前出现了解黑便400ml，血压（110/70mmHg）较基础血压低，考虑可能出现胃癌出血的情况，故需要急诊进行手术，应积极完善术前准备。

⚙ 操作及关键考点

1. **静脉采血**

（1）采血部位选择：避免在输液肢体上方进行采血。

（2）采血管顺序：柠檬酸钠抗凝采血管→含有或不含分离胶的EDTA抗凝采血管。

2. **皮内注射**

（1）评估：评估时应详细询问病人过敏史，关注到该病人存在磺胺类药物过敏史；评估注射部位皮肤时注意到该病人左手腕处的陈旧性烫伤瘢痕，在进行注射时应选择右手前臂掌侧下段。

（2）皮试液配制：青霉素皮试液浓度为200~500U/ml。

（3）结果观察：皮内注射后观察 20min，20min 后进行结果判断并记录。

3. 留置胃管

（1）胃管型号选择：选择合适的胃管型号，本案例病人为成人，应选择 16Fr。

（2）体位：取半卧位或右侧卧位。

（3）胃管送入：病人清醒，当胃管插入 14~16cm 处，检查是否在口腔内，嘱做吞咽动作。

（4）健康宣教：需为病人进行宣教，术前置入胃管的主要目的为胃肠减压，即引流胃内容物，以防止麻醉及手术过程中呕吐、误吸，便于术中操作，减少手术时腹腔污染；术后可起到引流伤口渗血、渗液的作用。

---

2. 站点二

题卡：12 床，李某，男，72 岁，住院号 156439，全麻下行"胃癌根治术"，手术顺利，安全返回病房。留置胃管、腹腔引流管、导尿管各 1 根，静脉留置针 1 个。测血压为 185/110mmHg。

医嘱：1. 持续中心管道吸氧

　　　　2. 持续心电监测

　　　　3. 硝普钠 50mg + 5%GS 250ml，以 10ml/h 输液泵泵入

任务卡：请 A 护士进行心电监护，B 护士进行静脉输液（使用输液泵），C 护士进行吸氧。

提示卡：HR 92 次/min，R 22 次/min，BP 168/98mmHg，SpO_2 96%。（完成心电监护、硝普钠泵入后出示）

场景设置：病人左侧上肢静脉留置针输液中；备上、下肢血压袖带；备普通输液器、避光输液器、普通网套及避光网套。

⚙️ 解题思路

1. **临床表现**：血压 185/110mmHg。

2. **背景资料**：胃癌根治术后返回病房，既往冠心病、高血压病史 20 年。

3. **目前问题**：在站点一中可知该病人在完善术前准备后前往手术室行"胃癌根治术"，现刚返回病房，需要进行一般处置，包括监测生命体征（心电监护）、吸氧、固定各引流管、观察引流液及伤口基本情况。生命体征测得血压 180/110mmHg，结合既往冠心病、高血压病史，分析病人出现了术后高血压，需要进行降压处理。

⊙ 操作及关键考点

1. 心电监护

（1）监护连接：心电电极的连接应避开腹部伤口部位；血压袖带应选择上肢型号，并避开输液侧手臂。

（2）参数调节：①监测频次调节：持续监测心率、呼吸、血氧饱和度，由于病人血压偏高、并在应用硝普钠降压，故先将血压监测频次改为5min测量一次，血压稳定后再延长间隔时间；②报警上下限调节：心率报警上限100次/min、下限60次/min；呼吸下限10次/min，上限24次/min；收缩压上限140mmHg，下限90mmHg；舒张压上限90mmHg，下限60mmHg。按照站点一的提示，病人基础血压控制在130/80mmHg，则术后血压监测的上下限值可按照正常血压限值进行调节。

2. 静脉输液（使用输液泵）

（1）静脉选择：硝普钠为血管活性药物，在应用时应该重新建立静脉通路，单独输注，穿刺时避免下肢及测压肢体穿刺。

（2）输液泵使用：输液泵的速度应当调节至10ml/h，并根据心电监护的数值，汇报医生评估是否需要调节输液速度。

（3）使用注意事项：使用硝普钠时应当避光，选择避光袋及避光输液器；应告知病人药物的作用；关注病人的药物反应；告知家属输液泵使用的注意事项。

3. 吸氧

（1）体位：该病人为全麻术后，应取去枕平卧位。

（2）流量选择：针对胃癌术后病人，应选用鼻导管吸氧，流量调节为1~2L/min，注意鼻导管的位置，避免压迫皮肤。

---

3. 站点三

题卡：12床，李某，男，72岁，住院号156439，术后第2d，病人诉痰多且黏稠，不易咳出。医嘱予以雾化吸入后，效果不佳。病人突发呼吸困难，呈喘憋样，护士立即前往查看，发现病人用左手捂住喉头部，右手用力拍打栏杆，心电监护示：HR 126次/min，R 25次/min，BP 140/89mmHg，SpO$_2$ 88%。

任务卡1：请三位护士合作完成紧急处置。

提示卡1：请立即吸痰。（未立即准备吸痰，10s后出示；如立即予以吸痰，则不出示）

任务卡 2：2min 后，病人突然意识丧失，呼之不应，口唇发绀，心电监护显示心电图为直线，请处理。（出示任务卡 1 后 2min 出示）

提示卡 2：请立即给予心肺复苏及呼吸球囊面罩加压给氧。（未立即心肺复苏 10s 后出示；如立即予以心肺复苏及呼吸球囊面罩加压给氧，则不出示）

提示卡 3：未触及病人颈动脉搏动，病人无呼吸。（评估病人脉搏呼吸时出示）

提示卡 4：HR 112 次 /min，R 18 次 /min，BP 94/56mmHg，SpO$_2$ 93%。病人意识恢复，抢救成功。（正确实施 CPR 1 组 5 个循环及呼吸球囊面罩加压给氧 2 次后出示）

场景设置：家属情绪有起伏，焦虑不安，多次询问病人病情；备成人、小儿型号吸痰管各 3 ~ 4 根。

✿ 解题思路

1. **临床表现**：痰多、雾化吸入效果不佳，突发呼吸困难、喘憋，进而出现呼之不应、心搏骤停。

2. **背景资料**：胃癌术后第 2d，既往高血压、冠心病史 20 年。

3. **目前问题**：该病人胃癌术后第 2d，痰多、雾化效果不佳，突发呼吸困难、喘憋，左手捂住喉头部，右手用力拍打着栏杆，判断为痰堵导致窒息，应立即给予调高氧流量、吸痰；病人进一步出现了意识丧失、呼之不应、口唇发绀，心电图为直线，考虑为窒息导致心搏骤停，应立即心肺复苏及呼吸球囊面罩加压给氧。

◎ 操作及关键考点

1. **吸痰**

（1）窒息识别：从病人的病史、症状和体征迅速判断病人出现窒息，立即给予吸痰。

（2）吸痰管选择：根据病人的年龄选择成人型号吸痰管。

（3）病情处理：病人心搏骤停是由窒息导致的，因此在心肺复苏过程中，仍然需要完成吸痰操作。

2. **心肺复苏（双人）**

（1）胸外按压：①部位：掌根部位于病人胸部中央（胸骨下 1/2），快速定位方法为两乳头连线交点；②姿势：双手交叠、肘关节伸直，双上肢与病人水平面垂直；③深度：5～6cm（将病人置于硬质平面）；④频率：100～120次/min；⑤回弹：避免倚靠病人胸廓，保证胸廓充分回弹。

（2）人工通气：①病房内选择呼吸球囊进行人工通气；②仰头举颏法进行气道开放；③胸外按压与通气频率保持30∶2；④单次通气量以最小胸廓起伏为标准，避免过度通气。

（3）注意事项：除颤后立即恢复胸外按压，尽量减少按压中断。

3. 其他事项

（1）家属处置：开始抢救前应安抚家属情绪，礼貌请其回避，体现人文关怀。

（2）抢救记录：根据抢救内容如实进行记录书写。

（四）知识点梳理

1. 胃癌术前准备

（1）胃肠减压：术前留置胃管，以防止麻醉及手术过程中呕吐、误吸，便于术中操作，减少手术时腹腔污染；留置好胃管后，需保持引流通畅和有效负压，减少胃内容物继续外漏、清除血凝块或减轻胃组织水肿，注意观察和记录引流液的颜色、性状及量。

（2）静脉补液：建立多条静脉通路，必要时行深静脉穿刺输液，根据医嘱合理补液、输血或补充肠外营养液，维持水、电解质和酸碱平衡，纠正营养不良、贫血和低蛋白血症；遵医嘱合理使用抗生素以预防和控制感染。

（3）术前检查：完善术前各项检查（心电图、凝血功能、血常规等），遵医嘱进行合血、备血。

（4）心理护理：了解病人认知水平与心理状态，理解和关心病人，告知病人疾病和治疗的有关知识及手术治疗的必要性，解答病人的各种疑问，使病人能积极配合疾病的治疗和护理。

2. 胃癌术后病情观察

（1）实时生命体征监测（使用心电监护仪）

1）监测频次：胃癌术后返回病房的24h内通常需使用床旁心电监护仪进行实时生命体征监测，其中，术后4～6h内各项生命体征监测频率应为30min/次，待脉搏、血压、呼吸平稳后，可改为每次1～2h。病情稳定后，可延长生命体征监测间隔。如病情较重或有休克者，则需根据病人具体情况调整监测频次，如在本案例中，病人发生术后高血压，使用降压药物时需5min监测一次血压，直至血压平稳。

2）心电监护仪参数设置　具体内容详见第一章第六节中关于心电监护仪参数设置的相关知识。

（2）引流管观察及处置

1）固定：妥善固定胃管、十二指肠营养管、尿管、腹腔引流管等各类管道。

2）观察：观察各引流液的颜色、性质及量，胃癌术后早期胃管内可引出暗红色血液，为伤口部位渗血，但若胃管或腹腔引流管内出现大量鲜红色液体，可提示伤口部位出血。

3）保持通畅：在为病人进行翻身或其他各项操作时，需保持引流管引流通畅，勿弯曲、折叠。

4）记录：认真记录引流管的名称，引流液的颜色、性质及量。

（3）伤口观察及处置：观察病人伤口部位敷料是否清洁、干燥，有无渗血、渗液；询问病人伤口部位疼痛情况，进行各项操作时需避开伤口部位。

（4）其他：针对胃癌术后刚返回病房的病人，还需注意关注神志状态，可否对答，以判断麻醉清醒情况；关注疼痛情况，及时采用 NRS 等疼痛评估量表对病人进行及时评估，并针对性采取心理安抚、转移注意力及遵医嘱应用止痛药物等措施；关注体温情况，术后 3 日内体温不可超过 38.5℃，如有超过，需及时报告医生，并为病人进行物理降温、遵医嘱应用降温药物；关注尿量及引流量，评估病人血容量情况，及时发现休克等并发症。

3. **心搏骤停的处理**　具体内容详见第一章第三节中关于心搏骤停的处理相关知识。

（五）思考题

1. 胃癌围术期护理措施有哪些？
2. 如何快速识别病人出现窒息？
3. 如何快速识别心搏骤停？
4. 心肺复苏的要点有哪些？

三、决赛情景模拟案例

（一）学习目标

1. 知识目标

（1）了解胃癌术后常见并发症的种类。

（2）熟悉胃癌术后出血的症状。

（3）掌握胃癌术后出血的预防及处理。

2. 技能目标

（1）掌握吸氧、心电监护、静脉输液、血糖监测、静脉输血、皮下注射、静脉注射、静脉采血操作技术。

（2）正确识别并处理输血过敏反应。

（3）掌握执行口头医嘱的注意事项。

3. 素质目标

（1）抢救过程中，具备团队协作能力，能够合理分工、配合紧密。

（2）紧急情况下，能够临危不乱、冷静沉稳，为病人提供专业的照护服务，给病人及家属带来信任感、安全感。

（3）具备临床思维，根据病人不同情况进行分析及处理。

（二）关键考点

1. 胃癌术后出血的护理应急处理（生命体征测量、体位摆放、安抚病人及家属等）。

2. 能够正确进行吸氧操作，调节适合病人的氧浓度。

3. 能够正确进行心电监护操作，能识别生命体征的指标变化并判断、处理。

4. 能够正确进行静脉输液操作，操作时做好职业防护。

5. 能够正确进行更换引流瓶操作。

6. 能够正确进行静脉输血操作，做好三查八对，输注前应重新选择静脉进行穿刺。

7. 能够正确进行皮下注射操作，掌握0.1%肾上腺素的药理作用及使用注意事项。

8. 能够正确进行静脉注射操作，掌握地塞米松的药理作用及使用注意事项。

9. 能够正确进行静脉采血操作，掌握采血部位选择、采血管顺序。

10. 能够正确执行口头医嘱。

（三）案例介绍及解析

1. 情景一

题卡：19 床，陈某，男，52 岁，住院号 123456。既往有乙肝。昨日在全麻下行"胃癌根治术"，手术顺利，术后安全返回病房。今晨 08∶30 病人呕出少量血凝块，同时胃管内引出鲜红色血性液体约 300ml，病人自诉头晕、四肢乏力，家属见状边哭边按铃呼叫护士，护士 A、B、C 闻讯赶来，见病人面色苍白、出冷汗，立即呼叫医生。

医嘱：1. 吸氧

　　　　2. 心电监护

　　　　3. 复方氯化钠 500ml，静脉滴注，once

任务卡：请三位护士讨论后对该病人进行处置。

提示卡 1：请 A 护士进行体位摆放、吸氧，B 护士进行心电监护，C 护士进行静脉输液。（如果出示任务卡 1 后 1min 后护士未进行正确处置则出示）

提示卡 2：心电监护示：HR 116 次/min，BP 80/44mmHg，SpO$_2$ 93%。（当 B 护士完成心电监测后出示）

场景设置：家属在床旁哭泣，不愿意离开。

------ 解题思路 ------

1. **临床表现**：呕血、胃管引流出大量鲜红色液体、头晕、四肢乏力、面色苍白、出冷汗。

2. **背景资料**：胃癌术后第 1d。

3. **目前问题**：病人为胃癌术后第 1d，胃管内引流大量鲜红色液体、呕血，无剧烈腹痛、发热及腹膜刺激征，排除吻合口破裂/吻合口瘘，判断该病人出现胃癌术后胃出血；结合头晕、四肢乏力、面色苍白、出冷汗的表现，考虑病人已因出血过多出现失血性休克。

------ 操作及关键考点 ------

1. 应急处置

（1）体位摆放：当护士到达现场后，应为病人摆中凹卧位以增加回心血量，同时将其头偏一侧，防止血凝块堵塞呼吸道引起窒息。

（2）开放静脉通道：对该休克病人，应在血容量下降、血管塌陷前尽快穿刺开放静脉通道，遵医嘱补液，有条件者可由医生进行深静脉置管。

（3）家属处置：安抚家属情绪，抢救时有礼貌地请家属回避至病房外，拉好屏风，保护病人隐私。

2. 吸氧

（1）评估及处置：该病人出现呕血，应在进行操作前评估时对病人口鼻腔的血凝块进行清理，确保呼吸道通畅，如模拟人口鼻腔无血凝块，也需大声口述"清理口鼻腔内血凝块，呼吸道通畅"。

（2）流量选择：针对胃癌术后出血、呕血的病人，应选用鼻导管吸氧 2~4L/min。

3. 心电监护

（1）设备连接：电极片应避开伤口部位、血压袖带应绑在非静脉穿刺侧肢体。

（2）参数调节：调节血压监测频率为 5min 测量一次。

（3）数值识别：根据提示卡心电监护数值结果判断病人出现了失血性休克，及时报告医生、记录。

4. 静脉输液

（1）留置针及静脉选择：针对胃癌术后大量出血的病人应选择大号留置针（型号 18~20G），选择腕关节、手臂或肘部粗直的静脉。

（2）职业防护：该病人有乙肝，在进行静脉穿刺前需戴手套。

---

2. 情景二

题卡：医生查看病人后予以申请 O 型 Rh（+）悬浮红细胞 2U，现血制品已领回至病房，09：20 查看病人发现其胃管内又引流出鲜红色液体 200ml，现胃管引流瓶内引流液已超过 2/3。心电监护示：HR 116 次/min，BP 80/44mmHg，SpO$_2$ 93%。

任务卡：请 A 护士进行更换胃管引流瓶，B 护士、C 护士进行静脉输血。

医嘱：1. 更换一次性引流瓶

2. O 型 Rh（+）同型悬浮红细胞 2U，静脉输注

提示卡：15min 到。（在 B、C 护士完成输血调节好速度、签字完成后出示）

场景设置：病人家属对多次呕血、胃管内大量血液感到担心、焦虑，不停询问原因及病情的发展情况。

·········· ❖ 解题思路 ··········

1. **临床表现**：胃管内再次引出大量血性液体。

2. **生命体征**：HR 116 次 /min，BP 80/44mmHg，SpO$_2$ 93%。

3. **目前问题**：根据情景一病人的临床表现分析其出现了胃癌术后出血，同时可能伴有失血性休克，而进行心电监护后测量所得生命体征数值证实了失血性休克的情况，所以该病人目前需要得到的应急处置应当包括更换引流瓶以利于进一步观察出血情况，输血补充血容量，根据医嘱积极完善术前准备以备二次手术等。

·········· ◉ 操作及关键考点 ··········

1. **静脉输血**

（1）三查八对：严格执行三查（操作前、操作中、操作后查）八对（对床号、姓名、住院号、血型、血液种类、血液数量、血液有效期、交叉配血结果）。

（2）输血通道选择：根据休克病人血容量补充原则，此时应当输血与输液同时进行，需要开放两条静脉通道，故该病人进行输血时需重新静脉穿刺，且应选择 18～20G 大号留置针、粗直大血管进行穿刺。

（3）输血速度调节：输血的前 15min 应慢速（≤ 20 滴 /min），观察病人有无输血反应，15min 后方可调至正常速度（40～60 滴 /min），同时可根据病人血压情况适当放慢补液速度，以免液体进入过多过快引发急性肺水肿、心衰。

（4）职业防护：该病人有乙肝，在进行穿刺前需戴手套。

2. **更换引流瓶**

（1）职业防护：操作时应佩戴好手套，做好职业防护

（2）标识及日期：引流瓶更换后应在瓶身处贴好有效期标签，再次检查胃管是否有标识，是否固定完好并引流通畅。

3. **情景三**

题卡：输血快结束时，病人诉喉咙发紧、憋气、呼吸较困难，查看病人可见眼睑、口唇水肿。

口头医嘱：1. 0.1% 肾上腺素 1ml，肌内注射，st

2. 地塞米松 10mg + 5% 葡萄糖 10ml，静脉注射，st

3. 静脉采血 5ml（1ml 用 EDTA 抗凝管，4ml 不抗凝）送检

任务卡：请三位护士合作完成以上医嘱。

提示卡：病人症状缓解。心电监护示：HR 108 次 /min，R 24 次 /min，BP 106/88mmHg。（选手完成地塞米松静脉注射后出示）

场景设置：同上。

✿ 解题思路

1. **临床表现**：喉咙发紧、憋气、呼吸较困难，眼睑、口唇水肿。

2. **背景资料**：胃癌术后出血、失血性休克，进行静脉输血快完成时。

3. **目前问题**：根据情景一、二已知该病人目前出现了胃癌术后出血、失血性休克，在进行输血补充血容量时出现了喉咙发紧、呼吸困难及眼睑、口唇水肿的情况，考虑是中度输血反应，目前应当采取的措施为立即停止输血、应用抗过敏药物、保证呼吸道通畅、积极抗休克。

⚙ 操作及关键考点

1. 执行口头医嘱

（1）双人核对：在医生下达口头医嘱后，护士应大声复述口头医嘱与医生进行双人核对，使用药物前需与第二名护士进行再次核对。

（2）安瓿备查：抢救时执行口头医嘱的药物安瓿不应丢弃，应当留好备查，待抢救结束后进行再次核查后丢弃。

（3）记录书写：口头医嘱在执行时需要进行记录，以备抢救后查对。抢救护理记录在抢救结束后 6h 内补记。

2. 肌内注射

（1）部位选择：肌内注射部位为最常用为臀大肌，其次为臀中肌、臀小肌、股外侧肌及上臂三角肌，注射前需评估皮肤情况。

（2）臀大肌定位：十字法：从臀裂顶点向左侧或向右侧划一水平线，然后从髂嵴最高点作一垂线，将一侧臀部分为四个象限，其外上象限并避开内角（从髂后上棘至股骨大转子连线），即为注射区；连线法：从髂前上棘至尾骨作一连线，其外 1/3 处为注射部位。

（3）健康宣教：0.1% 肾上腺素具有兴奋心脏、升高血压、松弛支气管平滑肌的作用，可以缓解输血引起的过敏性休克的心跳微弱，血压下降，呼吸困难等症状。使用后应密切关注心率、血压情况。

3. 静脉注射

（1）注射药物：注射药物可选择静脉输液的留置针，使用前应当首先抽回血、观察局部皮肤血管情况、缓慢注射，并关注病人生命体征、病情变化。

（2）病情观察：观察病人低血糖症状是否有好转。

（3）健康宣教：地塞米松是糖皮质类激素，具有抗炎、抗过敏作用，可缓解输血过敏反应，使用后注意观察病人症状是否有好转。

4. 静脉采血

（1）采血部位选择：避免在输血侧肢体进行采血操作。

（2）输血反应处理：严重输血反应发生后应该立即停止输血、给予药物治疗并重新校对申请单、血袋标签等，与医生共同填写"输血反应记录单"，并抽取病人血样 5ml（1ml 用 EDTA 管，4ml 不抗凝管），连同血袋送回输血科。

（四）知识点梳理

1. 胃癌术后出血

（1）原因：发生在术后 24h 以内的出血，多属术中止血不彻底；术后 4~6 日发生的出血，常为吻合口黏膜坏死脱落所致；术后 10~20 日发生的出血，多因吻合口缝线处感染或黏膜下脓肿腐蚀血管所致。

（2）表现：胃大部分切除术后可有少许暗红色或咖啡色胃液自胃管抽出，一般 24h 内不超过 300ml，且逐渐减少、变淡至自行停止。如术后短期内从胃管不断引流出鲜红色血性液体，24h 后仍未停止，甚至出现呕血和黑便，则系术后出血。

（3）护理：术后严密观察病人的生命体征和神志变化；加强对胃肠减压引流液的颜色、性状和量的观察，若术后短期内从胃管引流出大量鲜红色血性液体，持续不止应及时报告医师处理；遵医嘱应用止血药物、用冰生理盐水洗胃或输新鲜血等；若经非手术治疗不能有效止血或出血量＞500ml/h 时，积极完善术前准备。

2. 胃癌术后失血性休克

（1）评估：当胃癌术后病人短时间内出现胃管引流出大量鲜红色血性液体（＞100ml/h），同时伴有血压下降（收缩压＜90mmHg）、脉搏细速、面色苍白、出冷汗等症状体征，提示出现了胃癌术后失血性休克。

（2）处理原则：尽早止血、尽快恢复有效循环血量、改善微循环、纠正代谢失调。

（3）应急处理措施

1）一般处置：协助病人取中凹卧位（头和躯干抬高 20°~30°、下肢抬高 15°~20°），增加回心血量；松解衣扣，清除呼吸道分泌物，保持呼吸道通畅，予以经鼻导管给氧。

2）补充血容量：血容量补充应遵循及时、快速、足量、先晶后胶的原则，为病人迅速建立 2 条以上静脉输液通道，大量快速补液，周围静脉萎陷或肥胖病人穿刺困难时，应立即进行中心静脉穿刺，并同时监测中心静脉压（central venous pressure，CVP），根据血压及 CVP 情况，遵医嘱进行补液及判断补液效果；此外，全血是补充血容量的最佳胶体，血细胞比容低于 25%~30% 时，可给予浓缩红细胞输注。

3）应用血管活性药物：遵医嘱应用血管活性药物保证重要脏器血液灌注水平，在使用血管活性药物时应从低浓度、慢速度开始，建议使用输液泵或注射泵来控制输注速度，同时不可与静脉输液采用同一通路，以免影响血管活性药物输注速度；应用心电监护仪 5~10min 监测血压 1 次，血压平稳后每 15~20min 监测 1 次，根据血压、心率等情况及时调整药物的浓度与速度；避免药物外渗，如发现注射部位红肿、疼痛，应立即进行更换，并根据药物种类行药物外渗处理。在停药时应逐渐降低药物浓度、减慢速度后撤出，以免突然停药引起血压较大波动。

（4）其他：针对胃癌术后出血引起失血性休克的病人，在进行以上应急处理措施的同时，还需要积极完善术前准备，应用止血药物，积极解决术后出血的问题。

3. 输血过敏反应

（1）原因

1）病人为过敏体质，对某些物质易引起过敏反应。输入血液中的异体蛋白质与病人机体的蛋白质结合形成全抗原而使机体致敏。

2）输入的血液中含有致敏物质，如供血者在采血前服用过可致敏的药物或进食了可致敏的食物。

3）多次输血的病人，体内可产生过敏性抗体，当再次输血时，抗原抗体相互作用而发生输血反应。

4）供血者血液中的变态反应性抗体随血液传给受害者，一旦与相应的抗原接触，即可发生过敏反应。

（2）临床表现：过敏反应大多发生在输血后期或即将结束输血时，程度轻重不一，通常与症状出现的早晚有关。症状出现的越早，反应越严重。

1）轻度反应：输血后出现皮肤瘙痒，局部或全身出现荨麻疹。

2）中度反应：出现血管神经性水肿，多见于颜面部，表现为眼睑、口唇高度水肿。也可发生喉头水肿，表现为呼吸困难，双肺可闻及哮鸣音。

3）重度反应：发生过敏性休克。

（3）护理

1）预防：正确管理血液和血制品；选用无过敏史的供血者；供血者在采血前4h内不宜进食高蛋白、高脂肪的食物，宜清淡饮食或饮糖水，以免血中含有过敏物质；对有过敏史的病人，输血前根据医嘱给予抗过敏药物。

2）处理：根据过敏反应的严重程度给予对症处理。轻度过敏反应，减慢输血速度，给予抗过敏药物，如苯海拉明、异丙嗪或地塞米松，用药后症状可缓解；中、重度过敏反应，应立即停止输血，通知医生，根据医嘱肌内注射0.1%肾上腺素0.5~1ml或静脉滴注氢化可的松或地塞米松等抗过敏药物；呼吸困难者予以氧气吸入，严重喉头水肿者行气管切开；循环衰竭者给予抗休克治疗，监测生命体征变化。

（五）思考题

1. 如何紧急救治胃癌术后出血的病人？
2. 输血过敏反应的症状有哪些？
3. 输血过敏反应的处理措施有哪些？
4. 抢救时执行口头医嘱有哪些注意事项？

第四节　颅脑损伤

颅脑损伤是常见的外科急症，可分为头皮损伤、颅骨骨折和脑损伤，三者可单独或合并存在。颅脑损伤发生率在全身各部位损伤中居第2位，仅次于四肢损伤，其死亡率和致残率高居身体各部位损伤之首。多因外界暴力作用于头部而引起，平时常因坠落、交通事故、跌倒、锐器或钝器打击头部致伤，火器伤多见于战时。严重颅脑损伤往往伴有神经系统功能受损，甚至致残或死亡，正确的急救处理和完善的护理措施可降低此类病人的死亡率和致残率。

一、初赛情景模拟案例

（一）学习目标

1. 知识目标
（1）了解颅骨骨折的分类。

（2）熟悉颅内低压综合征的症状及主要护理措施。

（3）掌握颅底骨折的常见临床表现及护理要点。

2. 技能目标
（1）能够正确、规范、安全、有序地掌握肌内注射和静脉输液等操作。

（2）及时判别临床病情变化，能综合运用所学知识，有效解决并发症等问题。

3. 素质目标
（1）根据情景能够与病人有效沟通，体现关心、体贴病人，为病人及家属提供安全感，具备人文关怀精神。

（2）严格执行查对制度，具有责任感。

（二）关键考点

1. 通过对情景分析，能够发现病人出现了颅内低压综合征，并给予正确的处置措施。

2. 能够正确定位肌内注射位置，进行肌内注射操作，并能够密切观察病人用药后反应。

3. 能够正确选择静脉通路，掌握大量补液后的注意事项。

（三）案例介绍及解析

题卡：03床，彭某，女，27岁，住院号111903，2h前因车祸头部挤压伤入院，鼻腔、右侧外耳道有淡黄色带血性分泌物流出，已予以TAT注射，持续抗感染治疗。病人自诉坐起时头痛，平卧位时症状减轻，且合并恶心、头昏和眩晕感。

医嘱：1. 曲马多注射液100mg，肌内注射，once

2. 0.9%氯化钠500ml，静脉滴注，once

任务卡：请A护士进行理论答题，B护士进行肌内注射，C护士进行静脉输液。

答题卡：请三位护士讨论后由A护士在答题卡写出该病人发生了什么情况，

如何进行护理?

答案: 颅前窝和颅中窝颅底骨折并发颅内低压综合征。护理要点:①卧床休息,因病人发生脑脊液漏同时合并颅内低压,取平卧位、头部稍抬高;②补充水分(饮水或静脉滴注生理盐水);③加强脑脊液漏的护理,预防逆行性颅内感染;④心理护理;⑤健康教育。(答对①②项则记全分)

提示卡 1: 请进行疼痛评分。(B 护士未进行疼痛评分时出示)

提示卡 2: 数字疼痛评分 6 分。(B 护士疼痛评分后出示)

场景设置: 右手臂有伤口。

✨ 解题思路

1. **临床表现:** 自诉头痛,平卧减轻,恶心、头昏、眩晕感。

2. **背景资料:** 2h 前因车祸头部挤压伤入院,鼻腔、右侧外耳道有淡黄色带血性分泌物流出。

3. **目前问题:** 该病人车祸头部受挤压伤,且鼻腔、右侧外耳道有脑脊液流出,出现头痛、恶心、头昏、眩晕感等症状,可判断发生了颅内低压综合征,需立即对其进行紧急处理。

⚙️ 操作及关键考点

1. **肌内注射**

(1)评估:评估病人疼痛程度,使用数字疼痛法评分。

(2)部位选择:选择左右侧臀大肌。

(3)臀大肌定位:十字法:从臀裂顶点向左侧或向右侧划一水平线,然后从髂嵴最高点作一垂线,将一侧臀部分为四个象限,其外上象限并避开内角(从髂后上棘至股骨大转子连线),即为注射区;连线法:从髂前上棘至尾骨作一连线,其外 1/3 处为注射部位。

(4)核对:严格遵守三查七对,确保执行无误。

(5)观察:密切观察病人用药后反应,15min 后进行疼痛复评,疼痛评分使用方法正确。

2. **静脉输液**

(1)静脉选择:评估皮肤时注意到该病人右手臂有伤口,应选择左手开放静脉通道,病人需大量补液,应选择粗、直、弹性好的血管。

(2)病情观察:密切观察大量补液后病人情况,记录病人出入水量。

（四）知识点梳理

1. 颅骨骨折分类及发病机制

（1）分类：颅骨骨折按其部位分为颅盖骨折和颅底骨折；按照骨折形态分为线形骨折、凹陷性骨折、粉碎性骨折、洞形骨折；按照骨折部位是否与外界相通可分为闭合性骨折和开放性骨折。

（2）发病机制：颅骨遭受外力时是否造成骨折，主要取决于外力大小、作用方向和致伤物与颅骨接触的面积以及颅骨的解剖结构特点。外力作用于头部瞬间，颅骨产生弯曲变形；外力作用消失后，颅骨又立即弹回。如外力较大，使颅骨的变形超过其弹性限度，即发生骨折。

颅骨骨折的性质和范围主要取决于致伤物的大小和速度：①致伤物质地硬、体积大、速度慢，多引起线形骨折；②致伤物体积大、速度快，易造成凹陷性骨折；③致伤物体积小、速度快，则可导致圆锥样凹陷性骨折或穿入性骨折。外力作用于头部的方向与骨折的性质和部位也有很大关系：①垂直打击于颅盖部的外力常引起着力点处的凹陷性或粉碎性骨折；②斜向外力打击于颅盖部，常引起线形骨折。

2. 颅底骨折临床表现及处理原则

（1）临床表现：依骨折的部位可分为颅前窝、颅中窝和颅后窝骨折，主要临床表现为皮下或黏膜下瘀斑、脑脊液外漏和脑神经损伤3个方面。

1）颅前窝骨折：瘀斑位置位于眼睑、球结膜下，出现熊猫眼或眼镜征；脑脊液鼻漏；可出现嗅神经损伤。

2）颅中窝骨折：一般无瘀斑；脑脊液耳漏；颞骨岩部骨折损伤面神经、听神经；骨折位于中线位，则累及第Ⅱ～Ⅵ对脑神经。

3）颅后窝骨折：瘀斑位置位于乳突区和枕下部、咽后壁黏膜下；一般无脑脊液漏；脑神经损伤为第Ⅸ～Ⅻ对脑神经。

（2）处理原则：颅底骨折本身无须特殊处理，重点是预防颅内感染，脑脊液漏一般在1～2周内愈合。脑脊液漏4周未自行愈合者，需行硬脑膜修补术。对伤后视力减退，疑为碎骨片挫伤或血肿压迫视神经者，应争取在24h内行视神经探查减压术。出现脑脊液漏即属开放性损伤，应使用TAT及抗生素预防感染。

3. 脑脊液漏的护理

（1）鉴别脑脊液：病人鼻腔、耳道流出淡红色液体，可怀疑为脑脊液漏。但需要鉴别血性脑脊液与血性渗液。可将红色液体滴在白色滤纸上，在血迹外有较宽的月晕样淡红色浸渍圈，则为脑脊液；可根据脑脊液中含糖而鼻腔分泌物中不含糖的原理，用尿糖试纸或葡萄糖定量检测以鉴别血性脑脊液与鼻腔分泌物。有时脑脊液可经耳咽管流至咽部进而被病人咽下，故应观察并询问病人是否经常有腥味液体流至咽部，以便发现脑脊液漏。

（2）体位：取半坐卧位，头偏向患侧，目的是借助重力作用使脑组织移向颅底，使脑膜逐渐形成粘连而封闭脑膜破口，待脑脊液漏停止 3~5 日后可改平卧位。如果脑脊液外漏多，取平卧位，头稍抬高，以防颅内压过低。

（3）局部清洁消毒：清洁、消毒鼻前庭或外耳道，每日 2 次，避免棉球过湿导致液体逆流至颅内；在外耳道口或鼻前庭疏松放置干棉球，棉球渗湿及时更换，并记录 24h 浸湿的棉球数以此估计漏出液量。

（4）预防脑脊液逆流：禁忌堵塞、冲洗、滴药入鼻腔和耳道，脑脊液鼻漏者，严禁经鼻腔置管（胃管、吸痰管、鼻导管），禁忌行腰椎穿刺。避免用力咳嗽、打喷嚏和擤鼻涕；避免挖耳、抠鼻；避免屏气排便，以免鼻窦或乳突气房内的空气被压入颅内，引起气颅或颅内感染。

（5）用药护理：遵医嘱应用抗生素及 TAT 或破伤风类毒素。

4. 颅内低压综合征的临床表现及护理

（1）定义：颅内低压综合征是由多种病因引起的，侧卧位腰椎穿刺脑脊液压力< 60mmHg、以体位性头痛为特征表现的临床综合征。

（2）原因：脑脊液外漏过多、脑脊液生成减少及脑脊液吸收过快导致。

（3）表现：病人出现直立性头痛，多位于额、枕部。头痛与体位有明显关系，坐起或站立时，头痛剧烈，平卧位则很快消失或减轻。常合并恶心、呕吐、头昏或眩晕、厌食、短暂的晕厥等。

（4）护理：一旦发生，应嘱其卧床休息，头低足高位，遵医嘱多饮水或静脉滴注生理盐水以大量补充水分。嘱病人勿用力擤鼻、打喷嚏、用力咳嗽等，防止逆行造成颅内感染，同时预防脑脊液的漏出增加导致颅内压进一步降低。

（五）思考题

1. 颅骨骨折的分类有哪些？
2. 颅内低压综合征的主要临床表现是什么？
3. 脑脊液漏护理要点有哪些？
4. 各部位颅底骨折的表现是什么？

二、复赛情景模拟案例

（一）学习目标

1. 知识目标

（1）了解硬膜外血肿的临床表现。

（2）熟悉脑疝的护理要点。

（3）掌握颅内血肿病人围术期的主要护理措施。

2. 技能目标

（1）能够正确、规范、安全、有序地实施心电监护、静脉输液、静脉注射、肌内注射、留置胃管＋鼻饲、气管切开处伤口换药、气切处吸痰、更换伤口引流袋操作。

（2）通过对情景分析，能够及时准确判断病人存在的问题，并能综合运用所学知识，有效地解决颅内血肿病人围术期的实际问题。

（3）具备密切观察病情变化的能力，并熟知颅内血肿疾病常用药物的使用和注意事项。

3. 素质目标

（1）具备准确判断病情变化的意识，拥有团队协作能力，合理分工、配合紧密。

（2）危急情况下，能够临危不乱、冷静沉稳，为病人提供专业的照护服务，给病人及家属带来信任感、安全感。

（3）具备临床思维，根据病人不同情况进行分析及对症处理。

（4）体现人文关怀，贯彻"以病人为中心"的优质护理服务理念。

（二）关键考点

1. 能够正确进行心电监护操作，及时识别生命体征的指标变化并判断、处理。

2. 能够正确进行静脉输液，能根据病情及药物合理调节输液速度。

3. 能够正确进行静脉注射操作，掌握地塞米松的药理作用及使用注意事项。

4. 能够正确进行肌内注射操作，拥有人文关怀意识。

5. 能够正确进行留置胃管操作，选择合适的胃管型号，通过鼻胃管进行鼻饲。

6. 能够正确进行气管切开处伤口换药操作，培养职业防护意识和无菌意识。

7. 能够团队配合、正确进行气管切开处吸痰。

8. 能够正确进行更换伤口引流袋的操作，掌握伤口引流护理的注意事项。

（三）案例介绍及解析

1. 站点一

题卡：19床，王某，男，46岁，住院号111903，建筑工人，2d前从2楼坠落，头部有5cm×5cm伤口，已予以包扎处理。外院CT检查为硬膜外血肿，入院时出现剧烈头疼伴喷射性呕吐，双侧瞳孔不等大，一侧肢体肌力减弱。

任务卡1：请三位护士讨论后由1人在答题卡写出该病人发生了什么情况，如何进行护理？

答案：脑疝。护理要点：①降低颅内压处理；②保持呼吸道通畅，给氧或呼吸机辅助呼吸；③休息，床头抬高15°~30°；④做好手术前准备；⑤病情观察。（答对①②⑤项则记全分）

医嘱：1. 心电监护

2. 甘露醇200ml，静脉滴注，st

3. 呋塞米40mg，静脉注射，st

任务卡2：请A护士进行心电监护，B护士进行静脉注射，C护士进行静脉输液。（完成任务卡1答题后出示任务卡2）

提示卡1：HR 55次/min，R 15次/min，BP 167/90mmHg，SpO_2 95%。（A护士完成心电监护操作时出示）

提示卡2：病人左侧上肢有大面积陈旧性瘢痕。（B护士评估穿刺处皮肤时出示）

场景设置：病人头部伤口已包扎固定，伤口敷料清洁干燥；备成人、儿童血压袖带各一个。

☼ 解题思路

1. **临床表现**：剧烈头疼伴喷射性呕吐，双侧瞳孔不等大，一侧肢体肌力减弱；HR 55次/min，R 15次/min，BP 167/90mmHg，SpO_2 95%。

2. **背景资料**：2d前从2楼坠落，头部有5cm×5cm伤口；外院CT检查为硬膜外血肿。

3. **目前问题：**该病人高处坠落后发生硬膜外血肿，出现头痛、喷射性呕吐、瞳孔不等大、呼吸、脉搏慢，血压升高等体征，可见颅内压增高，发生脑疝，需立即降低颅内压，密切观察病情，积极完善术前准备等待手术。

操作及关键考点

1. **心电监护**

（1）监护连接：电极片粘贴位置正确，根据病人年龄选择成人血压袖带，并避开输液侧手臂。

（2）参数调节：选择合适的导联，设置监护仪报警参数。

2. **静脉注射**

（1）评估：评估注射部位皮肤时注意到该病人左侧上肢有大面积陈旧性瘢痕，应选择右手开放静脉通道。

（2）注射药物：注射药物前应当观察局部皮肤血管情况、缓慢注射，并关注病人生命体征、病情变化。

（3）病情观察：注射呋塞米后需密切观察病人血压及尿量。

3. **静脉输液**

（1）检查静脉通道：甘露醇是高渗性药物，输注之前应使用前应当检查静脉通道通畅性，确保回血良好并观察局部皮肤血管情况。

（2）甘露醇快速输注：遵医嘱快速静脉滴注甘露醇，甘露醇应在 15～30min 内滴完，避免药物外渗。注意甘露醇对肾功能的影响，观察尿量和尿液颜色，定期复查电解质。

------

2. **站点二**

题卡：19 床，王某，男，46 岁，住院号 111903，在全麻下行"颅内血肿清除＋去骨瓣减压术"术后第 2d，神志昏迷，予以心电监护、气切处呼吸机辅助呼吸（压力控制模式，PC 15cm H_2O，PEEP 5cm H_2O，FiO_2 40%），气管切开处敷料已渗湿，T 39.0℃。

医嘱：1. 复方氨基比林 2ml，静脉注射，once

　　　　2. 5% 葡萄糖 200ml，鼻饲，Bid

　　　　3. 气管切开处换药

任务卡：请 A 护士进行肌内注射，B 护士进行留置胃管＋鼻饲，C 护士进行气管切开处换药。

提示卡 1：肌内注射后 30min 复测体温，T 37.4℃。（A 护士口述 30min 后复测体温，口述后出示）

提示卡 2：右侧鼻腔有鼻息肉。（B 护士评估鼻腔情况时出示，如未评估检查鼻腔，则在留置胃管前出示）

场景设置：气切处呼吸机辅助呼吸，持续心电监护，脑室引流管一根，头部伤口敷料清洁干燥；去骨瓣伤口位于右侧额顶部；此外，床旁备胃管 2 种型号（8Fr、16Fr）。

--------- ❖ 解题思路 ---------

1. **临床表现**：T 39.0℃，气切处敷料已渗湿。
2. **背景资料**：颅内血肿清除术术后第 2d。
3. **目前问题**：该病人颅内血肿清除术术后第 2d，T 39.0℃，立即告知医生进行对症处理。为满足病人营养需要，进行早期营养支持，术后第 2d 可根据病人情况给予鼻饲。气切处敷料已渗湿，需立即更换气切敷料预防感染。

--------- ⏱ 操作及关键考点 ---------

1. **肌内注射**

（1）体位：侧卧位，因去骨瓣伤口位于右侧额顶部，故侧卧时应取左侧卧位。

（2）评估：注射前需评估病人皮肤情况。

（3）部位选择：肌内注射部位选择左右侧臀大肌。

（4）臀大肌定位：十字法：从臀裂顶点向左侧或向右侧划一水平线，然后从髂嵴最高点作一垂线，将一侧臀部分为四个象限，其外上象限并避开内角（从髂后上棘至股骨大转子连线），即为注射区；连线法：从髂前上棘至尾骨作一连线，其外 1/3 处为注射部位。

（5）肌注要点：进针快、推药慢、拔针快。

2. **鼻饲**

（1）胃管型号选择：选择合适的胃管型号，该病人为成人，应选择 16Fr。

（2）体位：取半卧位。

（3）胃管送入：当胃管插入 14～16cm 处，检查是否在口腔内，抬高头部，使下颌紧贴胸骨柄。

（4）鼻饲注意事项：单次鼻饲量不超过 200ml，鼻饲液温度为 38～40℃，在鼻饲前后用少量温开水冲管，鼻饲病人每天应行 2～3 次口腔护理。

（5）健康宣教：需为病人进行宣教，鼻饲可进行早期营养支持，满足身体需求，促进其疾病恢复。

3. 气管切开处伤口换药

（1）职业防护：操作时应佩戴好手套，做好职业防护。

（2）人文：动作轻柔，避免刺激引起病人的呛咳与不适。

（3）管道通畅：取出气切内套管放置 3% 的过氧化氢完全浸泡 30min，然后用棉签清洗干净，随后用生理盐水冲洗，待干后放回气切处，保证气切套管通畅。

---

3. 站点三

题卡：19 床，王某，男，46 岁，住院号 111903，在全麻下行"颅内血肿清除＋去骨瓣减压术"，术后第 5d，神志昏迷，经气切处呼吸机辅助呼吸，听诊双肺痰鸣音，伤口引流袋表面有血迹。

任务卡 1：请三位护士讨论后由 A 护士在答题卡写出血肿清除术后病人的护理要点。

答案：护理要点：①病情观察；②预防颅内压增高；③观察血肿清除效果；④伤口引流的护理。

任务卡 2：请 B 护士进行气切处吸痰，C 护士进行伤口引流袋更换。（A 护士开始写答案时出示任务卡 2）

医嘱：1. 吸痰

　　　　2. 更换引流袋

提示卡：病人双肺痰鸣音消失。（B 护士吸痰后出示）

场景设置：呈现第 1、2 站背景所有相关场景，床旁备成人、小儿型号吸痰管各 3～4 根。

⚬ **解题思路** ⚬

1. **临床表现**：气切处呼吸机辅助呼吸，听诊双肺痰鸣音，伤口引流袋表面有血迹。

2. **背景资料**：病人已行血肿清除术。

3. **目前问题**：该病人行"颅内血肿清除＋去骨瓣减压术"术后 5d，需保证有效通气、固定各引流管、观察引流液及伤口等基本情况。听诊病人双肺痰鸣音，应立即吸痰保持呼吸道通畅。

⚙️ **操作及关键考点**

1. 气切处吸痰

（1）吸痰管型号选择：根据病人的年龄选择合适的成人型号吸痰管。

（2）吸痰顺序：气管切开处—口腔—鼻腔。

（3）无菌原则：严格遵循无菌原则，预防发生院内感染。

（4）吸痰前、吸痰后均需给予 30～60s 的 100% 氧气。

2. 更换伤口引流袋

（1）职业防护：操作时应佩戴好手套，做好职业防护。

（2）标识及日期：引流袋更换后应贴好更换时间、有效期标签，再次检查伤口引流管是否有标识、是否固定完好并引流通畅。

（3）保持引流通畅：脑室引流管开口高于侧脑平面 10～15cm，保持无菌，预防逆行感染。

（四）知识点梳理

1. 硬膜外血肿的临床表现

（1）意识障碍：进行性意识障碍为颅内血肿的主要症状，其变化过程与原发性脑损伤的轻重和血肿形成的速度密切相关。主要有 3 种类型：①原发脑损伤轻，伤后无原发昏迷，待血肿形成后开始出现意识障碍（清醒一昏迷）；②原发脑损伤略重，伤后一度昏迷，随后完全清醒或好转，经过一段时间因颅内血肿形成，颅内压增高使病人再度出现昏迷，并进行性加重（昏迷—中间清醒或好转一昏迷），即存在"中间清醒期"；③原发脑损伤较重，伤后昏迷进行性加重或持续昏迷。因为硬脑膜外血肿病人的原发脑损伤一般较轻，所以大多表现为前两种情况。

（2）颅内压增高及脑疝表现：病人在昏迷前或中间清醒期常有头痛、呕吐等颅内压增高症状，颅内血肿所致的颅内压增高达到一定程度，便可形成脑疝。除意识障碍外，出现瞳孔改变，早期因动眼神经受到刺激，患侧瞳孔缩小，随即由于动眼神经受压，患侧瞳孔散大，对侧肢体偏瘫进行性加重；若脑疝继续发展，脑干严重受压，中脑动眼神经核受损，则双侧瞳孔散大。

（3）神经系统体征：伤后立即出现的局灶症状和体征，多为原发脑损伤的表现。单纯硬膜外血肿，除非血肿压迫脑功能区，否则早期较少出现体征。脑疝发展，脑干受压严重时导致去大脑强直。

2. 硬膜外血肿病人出现脑疝的护理要点

（1）紧急降低颅内压：遵医嘱立即使用20%甘露醇200～500ml，并快速静脉滴注，同时静脉注射呋塞米40mg，以暂时降低颅内压。

（2）保持呼吸道通畅：给予氧气吸入，如发生呼吸骤停者，立即行气管插管和辅助呼吸。可根据情况使用辅助机械通气，降低$PaCO_2$，使脑血管收缩，减少脑血流量，降低颅内压，过度换气有引起脑缺血的危险，使用期间需监测脑血流和血气分析，维持病人PaO_2于90～100mmHg（12～13.33kPa）、$PaCO_2$于25～30mmHg（3.33～4.0kPa）水平为宜。

（3）休息：保持病室安静，床头抬高15°～30°，以利于颅内静脉回流，减轻脑水肿，注意头颈不要过伸或过屈，以免影响静脉回流；昏迷病人取侧卧位，便于呼吸道分泌物排出。

（4）维持体温正常和防治感染：高热可使机体代谢率增快，加重脑缺氧，应及时给予有效的降温措施。遵医嘱应用抗生素预防和控制感染。

（5）术前准备：积极完善术前准备，尽早进行颅脑血肿清除术。

（6）密切观察病人意识、生命体征、瞳孔变化和肢体活动：颅内压增高病人早期的生命体征有"二慢一高"现象，即呼吸、脉搏减慢，血压升高，同时要注意病人意识及瞳孔的变化。

3. 颅内血肿术后病人的护理措施

（1）病情观察：术后送监护室严密监护，密切观察病人意识状态、生命体征，瞳孔变化、神经系统体征等，一旦发现颅内压增高迹象，立即采取降颅内压措施。

（2）体位：病人术后24h内取平卧位，24h后抬高床头15°～30°，防止颅内压增高。

（3）加强基础护理：观察伤口敷料，重点关注血肿清除效果，及时清理呼吸道，保持呼吸道通畅，对于昏迷病人定时翻身，保护皮肤完整性。

（4）脑室引流的护理

1）引流管安置：无菌操作下接引流袋，妥善固定，使引流管开口高于侧脑平面10～15cm，以维持正常颅内压。搬动病人时，应夹闭引流管，防止脑脊液反流引起颅内感染。

2）控制引流速度和量：术后早期应抬高引流袋，缓慢引流，每日引流量不超过500ml为宜，使颅内压平稳降低，避免放液过快导致脑室内出血、硬膜外血肿或硬膜下血肿，诱发小脑上疝等。但在抢救脑疝等危急情况下，可先快速引流脑脊液，再接引流袋缓慢引流。颅内感染病人脑脊液分泌增多，引流量可适当增加，但同时应注意补液，以免水电解质紊乱。

3）观察记录引流液情况：正常脑脊液无色透明、无沉淀。术后 1～2d 为血性后逐渐转清。若脑脊液中有大量血液或颜色逐渐加深，提示脑室持续出血，应及时报告医师进行处理；若脑脊液混浊，呈毛玻璃状或有絮状物，提示有颅内感染，应及时引流脑脊液并送检。

4）严格无菌，防止感染：保持穿刺部位敷料干燥，穿刺点敷料和引流袋每日更换，如有污染则随时更换；更换引流袋时夹闭引流管，防止逆行感染。

5）保持引流通畅：防止引流管受压、扭曲、折叠或阻塞，尤其在搬运病人或翻身时，防止引流管牵拉、滑脱。若引流管内不断有脑脊液流出、管内的液面随病人呼吸、脉搏等上下波动表明引流管通畅；若引流管无脑脊液流出，可能的原因有：颅内压低于 120～150mmH$_2$O（1.18～1.47kPa），可降低引流袋高度，观察是否有脑脊液流出；引流管在脑室内盘曲成角，可请医师对照 X 线片，将过长的引流管缓慢向外抽出至有脑脊液流出，再重新固定；管口吸附于脑室壁，可将引流管轻轻旋转，使管口离开脑室壁；引流管被小凝血块或破碎的脑组织阻塞，可在严格消毒管口后，用无菌注射器轻轻向外抽吸，切不可注入生理盐水冲洗，以免将管内阻塞物冲至脑室系统，引起脑脊液循环受阻。经上述处理后若仍无脑脊液流出，按需更换引流管。

6）及时拔管：持续引流时间通常不超过 1 周，时间过长易发生颅内感染。拔管前行头颅 CT 检查，并先试行夹闭引流管 24h，观察病人有无头痛、呕吐等颅内压增高的症状。如出现上述症状，立即开放引流；如未出现上述症状，病人脑脊液循环通畅，即可拔管。拔管时先夹闭引流管，防止逆流感染。拔管后加压包扎，嘱病人卧床休息和减少头部活动，观察穿刺点有无渗血、渗液，严密观察病人意识、瞳孔、肢体活动变化，发现异常及时通知医师给予处理。

（五）思考题

1. 硬膜外血肿的主要临床表现是什么？
2. 颅内血肿病人发生脑疝的护理措施有哪些？
3. 颅内血肿清除术后的护理要点有哪些？
4. 脑室引流管护理的注意事项有哪些？

三、决赛情景模拟案例

（一）学习目标

1. 知识目标

（1）了解脑挫裂伤的病因和发病机制。

（2）熟悉舌后坠的症状及处理要点。

（3）掌握脑挫裂伤的临床表现和护理措施。

2. 技能目标

（1）能够正确、规范、安全、有序地实施神经系统检查、心电监护、吸氧、头部伤口换药及包扎固定、留置尿管、口咽通气管置入、吸痰等操作。

（2）通过对情景分析，能够及时准确判断病人存在的问题，并能综合运用所学知识，有效地应对脑挫裂伤病人的病情变化。

（3）具备急救意识和团队意识，提高病情变化时与家属的沟通能力。

3. 素质目标

（1）具备团队协作能力，合理分工、配合紧密。

（2）紧急情况下，临危不乱、冷静沉稳，为病人提供专业的照护服务，给病人及家属带来信任感、安全感。

（3）具备临床思维，根据病人不同情况进行分析及处理。

（二）关键考点

1. 能够正确进行神经系统检查，判断病人神经系统的损害部位及程度。

2. 能够正确进行心电监护操作，正确设置报警参数。

3. 能够正确进行吸氧、吸痰操作。

4. 能够团队配合，正确进行头部伤口换药及包扎固定操作，增强无菌意识。

5. 能够正确进行留置尿管。

6. 能够正确进行口咽通气管置入，快速建立人工气道。

（三）案例介绍及解析

1. 情景一

题卡：01床，郭某，女，78岁，住院号164012，2h前走楼梯时不慎摔倒滚落，枕后着地，现场急救已行包扎固定，病人嗜睡，自诉头痛、恶心、呕吐一次，SpO_2 92%。

医嘱： 1. 吸氧

2. 心电监护

3. 神经系统检查

任务卡： 请 A 护士进行吸氧，B 护士完成心电监护，C 护士进行神经系统检查。

提示卡： HR 60 次 /min，R 26 次 /min，BP 132/77mmHg，SpO_2 93%。（完成心电监护操作后出示）

⚙ **解题思路**

1. **临床表现：** 病人意识障碍，呈嗜睡状态，头痛、恶心、呕吐。

2. **背景资料：** 2h 前走楼梯摔倒滚落，枕后部着地，已行包扎固定，SpO_2 92%。

3. **目前问题：** 病人因摔倒致枕后部着地，呈嗜睡状态，血氧饱和度低，出现头痛、恶心、呕吐。头部受伤后应密切关注病人生命体征、意识瞳孔、肢体功能、伤口的变化，警惕颅内压增高、脑疝等病情变化。

⚙ **操作及关键考点**

1. 吸氧

（1）流量选择：2 ~ 4L/min。

（2）固定：固定应松紧适宜，不压迫到伤口部位。

2. 心电监护

（1）设备连接：电极片粘贴位置正确。

（2）参数调节：选择合适的导联，设置报警参数。

（3）血压袖带：尽量避开因摔倒擦伤破损的皮肤。

3. 神经系统检查

（1）GCS 评分

（2）感觉功能：包括对皮肤黏膜的痛觉、触觉和温度觉，对肌腱、肌肉等的运动觉、位置觉等。

（3）运动功能：重点检查肌力、肌张力和共济运动。

（4）神经反射：重点检查角膜反射、咽反射、深反射和病理反射。

2. 情景二

题卡： CT 结果显示脑挫裂伤合并蛛网膜下腔出血，予以脱水降颅压。病人现小便失禁，头部伤口敷料渗湿。

医嘱： 1. 头部伤口换药 + 包扎固定

2. 留置导尿

任务卡： 请两人协作完成头部伤口换药 + 包扎固定操作，一人完成留置导尿操作。

☀️ **解题思路**

1. **临床表现：** 在情景一的基础上，头部伤口敷料渗湿。

2. **背景资料：** 2h 前枕后部着地，CT 示脑挫裂伤合并蛛网膜下腔出血，已予脱水降颅压。

3. **目前问题：** 病人因头部外伤导致脑挫裂伤合并蛛网膜下腔出血，病人存在头痛、恶心、呕吐的临床表现，需警惕进行性出血，压迫脑组织，引起颅内压进行性升高、引发脑疝等。现伤口敷料渗湿，应立即更换敷料，预防感染。小便失禁，应尽早留置尿管，同时警惕进行性出血，压迫脑功能区。

⏱️ **操作及关键考点**

1. 头部伤口换药 + 包扎固定

（1）无菌原则：按照清洁→污染→感染→隔离伤口依次进行，严格执行无菌技术操作和手卫生规范。

（2）查看伤口：揭取渗湿敷料方向与伤口纵向一致，观察伤口大小，有无渗血、渗液及感染。

（3）消毒伤口及周边正常皮肤：每次消毒范围不超过前一次消毒范围，不留空白区。

（4）覆盖创面，包扎固定：包扎部位要准确、严密，不遗漏伤口；应牢固，松紧适宜，不影响血液循环。

2. 留置尿管

（1）用物评估：尿管通畅，水囊完好。

（2）体位摆放：仰卧位，两腿屈膝、外展，充分暴露外阴，注意保护隐私。

（3）消毒顺序：遵守无菌原则，由外至内，自上而下，一个棉球只用一次；

初次消毒：阴阜→双侧大阴唇→双侧小阴唇→尿道口；再次消毒：尿道口→双侧小阴唇→尿道口。

（4）留置过程：病人为老年女性，尿道口回缩，插管应仔细观察，避免插入阴道；分开小阴唇的手固定不动直至将导尿管插入尿道中；见尿后再插入1~2cm。

（5）固定：固定水囊导尿管时，膨胀的水囊不能卡在尿道口内口，避免压迫膀胱壁造成黏膜损伤，固定无牵拉，有标识。

3. 情景三

题卡：30min后发现病人张口呼吸伴有鼾声，病人意识模糊，SpO_2 87%，体格检查：听诊双肺部有痰鸣音，舌根后坠。

任务卡1：请三位护士讨论后对该病人进行处置。

任务卡2：请A护士进行口咽通气管置入，B护士进行吸痰，C护士进行健康宣教。（如果出示任务卡1后1min护士未进行正确处置则出示）

医嘱：1. 置入口咽通气管

2. 吸痰

提示卡：SpO_2慢慢上升至95%。（放置口咽通气管后出示）

情景设置：病人病情变化时，家属情绪激动；成人、小儿型号吸痰管各3~4根，成人、小儿型号口咽通气管各1根。

💡 解题思路

1. **临床表现**：张口呼吸伴有鼾声；双肺闻及痰鸣音，舌根后坠。

2. **背景资料**：在情景一、二的基础上，SpO_2 87%。

3. **目前问题**：病人存在意识障碍，下颌松弛导致舌根后坠引起呼吸道梗阻，气体交换障碍，血氧饱和度低。双肺痰液过多，应及时吸痰。家属因病人病情变化情绪激动。

⚙ 操作及关键考点

1. 口咽通气管置入

（1）病人准备：平卧位；头后仰，使口、咽、喉三轴线尽量重叠；清理口腔及咽部分泌物，保持呼吸道通畅；该病人为老年女性，需特别注意有无义齿，牙齿有无松动。

（2）置管：根据病人年龄选择成人的型号（长度为口角至下颌角距离最佳）；反向 / 横向插入法；口咽通气管位置应使末端位于上咽部，将舌根与口咽后壁分开，使下咽部到声门的气道通畅。

（3）检测人工气道是否通畅：手掌 / 棉絮放于口咽通气管外口，感觉有无气流；检查口腔，防止舌或唇夹置于牙和口咽通气管之间；观察胸廓运动幅度，听诊双肺呼吸音。

2. 吸痰

（1）吸痰管选择：根据病人的年龄选择成人型号吸痰管。

（2）吸痰顺序：人工气道→口腔→鼻腔。

（3）病情关注：病人血氧饱和度低，在吸痰过程中时刻关注病人生命体征。

3. 人文关怀与健康宣教　对家属紧张的情绪进行安抚，详细解释病人病情变化的原因以及针对病情变化所做出的处理，减少家属恐惧焦虑的情绪，取得家属的信任。舌根后坠的健康宣教内容包括：①疾病知识（引起疾病的原因，临床表现等）；②处置方法；③如何预防；④心理护理。

（四）知识点梳理

1. 脑挫裂伤

（1）临床表现：可因损伤部位、范围、程度不同而相差悬殊。轻者仅有轻微症状，重者深昏迷，甚至迅速死亡。

1）意识障碍：是脑挫裂伤最突出的症状之一。伤后立即发生，持续时间长短不一，绝大多数超过半小时，常持续数小时、数日不等，甚至发生迁延性昏迷，与脑损伤程度轻重相关。

2）头痛、恶心、呕吐：是脑挫裂伤最常见的症状。疼痛可局限于某一部位（多为着力部位），亦可为全头性疼痛，间歇或持续性，在伤后 1～2 周内最明显，以后逐渐减轻，可能与蛛网膜下腔出血、颅内压增高或脑血管运动功能障碍有关。伤后早期的恶心、呕吐可由受伤时第四脑室底的呕吐中枢受到脑脊液冲击、蛛网膜下腔出血对脑膜的刺激或前庭系统受刺激引起，较晚发生的呕吐大多由于颅内压变化而造成。

3）生命体征变化：轻度和中度脑挫裂伤病人的血压、脉搏、呼吸多无明显改变。严重脑挫裂伤，由于脑水肿和颅内出血引起颅内压增高，出现血压升高、脉搏缓慢、呼吸深而慢，严重者呼吸、循环功能衰竭。伴有下丘脑损伤者，可出现持续高热。

4）局灶症状与体征：脑皮质功能区受损时，伤后立即出现与脑挫裂伤部位相应的神经功能障碍症状或体征，如语言中枢损伤出现失语，运动区受损伤出现对侧瘫痪等。但额叶和颞叶前端等"哑区"损伤后，可无明显局灶症状或体征。

（2）脑外伤病人的病情观察：根据病情，观察生命体征、意识状态、瞳孔、神经系统体征等情况，观察有无剧烈头痛、频繁呕吐等颅内压增高的症状。

1）生命体征：为避免躁动对测量结果的影响，在测量时应先测呼吸、再测脉搏、最后测血压。①脉搏、呼吸、血压：颅内压增高时常出现"两慢一高"，以及进行性意识障碍，属于代偿性生命体征改变，注意加强观察，警惕颅内血肿或脑疝发生。②体温：伤后早期，由于组织创伤反应，可出现中等程度发热；若损伤累及间脑或脑干。可导致体温调节紊乱，出现体温不升或中枢性高热；伤后即发生高热，多系丘脑下部或脑干损伤；伤后数日体温升高，常提示有感染性并发症。

2）意识状态：一般伤后立即昏迷是原发性脑损伤；伤后清醒后转为昏迷或意识障碍不断加深，是颅内压增高形成脑疝的表现；躁动病人突然昏睡应怀疑病情恶化。采用格拉斯哥昏迷评分法对病人进行评分，用量化方法来反映意识障碍的程度。

3）瞳孔变化：对比两侧瞳孔的大小、形状和对光反射，同时注意观察两侧眼裂大小、眼球的位置和运动情况。

（3）脑外伤病人的急救护理

1）急救护理：颅脑损伤救护时应做到保持呼吸道通畅，病人平卧，头部抬高，注意保暖，禁用吗啡止痛。记录受伤经过和检查发现的阳性体征、急救措施及使用的药物。

2）保持呼吸道通畅：脑损伤病人都有不同程度意识障碍，丧失正常的咳嗽反射和吞咽功能，容易发生误咽误吸，或因下颌松弛导致舌后坠等原因引起呼吸道梗阻。呼吸道梗阻可加重脑水肿，使颅内压进一步升高，导致病情恶化。因此，保持呼吸道通畅是脑挫裂伤处理中的一项重要措施。

3）及时清除呼吸道异物：及时清除咽部的血块和呕吐物，并注意吸痰，如发生呕吐，及时将病人头转向一侧以免误吸。

4）开放气道，维持呼吸功能：舌后坠者放置口咽通气管，必要时气管插管或气管切开。呼吸减弱并潮气量不足不能维持正常血氧者，及早使用呼吸机辅助呼吸。

5）加强呼吸道管理：保持室内适宜的温湿度，加强湿化，避免呼吸道分泌物过于黏稠，以利排痰。建立人工气道者，加强气道管理。必要时遵医嘱给予抗生素防治呼吸道感染。

2. 口咽通气管置入术 具体内容详见第一章第七节口咽通气管置入术的相关知识。

3. 舌后坠的健康宣教

（1）疾病知识宣教

1）病因诱因：仰卧位时，重力作用下，松弛的下颌骨和舌肌，坠向咽部而形成梗阻。

2）高危因素：身体矮胖、舌大、颈粗短、呼吸暂停综合征、扁桃体肥大、全麻尚未完全清醒、意识障碍的病人。

3）临床特点：呼吸道不完全性梗阻：强弱不等的鼾声，呼吸费力；呼吸道完全梗阻：鼾声消失，出现反常呼吸，继之出现 SpO_2 下降，发绀。吸气困难，可出现三凹征，病人呈深睡状态。

（2）如何预防：及时评估高危因素，关注病人生命体征、呼吸运动、口唇面色及意识等。

（3）处理措施：打开气道是舌后坠最有效的处理方法；单手抬颏法或双手托下颌法，疑有颈椎损伤者，严禁头后仰，观察病人面色口唇等。若开放气道的手法未能缓解舌后坠，应及时置入口咽/鼻咽通气管。

（4）心理护理：在经历舌后坠后，病人及家属会对病人舌后坠时造成的呼吸困难、憋气、无法说话、不能活动的状况感到恐惧，安抚病人及家属情绪，详细解释病人病情变化的原因以及针对病情变化所做出的处理，取得信任。

（五）思考题

1. 请简述脑挫裂伤的临床表现。
2. 脑挫裂伤病人病情关注的重点包括哪些？
3. 口咽通气管置入的注意事项有哪些？
4. 如何对舌后坠病人进行健康宣教？

第五节　乳腺疾病

乳腺是女性十分重要的器官之一，不仅是性别的象征，也是生产乳汁哺育婴儿的关键。常见的乳腺疾病包括急性乳腺炎及乳腺癌。其中，乳腺癌是女性发病率最高的恶性肿瘤。据统计，2018 年全球新发女性乳腺癌病例总数约 208.9 万例，死亡人数约 62.7 万例。中国新发女性乳腺癌病例总数约 36.8 万例，死亡人数约 9.8 万例。乳腺癌在女性 30 岁以后发病率迅速上升，到 55 岁到达高峰，化疗、手术治疗、靶向治疗是目前主要的治疗方式，但乳腺癌因其部位特殊、预后欠佳等多种因素，严重威胁着女性的健康与生命安全。因此，掌握急性乳腺炎的应急处理，能够保证母乳喂养率，保证下一代的健康成长；而掌握乳腺癌病人急危重症的预防及处理，则是提高女性乳腺癌病人生命质量的重要保证。

一、初赛情景模拟案例

（一）学习目标

1. 知识目标

（1）了解乳腺癌的病理生理、辅助检查、治疗要点，根据病情提供相应的支持和心理护理。

（2）熟悉乳腺癌的临床表现。

（3）掌握乳腺癌病人手术后的观察和护理要点。

2. 技能目标

（1）掌握心电监护操作技术。

（2）掌握中心管道吸氧技术。

（3）掌握肌内注射操作技术。

3. 素质目标

（1）根据情景能够与病人有效沟通，体现关心、体贴病人，为病人及家属提供安全感，具备人文关怀精神。

（2）严格执行查对制度，具有责任感。

（二）关键考点

1. 通过对情景分析，能够迅速作出术后病人安全返回病房后的各项操作，给予正确的处置措施（体位摆放、心电监护、中心管道吸氧、药物的正确使用）。

2. 能够正确、规范地进行心电监护操作，完善生命体征测量（体温、脉搏、呼吸、血压），避免在患侧肢体及静脉穿刺侧测量血压。

3. 能够正确、规范、快速地给予病人中心管道吸氧，准确调整氧流量。

4. 能够遵医嘱准确、快速给予镇痛药物的使用，准确把握肌内注射的注射部位，熟悉曲马多的药理作用，密切关注病人用药前、中、后的疼痛评估。

（三）案例介绍及解析

题卡：李某，47 岁，住院号 183472，2d 前因发现左乳无痛性肿块 1 周入院。诊断为左侧乳腺癌。于今日行乳腺癌改良根治术后安全返回病房。现病人自诉伤口疼痛，NRS：5 分。

医嘱：1. 心电监护

2. 吸氧

3. 曲马多 50mg，肌内注射，once

任务卡：请护士 A 进行心电监护，B 护士进行给氧，护士 C 进行肌内注射。

提示卡：HR 96 次 /min，R 20 次 /min，BP 126/72mmHg，SpO$_2$ 95%。（心电监护操作完成后出示）

场景设置：病人右侧手臂有静脉输液通路；病人女儿未陪伴在旁，心理焦虑紧张；在场家属正在使用视频通话功能与其女儿联系。

🔆 **解题思路**

1. **临床表现：**疼痛，NRS：5 分。

2. **背景资料：**病人行乳腺癌改良根治术后安全返回病房。

3. **目前问题：**病人行乳腺癌改良根治术后安全返回病房，因此需连接心电监护并给予中心管道吸氧，密切关注病人生命体征；病人自诉伤口处疼痛，NRS 评分为 5 分，为中度疼痛，需遵医嘱予曲马多 50mg 肌内注射镇痛。

⚙ **操作及关键考点**

1. **心电监护操作**

（1）监护连接：心电电极的连接应避开前胸伤口部位；血压袖带应选择下

肢型号，避开手术侧手臂及输液侧手臂。

（2）参数调节：①监测频次调节：持续监测心率、呼吸、血氧饱和度，由于病人血压无特殊说明，故血压监测频次亦调节为 1h/ 次；②报警上下限调节：心率报警上限 100 次 /min，下限 60 次 /min；呼吸下限 10 次 /min，上限 24 次 /min；收缩压上限 140mmHg，下限 90mmHg；舒张压上限 90mmHg，下限 60mmHg。

（3）避免电磁波干扰：需告知家属避免在场使用手机等通信设备，以免电磁干扰，需予以制止。

2. 中心管道吸氧

（1）体位：应取半坐卧位，利于伤口引流，安抚病人情绪。

（2）氧浓度为 1 ~ 2L/min。

3. 肌内注射操作

（1）原因：乳腺癌术后病人自诉疼痛，NRS 评分为 5 分，为中度疼痛。

（2）处理：遵医嘱予曲马多 50mg 肌内注射。

（3）双人核对医嘱：执行单打印后，护士应与另一名护士进行双人核对医嘱。

（4）操作注射部位：可选择左右侧臀大肌为肌内注射部位。

（5）臀大肌定位：十字法：从臀裂顶点向左侧或向右侧划一水平线，然后从髂嵴最高点作一垂线，将一侧臀部分为四个象限，其外上象限并避开内角（从髂后上棘至股骨大转子连线），即为注射区；连线法：从髂前上棘至尾骨作一连线，其外 1/3 处为注射部位。

（6）评估：需行用药前后病人疼痛评估（NRS 评分）。

4. 心理护理（贯穿整个操作过程）

（1）原因：病人术后其女儿未陪伴在侧，存在焦虑。

（2）处理原则：做好良好的沟通及解释工作。了解和关心病人，鼓励病人表达对疾病和手术的顾虑和担心，有针对性地进行心理护理，鼓励其树立战胜疾病的信心。

（四）知识点梳理及拓展

1. 乳腺癌相关知识　乳腺癌是女性发病率最高的恶性肿瘤。在我国，每年有近 20 万女性被诊断出乳腺癌，且发病率呈逐年上升趋势。近年来，全球乳腺癌的死亡率逐步下降，但是在中国，特别是在广大的农村地区，乳腺癌死亡率的下降趋势并不明显。

（1）病理分型：乳腺癌有多种分型方法，目前国内多采用以下病理分型：

1）非浸润性癌：此型属早期，预后较好，具体分型包括：乳腺导管原位癌，即癌细胞未突破导管壁基底膜；小叶原位癌，即癌细胞未突破末梢乳管或腺泡基底膜；乳头湿疹样乳腺癌（伴发浸润性癌者除外）。

2）浸润性特殊癌：此型一般分化较高，预后尚好，包括乳头状癌、髓样癌（伴大量淋巴细胞浸润）、小管癌（高分化腺癌）、腺样囊性癌、黏液腺癌、顶泌汗腺样癌、鳞状细胞癌等。

3）浸润性非特殊癌：约80%的乳腺癌为此型。此型一般分化低，预后较差，但判断预后需结合疾病分期等因素。此型包括浸润性小叶癌、浸润性导管癌、硬癌、髓样癌（无大量淋巴细胞浸润）、单纯癌、腺癌等。

4）其他罕见癌：如炎性乳腺癌。

（2）转移途径

1）局部浸润：癌细胞沿导管或筋膜间隙蔓延，继而侵及 Cooper 韧带和皮肤。

2）淋巴转移：乳房的淋巴网非常丰富，乳房大部分淋巴液流至腋窝淋巴结，部分乳房上部淋巴液可直接流向锁骨下淋巴结，这也是乳腺癌病人淋巴结转移最常见于腋窝的原因。

3）血行转移：癌细胞可经淋巴途径进入静脉，也可直接侵入血液循环而致远处转移。最常见的远处转移依次为肺、骨、肝。有些早期乳腺癌已有血行转移。

（3）临床表现

1）乳房肿块：早期表现为患侧乳房出现无痛性、单发小肿块，病人常在无意中发现。肿块多位于乳房外上象限，质硬、表面不光滑，与周围组织分界不清，在乳房内不易被推动。当进展至晚期后，癌肿侵入胸筋膜和胸肌时，固定于胸壁不易推动；癌细胞侵犯大片乳房皮肤时，可出现多个坚硬小结节或条索，呈卫星样围绕原发病灶。若结节彼此融合，弥漫成片，可延伸至背部和对侧胸壁，致胸壁紧缩呈铠甲状，病人呼吸受限；皮肤破溃：癌肿处皮肤可溃破而形成溃疡，常有恶臭，易出血。

2）乳房外形改变：随着肿瘤生长，可引起乳房外形改变，主要表现为酒窝征、乳头内陷及橘皮征。若肿瘤累及 Cooper 韧带，可使其缩短而致肿瘤表面皮肤凹陷，出现"酒窝征"；邻近乳头或乳晕的癌肿因侵入乳管使之缩短，可将乳头牵向癌肿一侧，进而使乳头扁平、回缩、凹陷；如皮下淋巴管被癌细胞堵塞，引起淋巴回流障碍，可出现真皮水肿，乳房皮肤呈"橘皮样"改变。

3）转移征象：乳腺癌可以通过淋巴转移和血行转移。淋巴转移最初多见于患侧腋窝，肿大的淋巴结少数散在，质硬、无痛、可被推动，继而逐渐增多并融合成团，甚至与皮肤或深部组织粘连；乳腺癌血行转移至肺、骨、肝时，可出现相应症状，如肺转移可出现胸痛、气急，骨转移可出现局部骨疼痛，肝转移可出现肝大或黄疸等。

2. 乳腺癌处理原则　手术治疗为主，辅以化学药物、内分泌、放射、生物等治疗措施。

手术治疗：对病灶仍局限于局部及区域淋巴结病人，手术治疗是首选。手术适应证为 TNM 分期的 0、Ⅰ、Ⅱ和部分 BI 期的病人。已有远处转移、全身情况差、主要脏器有严重疾病、年老体弱不能耐受手术者为手术禁忌。

（1）保留乳房的乳腺癌切除术：完整切除肿块及其周围 1～2cm 的组织。适合于Ⅰ期、Ⅱ期病人，且乳房有适当体积，术后能保持外观效果者。术后必须辅以放射治疗。

（2）乳腺癌改良根治术：有 2 种术式。一是保留胸大肌，切除胸小肌；二是保留胸大、小肌。该术式保留了胸肌，术后外观效果较好，适用于Ⅰ、Ⅱ期乳腺癌病人，与乳腺癌根治术的术后生存率无明显差异，目前已成为常用的手术方式。

（3）乳腺癌根治术和乳腺癌扩大根治术：前者切除整个乳房，以及胸大肌、胸小肌、腋窝及锁骨下淋巴结。后者在此基础上切除胸廓内动脉、静脉及其周围淋巴结（即胸骨旁淋巴结）。这 2 种术式现已少用。

（4）全乳房切除术：切除整个乳腺，包括腋尾部及胸大肌筋膜，适用于晚期乳腺癌作为姑息手术者，乳腺原位癌或微小癌、湿疹样癌变主要在乳头部位者。

手术方式的选择应结合病人的意愿，根据病理分型、疾病分期及辅助治疗的条件综合确定。对病灶可切除者，手术应最大限度清除局部及区域淋巴结，以提高生存率，其次再考虑外观及功能。对Ⅰ、Ⅱ期乳腺癌可采用改良根治术及保留乳房的乳腺癌切除术。

3. 乳腺癌改良根治术后护理、心理护理

（1）术后护理

1）体位：术后麻醉清醒、血压平稳后取半坐卧位，以利呼吸和引流。

2）病情观察：严密观察生命体征变化，观察切口敷料渗血、渗液情况，并予以记录。乳腺癌扩大根治术有损伤胸膜可能，病人若感到胸闷、呼吸困难，应及时报告医师，以便早期发现和协助处理肺部并发症，如气胸等。

（2）伤口护理

1）有效包扎：手术部位用弹力绷带加压包扎，使皮瓣紧贴胸壁，防止积液积气。包扎松紧度以能容纳1手指，维持正常血运，且不影响呼吸为宜。包扎期间告知病人不能自行松解绷带，瘙痒时不能将手指伸入敷料下搔抓。若绷带松脱，应及时重新加压包扎。

2）观察皮瓣血液循环：注意皮瓣颜色及创面愈合情况，正常皮瓣的温度较健侧略低，颜色红润，并与胸壁紧贴；若皮瓣颜色暗红，提示血液循环欠佳，有坏死可能，应报告医师及时处理。

3）观察患侧上肢远端血液循环：若手指发麻、皮肤发绀、皮温下降、动脉搏动不能扪及，提示腋窝部血管受压，肢端血液循环受损，应及时调整绷带的松紧度。

（3）引流管护理：乳腺癌根治术后，皮瓣下常规放置引流管并接负压引流装置，如负压引流球或负压引流鼓，也可连接中心负压装置。负压吸引可及时、有效地吸出残腔内的积液、积血，并使皮肤紧贴胸壁，从而有利于皮瓣愈合。

1）有效吸引：负压吸引的压力大小要适宜。负压引流球或引流鼓应保持压缩状态。对连接中心负压吸引者，若引流管外形无改变，未闻及负压抽吸声，应观察管道连接是否紧密，压力是否适当。

2）妥善固定：引流管的长度要适宜，病人卧床时将其固定于床旁，起床时固定于上衣。

3）保持通畅：定时挤压引流管，避免管道堵塞。防止引流管受压和扭曲。若有局部积液、皮瓣不能紧贴胸壁且有波动感，报告医师及时处理。

4）注意观察：包括引流液的颜色、性状和量。术后1~2日，每日引流血性液体50~200ml，以后颜色逐渐变淡、减少。

5）拔管：若引流液转为淡黄色、连续3日每日量少于10~15ml，创面与皮肤紧贴，手指按压伤口周围皮肤无空虚感，即可考虑拔管。若拔管后仍

有皮下积液，可在严格消毒后抽液并局部加压包扎。

（4）患侧上肢肿胀的护理：患侧腋窝淋巴结切除、头静脉被结扎、腋静脉栓塞、局部积液或感染等因素可导致上肢淋巴回流不畅和静脉回流障碍，从而引起患侧上肢肿胀。

1）避免损伤：勿在患侧抽血、注射等。避免患肢负重和外伤。

2）抬高患肢：平卧时患肢下方垫枕抬高 10°~15°，肘关节轻度屈曲；半卧位时屈肘 90° 放于胸腹部；下床活动时用吊带托或用健侧手将患肢抬高于胸前，需要他人扶持时只能扶健侧，以防腋窝皮瓣滑动而影响愈合；避免患肢下垂过久。

3）促进肿胀消退：在专业人员指导下向心性按摩患侧上肢，或进行握拳、屈肘、伸肘和缓慢渐进的举重训练等，促进淋巴回流；深呼吸运动改变胸膜腔内压，并引起膈肌和肋间肌的运动，从而持续增加胸腹腔内的淋巴回流；肢体肿胀严重者，用弹力绷带包扎或戴弹力袖以促进淋巴回流；局部感染者，及时应用抗生素治疗。

（5）患侧上肢功能锻炼：由于手术切除了胸部肌肉、筋膜和皮肤，患侧肩关节活动明显受限制。术后加强肩关节活动可增强肌肉力量，松解和预防粘连，最大限度地恢复肩关节的活动范围。为减少和避免术后残疾，鼓励和协助病人早期开始患侧上肢的功能锻炼。

1）术后 24h 内：活动手指和腕部，可做伸指、握拳、屈腕等锻炼。

2）术后 1~3 日：进行上肢肌肉等长收缩，利用肌肉泵作用促进血液和淋巴回流；可用健侧上肢或他人协助患侧上肢进行屈肘、伸臂等锻炼，逐渐过渡到肩关节的小范围前屈、后伸运动（前屈小于 30°，后伸小于 15°）。

3）术后 4~7 日：鼓励病人用患侧手洗脸、刷牙、进食等，并做以患侧手触摸对侧肩部及同侧耳朵的锻炼。

4）术后 1~2 周：术后 1 周皮瓣基本愈合后，开始做肩关节活动，以肩部为中心，前后摆臂。术后 10 日左右皮瓣与胸壁黏附已较牢固，做抬高患侧上肢（将患侧肘关节伸屈、手掌置于对侧肩部，直至患侧肘关节与肩平）、手指爬墙（每日标记高度，逐渐递增幅度，直至患侧手指能高举过头）、梳头（以患侧手越过头顶梳对侧头发、扪对侧耳朵）等的锻炼。指导病人做患肢功能锻炼时应根据病人的实际情况而定，一般以每日 3~4 次，每次 20~30min 为宜；循序渐进，逐渐增加功能锻炼的内容。术后 7 日内不上举，10 日内不外展肩关节；不要以患侧肢体支撑身体，以防皮瓣移动而影响愈合。

（6）心理护理：病人面对恶性肿瘤对生命的威胁、不确定的疾病预后、乳房缺失导致外形受损、各种复杂而痛苦的治疗（手术、放射治疗、化学治疗、内分泌治疗等）、婚姻生活可能受到影响等问题容易产生焦虑、恐惧等心理反应，应了解和关心病人，鼓励病人表达对疾病和手术的顾虑与担心，有针对性地进行心理护理。向病人和家属解释手术的必要性和重要性，请曾接受过类似手术且已痊愈者现身说法，帮助病人度过心理调适期。告诉病人行乳房重建的可能，鼓励其树立战胜疾病的信心。对已婚病人，应同时对其丈夫进行心理辅导，使之逐渐接受妻子手术后身体形象的改变，鼓励夫妻双方坦诚相待，取得丈夫的理解、关心和支持。

（五）思考题

1. 乳腺癌的临床表现有哪些？
2. 乳腺癌病人术后观察要点是什么？

二、复赛情景模拟案例

（一）学习目标

1. 知识目标

（1）掌握急性乳腺炎的临床表现。

（2）熟悉急性乳腺炎的护理及健康宣教。

（3）了解急性乳腺炎的治疗要点，根据病情提供相应的人文关怀和心理护理。

2. 技能目标

（1）能够正确、规范、安全、有序地实施静脉输液、口服给药、局部外敷、心电监护、静脉注射（使用注射泵）、皮下注射、伤口换药、更换引流袋的操作。

（2）通过对情景分析，能够及时发现病人存在的问题，并能综合运用所学知识，有效地解决急性乳腺炎病人的实际问题。

（3）掌握健康宣教相关知识，做好人文关怀。

3. 素质目标

（1）具备团队协作能力，能够合理分工、配合紧密。

（2）紧急情况下，能够临危不乱、冷静沉稳，为病人提供专业的照护服务，给病人及家属带来信任感、安全感。

（3）为病人提供正确、完整、全面的健康宣教，积极做好人文关怀。

（二）关键考点

1. 能够正确进行静脉输液操作。

2. 能够正确进行口服给药操作，准确完整评估病史和过敏史。

3. 能够正确进行局部外敷操作。

4. 能够正确进行心电监护操作，能识别生命体征的指标变化并判断、处理。

5. 能够正确进行静脉注射（使用注射泵）操作，能根据病情合理调节输液速度。

6. 能够正确进行皮下注射操作，并观察肾上腺素用药后反应。

7. 能够遵守无菌原则，正确进行伤口换药操作。

8. 能够遵守无菌原则，正确进行更换引流袋操作。

（三）案例介绍及解析

1. 站点一

题卡： 王某，25 岁，初产妇，1 个月前顺产一名健康男婴，纯母乳喂养。3d 前出现右乳胀痛，局部红肿、发热，乳汁减少，今日体温升高，浑身发冷，来院就诊。体格检查：T 39.0℃，P 86 次 /min，R 24 次 /min，BP 94/66mmHg，右乳房压痛性肿块，右侧腋淋巴结肿大。诊断为急性乳腺炎。

医嘱： 1. NS 100ml + 青霉素 160 万 U，静脉滴注，Bid

2. 对乙酰氨基酚 10ml，口服，once

3. 金黄散，局部外敷

任务卡： 请 A 护士进行静脉输液，B 护士进行口服给药，C 护士进行药物局部外敷。

提示卡 1： 病人及家属焦急万分，询问多久能好，是否能喂奶。（B 护士实施口服给药时出示）

提示卡 2： 已做皮试，结果：阴性。（操作者询问是否有皮试结果时出示）

场景设置： 备青霉素、对乙酰氨基酚片、金黄散。

💡 **解题思路**

1. **临床表现**：右乳胀痛，局部红肿、发热，乳汁减少、右乳房压痛性肿块，右侧腋淋巴结肿大。T 39.0℃。

2. **背景资料**：初产妇，1个月前顺产一名健康男婴，纯母乳喂养。

3. **目前问题**：该病人为初产妇，目前出现了右乳胀痛，局部红肿、发热，乳汁减少、右乳房压痛性肿块，右侧腋淋巴结肿大的问题，考虑出现急性乳腺炎，且体温高，故需消炎、抗感染、降温；病人及家属出现焦虑情绪，需积极为病人及家属提供相应的支持和心理护理。

🎯 **操作及关键考点**

1. 静脉滴注

（1）在进行静脉穿刺前要与病人及家属沟通好，消除病人紧张情绪，可以降低穿刺时造成的疼痛。

（2）严格遵循无菌操作原则，避免局部感染。

（3）在静脉滴注过程中要密切注意病人是否有疼痛以及不适感，同时在输液前询问病人有无过敏史，同时要注意病人体温、呼吸等生命体征是否有明显改善。

2. 口服给药

（1）严格执行"三查八对"制度。

（2）用药后密切观察用药疗效和有无不良反应。

3. 局部外敷

（1）在局部外敷过程中要注意外敷的皮肤有无破损，防止感染。

（2）注意局部外敷的时间，观察局部及全身情况。

4. 心理护理　安抚病人及家属，解答疑惑，引导积极应对自身及婴儿相关问题，缓解其心理压力和紧张、焦虑情绪。

---

2. 站点二

题卡：在青霉素输注期间，病人突发胸闷、气促，伴有恶心、呕吐，家属立即向护士呼救，测血压为 80/42mmHg。

医嘱：1. 肾上腺素 1mg，肌内注射，st

　　　2. 心电监护

　　　3. NS 50ml + 去甲肾上腺素 4mg，持续静脉注射泵泵入，速度 2ml/h

任务卡：请 A 护士进行心电监护，B 护士进行肌内注射，C 护士进行静脉注射（使用注射泵）。

提示卡：HR 110 次 /min，R 27 次 /min，BP 82/40mmHg，SpO_2 92%。（心电监护完成后出示）

场景设置：现持续中心管道吸氧，右手输液中。

解题思路

1. **临床表现**：病人突发胸闷、气促，伴有恶心、呕吐，血压：80/42mmHg。
2. **背景资料**：病人为急性乳腺炎，青霉素静脉滴注中。
3. **目前问题**：空气栓塞？过敏性休克？
4. **鉴别思路**：空气栓塞：有恶心、呕吐和低血压症状，无胸部异常不适或胸骨后疼痛及心前区听诊可闻及响亮的、持续的"水泡声"，故排除。
5. **结论**：该病人的表现考虑为过敏性休克，需立即停止当前输液，进行抢救。

操作及关键考点

1. **应急处理**　病人在青霉素输注期间出现不适，在进行所有操作前，首先应立即停止输液。

2. **心电监护**

（1）设备连接：电极片粘贴位置正确，血压袖带避开右上肢输液部位。

（2）参数调节：选择合适的导联，设置报警参数。

3. **肌内注射**

（1）严格执行查对制度和无菌原则。

（2）肾上腺素肌内注射的最佳部位是大腿中外侧。

（3）肾上腺素可以重复使用，但至少要间隔 5min，直至病人状况稳定。

（4）注射过程中和结束后动态观察病人生命体征。

4. **静脉注射（使用注射泵）**

（1）保证用药剂量的准确，正确设置参数。

（2）在输注过程中密切观察注射情况，保证通畅，预防药物外渗，如有报警及时查找原因。

---

3. **站点三**

题卡：病人乳腺炎症状无改善，实验室检查：血常规可见白细胞计数及中性粒细胞比值升高。诊断性穿刺，抽出脓液，确定脓肿形成。立即行脓肿切开引流术，术后第 2d，病人伤口敷料有渗湿。

医嘱：1. 伤口换药

2. 更换引流袋

任务卡：A 护士伤口换药；B 护士更换引流袋；C 护士理论答题。

答题卡：请简述脓肿切开引流的术后护理要点。

答案：①保持引流通畅；②伤口引流液观察；③伤口敷料更换；④病情观察（答对三个则计全分）

场景设置：现持续中心管道吸氧，右手输液中。

解题思路

1. **临床表现**：血常规可见白细胞计数及中性粒细胞比值升高。诊断性穿刺抽出脓液，脓肿形成。

2. **背景资料**：病人乳腺炎症状无改善。

3. **目前问题**：脓肿形成。因此需行脓肿切开引流术，术后第 2d，病人敷料有渗湿，应及时予以伤口换药，预防感染。

操作及关键考点

1. **伤口换药**

（1）无菌原则：严格执行无菌技术操作和手卫生规范。

（2）查看伤口：揭取渗湿敷料方向与伤口纵向一致，观察伤口大小，有无渗血、渗液及感染。

（3）消毒伤口及周边正常皮肤：每次消毒范围不超过前一次消毒范围，不留空白区。

（4）覆盖创面，包扎固定：包扎部位要准确、严密，不遗漏伤口；应牢固，松紧适宜，不影响血液循环。

2. **更换引流袋**

（1）遵循无菌技术原则、标准预防原则。

（2）告知病人/家属放置引流的目的、放置位置，需停留的时间、引流期间的注意事项及自我观察技巧等，取得病人的配合。

（3）妥善固定，防止脱出。妥善固定引流管，保持适宜的长度，嘱病人翻身活动时避免引流管脱出。

（4）保持引流。引流管不可受压、扭曲、折叠，经常给予离心方向挤捏，保持引流通畅，防止阻塞。

（5）做好病情观察及记录。观察及记录引流液的量、色、质、流速，切口敷料渗血、渗液情况，病人生命体征；判断有无并发症（如感染、出血等）发生。

（四）知识点梳理

1. **急性乳腺炎定义及临床表现** 急性乳腺炎是乳房或乳腺的急性化脓性感染。本病通常与母乳喂养有关，因此多见于哺乳期妇女，常发生在产后的 3~4 周。病人表现为患侧乳房出现肿胀、疼痛、发红、发热、压痛性肿块、脓肿等表现。因为乳房血管丰富，细菌及细菌分泌的外毒素可入血到机体各处，故而病人早期亦可出现脓毒症血症的表现（如寒战、高热等）。

2. **急性乳腺炎的治疗要点**

（1）脓肿形成之前：早期仅有乳汁淤积的产妇全身症状轻，可继续哺乳，采取积极措施促使乳汁排出通畅，减轻淤积。用绷带或乳托将乳房托起，局部用冰敷，以减少乳汁分泌。局部治疗对乳房肿胀明显或有肿块形成者，局部热敷有利于炎症的消散，每次热敷 20~30min，3 次/d，严重者可用 25% 硫酸镁湿敷。抗生素使用选用针对金黄色葡萄球菌的敏感抗生素，根据病情选择口服、肌内注射或静脉点滴。

（2）脓肿已形成：应及时切开引流，切口一般以乳头、乳晕为中心呈放射状，乳晕下浅脓肿可沿乳晕做弧形切口，脓肿位于乳房后，应在乳房下部皮肤皱襞 1~2cm 做弧形切口。

3. **过敏性休克的临床表现及处理措施**

（1）临床表现：①呼吸道症状：因喉头水肿和肺水肿导致病人出现胸闷气促、呼吸困难、发绀、窒息并伴有濒死感；②循环系统症状：病人可表现为面色苍白、出冷汗、烦躁不安、脉搏细数、血压迅速下降，有些病人可以测量不到血压；③中枢神经系统症状：由于缺血、缺氧导致脑组织水肿而出现意识丧失、抽搐、大小便失禁等；④皮肤过敏症状：可以出现皮肤瘙痒、荨麻疹。常以呼吸道症状或皮肤瘙痒为最早出现的症状。

（2）处理措施：①立即平卧，予氧气吸入；②遵医嘱立即肌内注射 0.1% 肾上腺素；③呼吸抑制时，应立即进行人工呼吸，并肌内注射尼可刹米或洛贝林（山梗菜碱）等呼吸兴奋剂，喉头水肿影响呼吸时，应立即准备气管插管或配合进行气管切开；④根据医嘱给药：激素、血管活性药物、纠正酸中毒和抗组胺类药物等；⑤心搏骤停的处理：立即胸外心脏按压，同时实施人工呼吸；⑥观察与记录：密切观察并记录病人的意识、生命体征、尿量变化，病人未脱离危险期不宜搬动。

4. 急性乳腺炎护理要点

（1）常规护理：加强对病人哺乳期护理，注重对病人劳逸结合，为病人安置在安静舒适的环境，减少对病人的不良刺激。培养病人良好的卫生习惯，保持清洁卫生。指导病人正确排空乳房积液，确保乳头卫生清洁。

（2）饮食指导：病人产后身体虚弱，抵抗力下降，就会出现发热状况，增加新陈代谢率，增加所需能量，因此需提供给病人含有丰富能量的食物，禁止病人食用辛辣、刺激的食物，多吃水果蔬菜补充维生素，增强病人抵抗力。

（3）疼痛护理：为减轻病人术后疼痛感，使用一些较为宽松的胸罩将两侧乳房托起，并在必要时使用止痛药为病人止痛。

（4）心理疏导：病人产后容易出现焦虑、抑郁情绪，并且在乳腺脓肿的影响下更容易引发各种不良情绪，因此就需护理人员和家人积极配合，及时进行心理疏导，开导产妇和稳定产妇情绪，并解决产妇心理负担。

（5）局部护理：定时测量病人心跳、脉搏、体温及呼吸，抽血化验了解病人的白细胞计数。在切开乳腺脓肿后，需保持引流通畅，及时更换敷料，将双乳用胸带固定，促进血液流通，减轻病人疼痛，用微波或红外线照射可促进病人局部伤口愈合，同时运用适合的抗生素能有效治疗炎症。

5. 急性乳腺炎的预防和健康宣教

（1）保持婴儿口腔卫生，及时治疗口腔炎症。

（2）养成良好哺乳习惯，产后尽早开始哺乳，按需哺乳。哺乳时避免手指压住腺管，以免影响乳汁排出，每次哺乳时将乳汁吸净。每日清水擦洗乳房1~2次，避免过多清洗和用肥皂清洗。

（3）纠正乳头内陷，乳头内陷者在妊娠期和哺乳期每日挤捏、提拉乳头，矫正内陷。

（4）预防和处理乳头破损

1）预防：让婴儿用正确姿势含接乳头和乳晕，防止乳头皲裂；不让婴儿含着乳头睡觉；哺乳后涂抹乳汁或天然羊毛脂乳头修护霜以保护乳头皮肤，哺乳前不需擦掉，可以让婴儿直接吸吮。

2）处理：适当缩短每次哺乳的时间，增加哺乳频率；乳头、乳晕破损或皲裂者，暂停哺乳，改用吸乳器吸出乳汁哺育婴儿；局部用温水清洗后涂抗生素软膏，待愈合后再哺乳；症状严重时应及时诊治。

（五）思考题

1. 如何识别和处理过敏性休克？
2. 急性乳腺炎一般有哪些临床表现？
3. 急性乳腺炎的治疗和护理要点有哪些？
4. 如何对急性乳腺炎病人进行健康宣教？

三、决赛情景模拟案例

（一）学习目标

1. 知识目标

（1）掌握乳腺癌的临床表现。

（2）熟悉乳腺癌化疗相关知识。

（3）了解乳腺癌的病理、治疗要点，根据病情提供相应的营养支持和心理护理。

2. 技能目标

（1）能够正确、规范、安全、有序地实施心电监护、经气管插管吸痰、留置胃管＋胃肠减压、静脉采血、冰敷降温、留置导尿、营养泵的使用、皮下注射、输血的操作。

（2）通过对情景分析，能够及时发现乳腺癌化疗病人存在的问题，并能综合运用所学知识，有效地解决病人的实际问题。

（3）掌握乳腺癌化疗相关知识，关注病人心理需求，做好人文关怀。

3. 素质目标

（1）具备团队协作能力，能够合理分工、配合紧密。

（2）紧急情况下，能够临危不乱、冷静沉稳，为病人提供专业的照护服务，给病人及家属带来信任感、安全感。

（3）为病人提供正确、完整、全面的健康宣教，积极做好人文关怀。

（二）关键考点

1. 能够正确进行心电监护操作，能识别生命体征的指标变化并判断、处理。

2. 能够正确进行经气管插管吸痰，动态评估病人生命体征。

3. 能够正确进行留置胃管 + 胃肠减压操作，选择合适的胃管型号。

4. 能够正确进行静脉采血。

5. 能够正确进行冰敷降温，掌握相关注意事项。

6. 能够遵照无菌原则，正确进行留置导尿操作。

7. 能够正确进行营养泵的使用，保证病人营养供给。

8. 能够正确进行皮下注射操作，并观察用药后反应。

9. 能够正确进行输血操作，严格做到"三查八对"。

（三）案例介绍及解析

1. 情景一

题卡：02 床，伍某，女，55 岁，住院号 108957，1 年前确诊左乳腺癌，行乳腺癌改良根治术后继续常规化疗，6d 前入院，继续化疗方案。化疗后有恶心、呕吐症状，第 5d 症状加重，1h 前呕吐大量胃内容物后，病人面色灰暗青紫，不能说话，随后意识丧失，SpO_2 降至 78%，予吸痰、紧急经口气管插管后转入 ICU 行监护治疗，病人现为镇静状态，RASS 评分：−4 分，呼吸机报警示气道压力高，听诊双肺有痰鸣音。

任务卡：A 护士进行心电监护，B 护士进行经气管插管吸痰，C 护士进行留置胃管 + 胃肠减压。

医嘱：1. 心电监护

　　　　2. 吸痰

　　　　3. 胃肠减压

提示卡：HR 111 次 /min，R 16 次 /min，BP 92/45mmHg，SpO_2 93%。（心电监护后出示）

场景设置：右手臂 PICC 置管输液中，持续呼吸机辅助呼吸。（SIMV 模式，FiO_2 60%）

····· 💡 解题思路 ·····

1. **临床表现**：1h 前呕吐大量胃内容物后，病人面色灰暗青紫，不能说话，随后意识丧失，SpO_2 降至 78%。

2. **背景资料**：乳腺癌，化疗后出现恶心、呕吐症状并加重。

3. **目前问题**：该病人诊断为乳腺癌，进行化疗后出现恶心、呕吐症状并加重，呕吐大量胃内容物，病人面色灰暗青紫，不能说话，随后意识丧失，SpO_2降至78%，考虑为呕吐物误吸，出现窒息，现已行人工气道机械通气辅助呼吸，转入ICU。应立即予以心电监护监测生命体征，留置胃管＋胃肠减压引流胃内容物防止二次误吸。同时，由于呼吸机报警气道压力高，听诊双肺有痰鸣音，考虑气道内有痰液或呕吐物，应立即予以吸痰。

⏣ **操作及关键考点**

1. 心电监护

（1）设备连接：电极片粘贴位置正确。

（2）参数调节：选择合适的导联，根据病人病情、医嘱、当前生命体征数值，设置报警参数。

2. 经气管插管吸痰

（1）按无菌操作的原则进行，动作要轻柔、到位。

（2）吸痰的时间每次不要超过15s，根据病人的耐受情况增减吸痰的次数。如果病人的痰液相对较黏稠，吸痰前后应提高呼吸机氧浓度，在吸痰前进行雾化吸入，稀释痰液。

（3）如果病人出现缺氧的症状，发绀、心律不齐、脉搏减弱等，为了防止出现休克状态应该立即停止吸痰，适当休息并监测生命体征直到平稳。

3. 留置胃管＋胃肠减压

（1）胃管型号选择：选择合适的胃管型号，本案例病人为成人，应选择16Fr。

（2）体位：取半卧位或右侧卧位。

（3）胃管送入：病人为镇静状态，RASS：－4分，当胃管插入10～15cm处，用手将下颌托起，使其靠近胸骨柄，以利插管。

---

2. 情景二

题卡：因吸痰时从气道内吸出大量胃内容物，医生予以行纤维支气管镜检查，1h后SpO_2 96%：病人发热，T 38.9℃，病人现为镇静状态，RASS评分：－4分。

医嘱：1. 静脉采血：双侧肢体血培养，血常规、肝肾功能、CRP

2. 冰敷物理降温

3. 留置导尿

任务卡：请 A 护士进行静脉采血，B 护士进行冰敷物理降温，C 护士进行留置导尿。

场景设置：右手臂 PICC 置管输液中，持续呼吸机辅助呼吸。（SIMV 模式，FIO_2：60%）

解题思路

1. **临床表现**：T 38.9℃，RASS 评分：−4 分。

2. **背景资料**：乳腺癌行化疗的病人，因恶心、呕吐后误吸胃内容物窒息，现予气管插管呼吸机辅助呼吸，持续镇静状态。

3. **目前问题**：病人经纤维支气管镜检查后，SpO_2 96%。有发热，T 38.9℃，需进行静脉采血，明确感染原因及程度，并进行物理降温，因病人现处于镇静状态，需留置导尿管监测 24h 出入量。

操作及关键考点

1. **静脉采血**

（1）静脉采血避开右手输液侧及左侧乳腺癌术后侧。因需抽取双侧肢体血培养，故可选取双侧下肢采血，并在血培养标本瓶上进行明确标识。

（2）血培养顺序注意：蝶形针采血时，先注入需氧瓶，再注入厌氧瓶；注射器采血时，先注入厌氧瓶，再注入需氧瓶。

（3）三查八对和无菌原则。

（4）静脉采血之后对穿刺点进行压迫止血，不要揉搓。

2. **冰敷降温**

（1）注意观察病人皮肤表面有无发红、苍白、出血点、感觉异常。

（2）禁止冰敷胸前区、腹部、耳后、足底，冰敷部位可选择腹股沟、颈部、腋窝、腘窝等大血管流经部位。

（3）随时观察，保证冰袋、冰囊完整，无漏水；冰融化后立即更换，如有局部皮肤发紫、麻木及冻伤发生，停止使用。

3. **留置导尿**

（1）严格无菌操作，预防尿路感染。

（2）插入尿管动作要轻柔，以免损伤尿道黏膜，若插入时有阻挡感可更换方向再插见有尿液流出时再插入 1~2cm，勿过深或过浅，忌反复抽动尿管。

（3）选择导尿管的粗细要适宜。

（4）对膀胱过度充盈者，排尿宜缓慢以免骤然减压引起出血或晕厥。

（5）及时检查尿管固定情况，防止脱出。

（6）密切关注尿量，定时更换导尿管和集尿袋。

---

3. 情景三

题卡：检查结果回报：白细胞：$2.0 \times 10^9/L$，白蛋白：34g/L，血红蛋白：50g/L，病人消瘦，医生已予以留置十二指肠营养管。

医嘱：1. 人粒细胞刺激因子，0.6ml，皮下注射，once

       2. 肠内营养液500ml，持续经十二指肠营养管泵入，速度40ml/h

       3. AB型Rh（+）同型悬浮红细胞2U静脉输注

任务卡：请A护士进行营养泵的使用，B护士进行皮下注射，C护士进行输血。

提示卡：已合血，T 37.9℃。（输血前复测体温及询问是否合血时出示）

场景设置：同前。

◉ 解题思路

1. **临床表现：**检查结果：白细胞：$2.0 \times 10^9/L$，白蛋白：34g/L，血红蛋白：50g/L。

2. **背景资料：**乳腺癌术后化疗病人，因呕吐、误吸、窒息行气管插管，现持续震惊状态，胃肠减压。

3. **目前问题：**病人营养不良、贫血、免疫力低，需要进行肠内营养、输血、使用升白细胞药物补充营养和血容量、提升免疫力。

◉ 操作及关键考点

1. 营养泵的使用

（1）在使用前，应注意校正输注速率和输注总量。

（2）输注泵应定期维护和清洁，备用蓄电池电能充足，确保设备正常工作。

（3）长期使用肠内营养输注泵者，每24h更换泵管一次。

（4）严密观察病人输注反应，如有不适，立即停止输注，通知医生处理。

2. 皮下注射

（1）严格执行查对制度和无菌原则。

（2）明确病人有无过敏史、用药史、家族史。

（3）注射过程中和结束后动态观察病人生命体征。

3．输血

（1）严格执行查对制度，严格无菌操作。

（2）血液从血库取出后应在半小时内输入，不宜久置，200～300ml血液要求在3～4h内输完，避免溶血。

（3）凡输两个以上不同供血者的血液时，两者不能直接混合输入，其间应输入少量生理盐水，以免发生反应。

（4）掌握输血速度，开始宜慢，观察15min后若病人无不适，再根据病情调节滴速。

（5）输血过程中及输血后，应观察有无输血反应，如发生反应，须立即停止输血，报告医生，并保留余血以备检查分析原因。

（四）知识点梳理

1．乳腺癌化疗的不良反应

（1）胃肠道反应：可导致营养不良而影响治疗效果，故应做好充分的准备工作，调整饮食结构，少量多餐，避免餐后立即卧床，注意食物卫生，对于严重呕吐及食欲减退者，应给予适量的输液和营养支持。

（2）骨髓抑制：化疗的同时应按医嘱给予升白细胞药物，定期复查血象，应遵医嘱预防性应用抗生素，实施隔离治疗和护理，限制探视，以避免交叉感染。

（3）脱发：由于脱发所致的化疗特殊形象是影响病人自尊的严重问题，因此，化疗前应把这一可能发生的问题告诉病人，使其有充分的思想准备。

（4）化疗药物外渗：可致局部组织坏死，重在预防，一旦发生外渗，应立即停止注射，抬高肢体，回抽外渗药物，或进行局部封闭治疗，也可局部硫酸镁湿敷。

（5）皮肤的不良反应：皮疹、皮肤干燥、瘙痒等不仅损害病人身体健康，对心理影响也很大。应做好健康宣教，告知病人避免暴露于过热和压力过高的环境，勿使用刺激性强的洗漱用品，避免长期阳光直射等。

（6）肝肾功能损害：化疗前应检查肝肾功能，一般轻度的损害不影响后续治疗。

（7）心脏的毒性：需要监测化疗期间心功能，严重时需要减量或停药。

2．气道阻塞的临床表现
气道阻塞的病人常呈吸气性呼吸困难，出现"四凹征"（胸骨上窝、锁骨上窝、肋间隙及剑突下软组织）。根据气道是否被完全阻塞可分为：

（1）气道不完全阻塞：病人张口瞠目，有咳嗽、喘气或咳嗽软弱无力，呼吸困难，烦躁不安。皮肤、甲床和口腔黏膜、面色青紫。

（2）气道完全阻塞：病人面色灰暗青紫，不能说话及呼吸，很快意识丧失，呼吸停止。如不紧急解除窒息，将迅速导致死亡。

3. 气道阻塞的救治与护理

（1）救治原则：保持呼吸道通畅是关键，其次是采取病因治疗。对于气道不完全阻塞的病人，应查明原因，采取病因治疗和对症治疗，尽早解除气道阻塞。对于气道完全阻塞的病人，应立即解除窒息，或做好气管插管、气管切开或紧急情况下环甲膜穿刺的准备。

（2）护理措施：①迅速解除窒息因素，保持呼吸道通畅。②给予高流量吸氧，使血氧饱和度恢复94%以上，必要时建立或重新建立人工气道，给予人工呼吸支持或机械通气。③建立静脉通路，遵医嘱给予药物治疗。④监测生命体征：给予心率、血压、呼吸、血氧饱和度监护，遵医嘱采动脉血做血气分析。⑤备好急救物品：如吸引器、呼吸机、气管插管、喉镜等开放气道用物。

（五）思考题

1. 乳腺癌化疗的不良反应有哪些，如何预防和处理？
2. 遇到病人气道堵塞，如何早期识别并进行救治？

第三章

妇产科急危重症护理情景模拟案例

第一节　异位妊娠

　　受精卵在子宫体腔外着床发育时，称为异位妊娠，俗称宫外孕。但异位妊娠与宫外孕的含义稍有区别。异位妊娠包括输卵管妊娠、卵巢妊娠、腹腔妊娠、宫颈妊娠及阔韧带妊娠等；宫外孕仅指子宫以外的妊娠，宫颈妊娠不包括在内。在异位妊娠中，输卵管妊娠最为常见，占异位妊娠的 95% 左右，是妇产科常见急腹症之一，当输卵管妊娠流产或破裂时，可引起腹腔内严重出血，甚至危及生命。及时的诊断、恰当的处理和精心的护理对挽救异位妊娠病人生命、避免严重并发症非常关键。

一、初赛情景模拟案例

（一）学习目标

1. 知识目标

（1）了解异位妊娠的病因与病理。

（2）熟悉异位妊娠的定义。

（3）掌握异位妊娠的临床表现及处理原则。

2. 技能目标

（1）掌握妊娠期妇女的问诊要点。

（2）掌握生命体征测量技术。

（3）掌握妊娠期妇女的体格检查要点。

（4）掌握静脉采血技术。

3. 素质目标

（1）根据情景能够与病人有效沟通，体现关心、体贴病人，具备人文关怀精神。

（2）操作时，注意保护病人隐私，为病人及家属提供安全感。

（3）通过健康评估能够发现问题，作出判断，具有评判性思维。

（二）关键考点

1. 通过对情景分析，能够判断病人出现了异位妊娠，并正确、及时地对病人进行鉴别分诊。

2. 在鉴别分诊过程中，能根据病史展开合理、充分的问诊及体格检查。

3. 能规范、准确地测量病人的生命体征。

4. 能规范、准确地为病人进行静脉采血。

（三）案例介绍及解析

题卡：吴某，女，23岁，门诊号000256324，因"停经2个月，阴道少量流血2d，反复呕吐1d，右下腹撕裂样疼痛伴肛门坠胀感1h"就诊。

医嘱：静脉采血：血常规、肝肾功能、hCG、孕酮。

任务卡：请三名护士对该病人进行鉴别分诊。A护士进行问诊、体格检查（腹部触诊），B护士测量生命体征，C护士进行静脉采血，操作完成后进行讨论，并由A护士回答：该病人最有可能出现了什么情况？科室分诊为哪个科室？病情分级为哪一级？为明确诊断，还应完善哪些检查？

提示卡1：未婚，有性生活史，平时月经规律，阴道流血量少于平时月经量，右下腹撕裂样疼痛1h，改变姿势不能缓解疼痛，没有诱因，肛门坠胀感明显，口干。（问诊时标准化病人回答内容）

提示卡2：T 36.1℃，P 113次/min，R 26次/min，BP 80/48mmHg，SpO$_2$ 94%。（生命体征测量完成时出示）

提示卡3：病人面色苍白，皮肤湿冷，腹壁不紧张，腹部压痛反跳痛（+）。（体格检查时出示）

理论答题答案：最有可能是异位妊娠破裂出血，分诊至妇产科急诊，病情分级为危重，应立即送入抢救室；为明确诊断，还应完善hCG、腹部B超、阴道后穹隆穿刺等检查。

情景设置：急诊病房，标准化女性年轻病人，全身模拟人（可实施腹部触诊），另备采血手臂 1 个。

解题思路

1. **临床表现：**右下腹撕裂样疼痛伴肛门坠胀感，阴道少量流血，面色苍白，皮肤湿冷，腹部压痛反跳痛。

2. **背景资料：**停经 2 个月，有性生活史，平时月经规律。

3. **目前问题：**自然流产？异位妊娠并破裂？急腹症？

4. **鉴别思路**

（1）自然流产：常表现为停经后阴道流血和腹痛，腹痛多为下腹痛。

（2）异位妊娠：临床表现与受精卵着床部位、是否流产或破裂以及出血量多少和时间长短等有关；典型症状为停经、腹痛与阴道流血，即异位妊娠三联征；输卵管妊娠发生流产或破裂之前，由于胚胎在输卵管内逐渐增大，常表现为一侧下腹部隐痛或酸胀感，当发生输卵管妊娠流产或破裂时，突感一侧下腹部撕裂样疼痛，常伴有恶心、呕吐。

辅助检查：B 超可见宫腔空虚，宫外可见轮廓不清的液性或实质包块，阴道后穹隆穿刺抽出暗红色不凝血可诊断为异位妊娠破裂出血至腹腔。

（3）急腹症：腹痛最先发生的位置一般是病变的位置，腹痛最明显的部位常是病变最严重的部位，疼痛性质一般表现为持续性剧烈钝痛。

5. **结论：**病人停经、腹痛与阴道流血，是典型的异位妊娠三联征，因此首先考虑病人发生了异位妊娠破裂，但不能完全排除自然流产、阑尾炎等可能，需要完善腹部 B 超、阴道后穹隆穿刺等检查，才能明确诊断。分诊台护士应根据可能性最大的诊断进行分诊，目前病人出现面色苍白、皮肤湿冷等休克症状，故判定病情分级为危重，应立即将病人送至抢救室。

操作及关键考点

1. **问诊要点**

（1）阴道流血：原因、特点及伴随症状、产生的影响、采取的措施。

（2）下腹疼痛：①疼痛特点，包括部位、程度、性质、起病缓急、发作时间、缓解方式、有无牵涉痛或放射痛、与月经的关系以及有无腹泻、呕吐、阴道流血、休克等伴随症状；②疼痛原因；③疼痛带来的影响；④采取的措施。

2. 体格检查

（1）掌握腹部体格检查的方法。

（2）腹部触诊时，受检者取仰卧位，头垫低枕，双手自然置于身体两侧，双腿屈起并稍分开，以放松腹肌，做平静腹式呼吸。

（3）掌握浅触诊和深触诊的手法，浅触诊可探查腹壁紧张度，深触诊可探查腹腔深部病变的压痛和反跳痛。

3. 生命体征测量

（1）正确测量和记录体温、脉搏、呼吸、血压，且态度认真、操作规范、数值准确、关心病人。

（2）正确识别异常体温、脉搏、呼吸、血压。

（3）描述心率过快、血压过低、呼吸过快的护理措施。

4. 静脉采血

（1）采血部位选择：避免在输液肢体上方进行穿刺。

（2）采血管顺序：含有促凝剂和 / 或分离胶血清采血管→含有或不含分离胶的 EDTA 抗凝采血管。

（四）知识点梳理

正常妊娠时，受精卵着床于子宫体腔内膜。受精卵在子宫体腔外着床发育时，称为异位妊娠，俗称宫外孕。异位妊娠包括输卵管妊娠、卵巢妊娠、腹腔妊娠、宫颈妊娠及阔韧带妊娠等。在异位妊娠中，输卵管妊娠最为常见，占异位妊娠的 95% 左右。因此以下主要阐述输卵管妊娠。

1. 输卵管异位妊娠常见病因　任何妨碍受精卵正常进入宫腔的因素均可造成输卵管妊娠。

（1）输卵管炎症：包括输卵管黏膜炎和输卵管周围炎，这是引起输卵管妊娠的主要原因。慢性炎症可以使输卵管管腔黏膜粘连，管腔变窄；或纤毛缺损；或输卵管与周围粘连，输卵管扭曲，管腔狭窄，输卵管壁平滑肌蠕动减弱等，这些因素均妨碍了受精卵的顺利通过和运行。

（2）输卵管发育不良或功能异常：输卵管过长、肌层发育差、黏膜纤毛缺乏等发育不良，均可成为输卵管妊娠的原因。输卵管蠕动、纤毛活动以及上皮细胞的分泌功能异常，也可影响受精卵的正常运行。此外，精神因素也可引起输卵管痉挛和蠕动异常，干扰受精卵的正常运送。

（3）受精卵游走：卵子在一侧输卵管受精，受精卵经宫腔或腹腔进入对侧输卵管称受精卵游走。移行时间过长、受精卵发育增大，即可在对侧输卵管内着床形成输卵管妊娠。

（4）辅助生殖技术：近年由于辅助生育技术的应用，使输卵管妊娠发生率增加，既往少见的异位妊娠，如卵巢妊娠、宫颈妊娠、腹腔妊娠的发生率增加。

（5）其他：如内分泌失调、神经精神功能紊乱、输卵管手术以及子宫内膜异位症等都可增加受精卵着床于输卵管的可能性。此外，放置宫内节育器与异位妊娠发生的关系已引起国内外重视。随着宫内节育器的广泛应用，异位妊娠发生率增高，其原因可能是由于使用宫内节育器后的输卵管炎所致。

2. **输卵管异位妊娠的病理改变**　输卵管妊娠时，由于输卵管管腔狭窄，管壁薄，蜕膜形成差，受精卵植入后，不能适应孕卵的生长发育，因此当输卵管妊娠发展到一定程度，可出现以下结果：

（1）输卵管妊娠流产：输卵管妊娠流产多见于输卵管壶腹部妊娠，发病多在妊娠 8～12 周。由于输卵管妊娠时管壁形成的蜕膜不完整，发育中的囊胚常向管腔内突出生长，最终突破包膜而出血，导致囊胚与管壁分离，若整个囊胚剥离落入管腔并经输卵管逆蠕动排入腹腔，即形成输卵管完全流产，出血一般不多。若囊胚剥离不完整，有一部分组织仍残留于管腔，则为输卵管不完全流产。此时，管壁肌层收缩力差，血管开放，持续反复出血，量较多，血液凝聚在直肠子宫陷凹，形成盆腔积血。若有大量血液流入腹腔，则出现腹膜刺激征，同时引起休克。

（2）输卵管妊娠破裂：输卵管妊娠破裂多见于输卵管峡部妊娠，发病多在妊娠 6 周左右。当囊胚生长时绒毛侵蚀管壁的肌层及浆膜，以致穿破浆膜，形成输卵管妊娠破裂。由于输卵管肌层血管丰富，输卵管妊娠破裂所致的出血远较输卵管妊娠流产严重，短期内即可发生大量腹腔内出血使孕妇发生休克，亦可反复出血，形成盆腔及腹腔血肿。

（3）陈旧性异位妊娠：有时发生输卵管妊娠流产或破裂后未及时治疗，或内出血已逐渐停止，病情稳定，时间过久，胚胎死亡或被吸收。但长期反复内出血形成的盆腔血肿可机化变硬，并与周围组织粘连，临床上称为"陈旧性宫外孕"。

（4）继发性腹腔妊娠：发生输卵管妊娠流产或破裂后，胚胎被排入腹腔，大部分死亡，不会再生长发育。但偶尔也有存活者，若存活胚胎的绒毛组织仍附着于原位或排至腹腔后重新种植而获得营养，可继续生长发育形成继发性腹腔妊娠，若破裂口在阔韧带内，可发展为阔韧带妊娠。

（5）持续性异位妊娠：近年来，对输卵管妊娠行保守性手术机会增多，若术中未完全清除妊娠物，或残留有存活滋养细胞而继续生长，致术后 β- hCG 不下降或反而上升，称为持续性异位妊娠。

输卵管妊娠和正常妊娠一样，滋养细胞产生的 hCG 维持黄体生长，使甾体激素分泌增加，因此月经停止来潮。子宫肌纤维增生肥大，子宫增大变软，但子宫增大与停经月份不相符。子宫内膜出现蜕膜反应，蜕膜的存在与孕卵的生存密切相关，若胚胎死亡，滋养细胞活力消失，蜕膜自宫壁剥离而发生阴道流血。有时蜕膜可完整剥离，随阴道流血排出三角形的蜕膜管型；有时则呈碎片排出。排出的组织见不到绒毛，组织学检查无滋养细胞。

3. 异位妊娠的护理评估

（1）健康史：应仔细询问月经史，以准确推断停经时间。注意不要将不规则阴道流血误认为末次月经，或由于月经仅过期几天，不认为是停经。此外，对不孕、放置宫内节育器、绝育术、输卵管复通术、盆腔炎等与发病相关的高危因素予以高度重视。

（2）身体状况：输卵管妊娠未发生流产或破裂前，症状及体征不明显。当病人腹腔内出血较多时呈贫血貌，严重者可出现面色苍白，四肢湿冷，脉快、弱、细，血压下降等休克症状。体温一般正常，出现休克时体温略低，腹腔内血液吸收时体温略升高，但不超过 38℃。

1）腹部检查：输卵管妊娠流产或破裂者，下腹部有明显压痛和反跳痛，尤以患侧为甚，轻度腹肌紧张；出血多时，叩诊有移动性浊音；若出血时间较长，形成血凝块，在下腹可触及软性肿块。

2）盆腔检查：输卵管妊娠未发生流产或破裂者，除子宫略大较软外，仔细检查可能触及胀大的输卵管并轻度压痛。输卵管妊娠流产或破裂者，阴道后穹隆饱满，有触痛。将宫颈轻轻上抬或左右摇动时引起剧烈疼痛，称为宫颈抬举痛或摇摆痛，是输卵管妊娠的主要体征之一。子宫稍大而软，腹腔内出血多时检查子宫呈漂浮感。

（五）思考题

1. 异位妊娠的常见病因是什么？
2. 异位妊娠的发展到一定程度可出现哪些结果？
3. 异位妊娠病人的护理评估有哪些？

二、复赛情景模拟案例

（一）学习目标

1. 知识目标

（1）了解输卵管妊娠的病因与病理、输卵管妊娠病人的健康需求。

（2）熟悉输卵管妊娠的定义。

（3）掌握输卵管妊娠破裂出血的临床表现、处理原则及护理措施。

2. 技能目标

（1）能够正确、规范、安全、有序地实施中心管道吸氧、心电监护、留置针静脉输液、静脉输血、外科手消毒、穿手术衣、铺手术单、肌内注射、氧气雾化吸入、伤口换药的操作。

（2）通过对情景分析，能够及时发现病人存在的问题，并能综合运用所学知识，有效地解决术后病人的实际问题。

（3）具备各专科基础护理知识、团队意识。

（4）能针对性地提供健康教育。

3. 素质目标

（1）具备团队协作能力，能够合理分工、配合紧密。

（2）病人发生病情变化时，能够临危不乱、冷静沉稳，为病人提供专业的照护服务，给病人及家属带来信任感、安全感。

（3）具备共情能力，能设身处地地为病人着想，针对性地进行心理护理。

（二）关键考点

1. 能够正确进行吸氧操作。

2. 能够正确进行心电监护操作，能识别生命体征的指标变化并判断、处理。

3. 能够正确进行静脉输液，根据病情合理调节输液速度。

4. 能够正确进行静脉输血操作，掌握输血查对制度。

5. 能够正确进行外科手消毒、穿手术衣、铺手术单操作，掌握无菌技术。

6. 能够正确进行肌内注射操作，掌握注射部位选择。

7. 能够正确进行氧气雾化吸入技术，能够指导病人进行有效的雾化吸入。

8. 能够正确进行伤口换药技术，掌握无菌操作技术。

（三）案例介绍及解析

1. 站点一

题卡：05 床，吴某，女，23 岁，住院号 763456，因"停经 2 个月，反复呕吐 1d，右下腹撕裂样疼痛伴肛门坠胀感 1h"入院，阴道后穹隆穿刺抽出 5ml 暗红色不凝血，床旁彩色 B 超检查提示：右附件区见范围约 53mm×27mm 杂乱回声区，内见一大小约 11mm 似孕囊回声区，子宫直肠窝处见深约 11mm 液性暗区，腹腔内可见液性暗区。

医嘱：1. 吸氧

2. 心电监护

3. 复方氯化钠 500ml，静脉滴注，once

任务卡：请 A 护士进行中心管道吸氧，B 护士进行心电监护，C 护士进行静脉输液。

提示卡 1：病人左侧手腕部位有一约 6cm×5cm 陈旧性烫伤瘢痕。（在护士评估穿刺处皮肤时出示）

提示卡 2：HR 102 次 /min，R 22 次 /min，BP 88/54mmHg，SpO_2 95%。（心电监护完成时出示）

💡 **解题思路** ·········

1. **临床表现**：呕吐、右下腹撕裂样疼痛伴肛门坠胀感。

2. **背景资料**：青年女性，停经 2 个月，阴道后穹隆穿刺抽出暗红色不凝血，B 超可见右附件疑似孕囊回声，腹腔内有暗性液区。

3. **目前问题**：该病人可以明确诊断为异位妊娠破裂出血，病情危重，需严密观察病情变化，积极进行补液治疗，同时需要急诊进行手术，应积极完善术前准备。

🎯 **操作及关键考点** ·········

1. 吸氧

（1）**体位**：该病人为异位妊娠破裂出血病人，腹部疼痛明显，应取中凹卧位。

（2）**流量选择**：选用鼻导管吸氧 1 ~ 2L/min。

2. 心电监护

（1）监护连接：血压袖带应选择上肢型号，并避开输液侧手臂。

（2）参数调节：①监测频次调节：持续监测心率、呼吸、血氧饱和度，由于病人血压偏低，故将血压监测频次设为 10min 一次。②报警上下限调节：心率报警上限 110 次 /min，下限 60 次 /min；呼吸下限 10 次 /min，上限 25 次 /min；收缩压上限 140mmHg，下限 80mmHg；舒张压上限 90mmHg，下限 50mmHg。

3. 静脉输液

（1）留置针及静脉选择：针对异位妊娠破裂出血的病人应选择大号留置针（型号 18～20G），选择腕关节、手臂或肘部粗直的大血管进行静脉穿刺。

（2）局部评估：该病人左侧手腕部位有陈旧性烫伤瘢痕，穿刺时应避开此处。

---

2. 站点二

题卡： 05 床，吴某，女，23 岁，住院号 763456，诊断为异位妊娠破裂出血，拟行急诊"剖腹探查术"。完成术前准备，进入手术室 01 间。已予吸氧、心电监护，HR 112 次 /min，R 22 次 /min，BP 85/51mmHg，SpO_2 97%，术前已交叉配血，并从血库领回 B 型 Rh（＋）同型悬浮红细胞 2U。

医嘱： B 型 Rh（＋）同型悬浮红细胞 2U，静脉输注

任务卡： 请 A 护士进行静脉输血，B 护士进行外科手消毒、穿手术衣、铺手术单，C 护士协助 A、B 完成相关操作。

场景设置： 病人左侧上肢静脉留置针输液中；右上肢已绑血压袖带。

◆ **解题思路**

1. **临床表现：** BP 85/51mmHg。

2. **背景资料：** 诊断为异位妊娠破裂出血，拟行急诊手术。

3. **目前问题：** 病人血压在补液情况下没有得到纠正，应加快补液速度，并遵医嘱紧急输注红细胞扩容，目前已进入手术间，拟行急诊手术，应尽快做好手术准备。

⚙ **操作及关键考点**

1. 静脉输血

（1）三查八对：严格执行三查（操作前、操作中、操作后查）八对（对床号、姓名、住院号、血型、血液种类、血液数量、血液有效期、交叉配血结果）。

（2）输血通道选择：根据休克病人血容量补充原则，此时应当输血与输液同时进行，需要开放两条静脉通道，故该病人进行输血时需重新静脉穿刺，且应选择 18～20G 大号留置针、粗直大血管进行穿刺；右上肢已绑血压袖带，密集的血压监测会导致静脉通路不畅通，影响补液速度；应在左上肢，避开静脉输液处，重新静脉穿刺。

（3）输血速度：输血前 15min，应控制输血速度，以便观察病人是否出现输血反应；15min 后，应加快输血速度，以尽快达到扩容目的。

（4）注意事项：输血前、输血 15min、输血后，均应测量并记录病人生命体征，以便书写输血记录。

2. 外科手消毒、穿无菌手术衣、铺手术单

（1）外科手消毒：先洗手，后消毒；洗手前摘除手部所有饰物，剪指甲；过程中始终保持双手位于胸前并高于肘部；操作顺序恰当。

（2）穿无菌手术衣：在较宽敞的地方进行；巡回护士抓住衣领内面，协助拉袖口，并系住衣服后带；穿好无菌手术衣后，双手应保持在腰以上、胸前及视线范围内。

（3）铺手术单：取头低脚高位；铺单原则是除手术区外，手术区要有 4～6 层无菌布单覆盖，外周最少 2 层；已铺下的无菌单只能由手术区向外移动，不可向内移动。

---

3. 站点三

题卡：05 床，吴某，女，23 岁，住院号 763456，术后返回病房第 2d，镇痛泵撤离 1h 后，诉咳痰困难、伤口疼痛难忍，疼痛评分 7 分，急诊 B 超回报未见可疑腹腔出血，腹部伤口敷料少量渗血。

医嘱：1. 曲马多 100mg，肌内注射，once

2. 糜蛋白酶 4 000IU ＋硫酸特布他林 5mg ＋灭菌用水 5ml，雾化吸入，Bid

3. 伤口换药

任务卡：请 A 护士进行肌内注射，B 护士进行氧气雾化吸入，C 护士进行伤口换药。

◇ 解题思路

1. 临床表现：咳痰困难、伤口疼痛。

2. 背景资料： 腹腔镜下输卵管切除术后第 2d，急诊 B 超未见可疑腹腔出血，伤口敷料少量渗血。

3. 目前问题： 该病人术后第 2d，已撤离镇痛泵，出现伤口疼痛难忍，B 超检查排除了再出血的可能，故考虑为伤口疼痛，可予药物止痛；咳痰困难，考虑为病人担心咳嗽加剧伤口疼痛、痰液黏稠所致，可遵医嘱予稀释痰液处理；伤口敷料渗血，有伤口感染的风险，应及时予以更换。

⏺ **操作及关键考点**

1. 肌内注射

（1）注射部位：一般选择肌肉丰富且距离大血管及神经较远处，其中最常用的部位为臀大肌。

（2）臀大肌定位：十字法：从臀裂顶点向左侧或向右侧划一水平线，然后从髂嵴最高点作一垂线，将一侧臀部分为四个象限，其外上象限并避开内角（从髂后上棘至股骨大转子连线），即为注射区；连线法：从髂前上棘至尾骨作一连线，其外 1/3 处为注射部位。

（3）注意事项：严格执行查对制度和无菌操作原则。

2. 氧气雾化吸入： 正确使用供氧装置，注意安全用氧；氧气湿化瓶内勿盛水，以免液体进入雾化器内使药液稀释影响疗效；注意观察病人痰液排出情况，如痰液仍未咳出，可予以拍背、吸痰等方法协助排痰。

3. 伤口换药

（1）换药流程：①揭去敷料，暴露伤口；②观察伤口，了解渗出；③清理伤口，更换引流（必要时）；④覆盖伤口，固定敷料。

（2）注意事项：①严格执行无菌操作规范；②换药顺序为先无菌伤口，后感染伤口；③换药时注意识别伤口分泌物。

（四）知识点梳理

1. 输卵管妊娠的临床表现　输卵管妊娠的临床表现与受精卵着床部位、有无流产或破裂以及出血量多少与时间长短等有关。

（1）停经：多数病人停经 6～8 周以后出现不规则阴道流血，但有 20%～30% 的病人无明显症状，或将输卵管妊娠时出现的不规则阴道流血误认为月经，可能无停经史主诉。

（2）腹痛：腹痛是输卵管妊娠病人就诊的主要症状。输卵管妊娠未发生流产或破裂前，常表现为一侧下腹隐痛或酸胀感。输卵管妊娠流产或破裂时，病人突感一侧下腹部撕裂样疼痛，常伴有恶心、呕吐。若血液局限于病变区，主要表现为下腹部疼痛，当血液积聚于直肠子宫陷凹处，可出现肛门坠胀感。随着血液由下腹部流向全腹，疼痛亦遍及全腹，血液刺激膈肌，可引起肩胛部放射性疼痛及胸部疼痛。腹痛可出现于阴道流血前或后，也可与阴道流血同时发生。

（3）阴道流血：胚胎死亡后导致血 hCG 下降，卵巢黄体分泌的激素不能维持蜕膜生长而发生剥离出血，常有不规则阴道流血，色暗红或深褐，量少呈点滴状，一般不超过月经量。少数病人阴道流血量较多，类似月经。阴道流血可伴有蜕膜管型或蜕膜碎片排出，系子宫蜕膜剥离所致。阴道流血常在病灶除去后方能停止。

（4）晕厥与休克：由于腹腔内急性出血及剧烈腹痛，轻者出现晕厥，严重者出现失血性休克。休克程度取决于内出血速度及出血量，出血量愈多，速度愈快，症状出现也愈严重，但与阴道流血量不成正比。

（5）腹部包块：当输卵管妊娠流产或破裂后所形成的血肿时间过久，可因血液凝固，逐渐机化变硬并与周围器官（子宫、输卵管、卵巢、肠管等）发生粘连而形成包块。

2. 输卵管妊娠的诊断要点

（1）阴道后穹隆穿刺：是一种简单可靠的诊断方法，适用于疑有腹腔内出血的病人。由于腹腔内血液易积聚于直肠子宫陷凹，即使血量不多，也能经阴道后穹隆穿刺抽出。用长针头自阴道后穹隆刺入直肠子宫陷凹，抽出暗红色不凝血为阳性；如抽出血液较红，放置 10min 内凝固，表明误入血管。无内出血、内出血量少、血肿位置较高或直肠子宫陷凹有粘连时，可能抽不出血液，因而穿刺阴性不能排除输卵管妊娠存在。如有移动性浊音，可做腹腔穿刺。

（2）妊娠试验：放射免疫法测血中 hCG，尤其是动态观察血 β-hCG 的变化对诊断输卵管妊娠极为重要。虽然此方法灵敏度高，测出输卵管妊娠的阳性率一般可达 80% ~ 90%，但 β-hCG 阴性者仍不能完全排除输卵管妊娠。

（3）超声检查：B 型超声显像有助于诊断输卵管妊娠。阴道 B 型超声检查较腹部 B 型超声检查准确性高。诊断早期输卵管妊娠，单凭 B 型超声显像有时可能误诊。若能结合临床表现及 β-hCG 测定等，对诊断的帮助很大。

（4）腹腔镜检查：适用于输卵管妊娠尚未流产或破裂的早期病人和诊断

有困难的病人，腹腔内大量出血或伴有休克者，禁做腹腔镜检查。早期输卵管妊娠病人，腹腔镜可见一侧输卵管肿大，表面紫蓝色，腹腔内无出血或有少量出血。

（5）子宫内膜病理检查：目前此方法的应用明显减少，主要适用于阴道流血量较多的病人，目的在于排除同时合并宫内妊娠流产。将宫腔排出物或刮出物行病理检查，切片中见到绒毛，可诊断为宫内妊娠，仅见蜕膜未见绒毛者有助于诊断输卵管妊娠。

3. **输卵管妊娠的治疗要点** 处理原则以手术治疗为主，其次是药物治疗。

（1）手术治疗：应在积极纠正休克的同时，进行手术抢救。根据情况行患侧输卵管切除术或保留患侧输卵管及其功能的保守性手术。手术治疗适用于：①生命体征不稳定或有腹腔内出血征象者；②输卵管妊娠有进展者（如血 hCG > 3 000U/L 或持续升高、有胎心搏动、附件区大包块等）；③随诊不可靠者；④药物治疗禁忌证或无效者；⑤持续性输卵管妊娠者。

（2）药物治疗：化学药物治疗主要适用于早期输卵管妊娠，要求保留生育能力的年轻病人。全身用药常用甲氨蝶呤，治疗机制是抑制滋养细胞增生、破坏绒毛，使胚胎组织坏死、脱落、吸收。但在治疗中若有严重内出血征象，或疑似输卵管间质部妊娠或胚胎继续生长时仍应及时进行手术治疗。

（五）思考题

1. 输卵管妊娠的诊断要点有哪些？
2. 输卵管妊娠手术治疗适用于哪些情况？
3. 输卵管妊娠病人出现阴道流血的症状时，流血有哪些特点？

三、决赛情景模拟案例

（一）学习目标

1. 知识目标

（1）了解异位妊娠的病因与病理。
（2）熟悉异位妊娠的定义。
（3）掌握异位妊娠破裂出血的临床表现及处理原则。
（4）掌握异位妊娠病人的护理措施。
（5）掌握静脉输血操作的流程及输血反应的处理措施。

2. 技能目标

（1）应用护理程序为异位妊娠病人进行护理评估、提出常见护理诊断 / 问题、制订护理计划并进行护理评价。

（2）掌握皮内注射、中心管道吸氧、血糖监测、静脉输液、静脉输血、肌内注射、静脉注射、静脉采血操作技术。

（3）正确识别并处理输血过敏反应。

（4）掌握执行口头医嘱的注意事项。

3. 素质目标

（1）抢救过程中，具备团队协作能力，能够合理分工、配合紧密。

（2）紧急情况下，能够临危不乱、冷静沉稳，为病人提供专业的照护服务，给病人及家属带来信任感、安全感。

（3）具备临床思维，根据病人不同情况进行分析及处理。

（二）关键考点

1. 失血性休克的处理措施。

2. 能够规范进行血糖监测，记录监测结果。

3. 能够正确进行皮内注射操作，准确完整评估病史和过敏史。

4. 能够正确进行中心管道吸氧操作。

5. 能够正确进行静脉输液操作。

6. 能够正确进行静脉输血操作，做好三查八对，输注前应重新选择静脉进行穿刺。

7. 能够正确进行肌内注射操作，掌握 0.1% 肾上腺素的药理作用及使用注意事项。

8. 能够正确进行静脉注射操作，掌握地塞米松的药理作用及使用注意事项。

9. 能够正确进行静脉采血操作，掌握采血部位选择、采血管顺序。

10. 能够正确执行口头医嘱。

（三）案例介绍及解析

1. 情景一

题卡：03 床，王某，女，36 岁，住院号 556389，因"停经 8 周，腹痛 7h"就诊，病人于 7h 前无明显诱因出现左下腹胀痛，尿妊娠试验阳性。心电监护示：

T 36.5℃，HR 91 次 /min，BP 92/59mmHg，SpO_2 91%。病人诉停经以来，胃口差，目前已 24h 未进食，有明显饥饿感，目前已完善采血、合血、心电图等检查，腹部 B 超：右附件区见范围约 63mm × 37mm 杂乱回声区，内见一大小约 16mm 似孕囊回声区，宫腔内空虚，未见孕囊。

医嘱：1. 血糖监测

　　　　2. 吸氧

　　　　3. 青霉素注射液（160 万 / 支），皮试（　　　）

任务卡：请 A 护士进行血糖监测，B 护士进行氧气吸入，C 护士进行青霉素皮试。

提示卡 1：SpO_2 97%。（吸氧操作结束后出示）

提示卡 2：血糖 4.6mmol/L。（血糖监测结束后出示）

━━━━━━━━━ ♣ **解题思路** ━━━━━━━━━

1. **临床表现**：左下腹胀痛。

2. **背景资料**：育龄女性，停经 8 周，B 超见右附件有疑似孕囊回声。

3. **目前问题**：停经、腹痛、尿妊娠阳性、右附件疑似孕囊回声区，首先考虑异位妊娠诊断；停经 8 周，宫腔内未见孕囊，基本排除宫内妊娠可能。病人 24h 未进食，且有饥饿感，要当心低血糖发生的可能性。青霉素皮试前，应详细询问病人的过敏史。

━━━━━━━━━ ⚙ **操作及关键考点** ━━━━━━━━━

1. **血糖监测**

（1）采集部位：末梢血糖检测一般在手指指腹两侧采集血标本。

（2）注意事项：针刺后勿用力挤压采集部位，严格执行无菌技术操作。

（3）健康宣教：操作后告知病人血糖值及空腹血糖的正常水平：3.9 ~ 6.1mmol/L。

2. **吸氧**

（1）体位：该病人无特殊禁忌，应取舒适卧位。

（2）流量选择：应选用鼻导管吸氧 1 ~ 2L/min。

3. **皮内注射**

（1）评估：评估时应详细询问病人过敏史，口述已嘱病人进食。

（2）皮试液配制：青霉素皮试液浓度为 200 ~ 500U/ml。

（3）结果观察：皮内注射后观察 20min，20min 后进行结果判断并记录。

2．情景二

题卡：病人突然出现右下腹撕裂样疼痛，同时伴有血压下降、四肢湿冷，心电监护示：HR 122 次 /min，BP 80/52mmHg，SpO_2 93%，急查血常规，结果回报：Hb 60g/L。

医嘱：1．A 型 Rh（＋）同型悬浮红细胞 2U，静脉输注

2．复方氯化钠 500ml，静脉滴注，once

任务卡：请组长组织 3 位组员完成以上医嘱执行任务。

提示卡：15min 到。（在护士完成输血袋调节好速度、签字完成后出示）

场景设置：病人家属对病人突然发生的病情变化感到担心、焦虑，不停询问原因及病情的发展情况，病人左右手均有留置针。

--- 解题思路 ---

1．**临床表现：**右下腹撕裂样疼痛、四肢湿冷。

2．**生命体征：**HR 122 次 /min，BP 80/52mmHg，SpO_2 93%。

3．**目前问题：**根据情景一病人的临床表现分析其可能出现了异位妊娠破裂出血，同时可能伴有失血性休克，而进行心电监护后测量所得生命体征数值证实了失血性休克的情况，所以该病人目前需要得到的应急处置应当输血、补液补充血容量，根据医嘱积极完善术前准备以备急诊手术。

--- 操作及关键考点 ---

1．静脉输血

（1）三查八对：严格执行三查（操作前、操作中、操作后查）八对（对床号、姓名、住院号、血型、血液种类、血液数量、血液有效期、交叉配血结果）。

（2）输血通道选择：根据休克病人血容量补充原则，此时应当输血与输液同时进行，需要开放两条静脉通道，故该病人进行输血时需重新静脉穿刺，且应选择 18～20G 大号留置针、粗直大血管进行穿刺。

（3）输血速度调节：输血的前 15min 应慢速（≤ 20 滴 /min），观察病人有无输血反应，15min 后方可调至正常速度（40～60 滴 /min），同时可根据病人血压情况适当放慢补液速度，以免液体进入过多过快引发急性肺水肿、心衰。

2. 静脉输液

（1）输注速度：该病人可能出现了异位妊娠破裂出血，同时可能伴有失血性休克，应当快速大量补液。

（2）其他：应密切观察穿刺部位的皮肤状况，防止液体渗出，一旦出现及时处理。

3. 健康宣教，安抚家属，解释病情。

---

3. 情景三

题卡： 输血快结束时，病人诉喉咙发紧、憋气，查看病人可见眼睑、口唇水肿，四肢及躯干大量风团。

口头医嘱： 1. 0.1% 肾上腺素 1ml，肌内注射，st

　　　　　2. 地塞米松 10mg + 5% 葡萄糖 10ml，静脉注射，once

　　　　　3. 静脉采血 5ml（1ml 用 EDTA 抗凝管，4ml 不抗凝）送检

任务卡： 请三位护士合作完成以上医嘱。

提示卡： 病人喉咙发紧、眼睑、口唇水肿、风团等症状缓解。心电监护示：HR 112 次 /min，R 24 次 /min，BP 88/58mmHg。（护士完成地塞米松静脉注射后出示）

场景设置： 同上。

🔎 解题思路

1. **临床表现：** 喉咙发紧、憋气，眼睑、口唇水肿，四肢及躯干大量风团。

2. **背景资料：** 异位妊娠破裂出血、失血性休克，进行静脉输血快完成时。

3. **目前问题：** 根据情景一、二判断该病人目前出现了异位妊娠破裂出血、失血性休克，在进行输血补充血容量时出现了喉咙发紧、憋气，眼睑、口唇水肿，四肢及躯干大量风团的情况，考虑是中度输血反应，目前应当采取的措施为立即停止输血、应用抗过敏药物、保证呼吸道通畅及氧疗、积极抗休克。

⚙ 操作及关键考点

1. 首先应立即停止输血，再执行医嘱。

2. 执行口头医嘱

（1）双人核对：在医生下达口头医嘱后，护士应大声复述口头医嘱与医生进行双人核对，使用药物前需与第二名护士进行再次核对。

（2）安瓿备查：抢救时执行口头医嘱的药物安瓿不应丢弃，应当留好备查，待抢救结束后进行再次核查后丢弃。

（3）记录书写：口头医嘱在执行时需要进行记录，以备抢救后查对。抢救护理记录在抢救结束后 6h 内补记。

3．肌内注射

（1）严格执行查对制度和无菌原则。

（2）肾上腺素肌内注射的最佳部位是大腿中外侧。

（3）肾上腺素可以重复使用，但至少要间隔 5min，直至病人状况稳定。

（4）健康宣教：0.1% 肾上腺素具有兴奋心脏、升高血压、松弛支气管平滑肌的作用，可以缓解输血引起的过敏性休克的心跳微弱，血压下降，呼吸困难等症状。使用后应密切关注心率、血压情况。

4．静脉注射

（1）注射药物：注射药物可选择静脉输液的留置针，使用前应当首先抽回血、观察局部皮肤血管情况、缓慢注射，并关注病人生命体征、病情变化。

（2）病情观察：观察病人生命体征及症状是否好转，观察病人的呼吸情况，备好气管切开包，做好紧急抢救的准备。

（3）健康宣教：地塞米松是糖皮质类激素，具有抗炎、抗过敏作用，可缓解输血过敏反应，使用后注意观察病人症状是否有好转。

5．静脉采血

（1）采血部位选择：避免在输血侧肢体进行采血操作。

（2）输血反应处理：严重输血反应发生后应该需要立即停止输血、给予药物治疗并重新校对申请单、血袋标签等，与医生共同填写"输血反应记录单"，并抽取病人血样 5ml（1m 用 EDTA 管，4ml 不抗凝管），连同血袋送回输血科。

（四）知识点梳理

1．异位妊娠的护理措施

（1）接受手术治疗病人的护理

1）积极做好术前准备：腹腔镜是近年治疗异位妊娠的主要方法，多数输卵管妊娠可在腹腔镜直视下穿刺输卵管的妊娠囊吸出部分囊液或切开输卵管吸出胚胎，并注入药物；也可以行输卵管切除术。护士在严密监测病人生命体征的同时，配合医师积极纠正病人休克症状，做好术前准备。对于严重内出血并发现休克的病人，护士应立即开放静脉，交叉配血，做好输血输液的准备，以便配合医师积极纠正休克、补充血容量，并按急诊手术要求迅速做好术前准备。

2）提供心理支持：护士于术前简洁明了地向病人及家属讲明手术的必要性，并以亲切的态度和切实的行动赢得病人及家属的信任，保持周围环境安静、有序，减少和消除病人的紧张、恐惧心理，协助病人接受手术治疗方案。术后，护士应帮助病人以正常的心态接受此次妊娠失败的现实，向她们讲述异位妊娠的有关知识，一方面可以减少因害怕再次发生异位妊娠而抵触妊娠的不良情绪，另一方面，也可以增强病人的自我保健意识。

（2）接受非手术治疗病人的护理

1）严密观察病情：护士需密切观察病人的一般情况、生命体征，并重视病人的主诉，尤应注意阴道流血量与腹腔内出血量不成比例，当阴道流血量不多时，不要误以为腹腔内出血量亦很少。护士应告诉病人病情发展的一些指征，如出血增多、腹痛加剧、肛门坠胀感明显等，以便当病人病情发展时，医患均能及时发现，给予相应处理。

2）加强化学药物治疗的护理：化疗一般采用全身用药，也可采用局部用药。在用药期间，应用 B 型超声和 β-hCG 进行严密监护，并注意病人的病情变化及药物毒副反应。常用药物有甲氨蝶呤，其治疗的机制是抑制滋养细胞增生、破坏绒毛，使胚胎组织坏死、脱落、吸收。不良反应较小，常表现为消化道反应，骨髓抑制以白细胞下降为主，有时可出现轻微肝功能异常、药物性皮疹、脱发等，大部分反应是可逆的。

3）指导病人休息与饮食：病人应卧床休息，避免腹部压力增大，从而减少异位妊娠破裂的机会。在病人卧床期间，护士需提供相应的生活护理。此外，护士还应指导病人摄取足够的营养物质，尤其是富含铁蛋白的食物，如动物肝脏、鱼肉、豆类、绿叶蔬菜以及黑木耳等，以促进血红蛋白的增加，增强病人的抵抗力。

4）监测治疗效果：护士应协助正确留取血标本，以监测治疗效果。

（3）健康教育：输卵管妊娠的预后在于防止输卵管的损伤和感染，因此护士应做好妇女的健康指导工作，防止发生盆腔感染。教育病人保持良好的卫生习惯，勤洗浴、勤换衣，性伴侣稳定。发生盆腔炎后须立即彻底治疗，以免延误病情。另外，由于输卵管妊娠者中约有 10% 的再发生率和 50%～60% 的不孕率。因此，护士需告诫病人，下次妊娠时要及时就医，并且不宜轻易终止妊娠。

2. 失血性休克

（1）休克的临床表现：按照休克的发病过程，临床表现分为休克代偿期和休克抑制期。

1）休克代偿期：亦称休克早期。因中枢神经系统兴奋性增高、交感-肾上腺轴兴奋，病人表现为精神紧张、烦躁不安、面色苍白、四肢湿冷、脉搏加快、呼吸急促。动脉血压变化不大，但脉压缩小。尿量正常或减少。若处理及时，休克可很快得到纠正。否则，病情继续发展，很快进入休克抑制期。

2）休克抑制期：亦称休克期。此期病人表情淡漠、反应迟钝，甚至出现意识模糊或昏迷。皮肤黏膜发绀、四肢冰冷、脉搏细速、呼吸浅促、血压进行性下降。严重者脉搏微弱、血压测不出、呼吸微弱或不规则、尿少或无尿。若皮肤、黏膜出现瘀点、瘀斑，或出现鼻腔、牙龈、内脏出血等，则提示并发 DIC。若出现进行性呼吸困难、烦躁、发绀，给予吸氧仍不能改善时，则提示并发 ARDS。病人常因继发 MODS 而死亡。

（2）失血性休克的处理原则：补充血容量的同时积极控制出血。

（3）处理要点

1）一般处置：协助病人取中凹卧位（头和躯干抬高 20°~30°、下肢抬高 15°~20°），增加回心血量；松解衣扣，清除呼吸道分泌物，保持呼吸道通畅，予以经鼻导管给氧。

2）补充血容量：血容量补充应遵循及时、快速、足量、先晶后胶的原则，为病人迅速建立 2 条以上静脉输液通道，大量快速补液，周围静脉萎陷或肥胖病人穿刺困难时，应立即进行中心静脉穿刺，并同时监测中心静脉压（central venous pressure，CVP），根据血压及 CVP 情况，遵医嘱进行补液及判断补液效果；此外，血制品是补充血容量的最佳胶体，血细胞比容低于 25%~30% 时，可给予浓缩红细胞输注。

3）应用血管活性药物：遵医嘱应用血管活性药物保证重要脏器血液灌注水平，在使用血管活性药物时应从低浓度、慢速度开始，建议使用输液泵或注射泵来控制输注速度，同时不可与静脉输液采用同一通路，以免影响血管活性药物输注速度。

4）其他：针对异位妊娠破裂出血引起失血性休克的病人，在进行以上应急处理措施的同时，还需要积极完善术前准备、应用止血药物，积极解决出血问题。

3. 输血过敏反应

具体内容可见第二章第三节输血过敏反应。

（五）思考题

1. 简述异位妊娠的护理措施。
2. 输血过敏反应的症状有哪些？
3. 输血过敏反应的处理措施有哪些？
4. 抢救时执行口头医嘱有哪些注意事项？

第二节　妊娠高血压

妊娠高血压疾病是妊娠期特有的疾病，包括妊娠高血压、子痫前期、子痫、慢性高血压并发子痫前期以及妊娠合并慢性高血压。其中，妊娠高血压、子痫前期和子痫以往统称为妊娠高血压综合征。妊娠高血压的高发群体为多胎、初产妇和羊水过多者，疾病进展快、并发症多，严重威胁母婴安全。早期的观察与积极处理能够改善产妇预后，同时，发生子痫时有效的应急救治也能最大程度保证母婴安全，降低并发症发生率、孕产妇围产期以及婴儿围生期死亡率。

一、初赛情景模拟案例

（一）学习目标

1. 知识目标

（1）了解妊娠高血压的病因及发病机制。

（2）熟悉胎心监护的结果判断。

（3）掌握妊娠高血压的临床表现、处理及硫酸镁的用药护理。

2. 技能目标

（1）掌握中心管道吸氧操作。

（2）掌握胎心监护操作。

（3）掌握静脉留置针穿刺及静脉输液操作。

3. 素质目标

（1）根据情景能够与病人有效沟通，体现关心、体贴病人，为病人及家属提供安全感。

（2）具备人文关怀精神。

（二）关键考点

1. 能够正确对妊娠高血压病人进行准确的护理评估。

2. 能够正确识别妊娠高血压的临床表现。

3. 能够正确进行中心管道吸氧操作。

4. 能够正确进行胎心监护，并准确判读结果。

5. 能够正确进行静脉输液操作。

6. 熟练掌握硫酸镁用药护理。

7. 关心、体贴病人，适时进行心理护理。

（三）案例介绍及解析

题卡：15 床，伍某，女，36 岁，住院号 176320，停经 7 个月余，发现血压升高 10d 余，头痛、呕吐 1d 入我院急诊。既往有"慢性肾炎"病史 5 年，入院时体格检查：T 36.5℃，HR 97 次 /min，R 20 次 /min，BP 150/100mmHg，胎心 146 次 /min。

医嘱：1. 吸氧

    2. 胎心监护

    3. 5% 葡萄糖 200ml + 25% 硫酸镁溶液 20ml，静脉滴注，once

任务卡：请 A 护士进行吸氧，B 护士进行胎心监护，C 护士进行静脉输液。

场景设置：孕妇和家属高度紧张，备有屏风，备有不同型号的留置针。

············· ✧ **解题思路** ·············

1. **临床表现**：T 36.5℃，HR 97 次 /min，R 20 次 /min，BP 150/100mmHg，胎心 146 次 /min。头痛、呕吐。

2. **背景资料**：停经 7 个月余，发现血压升高 10d 余，头痛、呕吐 1d，既往有"慢性肾炎"病史 5 年。

3. **目前问题**：结合临床表现及相关病史，考虑病人为轻度子痫前期，故需解痉治疗，严密监测生命体征、胎心，评估胎儿宫内情况。

🎯 操作及关键考点

1. 中心管道吸氧　调节流量：鼻导管吸氧，流量 1 ~ 2L/min。

2. 胎心监护

（1）保护病人隐私，使用屏风。

（2）舒适卧位：一般取左侧卧位，需要变换体位时协助病人。

3. 静脉输液

（1）留置针及静脉选择：选择合适的留置针型号（20 ~ 22G），选择腕关节、手臂或肘部粗直的静脉。

（2）调节硫酸镁滴速：以 1g/h 为宜，调节滴速 10 滴 /min 左右。

（3）硫酸镁用药前及用药过程中监测血压。

（4）监测硫酸镁毒性反应：膝反射必须存在；呼吸不少于 16 次 /min；尿量每 24h 不少于 600ml，或每小时尿量不少于 25ml。

4. 心理护理　安抚病人及家属，讲解用药目的及注意事项，引导积极应对健康相关问题，缓解其心理压力和紧张、焦虑情绪。

（四）知识点梳理

1. 妊娠高血压疾病（hypertensive disorders of pregnancy）　是妊娠期特有的疾病，包括妊娠高血压、子痫前期、子痫、慢性高血压并发子痫前期以及妊娠合并慢性高血压。其中妊娠高血压、子痫前期和子痫以往统称为妊娠高血压综合征。发病率为 5% ~ 12%。本病命名强调生育年龄妇女发生高血压、蛋白尿症状与妊娠之间的因果关系。多数病例在妊娠期出现一过性高血压、蛋白尿症状，分娩后随即消失。该病严重影响母婴健康，是孕产妇及围生儿病率及死亡率的主要原因之一。

妊娠高血压疾病的发病原因至今尚未阐明，但是，在临床工作中确实发现有些因素与妊娠高血压疾病的发病密切相关，称之为易发因素。其易发因素及主要病因学说如下：

（1）易发因素：依据流行病学调查发现，妊娠高血压疾病可能与以下因素有关：①初产妇；②年轻孕产妇（年龄 ≤ 18 岁）或高龄孕产妇（年龄 ≥ 35 岁）者；③精神过度紧张或受刺激致使中枢神经系统功能紊乱者；④寒冷季节或气温变化过大；⑤有慢性高血压、慢性肾炎、糖尿病等病史的孕妇；⑥营养不良，如贫血、低蛋白血症者；⑦初次产检时体重指数（BMI）$\geq 28kg/m^2$ 者；⑧子宫张力过高（如羊水过多、双胎妊娠、糖尿病巨大儿等）者；⑨家族中有高血压史，尤其是孕妇之母有重度妊娠高血压史者。

（2）病因学说

1）免疫学说：妊娠被认为是成功的自然同种异体移植。从免疫学观点出发，认为妊娠高血压疾病病因是胎盘某些抗原物质免疫反应的变态反应，与移植免疫的观点很相似。但与免疫的复杂关系有待进一步证实。

2）子宫螺旋小动脉重铸不足：临床发现妊娠高血压疾病易发生于初产妇、多胎妊娠、羊水过多者。本学说认为是由于子宫张力增高，影响子宫血液供应，造成子宫 - 胎盘缺血缺氧所致。此外，全身血液循环不能适应子宫 - 胎盘需要的情况，如孕妇有严重贫血、慢性高血压、糖尿病等情况时易伴发本病。

3）血管内皮功能障碍：研究发现妊娠高血压疾病者，细胞毒性物质和炎性介质如氧自由基、过氧化脂质、血栓素 A_2 等含量增高，而前列环素、维生素 E、血管内皮素等减少，诱发血小板凝聚，并对血管紧张因子敏感，血管收缩致使血压升高，并且导致一系列病理变化。此外，气候寒冷、精神紧张也是本病的主要诱因。

4）营养缺乏及其他因素：据流行病学调查，妊娠高血压疾病的发生可能与钙缺乏有关。妊娠易引起母体缺钙，导致妊娠高血压疾病发生，而孕期补钙可使妊娠高血压疾病的发生率下降，但其发生机制尚不完全清楚。另外，以白蛋白缺乏为主的低蛋白血症、锌、硒等的缺乏与子痫前期的发生发展有关。此外，其他因素如胰岛素抵抗、遗传等因素与妊娠高血压疾病发生的关系亦有所报道。

（3）病理生理：本病的基本病理生理变化是全身小动脉痉挛。由于小动脉痉挛，造成管腔狭窄，周围阻力增大，内皮细胞损伤，通透性增加，体液和蛋白质渗漏，表现为血压上升、蛋白尿、水肿和血液浓缩等。全身各组织器官因缺血、缺氧而受到不同程度损害，严重时脑、心、肝、肾及胎盘等的病理生理变化可导致抽搐、昏迷、脑水肿、脑出血、心肾衰竭、肺水肿、肝细胞坏死及被膜下出血，胎盘绒毛退行性变、出血和梗死，胎盘早期剥离以及凝血功能障碍而引起 DIC 等。

（4）临床表现及分类

1）妊娠高血压：妊娠 20 周后首次出现高血压，收缩压 140mmHg 和 / 或舒张压 90mmHg，并于产后 12 周内恢复正常；尿蛋白（-）；病人可伴有上腹部不适或血小板减少。产后方可确诊。

2）子痫前期

A. 轻度：妊娠 20 周后出现 BP ≥ 140/90mmHg；尿蛋白 ≥ 0.3g/24h 或尿蛋白 / 肌酐 ≥ 0.3，或随机尿蛋白 ≥（+）；可伴有上腹部不适、头痛、视物模糊等症状。

B. 重度：BP ≥ 160/110mmHg；尿蛋白 ≥ 2.0g/24h 或随机尿蛋白 ≥（+++）；血清肌酐 > 106μmol/L，血小板 < 100×10⁹/L；出现微血管溶血（LDH 升高）；血清 ALT 或 AST 升高；持续性头痛、其他脑神经或视觉障碍；持续性上腹不适等。

3）子痫：在子痫前期的基础上出现抽搐发作，或伴昏迷，称为子痫。子痫多发生于妊娠晚期或临产前，称产前子痫；少数发生于分娩过程中，称产时子痫；个别发生在产后 24h 内，称产后子痫。子痫典型发作过程：先表现为眼球固定，瞳孔散大，头扭向一侧，牙关紧闭，继而口角及面部肌肉颤动，数秒后全身及四肢肌肉强直（背侧强于腹侧），双手紧握，双臂伸直，发生强烈的抽动。抽搐时呼吸暂停，面色青紫。持续 1min 左右，抽搐强度减弱，全身肌肉松弛，随即深长吸气而恢复呼吸。抽搐期间病人神志丧失。病情转轻时，抽搐次数减少，抽搐后很快苏醒，但有时抽搐频繁且持续时间较长，病人可陷入深昏迷状态。抽搐过程中易发生唇舌咬伤、摔伤甚至骨折等多种创伤，昏迷时呕吐可造成窒息或吸入性肺炎。

4）慢性高血压并发子痫前期：高血压孕妇于妊娠 20 周以前无蛋白尿，若孕 20 周后出现尿蛋白 ≥ 0.3g/24h 或随机尿蛋白 ≥（+）；或妊娠 20 周后突然出现尿蛋白增加、血压进一步升高，血小板减少（< 100×10⁹/L）。

5）妊娠合并慢性高血压：妊娠前或妊娠 20 周前血压 ≥ 140/90mmHg，但妊娠期无明显加重；或妊娠 20 周后首次诊断高血压并持续到产后 12 周以后。

2. 电子胎儿监护 电子胎儿监护不仅可以连续观察和记录胎心率（fetal heart rate，FHR）的动态变化，还可以观察胎心率受胎动、宫缩影响时的动态变化，反映胎心率与胎动、宫缩之间的关系，以及时、客观地监测胎心率和预测胎儿宫内储备能力。

（1）监测胎心率

1）胎心率基线（FHR-baseline，BFHR）：胎心率基线指在无胎动、无子宫收缩影响时，10min 以上的胎心率平均值。正常的 BFHR 由交感神经和副交感神经共同调节，包括每分钟心搏次数及 FHR 变异。FHR 的正常值为

110 ~ 160 次 /min，若 FHR > 160 次 /min 或 < 110 次 /min，历时 10min，称为心动过速或心动过缓。

2）胎心率基线变异：胎心率基线变异指 BFHR 在振幅和频率上的不规则波动或小的周期性波动，又称为基线摆动，包括胎心率的摆动幅度和摆动频率。摆动幅度指胎心率上下摆动波的高度，振幅变动范围正常为 6 ~ 25 次 /min。摆动频率是指 1min 内波动的次数，正常为 ≥ 6 次 /min。BFHR 变异表示胎儿有一定的储备能力，是胎儿健康的表现。基线波动活跃则频率增高，基线平直则频率降低或消失，BFHR 变平即变异消失，提示胎儿储备能力丧失。

3）胎心率一过性变化：受胎动、宫缩、触诊及声响等刺激，胎心率发生暂时性加快或减慢，随后又能恢复到基线水平，称为胎心率一过性变化，是判断胎儿安危的重要指标。胎心率一过性变化包括加速和减速两种情况。

A. 加速：指宫缩时 FHR 增加 ≥ 15 次 /min，持续时间 ≥ 15s，是胎儿情况良好的表现，原因可能是胎儿躯干局部或脐静脉暂时受压。散发的、短暂的胎心率加速是无害的。但脐静脉持续受压则可发展为减速。

B. 减速：指宫缩时出现 FHR 减慢，包括以下 3 种情况：①早期减速（early deceleration，ED）：特点是 FHR 曲线下降几乎与宫缩曲线上升同时开始，FHR 曲线最低点与宫缩曲线高峰相一致，即波谷对波峰，下降幅度 < 50 次 /min，持续时间 < 15s，子宫收缩后迅速恢复正常，不受孕妇体位及吸氧而改变。意义：提示胎儿有缺氧的危险。②变异减速（variable deceleration，VD）：特点是 FHR 减速与宫缩无固定关系，下降迅速，下降幅度 > 70 次 /min，持续时间长短不一，但恢复迅速。意义：提示脐带有可能受压。可改变体位继续观察。如果存在变异减速伴有 FHR 基线变异消失，提示可能存在胎儿宫内缺氧。③晚期减速（late deceleration，LD）：特点是 FHR 减速多在宫缩高峰后开始出现，即波谷落后于波峰，时间差多在 30 ~ 60s，下降幅度 < 50 次 /min，恢复所需时间较长。意义：提示胎盘功能不良、胎儿有宫内缺氧。

（2）预测胎儿宫内储备能力

1）无应激试验（non-stress test，NST）：指在无宫缩、无外界负荷刺激下，用电子胎儿监护仪进行胎心率与胎动的观察和记录，以了解胎儿储备能力。

A. 原理：在胎儿不存在酸中毒或神经受压的情况下，胎动时会出现胎心率的短暂上升，预示着正常的自主神经功能。

B. 方法：孕妇取坐位或侧卧位，一般监护 20min。由于胎儿存在睡眠周期，NST 可能需要监护 40min 或更长时间。

C. 意义：本试验根据胎心率基线、胎动时胎心率一过性变化（变异、减速和加速）等分为 NST 反应型和 NST 无反应型。①NST 反应型：是指监护时间内出现 2 次或以上的胎心加速，妊娠 32 周前，加速在基线水平上 ≥ 10 次 /min、持续时间 ≥ 10s，已证明对胎儿正常宫内状态有足够的预测价值。在 FHR 基线正常、变异正常且不存在减速的情况下，电子胎儿监护达到 NST 反应型即可。②NST 无反应型：指超过 40min 没有足够的胎心加速。

2）缩宫素激惹试验（oxytocin chAllenge test，OCT）：又称为宫缩应激试验（contraction stress test，CST），其目的为观察和记录宫缩后胎心率的变化，了解宫缩时胎盘一过性缺氧的负荷变化，评估胎儿的宫内储备能力。

A. 原理：在宫缩的应激下，子宫动脉血流减少，可促发胎儿一过性缺氧表现。对已处于亚缺氧状态的胎儿，在宫缩的刺激下缺氧逐渐加重，将诱导出现晚期减速。宫缩的刺激还可引起脐带受压，从而出现变异减速。

B. 宫缩的要求：宫缩 ≥ 3 次 /10min，每次持续 ≥ 40s。如果产妇自发的宫缩满足上述要求，无须诱导宫缩，否则可通过刺激乳头或静脉滴注子宫收缩药诱导宫缩。

C. OCT/CST 图形的判读：①无晚期减速或明显的变异减速为阴性；②50% 以上的宫缩后出现晚期减速为阳性；③间断出现晚期减速或明显的变异减速为可疑阳性；④宫缩 > 5 次 /10min 或每次宫缩持续时间 > 90s 时出现胎心减速为可疑过度刺激；⑤宫缩频率 < 3 次 /10min 或出现无法解释的图形为不满意的 OCT/CST。

（3）胎儿生物物理评分（biophysical profile scoring，BPS）：是应用多项生物物理现象进行综合评定的方法，常用 Manning 评分法，该法通过 NST 联合实时超声检查，前者是对胎儿储备能力和胎盘功能的实时、有效的观察手段，后者可以对胎儿器官发育、功能状况、胎儿血液循环、胎盘循环、胎盘子宫循环的血流动力学状态作出评价。通过观察 NST、胎儿呼吸运动（fetal breath movement，FBM）、胎动（FM）、胎儿张力（fetal tension，FT）、羊水最大暗区垂直深度（AFV）共 5 项指标综合判断胎儿宫内安危。每项指标 2 分，总分为 10 分，观察时间为 30min。结果判断：8 ~ 10 分提示胎儿健康；5～7分提示可疑胎儿窘迫；4分及以下应及时终止妊娠。

3. 硫酸镁的用药护理 硫酸镁为目前治疗子痫前期和子痫的首选解痉药物，护士应明确硫酸镁的用药方法、毒性反应以及注意事项。

（1）用药方法：硫酸镁可采用肌内注射或静脉用药。基于不同用药途径的特点，临床多采用两种方式互补长短，以维持体内有效浓度。

1）子痫抽搐用药：静脉用药负荷剂量为4～6g，溶于10%葡萄糖溶液20ml静脉推注15～20min，或溶于5%葡萄糖溶液100ml快速静脉滴注，继而1～2g/h静脉滴注维持。或者夜间睡眠前停用静脉给药，改用肌内注射，用法为25%硫酸镁20ml＋2%利多卡因2ml臀部深部肌内注射。24h硫酸镁总量为25～30g。

2）预防子痫发作：适用于重度子痫前期和子痫发作后，负荷剂量2.5～5.0g，维持剂量与控制子痫处理相同。用药时间根据病情需要调整，一般每天静脉滴注6～12h，24h总量不超过25g。

3）子痫复发抽搐：可以追加静脉负荷剂量用药2～4g，静脉推注2～3min，继而1～2g/h静脉滴注维持。

4）其他：若为产后新发现高血压合并头痛或视力模糊，建议启用硫酸镁预防产后子痫前期-子痫。控制子痫抽搐24h后需要再评估病情，病情不稳定者需要继续使用硫酸镁预防复发抽搐。

（2）毒性反应：血清镁离子的有效治疗浓度为1.8～3.0mmoL/L，＞3.5mmol/L即可出现中毒症状。由于治疗浓度和中毒浓度相近，因此在进行硫酸镁治疗时应严密观察其毒性作用，并控制硫酸镁摄入量。硫酸镁过量会抑制呼吸及心肌收缩功能甚至危及生命。中毒现象首先表现为膝反射减弱或消失，随着血镁浓度的增加可出现全身肌张力减退及呼吸抑制，严重者可发生心搏骤停。

（3）注意事项：用药前及用药过程中应监测孕妇血压，同时还应检测以下指标：①膝腱反射必须存在；②呼吸不少于16次/min；③尿量每24h不少于600ml，或每小时不少于25ml。尿少提示排泄功能受抑制，镁离子易积蓄而发生中毒。由于钙离子可与镁离子争夺神经细胞上的同一受体，阻止镁离子的继续结合，因此建议随时备好10%的葡萄糖酸钙注射液，以便出现毒性作用时及时予以解毒。镁离子中毒时，停用硫酸镁并缓慢（5～10min）静脉推注10%葡萄糖酸钙10ml。如孕妇同时合并肾功能障碍、心功能受损或心肌病、重症肌无力等，或体重较轻者，则硫酸镁应慎用或减量使用。条件许可，用药期间可监测孕妇的血清镁离子浓度。

（五）思考题

1. 输注硫酸镁时应注意哪些事项？
2. 如何正确判断胎心监护的结果？
3. 妊娠高血压的易发因素有哪些？

二、复赛情景模拟案例

（一）学习目标

1. 知识目标

（1）了解产前腹部检查内容及方法。

（2）熟悉静脉输血的目的及适应证。

（3）掌握妊娠高血压和前置胎盘的临床表现、处理及护理。

2. 技能目标

（1）能够正确、规范、安全、有序地实施胎方位四步触诊，测量宫高腹围，多普勒听胎心音，静脉输液，皮试，静脉采血，静脉输血和手术铺巾等操作。

（2）能够准确判断病人所存在的问题，并做好综合处置。

3. 素质目标

（1）具备临床思维，根据病人情况进行分析及处理。

（2）体现人文关怀。

（二）关键考点

1. 能够正确进行胎方位四步触诊＋测量宫高、腹围＋多普勒听胎心音操作。

2. 能够正确进行静脉输液操作。

3. 能够正确进行青霉素皮试操作。

4. 能够正确进行静脉采血操作。

5. 能够正确进行胎心监护。

6. 能够正确进行静脉输血，双人配合紧密。

7. 能够正确进行手术铺巾操作。

8. 关心、体贴病人，适时进行心理护理。

（三）案例介绍及解析

1. 站点一

题卡： 22 床，张某，女，34 岁，住院号 624831，停经 9 月余，因发现前置胎盘 6 个月，血压升高 3d，右眼视物异常 1d 入院。体格检查：T 36.8℃，HR 76 次 /min，R 20 次 /min，BP 166/110mmHg。

医嘱： 5% 葡萄糖 200ml + 25% 硫酸镁溶液 20ml，静脉滴注，once

任务卡： 请 A 护士进行胎方位四步触诊 + 测量宫高、腹围 + 多普勒听胎心音，B 护士完成理论答题，C 护士进行留置针穿刺及静脉输液。

答题卡： 硫酸镁用药的注意事项及出现毒性反应的处理。

答案： 在用药前及用药过程中应监测孕妇血压，同时还应检测以下指标：①膝腱反射必须存在；②呼吸不少于 16 次 /min；③尿量每 24h 不少于 600ml，或每小时不少于 25ml。镁离子中毒时，停用硫酸镁并缓慢（5 ~ 10min）静脉推注 10% 葡萄糖酸钙 10ml。）

场景设置： 孕妇情绪紧张，视物异常，不能自理，备多普勒胎心监测仪。

⚙️ 解题思路

1. **临床表现：** T 36.8℃，HR 76 次 /min，R 20 次 /min，BP 166/110mmHg。

2. **背景资料：** 停经 9 月余，发现前置胎盘 6 个月，血压升高 3d，右眼视物异常 1d。

3. **目前问题：** 病人妊娠高血压，需做好相关检查，予解痉、降压等处理。

⚙️ 操作及关键考点

1. 胎方位四步触诊 + 测量宫高、腹围 + 多普勒听胎心音

（1）胎方位四步触诊：检查子宫大小、胎产式、胎先露、胎方位及先露是否衔接，做好记录。

（2）测量宫高、腹围：用手测宫底高度，用软尺测耻骨上方至宫底的弧形长度及腹围值，做好记录，判断宫高、腹围是否与停经周数相符。

（3）多普勒听胎心音：胎心音在靠近胎背侧上方的孕妇腹壁上听得最清楚。听诊胎心的强弱及节律，做好记录，判断胎心是否正常。①枕先露时，胎心音在脐下方右侧或左侧；②臀先露时，胎心音在脐上方右侧或左侧；③肩先露时，

胎心音在脐下方听得最清楚；④当腹壁紧、子宫较敏感、确定胎背方向有困难时，可借助胎心音及胎先露综合分析判断胎位。

2. 静脉输液

（1）留置针及静脉选择：选择合适的留置针型号（20～22G），选择粗直的静脉。

（2）调节硫酸镁滴速：以1g/h为宜，调节滴速10滴/min左右。

3. 心理护理：安抚病人，讲解用药目的及注意事项，引导积极应对健康相关问题，缓解其心理压力和紧张、焦虑情绪。

---

2. 站点二

题卡：22床，张某，女，34岁，停经9月余，住院号624831，阴道少量出血，T 36.8℃，HR 75次/min，R 20次/min，BP 165/115mmHg。拟剖宫产术，病人心情紧张，请完善术前准备。

医嘱：1. 青霉素注射液（160万/支），皮试（　　　）

2. 静脉采血：血常规、肝肾功能、凝血功能、合血

3. 胎心监护

任务卡：请A护士进行青霉素皮试，B护士进行静脉采血（血常规、肝肾功能、凝血功能、合血），C护士进行胎心监护。

提示卡：病人链霉素药物过敏。（在护士询问过敏史时出示）

场景设置：右手背有静脉留置针输注硫酸镁，备屏风。

🔖 **解题思路**

1. **临床表现**：T 36.8℃，HR 75次/min，R 20次/min，BP 165/115mmHg。

2. **背景资料**：停经9月余，阴道少量出血。

3. **目前问题**：结合临床表现及相关病史，考虑病人为重度子痫前期，适时终止妊娠，拟行剖宫产术，需做好术前准备，病人心情紧张应充分予以心理护理。

🎯 **操作及关键考点**

1. 皮内注射

（1）评估：评估时应详细询问病人病史，关注到该病人存在链霉素过敏史。

（2）皮试液配制：青霉素皮试液浓度为200～500U/ml。

（3）结果观察：皮内注射后观察20min，20min后进行结果判断并记录。

2. 静脉采血

（1）采血部位选择：避免在输液肢体上方进行穿刺，选择左手静脉采血。

（2）采血管顺序：柠檬酸钠抗凝采血管→含有促凝剂和 / 或分离胶血清采血管→含有或不含分离胶的 EDTA 抗凝采血管。

3. 胎心监护

（1）保护病人隐私，使用屏风。

（2）帮助病人取合适的体位：一般取左侧卧位，需要变换体位时协助病人。

4. 心理护理： 安抚病人，缓解其紧张情绪。

---

3. 站点三

题卡： 22 床，张某，女，34 岁，住院号 624831，拟全麻下行子宫下段剖宫产术，已做好术前准备，接入手术室。B 超提示：前置胎盘，阴道突然流出大量血液，心电监测显示：BP 82/54mmHg，血常规回报：Hb 52g/L。

医嘱： 1. O 型 Rh（＋）同型浓缩红细胞 2U，静脉输注

　　　　2. 手术铺巾

任务卡： 请 A、C 两位护士作为巡回护士完成输血，B 作为器械护士协助医生完成铺巾。

场景设置： 手术室，病人已上心电监护，右手背有留置针输注硫酸镁。

💡 **解题思路**

1. **临床表现：** 血压 82/54mmHg，Hb 52g/L。

2. **背景资料：** 前置胎盘，阴道突然流出大量血液。

3. **目前问题：** 结合病史及临床表现，考虑病人为前置胎盘大出血导致血压低，Hb 低，急需输血。

🎯 **操作及关键考点**

1. 静脉输血

（1）三查八对：严格执行三查（操作前、操作中、操作后查）八对（对床号、姓名、住院号、血型、血液种类、血液数量、血液有效期、交叉配血结果）。

（2）输血通道选择：病人右手背留置针输注硫酸镁，需要重新开放一条静脉通道输血，选择粗直大血管进行穿刺。

（3）输血速度调节：输血的前 15min 应慢速（≤ 20 滴 /min），观察病人有

无输血反应，15min 后方可调至正常速度（40 ~ 60 滴 /min）。

2. 手术铺巾

（1）消毒皮肤。

（2）铺巾顺序。

1）铺无菌巾：按切口下方—上方—对侧—自身侧的顺序，用巾钳夹住无菌巾之交叉处固定。

2）铺手术中单：两块无菌手术中单分别铺于切口的上、下方。

3）铺手术洞单。

3. 心理护理：安抚病人，缓解其紧张情绪。

（四）知识点梳理

1. 妊娠高血压疾病　妊娠高血压疾病是妊娠期特有的疾病，包括妊娠高血压、子痫前期、子痫、慢性高血压并发子痫前期以及妊娠合并慢性高血压。其中妊娠高血压、子痫前期和子痫以往统称为妊娠高血压综合征。

（1）病因：妊娠高血压疾病的发病原因至今尚未阐明，但是，在临床工作中确实发现有些因素与妊娠高血压疾病的发病密切相关，称之为易发因素。其易发因素包括：①初产妇；②年轻孕产妇（年龄 ≤ 18 岁）或高龄孕产妇（年龄 ≥ 35 岁）者；③精神过度紧张或受刺激致使中枢神经系统功能紊乱者；④寒冷季节或气温变化过大，特别是气温升高时；⑤有慢性高血压、慢性肾炎、糖尿病等病史的孕妇；⑥营养不良，如贫血、低蛋白血症者；⑦体型矮胖者，即 BMI > 24kg/cm^2；⑧子宫张力过高（如羊水过多、双胎妊娠、糖尿病巨大儿等）者；⑨家族中有高血压史，尤其是孕妇之母有重度妊娠高血压史者。

（2）临床表现及分类

1）妊娠高血压：妊娠期首次出现，并于产后 12 周内恢复正常；尿蛋白（-）；病人可伴有上腹部不适或血小板减少。产后方可确诊。

2）子痫前期：①轻度：妊娠 20 周后出现 BP ≥ 140/90mmHg；尿蛋白 ≥ 0.3g/24h 或随机尿蛋白（+）；可伴有上腹部不适、头痛、视力模糊等症状；②重度：BP ≥ 160/110mmHg；尿蛋白 ≥ 2.0g/24h 或随机尿蛋白（++）；血清肌酐 > 106μmol/L，血小板 < 100 × 10^9/L；出现微血管溶血（LDH 升高）；血清 ALT 或 AST 升高；持续性头痛或其他脑神经或视觉障碍；持续性上腹不适。

3）子痫：在子痫前期的基础上出现抽搐发作，或伴昏迷，称为子痫。子痫多发生于妊娠晚期或临产前，称产前子痫；少数发生于分娩过程中，称产时子痫；个别发生在产后 24h 内，称产后子痫。

4）慢性高血压并发子痫前期：高血压孕妇于妊娠 20 周以前无蛋白尿，若孕 20 周后出现尿蛋白 ≥ 0.3g/24h；或妊娠 20 周后突然出现尿蛋白增加、血压进一步升高，或血小板减少（< 100×10^9/L）。

5）妊娠合并慢性高血压：妊娠前或妊娠 20 周前血压 ≥ 140/90mmHg，但妊娠期无明显加重；或妊娠 20 周后首次诊断高血压并持续到产后 12 周以后。

（3）处理原则：妊娠高血压疾病的基本处理原则是镇静、解痉、降压、利尿，适时终止妊娠以达到预防子痫发生，降低孕产妇及围生儿发病率、病死率及严重后遗症的目的。

1）轻症：加强孕期检查，密切观察病情变化，注意休息、调节饮食、采取左侧卧位，以防发展为重症。

2）子痫前期：需住院治疗，积极处理，防止发生子痫及并发症。治疗原则为解痉、降压、镇静，合理扩容及利尿，适时终止妊娠。①解痉药物：首选硫酸镁。硫酸镁有预防子痫和控制子痫发作的作用，适用于先兆子痫和子痫。②镇静药物：镇静剂兼有镇静和抗惊厥作用，常用地西泮和冬眠合剂，可用于硫酸镁有禁忌或疗效不明显者，分娩期应慎用，以免药物通过胎盘导致对胎儿的神经系统产生抑制作用。③降压药物：不作为常规，仅用于血压过高，特别是舒张压 ≥ 110mmHg 或平均动脉压 ≥ 140mmHg 者，以及原发性高血压妊娠前已用降血压药者。选用的药物以不影响心搏出量、肾血流量及子宫胎盘灌注量为宜。常用药物有肼屈嗪、卡托普利等。④扩容药物：一般不主张扩容治疗，仅用于低蛋白血症、贫血的病人。采用扩容治疗应严格掌握其适应证和禁忌证，并应严密观察病人的脉搏、呼吸、血压及尿量，防止肺水肿和心力衰竭的发生。常用的扩容剂有人血白蛋白、全血、平衡液和低分子右旋糖酐。⑤利尿药物：一般不主张应用，仅用于全身性水肿、急性心力衰竭、肺水肿、脑水肿或血容量过多且伴有潜在性脑水肿者。用药过程中应严密监测病人的水和电解质平衡情况以及药物的毒副反应。常用药物有呋塞米、甘露醇。⑥适时终止妊娠：是彻底治疗妊娠高血压疾病的重要手段。其指征包括：重度子痫前期孕妇经积极治疗 24 ~ 48h 无明显好转者；重度子痫前期孕妇的孕龄 < 34 周，但胎盘功能减退，胎儿估计已成熟

者；重度子痫前期孕妇的孕龄＞34周，经治疗好转者；子痫控制后2h可考虑终止妊娠。终止妊娠的方式，根据具体情况选择剖宫产或阴道分娩。

3）子痫：子痫是本疾病最严重的阶段，直接关系到母儿安危，应积极处理。处理原则为控制抽搐，纠正缺氧和酸中毒，在控制血压、抽搐的基础上终止妊娠。

2. 不同妊娠周数的子宫底高度及子宫长度　见表3-1。

表3-1　不同妊娠周数的子宫底高度及子宫长度

妊娠周数	妊娠月份	手测子宫底高度	尺测耻上子宫底高度 /cm
满12周	3个月末	耻骨联合上2~3横指	
满16周	4个月末	脐耻之间	
满20周	5个月末	脐下1横指	18（15.3~21.4）
满24周	6个月末	脐上1横指	24（22~25.1）
满28周	7个月末	脐上3横指	26（22.4~29.0）
满32周	8个月末	脐与剑突之间	29（25.3~32.0）
满36周	9个月末	剑突下2横指	32（29.8~34.5）
满40周	10个月末	脐与剑突之间或略高	33（30.0~35.3）

3. 静脉输血

（1）目的

1）补充血容量：增加有效循环血量，改善心肌功能和全身血液灌流，提升血压，增加心排血量，促进循环。用于失血、失液引起的血容量减少或休克病人。

2）纠正贫血：增加血红蛋白含量，促进携氧功能。用于血液系统疾病引起的严重贫血和某些慢性消耗性疾病的病人。

3）补充血浆蛋白：增加蛋白质，改善营养状态，维持血浆胶体渗透压，减少组织渗出和水肿，保持有效循环血量用于低蛋白血症以及大出血、大手术的病人。

4）补充各种凝血因子和血小板：改善凝血功能，有助于止血。用于凝血功能障碍（如血友病）及大出血的病人。

5）补充抗体、补体等血液成分：增强机体免疫力，提高机体抗感染的能力。用于严重感染的病人。

6）排除有害物质：一氧化碳、苯酚等化学物质中毒时，血红蛋白失去了运氧能力或不能释放氧气供机体组织利用。为了改善组织器官的缺氧状况，可以通过换血疗法，把不能释放氧气的红细胞换出。溶血性输血反应及重症新生儿溶血病时，也可采用换血治疗。为了排除血浆中的自身抗体，可采用换血浆法。

（2）适应证

1）各种原因引起的大出血：为静脉输血的主要适应证。一次出血量 < 500ml 时，可由组织间液进入血液循环而得到代偿。失血量在 500 ~ 800ml 时，需要立即输血，一般首选晶体溶液、胶体溶液或少量血浆增量剂输注。失血量 > 1 000ml 时，应及时补充全血或血液成分。值得注意的是，血或血浆不宜用作扩容剂，晶体溶液结合胶体溶液扩容是治疗失血性休克的主要方案。血容量补足之后，输血的目的是提高血液的携氧能力，此时应首选红细胞制品。

2）贫血或低蛋白血症：输入全血、浓缩或洗涤红细胞可纠正贫血，血浆、白蛋白液可用于低蛋白血症。

3）严重感染：输入新鲜血可补充抗体、补体，增强机体抗感染能力。一般采用少量多次输入新鲜血或成分血，切忌使用库存血。

4）凝血功能障碍：对患有出血性疾病的病人，可输新鲜血或成分血，如血小板、凝血因子、纤维蛋白原等。

（3）禁忌证：静脉输血的禁忌证包括：急性肺水肿、充血性心力衰竭、肺栓塞、恶性高血压、真性红细胞增多症、肾功能极度衰竭及对输血有变态反应者。

4. 前置胎盘 正常的胎盘附着于子宫体部的前壁、后壁或侧壁。妊娠28周后，若胎盘附着于子宫下段，其下缘达到或覆盖宫颈内口，位置低于胎儿先露部，称为前置胎盘，是妊娠晚期出血的常见原因。

（1）病因

1）子宫内膜病变与损伤：多次流产、刮宫、分娩、剖宫产、产褥感染等可导致子宫内膜损伤或瘢痕，引起子宫内膜炎和内膜萎缩病变。再次妊娠时子宫蜕膜血管生长不良、营养不足，致使胎盘为摄取足够的营养而伸展到子宫下段，形成前置胎盘。

2）胎盘异常：由于多胎妊娠或巨大儿而形成的大胎盘伸展至子宫下段或遮盖子宫颈内口，或有副胎盘延伸至子宫下段。

3）受精卵滋养层发育迟缓：当受精卵到达宫腔时，因滋养层发育迟缓尚未达到植入条件而继续下移植入子宫下段，在该处生长发育形成前置胎盘。

4）宫腔形态异常：当子宫畸形或子宫肌瘤等原因使宫腔的形态改变致胎盘附着在子宫下段。

5）其他高危因素：吸烟、吸毒者可引起胎盘血流减少，缺氧使胎盘代偿性增大，也可导致前置胎盘。

（2）临床表现：妊娠晚期或临产时，突发无诱因、无痛性阴道流血是前置胎盘的典型症状。阴道流血发生的时间、反复发生次数、出血量多少与前置胎盘类型有关。

（3）处理原则：治疗原则是止血、纠正贫血、预防感染，降低早产率与围生儿死亡率。根据前置胎盘类型、阴道流血量、妊娠周数、胎儿宫内情况、是否临产等综合考虑，给予相应治疗。期待治疗的目的是在孕妇和胎儿安全的前提下延长妊娠周数，提高胎儿存活率。

（五）思考题

1. 妊娠高血压的临床表现及分类有哪些？
2. 不同妊娠周数的子宫底高度及子宫长度范围是多少？
3. 前置胎盘的处理原则是什么？

三、决赛情景模拟案例

（一）学习目标

1. 知识目标

（1）掌握子痫典型发作的处理。

（2）掌握硫酸镁、硝普钠静脉输注的注意事项。

2. 技能目标

（1）能够正确、规范、安全、有序地实施心电监护、静脉采血、静脉输液（使用输液泵）、胎心监护、吸痰、吸氧、静脉注射等操作。

（2）能够准确判断病人所存在的问题，并做好综合处置。

3. 素质目标

（1）具备临床思维，根据病人情况进行分析及处理。

（2）体现人文关怀。

（二）关键考点

1. 能够正确进行心电监护操作。

2. 能够正确进行静脉采血操作。

3. 能够正确进行静脉输液操作。

4. 能够正确进行胎心监护操作。

5. 能够正确进行静脉输液（使用输液泵）操作。

6. 能够正确进行中心管道吸痰操作。

7. 能够正确进行中心管道吸氧操作。

8. 能够正确进行静脉注射操作。

9. 熟练掌握硫酸镁的用药护理。

10. 熟练掌握硝普钠的用药护理。

11. 关心、体贴病人，适时进行心理护理。

（三）案例介绍及解析

1. 情景一

题卡： 12 床，吴某，女，32 岁，住院号 175688，停经 9 月余，病人自诉头晕头痛，体格检查：T 36.8℃，P 79 次 /min，R 16 次 /min，BP 162/109mmHg。胎方位触诊为 LOA，单活胎，测量子宫底高度在剑突下两横指，胎心音 115 次 /min，尿常规检查结果：随机尿蛋白（++）。

医嘱： 1. 心电监护

2. 静脉采血：肝肾功能、凝血功能、血常规

3. 5% 葡萄糖 200ml + 25% 硫酸镁 20ml，静脉滴注，once

任务卡： 请 A 护士进行心电监护，B 护士进行静脉采血，C 护士进行留置针穿刺及静脉输液。

.... 💠 解题思路 ....

1. **临床表现：** T 36.8℃，P 79 次 /min，R 16 次 /min，BP 162/109mmHg，随机尿蛋白（++），头晕头痛。

2. **背景资料**：停经 9 月余，自诉孕期高血压。

3. **目前问题**：该孕妇出现头痛，血压 162/109mmHg，并结合随机尿蛋白检查结果可判断病人为子痫前期，需做好相关检查，予解痉、降压等处理，警惕子痫发生。

🎯 **操作及关键考点**

1. **心电监护**

（1）监护连接：血压袖带避开输液侧手臂。

（2）参数调节

1）监测频次调节：每 30min 一次。

2）报警上下限调节：心率报警上限 100 次 /min、下限 60 次 /min；呼吸下限 10 次 /min，上限 24 次 /min；由于病人妊娠高血压，设置收缩压上限 160mmHg，下限 90mmHg；舒张压上限 110mmHg，下限 60mmHg。

2. **静脉采血**

（1）采血部位选择：避免在输液肢体上方进行穿刺，静脉采血时松开血压袖带，确认止血后再绑上袖带。

（2）采血管顺序：柠檬酸钠抗凝采血管→含有促凝剂和 / 或分离胶血清采血管→含有或不含分离胶的 EDTA 抗凝采血管。

3. **静脉输液**

（1）留置针及静脉选择：选择合适的留置针型号（20 ~ 22G），选择腕关节、手臂或肘部粗直的静脉。

（2）调节硫酸镁滴速：以 1g/h 为宜，不超过 2g/h，调节滴速 10 ~ 15 滴 /min。

（3）硫酸镁用药前及用药过程中监测血压。

（4）监测硫酸镁毒性反应：膝反射必须存在；呼吸不少于 16 次 /min；尿量每 24h 不少于 600ml，或每小时尿量不少于 25ml。

---

2. **情景二**

题卡：病人自觉胎动次数减少，心电监护示：HR 112 次 /min，R 26 次 /min，BP 165/118mmHg。

医嘱：1. 胎心监护

2. 5% 葡萄糖 100ml + 硝普钠 12.5mg，持续静脉输液泵泵入，速度 4ml/h

任务卡：请 A 护士进行胎心监护，B 护士进行静脉输液（使用输液泵），C 护士完成理论答题。

答题卡：简述硝普钠使用的注意事项。

答案：①避光；②建立专用静脉通道；③监测血压变化；④加强巡视，防止药物渗漏。

场景设置：病人左手背留置针正在输注硫酸镁。

☼ **解题思路**

1. **临床表现**：HR 112/min，R 26 次/min，BP 165/118mmHg。

2. **背景资料**：病人自觉胎动次数减少。

3. **目前问题**：结合临床表现，考虑病人为重度子痫前期，血压过高，舒张压 ≥ 110mmHg，需行降压处理，病人自觉胎动次数减少，需做好胎心监护，密切关注胎儿宫内情况。

◎ **操作及关键考点**

1. **胎心监护**

（1）保护病人隐私，使用屏风。

（2）帮助病人取合适的体位：一般取左侧卧位，需要变换体位时协助病人。

2. **静脉输液（使用输液泵）**

（1）静脉选择：硝普钠为血管活性药物，在应用时应该单独重新进行静脉穿刺，不在下肢及测压肢体穿刺，左手背留置针输注硫酸镁，右手留置针穿刺重新开放一条静脉通路输注硝普钠，选择下肢血压袖带监测下肢血压。

（2）输液泵使用：输液泵的速度应当调节至 4ml/h，并根据心电监护的数值，汇报医生评估是否需要调整输液速度。

（3）使用注意事项：使用硝普钠时应当避光，选择避光袋及避光输液器；应告知病人药物的作用；关注病人的药物反应，防止药物渗漏。

（4）监测血压变化。

3. **心理护理**：安抚病人，讲解用药目的及注意事项，缓解其心理压力和紧张、焦虑情绪。

---

3. **情景三**

题卡：病人突然出现抽搐，神志丧失，牙关紧闭，双手紧握，四肢肌肉强直，呕吐出胃内容物后，病人出现呛咳、憋喘，心电监护示：BP 170/120mmHg，胎心音 110 次 /min。请处理。

　　医嘱：1. 地西泮 10mg，静脉注射，st

　　　　　2. 吸痰

　　　　　3. 吸氧

　　任务卡：请组长组织 3 位组员完成以上医嘱执行任务。

　　场景设置：左、右上肢分别有静脉输液通路。

💡 **解题思路**

　　1. **临床表现：**抽搐，神志丧失，牙关紧闭，双手紧握，四肢肌肉强直，呕吐，呼吸道有呕吐物吸入。

　　2. **背景资料：**该病人之前测血压 162/109mmHg，165/118mmHg，现测 BP 170/120mmHg，血压持续升高，胎心音 110 次 /min。

　　3. **目前问题：**病人子痫发作，呼吸道有呕吐物吸入，需立即予吸痰、吸氧、镇静等处理。

🎯 **操作及关键考点**

　　1. **体位摆放：**给予病人头低侧卧位，防止呕吐物堵塞呼吸道引起窒息。

　　2. **中心管道吸痰**

　　（1）牙关紧闭，予压舌板置于臼齿处，防止咬伤舌头。

　　（2）吸痰管选择：根据病人的年龄选择成人型号吸痰管。

　　3. **吸氧**

　　（1）评估及处置：该病人出现呕吐，应在进行操作前对病人口鼻腔的呕吐物进行清理，确保呼吸道通畅。

　　（2）流量选择：鼻导管吸氧，调节流量 2～3L/min。

　　4. **静脉注射**

　　（1）注射药物：注射药物可选择静脉输液的留置针，使用前先抽回血、观察局部皮肤血管情况、缓慢注射，硝普钠输注不宜中断，选择硫酸镁输注静脉通路注射。

　　（2）病情观察：观察病人抽搐症状有无好转。

（四）知识点梳理

1. 子痫典型发作

（1）临床表现：先表现为眼球固定，瞳孔散大，头扭向一侧，牙关紧闭，继而口角及面部肌肉颤动，数秒后全身及四肢肌肉强直（背侧强于腹侧），双手紧握，双臂伸直，发生强烈的抽动。抽搐时呼吸暂停，面色青紫。持续 1min 左右，抽搐强度减弱，全身肌肉松弛，随即深长吸气而恢复呼吸。抽搐期间病人神志丧失。病情转轻时，抽搐次数减少，抽搐后很快苏醒，但有时抽搐频繁且持续时间较长，病人可陷入深昏迷状态。抽搐过程中易发生唇舌咬伤、摔伤甚至骨折等多种创伤，昏迷时呕吐可造成窒息或吸入性肺炎。

（2）处理原则：控制抽搐，纠正缺氧和酸中毒，在控制血压、抽搐的基础上适时终止妊娠。

（3）护理

1）协助医生控制抽搐：病人一旦发生抽搐，应尽快控制。硫酸镁为首选药物，必要时可加用强有力的镇静药物。

2）专人护理，防止受伤：子痫发生后，首先应保持呼吸道通畅，并立即给氧，用开口器或于上、下磨牙间放置一缠好纱布的压舌板，用舌钳固定舌以防咬伤唇舌或致舌后坠的发生。病人取头低侧卧位，以防黏液吸入呼吸道或舌头阻塞呼吸道，也可避免发生低血压综合征。必要时，用吸引器吸出喉部黏液或呕吐物，以免窒息。在病人昏迷或未完全清醒时，禁止给予饮食和口服药，以防误入呼吸道而致吸入性肺炎。

3）减少刺激，以免诱发抽搐：病人应安置于单人暗室，保持绝对安静，以避免声、光刺激；一切治疗活动和护理操作尽量轻柔且相对集中，避免干扰病人。

4）严密监护：密切注意血压、脉搏、呼吸、体温及尿量、记出入量。及时进行必要的血、尿化验和特殊检查，及早发现脑出血、肺水肿、急性肾衰竭等并发症。

5）为终止妊娠做好准备：子痫发作后多自然临产，应严密观察及时发现产兆，并做好母子抢救准备。如经治疗病情得以控制仍未临产者，应在孕妇清醒后 24～48h 引产，或子痫病人经药物控制后 6～12h 考虑终止妊娠。护士应做好终止妊娠的准备。

2. **妊娠高血压疾病的预防指导**

（1）加强孕期教育：护士应重视孕期健康教育工作，使孕妇及家属了解妊娠高血压疾病的知识及其对母儿的危害，从而促使孕妇自觉于妊娠早期开始接受产前检查，并主动坚持定期检查，以便及时发现异常，及时得到治疗和指导。

（2）进行休息及饮食指导：孕妇应采取左侧卧位休息以增加胎盘绒毛血供，同时保持心情愉快也有助于妊娠高血压疾病的预防。护士应指导孕妇合理饮食，减少过量脂肪和盐的摄入，增加蛋白质、维生素以及富含铁、钙、锌的食物，对预防妊娠高血压疾病有一定作用。从妊娠 20 周开始，每天补充钙剂 1~2g，可降低妊娠高血压疾病的发生率。

3. **妊娠高血压疾病的护理措施**

（1）一般护理

1）保证休息：轻度妊娠高血压疾病孕妇可住院也可居家休息，但建议子痫前期病人住院治疗。保证充分的睡眠，每日休息不少于 10h。在休息和睡眠时，以左侧卧位为宜，左侧卧位可减轻子宫对腹主动脉、下腔静脉的压迫，使回心血量增加，改善子宫胎盘的血供。左侧卧位 24h 可使舒张压降低 10mmHg。

2）调整饮食：轻度妊娠高血压孕妇需摄入足够的蛋白质（100g/d 以上）、蔬菜，补充维生素、铁和钙剂。食盐不必严格限制，因为长期低盐饮食可引起低钠血症，易发生产后血液循环衰竭，而且低盐饮食也会影响食欲，减少蛋白质的摄入，对母儿均不利。但全身水肿的孕妇应限制食盐入量。

3）密切监护母儿状态：护士应询问孕妇是否出现头痛、视力改变、上腹不适等症状。每日测体重及血压，每日或隔日复查尿蛋白。定期监测血压、胎儿发育状况和胎盘功能。

4）间断吸氧：可增加血氧含量，改善全身主要脏器和胎盘的氧供。

（2）用药护理：硫酸镁为目前治疗子痫前期和子痫的首选解痉药物，护士应明确硫酸镁的用药方法、毒性反应以及注意事项。具体内容详见本章本节硫酸镁的用药护理相关知识。

（3）妊娠高血压孕妇的产时及产后护理：妊娠高血压孕妇的分娩方式应根据母儿的情形而定。

1）若决定经阴道分娩，需加强各产程护理：在第一产程中，应密切监测病人的血压、脉搏、尿量、胎心及子宫收缩情况以及有无自觉症状；血压升高时应及时与医师联系。在第二产程中，应尽量缩短产程，避免产妇用力，初产妇可行会阴侧切并用产钳或胎吸助产。在第三产程中，必须预防产后出血，在胎儿娩出前肩后立即静脉注射缩宫素，禁用麦角新碱，及时娩出胎盘并按摩宫底，观察血压变化，重视病人的主诉。

2）开放静脉，测量血压：病情较重者于分娩开始即开放静脉。胎儿娩出后测血压，病情稳定后方可送回病房。在产褥期仍需继续监测血压，产后48h 内应至少每 4h 观察 1 次血压。

3）继续硫酸镁治疗，加强用药护理：重症病人产后应继续硫酸镁治疗 1~2d，产后 24h~5d 仍有发生子痫的可能，故不可放松治疗及护理。此外，产前未发生抽搐的病人产后 48h 亦有发生的可能，故产后 48h 内仍应继续硫酸镁的治疗和护理。使用大量硫酸镁的孕妇，产后易发生子宫收缩乏力，恶露较常人多，因此应严密观察子宫复旧情况，严防产后出血。

（4）健康教育：对轻度妊娠高血压疾病病人，应进行饮食指导并注意休息，以左侧卧位为主，加强胎儿监护，自数胎动，掌握自觉症状，加强产前检查，定期接受产前保护措施；对重度妊娠高血压疾病病人，应指导病人掌握识别不适症状、用药后的不适反应的方法。还应掌握产后的自我护理方法，加强母乳喂养的指导。同时，注意家属的健康教育，使孕妇得到心理和生理的支持。

4. 硝普钠使用的注意事项

（1）严格控制滴速，控制输注剂量：最好使用输液泵或注射泵，一般起始剂量为 0.5μg/（kg·min）。根据血压情况调整剂量，同时注意保持病人卧床，观察神志、瞳孔变化。

（2）硝普钠溶液稳定性极差

1）具有敏感的见光反应，遇光易分解，故使用时应现配现用，避光使用。

2）使用时间超过 6h，要重新更换药液。

3）需要单独一路静脉使用，避免与其他药物一起使用。

4）不能突然停药超过 15min，否则常发生血压反跳，因此停药时应逐渐减量，防止出现血压波动而加重脑、肾损害。

5）连续用药不宜超过 72h。

（3）穿刺血管的选择：最好选择中心静脉置管。如条件限制，需选择直、粗、弹性好且避开关节的血管进行穿刺，选用留置针。硝普钠为强碱性药物，其刺激性较强，若血管脆性大，一旦药物渗出血管，会对局部组织造成损伤，引发组织坏死，因此，输注过程中，要加强督导，强化健康教育。

（4）加强巡视：硝普钠过量，动脉过度扩张，动脉压下降，心排血量骤减，病人会出现休克、昏迷甚至死亡。用药初期护士应在床边观察，随时监测血压，以便调节泵速剂量。如病人出现面色苍白、大汗、心悸、心动过速、血压过低，应立即调慢泵速，减少硝普钠剂量；如出现神志不清、晕厥，应立即停药并报告医师对症处理。在用药过程中，要增加巡视频率，至少每半小时一次，根据病人病情不同调整血压监测频率。

（五）思考题

1. 妊娠高血压疾病的预防指导有哪些？
2. 子痫处理原则是什么？
3. 子痫典型发作的临床表现是什么？
4. 妊娠高血压孕妇的产时及产后护理措施有什么？

第三节　产后出血

产后出血是指胎儿分娩后 24h 内阴道分娩者出血量超过 500ml，剖宫产者超过 1 000ml。产后出血是分娩期的严重并发症，居我国产妇死亡原因首位。其预后随失血量、失血速度及孕产妇的体质不同而异。短时间内大量失血可迅速发生失血性休克、死亡，存活者可因休克时间过长引起垂体缺血坏死，继发严重的腺垂体功能减退——希恩综合征。因此，应特别重视产后出血的防治和护理，以降低产后出血发生率及孕产妇死亡率。

一、初赛情景模拟案例

（一）学习目标

1. 知识目标

（1）了解产后出血的病因与发病机制。
（2）熟悉产后出血的临床表现。

（3）掌握产后出血的预防。

2. 技能目标

（1）熟练实施静脉输液技术。

（2）熟练实施肌内注射技术。

（3）熟练进行会阴擦洗技术。

3. 素质目标

（1）具备临床思维，根据病人不同的情况进行分析及处理。

（2）各项操作前进行有效沟通解释，取得病人及家属的配合与信任。

（二）关键考点

1. 能够正确进行静脉输液操作，根据病人病情调节合适的滴速。

2. 能够正确进行肌内注射操作，掌握肌内注射部位的定位方法和皮肤评估要点。

3. 能够正确进行会阴擦洗操作，操作时注意无菌操作和会阴情况的观察。

（三）案例介绍及解析

题卡：16床，雷某，女，28岁，住院号176456，因宫内孕41周LOA单活胎、阴道流血30min入院。产妇于11:48自然分娩一活男婴，新生儿重3 135g。胎儿娩出后10min阴道流血200ml，助产士立即给予人工剥离胎盘，12:00胎盘娩出完整，阴道流血减少，缝合伤口后送回产后观察室继续观察。心电监护示：BP 102/65mmHg，P 112次/min，R 20次/min，SpO_2 96%。

医嘱：1. 麦角新碱2mg，肌内注射，once

　　　　2. 会阴擦洗

　　　　3. 复方氯化钠500ml，静脉滴注，once

任务卡：请A护士进行肌内注射，B护士进行会阴擦洗，C护士进行静脉输液。

场景设置：产妇左手置有静脉留置针。

---------------------------------- ● 解题思路 ----------------------------------

1. **临床表现**：胎儿娩出后10min阴道流血200ml，胎盘未排出，人工剥离后胎盘娩出完整，阴道流血减少，心率稍快。

2. **背景资料：** 宫内孕 41 周自然分娩一活男婴。

3. **目前问题：** 宫缩乏力所致阴道流血？胎盘因素所致阴道流血？胎盘娩出后少量阴道流血，心率稍快。

4. **鉴别思路**

（1）宫缩乏力所致阴道流血：常表现为胎盘娩出后阴道大量出血，色暗红，子宫软，轮廓不清。

（2）胎盘因素所致阴道流血：多在胎儿娩出数分钟后出现阴道大量出血，色暗红。

（3）结论：该病人前期属于胎盘因素所致阴道流血。胎盘娩出后心率稍快，仍有少量流血，需要加强宫缩和静脉补液。

⊚ **操作及关键考点**

1. **肌内注射**

（1）部位选择：成人优先选择臀大肌，其次选择臀中肌、臀小肌、股外侧肌或上臂三角肌。

（2）臀大肌定位：十字法：从臀裂顶点向左侧或向右侧划一水平线，然后从髂嵴最高点作一垂线，将一侧臀部分为四个象限，其外上象限并避开内角（从髂后上棘至股骨大转子连线），即为注射区；连线法：从髂前上棘至尾骨作一连线，其外 1/3 处为注射部位。

（3）局部硬结的预防和处理：交替更换注射部位；选用细长针头进行深部注射；发生硬结后采用局部热敷、理疗等方法。

2. **会阴擦洗**

（1）评估：会阴擦洗前后注意评估阴道流血情况，流血异常增加时需告知医生，及时处理。

（2）擦洗顺序：第 1 遍由外向内，自上而下；第 2、3 遍由内向外，自上而下。

（3）无菌操作，最后擦洗有伤口感染的病人，避免交叉感染

（4）健康宣教：指导病人每次排便后均应擦洗会阴，预防感染。

3. **静脉输液**

（1）留置针及静脉选择：产后出血的病人应选择大号留置针（型号18 ~ 20G），选择腕关节、手臂或肘部粗直的静脉。

（2）加强观察：观察病人补液期间心率、血压等生命体征的变化。

（四）知识点梳理

1. **产后出血的原因**　子宫收缩乏力、胎盘因素、软产道损伤及凝血功能障碍是引起产后出血的主要原因。产后出血既可由以上单一因素所致，也可由多因素并存所致，相互影响或互为因果。

（1）子宫收缩乏力：是产后出血最常见的原因，占产后出血总数的70%~80%。常见的因素有：

1）全身因素：产妇精神过度紧张、恐惧；产程时间过长或难产；临产后过多使用镇静剂、麻醉剂或子宫收缩抑制剂；产妇合并慢性全身性疾病等。

2）局部因素：①子宫肌纤维过度伸展，如多胎妊娠、巨大胎儿、羊水过多使子宫肌纤维过度伸展失去弹性；②子宫肌纤维发育不良，如妊娠合并子宫畸形或子宫肌瘤，影响子宫平滑肌正常收缩；③子宫肌壁损伤，如剖宫产史、子宫肌瘤切除术后、子宫穿孔等子宫手术史，或产次过多、急产等；④子宫肌水肿或渗血，如妊娠高血压疾病、严重贫血、宫腔感染等产科并发症使子宫平滑肌层水肿或渗血，引起子宫收缩乏力；⑤胎盘早剥所致子宫胎盘卒中以及前置胎盘等。

（2）胎盘因素：根据胎盘剥离情况，胎盘因素所致产后出血的类型包括：

1）胎盘滞留：胎儿娩出后，胎盘多在15min内排出。若超过30min仍未排出，胎盘剥离面血窦不能正常关闭，导致产后出血。常见原因有膀胱充盈、胎盘嵌顿、胎盘剥离不全。

2）胎盘植入：指胎盘绒毛在其附着部位与子宫肌层紧密相连。根据胎盘绒毛侵入子宫肌层的深度分为胎盘粘连、胎盘植入和穿透性胎盘植入。胎盘绒毛全部或部分黏附于子宫肌层表面，不能自行剥离者称为胎盘粘连。绒毛穿透子宫壁表层，植入子宫肌层者称为胎盘植入。绒毛穿透子宫肌层到达或超过子宫浆膜面为穿透性胎盘植入。

3）胎盘部分残留：部分胎盘小叶、副胎盘或胎膜残留于宫腔，影响子宫收缩导致产后出血。

（3）软产道裂伤：分娩过程中软产道裂伤，尤其未及时发现者，可导致产后出血。

（4）凝血功能障碍：任何原发或继发的凝血功能异常均可引起产后出血。凝血功能障碍所致的产后出血常为难以控制的大量出血，特征为血液不凝。

2. **产后出血的临床表现**　产后出血主要表现为胎儿娩出后阴道流血量

过多和 / 或伴有因失血而引起的相应症状。

（1）阴道流血：不同原因所致的产后出血临床表现不同。①子宫收缩乏力所致出血：常表现为胎盘娩出后阴道大量出血，色暗红，子宫软，轮廓不清。②胎盘因素所致出血：多在胎儿娩出数分钟后出现大量阴道流血，色暗红。③软产道裂伤所致出血：多表现为胎儿娩出后立即出现阴道流血，色鲜红。隐匿性软产道损伤时，常伴阴道疼痛或肛门坠胀感，而阴道流血不多。④凝血功能障碍性出血：胎儿娩出后阴道流血呈持续性，且血液不凝。

（2）低血压症状：阴道出血量多时，产妇可出现面色苍白、出冷汗，诉口渴、心慌、头晕，出现脉搏细数、血压下降等低血压甚至休克的临床表现。

3. 产后出血的预防

（1）妊娠期

1）加强孕期保健，定期接受产前检查，及时治疗高危妊娠或必要时及早终止妊娠。

2）对具有产后出血高危因素的孕妇，如妊娠高血压疾病、妊娠合并血液系统疾病及肝病、贫血、多胎妊娠、巨大胎儿、羊水过多、子宫手术史等的孕妇，要加强产前检查，建议孕妇提前入院。

3）提供积极的心理支持。精神因素是决定分娩的四大要素之一，为孕妇提供积极的心理和情感上的支持，让其了解分娩的相关知识，使孕妇感到舒适安全，树立分娩自信心。

（2）分娩期

1）第一产程：密切观察产程进展；合理使用子宫收缩药物，防止产程延长；注意水和营养的补充，防止产妇疲劳；消除产妇紧张情绪，必要时给予镇静剂以保证良好的休息。

2）第二产程：对于有高危因素的产妇，应建立静脉通道；正确掌握会阴切开指征并熟练助产；指导产妇正确使用腹压，避免胎儿娩出过急过快；阴道检查及手术助产时动作轻柔、规范；严格执行无菌技术操作。

3）第三产程：胎肩娩出后立即肌注或静脉滴注缩宫素，以加强子宫收缩，减少出血；正确处理胎盘娩出，胎盘未剥离前，不可过早牵拉脐带或按摩、挤压子宫，见胎盘剥离征象后，及时协助胎盘娩出，并仔细检查胎盘、胎膜是否完整，检查软产道有无裂伤及血肿；准确收集和测量出血量。

（3）产褥期

1）产后 2h 是发生产后出血的高峰期，约 80% 的产后出血发生在这一时期。产妇应留在产房接受严密观察：注意观察产妇的子宫收缩、阴道出血及会阴伤口情况，定时测量生命体征，发现异常及时处理。

2）督促产妇及时排空膀胱，以免影响子宫收缩致产后出血。

3）若无特殊情况，应尽早实施母乳喂养，以刺激子宫收缩，减少阴道出血。

4）对可能发生大出血的高危产妇，注意保持静脉通道，充分做好输血和急救的准备，并为产妇做好保暖。

4. 胎盘因素致产后出血的处理　正确处理第三产程，胎盘剥离后及时将胎盘取出，并检查胎盘、胎膜是否完整，必要时做好刮宫准备。胎盘已剥离尚未娩出者，可协助产妇排空膀胱，然后牵拉脐带，按压宫底协助胎盘娩出；胎盘粘连者，可行徒手剥离胎盘后协助娩出；胎盘、胎膜残留者，可行钳刮术或刮宫术；胎盘植入者，应及时做好子宫切除术的术前准备；若为子宫狭窄环所致胎盘嵌顿，应配合麻醉师使用麻醉剂，待环松解后徒手协助胎盘娩出。

（五）思考题

1. 如何鉴别宫缩乏力所致出血和胎盘因素所致出血？
2. 第三产程如何预防产后出血？
3. 产褥期如何预防产后出血？

二、复赛情景模拟案例

（一）学习目标

1. 知识目标

（1）了解产后出血高危因素。

（2）熟悉产后出血的原因。

（3）掌握不同原因致产后出血的处理。

2. 技能目标

（1）熟练实施吸氧、静脉输液、静脉注射技术。

（2）熟练实施胎心监护、多普勒听胎心音、会阴擦洗和会阴湿热敷技术。

（3）熟练实施按摩子宫的正确手法。

3. 素质目标

（1）能根据病人实时病情准确判断，及时处理。

（2）发现病人病情变化能冷静应对、有条不紊，及时准确执行各项医嘱。

（二）关键考点

1. 能够正确进行吸氧操作，调节适合病人的氧流量。

2. 能够正确进行多普勒听胎心音操作，确定胎心最佳位置。

3. 能够正确进行胎心监护操作，确定胎心最佳位置，掌握图形判读。

4. 能够正确进行会阴擦洗操作，操作时注意无菌操作和会阴情况的观察。

5. 能够正确进行静脉输液操作，根据病人病情调节合适的滴速。

6. 能够正确进行静脉注射操作，掌握缩宫素的药理作用及使用注意事项。

7. 能够正确进行会阴湿敷操作，注意湿敷温度和面积，定期检查热源袋的完好性。

8. 掌握按摩子宫的正确手法，操作时注意检查产后子宫是否收缩良好。

（三）案例介绍及解析

1. 站点一

题卡：12 床，李某，女，32 岁，住院号 175688，入院诊断：1. 宫内孕 38 周 LOA，单活胎，2. 妊娠合并肝内胆汁淤积症，3. 胎膜早破。入院生命体征：T 36.3℃，P 86 次 /min，R 20 次 /min，BP 122/90mmHg。血型 A 型，Rh（+），产妇于 3 年前顺产一活男婴，曾有产后出血史，自诉皮肤偶有瘙痒，皮肤完整、无抓痕，宫颈未开，现住院催产。

医嘱：1. 吸氧

　　　2. 四步触诊法 + 多普勒听胎心音，Q1h

任务卡：请 A 护士进行理论答题，B 护士进行吸氧操作，C 护士进行四步触诊法 + 多普勒听胎心音。

答题卡：胎膜早破的潜在并发症有哪些？

答案：早产、脐带脱垂、胎盘早剥。（说出三个得满分）

场景设置：孕妇模拟人，病房内。

💡 **解题思路**

1. **临床表现**：胎膜早破。

2. **背景资料**：宫内孕 38 周 LOA，单活胎；妊娠合并肝内胆汁淤积症；曾有产后出血史。

3. **目前问题**：产妇孕 38 周，胎膜早破，宫颈未开，应注意观察宫内胎儿的情况，给予产妇适当吸氧。

🖉 **操作及关键考点**

1. **中心管道吸氧**

（1）氧流量：低流量吸氧，1～2L/min。

（2）吸氧时间不宜过长，宜控制在 30min 内。

2. **四步触诊法**

（1）检查前嘱产妇排空膀胱。

（2）在做前三步手法时，检查者面向产妇，做第四步手法，检查者则应面向产妇足端。

（3）若胎先露难以确定时，可行肛诊协助诊断。

3. **多普勒听胎心音**

（1）定位：确定胎背的位置，寻找听诊胎心音最强处。

（2）加强观察：听诊 1min，Q1h×6 次，观察胎儿心率和心律的变化。

（3）健康宣教：告知产妇正常胎心音 120～160 次/min，指导产妇自我监测胎动的方法。（口述）

---

2. **站点二**

题卡：12 床，李某，女，32 岁，住院号 175688，胎膜早破，阴道检查：宫颈质地中等、居中、未消、未开，胎膜已破，羊水清亮，S-2。测生命体征：T 36.3℃，P 86 次/min，R 20 次/min，BP 112/74mmHg。遵医嘱在胎心监护下进行缩宫素激惹试验。

医嘱：1. 会阴擦洗

2. 胎心监护

3. 5% 葡萄糖 500ml + 缩宫素 2.5U，静脉滴注，once

任务卡：请 A 护士进行会阴擦洗，B 护士进行胎心监护，C 护士进行留置针穿刺及静脉输液。

场景设置：全身模拟人，病房内。

💡 解题思路

1. **临床表现：**胎膜早破。

2. **背景资料：**宫内孕 38 周 LOA，单活胎；妊娠合并肝内胆汁淤积症；曾有产后出血史。

3. **目前问题：**胎儿已足月，胎膜早破，宫颈未开，应在 12h 内积极引产，缩宫素静滴是首选的引产方法，引产期间要注意宫内胎儿情况。

⚙ **操作及关键考点**

1. **会阴擦洗**

（1）评估：会阴擦洗前后注意评估阴道流液情况，观察羊水颜色。

（2）擦洗顺序：第 1 遍由外向内，自上而下；第 2、3 遍由内向外，自上而下。

（3）注意无菌操作，每日会阴擦洗 2 次。

（4）健康宣教：指导病人保持外阴清洁，勤换会阴垫，保持清洁干燥。

2. **胎心监护**

（1）健康宣教：指导产妇操作前排空膀胱，避免空腹进行。

（2）放置探头：四步触诊法判断胎背位置，胎心探头置于胎心区，宫缩压力探头固定在宫底下两横指处。

（3）加强观察：①产妇有无胸闷、气促、头晕等症状；②诱发宫缩前，连续测定基础胎心率及子宫收缩 10 ~ 20min 作为对照，诱发满意宫缩后监护记录持续 30min。

3. **静脉输液（缩宫素激惹试验）**

（1）诱发宫缩期间的滴速调整：①按摩乳头 2min 直至产生宫缩；②缩宫素 2.5U 加入 5% 葡萄糖液 500ml 中静脉滴注。开始剂量为 5 滴 /min，每 15min 倍增 1 次，以诱发出满意宫缩时的最小剂量维持到试验结束。诱发宫缩成功的标志为每 10min 出现 3 次宫缩，持续时间达到 40 ~ 60s。

（2）专人观察：OCT 试验期间注意观察胎心率、宫缩和胎动的变化。

3. **站点三**

题卡：12 床，李某，女，32 岁，住院号 175688，首日缩宫素激惹试验（－）。第 2d 自然发作，阴道检查：宫口开大 5cm，S-0，羊水清亮，送入产房，持续胎心监护、吸氧、心电监护。心电监护示：HR 86 次 /min，R 20 次 /min，BP 112/80mmHg。1h 后胎儿娩出，5min 后胎盘娩出，会阴完整，产时出血 240ml。产程进展顺利，清点器械、纱布后下台送回产后观察室。责任护士在指导母乳喂养时发现产褥垫阴道流血 200ml，会阴水肿，子宫软且轮廓不清楚，呼救值班医护人员。

医嘱： 1. 会阴湿热敷

2. 卡贝缩宫素 100μg，静脉注射，once

3. 按摩子宫

任务卡： 请 A 护士进行子宫按摩，B 护士进行会阴湿热敷，C 护士进行静脉注射。

场景设置： 全身孕妇模拟人，病房内。

☆ **解题思路**

1. **临床表现：** 产时出血、产后出血且子宫软轮廓不清楚、会阴水肿。

2. **背景资料：** 胎儿胎盘已娩出；妊娠合并肝内胆汁淤积症；曾有产后出血史。

3. **目前问题**

（1）会阴水肿：应给予会阴湿热敷，缓解水肿。

（2）胎盘已完整娩出，产妇出现阴道异常流血，子宫软且轮廓不清楚，考虑为子宫收缩乏力所致出血，加强宫缩是最迅速、有效的止血方法，可采取按摩子宫、使用宫缩剂等方法进行处理。

◎ **操作及关键考点**

1. **子宫按摩**

（1）按摩子宫体或子宫底。

（2）一边按摩一边挤出宫腔内积血。

2. **会阴湿热敷**

（1）应在会阴擦洗、外阴局部伤口的污垢清洁后进行。

（2）温度和面积：41 ~ 46℃，湿敷面积是病损范围的 2 倍。

（3）热敷部位覆盖浸有 50% 硫酸镁的温热无菌纱布，盖无菌纱布，外盖棉垫保温。

（4）观察：热敷完毕注意检查局部皮肤情况。

3. **静脉注射**

（1）确认回血后缓慢静推。

（2）严格遵医嘱剂量执行，避免药效不够或宫缩过强。

（3）用药后注意观察产妇宫缩情况，及时反馈。

（四）知识点梳理

1. 子宫收缩乏力致产后出血的处理　加强宫缩是子宫收缩乏力致产后出血最迅速、有效的止血方法。另外，还可通过宫腔内填塞纱布条或结扎血管等方法达到止血的目的。

（1）按摩子宫：①腹壁单手按摩宫底：是最常用的方法。助产者一手置于产妇腹部（拇指在子宫前壁，其余4指在子宫后壁），触摸子宫底部，均匀而有节律地按摩子宫，促使子宫收缩；②腹壁双手按摩子宫：助产者一手在产妇耻骨联合上缘按压下腹中部，将子宫向上托起，另一手握住宫体，使其高出盆腔，在子宫底部有节律地按摩，同时间断用力挤压子宫，使积存在子宫腔内的血块及时排出；③腹壁-阴道双手按摩子宫：助产者一手戴无菌手套伸入阴道，握拳置于阴道前穹隆顶住子宫前壁，另一手在腹部按压子宫后壁使宫体前屈，两手相对紧压子宫，均匀有节律地进行按摩，此法不仅可刺激子宫收缩，还可压迫子宫内血窦，减少出血。

（2）应用宫缩剂：①缩宫素：预防和治疗产后出血的一线药物。常用10U加于0.9%生理盐水500ml中静脉滴注，必要时根据医嘱给予缩宫素10U直接宫体注射；②前列腺素类药物：米索前列醇200μg舌下含化，或地诺前列酮0.5～1mg经腹或直接宫体注射，注入子宫肌层。缩宫素无效时，应尽早使用前列腺素类药物。

（3）宫腔纱条填塞：适用于子宫松弛无力，虽经按摩及宫缩剂等处理仍无效者。宫腔填塞纱布条后应密切观察生命体征及宫底高度和子宫大小，警惕因填塞不紧，宫腔内继续出血、积血而阴道不出血的止血假象。24h后取出纱布条，取出前应先使用宫缩剂，并给予抗生素预防感染。

（4）结扎盆腔血管：经上述积极处理无效，仍出血不止时，为抢救产妇生命，可经阴道结扎子宫动脉上行支。若仍无效，则经腹结扎子宫动脉或髂内动脉。

（5）髂内动脉或子宫动脉栓塞：适用于经保守治疗无效的难治性产后出血，需在产妇生命体征稳定时进行。

2. 胎膜早破的护理

（1）注意休息：胎先露尚未衔接的孕妇应绝对卧床，抬高臀部，预防脐带脱垂。积极预防卧床时间过久导致的并发症如血栓形成、肌肉萎缩等。护士应协助做好孕妇的基本生活需求，将呼叫器放在孕妇方便可及的地方，协助孕妇在床上排泄。

（2）减少刺激：避免腹压增加的动作。治疗与护理时，动作应轻柔，减少对腹部的刺激。应尽量减少不必要的肛查和阴道检查。

（3）观察病情：评估胎心、胎动、羊水性质及羊水量、NST及胎儿生物物理评分等。指导孕妇监测胎动情况。

（4）预防感染：监测孕妇的体温、血常规、C-反应蛋白等。指导孕妇保持外阴清洁，每日会阴擦洗2次；使用吸水性好的消毒会阴垫，勤换会阴垫，保持清洁干燥。破膜时间超过12h，遵医嘱预防性使用抗生素。

（5）协助治疗：如果足月胎膜早破后未临产，在排除其他并发症的情况下，无剖宫产指征者破膜后12h内行积极引产。对于宫颈条件成熟的足月胎膜早破孕妇，行缩宫素静脉滴注是首选的引产方法；对宫颈条件不成熟且无促宫颈成熟及阴道分娩禁忌证者，可用机械方法和药物促进宫颈成熟。

3. 胎盘因素致产后出血的处理　可见本节初赛案例"知识点梳理"相关内容。

4. 孕妇自我胎动监测　胎动计数是孕妇自我监护胎儿宫内健康的一种重要手段。指导孕妇和家庭成员计数胎动并做记录，还可以密切孕妇和家庭成员的亲情以及亲子关系。初产妇多于妊娠20周左右开始自觉胎动，胎动在夜间和下午较活跃，在胎儿睡眠周期（持续20~40min）停止。常用的胎动监测方法是：每天在同一时间计数胎动，每次"计数10次胎动"并记录所用时间，若用时超过2h，建议就医检查；临近足月时，孕妇可能感觉胎动略有减少，若计数2h胎动不足10次，可变换体位，如左侧卧位后，再做2h计数，若仍少于10次，应及时就医检查。胎动计数<10次/2h或减少50%者，应考虑子宫胎盘功能不足、胎儿有宫内缺氧的可能。

5. 缩宫素激惹试验（oxytocin challenge test，OCT）　具体内容详见本章第二节缩宫素激惹试验的相关知识。

（五）思考题

1. 按摩子宫有哪几种手法？
2. 简述会阴擦洗的顺序。
3. 简述胎盘因素致产后出血的处理。

三、决赛情景模拟案例

（一）学习目标

1. 知识目标

（1）了解产后出血的防治流程。

（2）熟悉产后出血量的评估。

（3）掌握失血性休克的护理。

2. 技能目标

（1）掌握静脉输液、肌内注射、皮内注射、静脉采血、静脉输血和静脉注射（使用注射泵）操作技术。

（2）掌握按摩子宫的正确手法。

3. 素质目标

（1）抢救过程中，具备团队协作能力，能够合理分工、配合紧密。

（2）抢救过程中，能与病人及家属耐心沟通，解释到位，缓解其紧张焦虑的情绪，提升信任感和安全感。

（3）严格执行输血查对制度，具有责任感。

（二）关键考点

1. 能够正确进行静脉输液操作，根据病人病情调节合适的滴速。

2. 能够正确进行皮内注射操作，准确完整评估病史和过敏史。

3. 能够正确进行静脉采血操作，合理选择采血部位，正确安排采血管顺序。

4. 掌握按摩子宫的正确手法，操作时注意检查产后子宫是否收缩良好。

5. 能够正确进行静脉输血操作，做好三查八对，输注前应重新选择静脉进行穿刺。

6. 能够正确进行静脉注射（使用注射泵）操作，注意保持输液通路的通畅。

（三）案例介绍及解析

1. 情景一

题卡： 12床，李某，女，30岁，住院号176688，因腹痛21h急诊入院。入院诊断：1. 宫内孕40周LOA单活胎；2. 子宫肌瘤切除术后。于16：00在会阴侧切下自然分娩一活女婴，胎盘娩出阴道流出 200ml 暗红色血液，检查胎盘缺失 2cm×2cm×2cm，助产士行宫腔探查，探出 1cm×1cm×1cm 碎片状胎盘组织，缝合伤口后送至产后观察室。总产程 22h，产妇分娩后精神疲惫，身体虚弱。心电监护示：HR 86 次 /min，R 20 次 /min，BP 102/60mmHg，SpO$_2$ 98%。

　　医嘱：1. 缩宫素 10U + NS 500ml，静脉滴注，once

　　　　　2. 青霉素注射液（160 万 / 支），皮试（　　　）

　　任务卡：请 A 护士进行健康宣教，B 护士进行皮内注射，C 护士进行静脉输液。

　　提示卡：病人皮试部位皮丘增大，直径 12mm，可见伪足。（两位护士查看皮试结果时出示）

　　场景设置：家属非常担忧，向护士询问病人情况。

💡 解题思路

1. **临床表现**：胎盘娩出不完整，阴道流血 200ml。

2. **背景资料**：宫内孕 40 周自然分娩一活女婴，子宫肌瘤切除术后。

3. **目前问题**：该产妇既往子宫肌瘤切除术史，胎盘娩出欠完整，考虑胎盘植入可能。总产程较长，产后存在阴道流血，应加强宫缩以促进止血，同时注意预防感染。

🎯 操作及关键考点

1. **静脉输液**

（1）留置针及静脉选择：产后出血的病人应选择大号留置针（型号 18 ~ 20G），选择腕关节、手臂或肘部粗直的静脉。

（2）专人观察：观察病人输注缩宫素期间宫缩、胎心率、血压及产程进展等变化。

2. **皮内注射**

（1）评估：详细询问病人病史，有无药物过敏史；评估注射部位皮肤是否完好，便于观察。

（2）注射部位选择：在进行药敏试验时常选择前臂掌侧下段。

（3）皮试液配制：青霉素皮试液浓度为 200 ~ 500U/ml。

（4）皮肤消毒：药敏试验消毒皮肤时忌用含碘消毒剂，以免着色后影响观察。

（5）结果观察：皮内注射后观察 20min；如果结果不能确认或怀疑假阳性

时，应采取对照试验；如为阳性，则需要在医嘱执行卡、三测单、床头卡以及病历夹上用红笔标注"青霉素（＋）"。

3. 健康宣教：指导家属用正向语言称赞、安抚产妇，给予心理安慰和营养支持。

---

2. 情景二

题卡：10min 后，病人突然阴道流出 400ml 暗红色血液，子宫软、轮廓不清，心电监护示：HR 100 次 /min，R 20 次 /min，BP 89/60mmHg，SpO_2 98%。

医嘱：1. 静脉采血：血常规、凝血功能、电解质、合血

　　　　2. 复方氯化钠 500ml，静脉滴注，once

　　　　3. 按摩子宫

任务卡：请 A 护士进行静脉采血，B 护士进行静脉输液，C 护士进行按摩子宫。

提示卡：产妇左手肘内侧有 5cm×5cm 蓝色文身。（在 A 护士评估穿刺处皮肤时出示）

💡 解题思路

1. **临床表现：**分娩后短时间内大量阴道流血。

2. **背景资料：**宫内孕 40 周自然分娩一活女婴，子宫肌瘤切除术后，宫缩剂使用后。

3. **目前问题：**该产妇总产程较长，胎盘娩出欠完整，宫缩剂使用后仍存在阴道持续流血，应辅以按摩子宫促进宫缩止血，同时检查病人血色素、凝血功能等指标，合血以备输血。

⏱ 操作及关键考点

1. 静脉采血

（1）采血部位选择：避免在输液肢体上方进行穿刺；避开纹身处，以免影响穿刺成功率。

（2）采血管顺序：柠檬酸钠抗凝采血管→含有促凝剂和 / 或分离胶血清采血管→含有或不含分离胶的 EDTA 抗凝采血管。

（3）合血管需双人核对。

2. 静脉输液

（1）留置针及静脉选择：产后出血的病人应选择腕关节、手臂或肘部粗直

的静脉，选择大号留置针（型号 18～20G），以备快速补液。

（2）加强观察：及时发现有无过敏反应及休克征象。

3. 按摩子宫

（1）按摩子宫体或子宫底。

（2）一边按摩一边挤出宫腔内积血。

---

3. 情景三

题卡： 经上述处理后，病人阴道仍流血不止，血压低至 76/39mmHg，心率 114 次 /min，病人神志淡漠，皮肤湿冷，尿量减少，予以置入右股静脉置管。

医嘱： 1. O 型 Rh（+）同型去白细胞悬浮红细胞 2U，静脉输注

2. 去甲肾上腺素 4mg＋NS 50ml，持续静脉注射泵泵入，速度 2ml/h

任务卡： 请组长组织 3 位组员完成医嘱执行任务和答题任务。

答题卡： 请写出该产妇估计出血量。

答案： 本案例出血量约 1 500ml。休克指数法估算出血量：脉率 / 收缩压 = 休克指数（SI）。SI＜0.9，估计出血量＜500ml；1＜SI＜1.5，估计出血量 1 000～1 500ml；1.5＜SI＜2.0，估计出血量 1 500～2 500ml。

提示卡 1： 深静脉置管不用于输血。（A 护士错误操作后出示）

提示卡 2： 经过抢救后生命体征较为平稳，HR 100 次 /min，R 20 次 /min，BP 92/64mmHg，送入手术室剖宫探查止血。（ABC 护士完成任务卡所有任务后出示）

💡 解题思路

1. **临床表现：** 失血性休克。

2. **背景资料：** 宫内孕 40 周自然分娩一活女婴，子宫肌瘤切除术后，使用宫缩剂＋按摩子宫后。

3. **目前问题：** 该产妇分娩后短时间内大量阴道流血，使用宫缩剂＋按摩子宫后仍流血不止，出现失血性休克，需立即采取补液输血等扩容措施，以升压药维持血压。

🔧 操作及关键考点

1. 静脉输血

（1）取血和输血过程中注意三查八对、双人查对。

（2）及时使用：取回的血复温后尽快使用，严禁剧烈振荡和加温。

（3）冲管：输血前后或两袋血之间需要生理盐水冲管。

2. 静脉注射（使用注射泵）

（1）输注血管活性药物时应避开与普通液体或输血一路。选择股静脉置管输注，以预防药物外渗。

（2）泵入速度调节：血管活性药物泵入速度应根据心电监护的实时监测值，汇报医生评估是否需要调整。

（3）勤观察：观察药物使用效果与病情是否相符；观察局部血管情况；观察机器的运转是否正常。

（四）知识点梳理

1. 产后失血性休克的护理　休克程度与出血量、出血速度及产妇自身状况有关。

（1）应严密观察并详细记录病人的意识状态、皮肤颜色、血压、脉搏、呼吸及尿量，发现早期休克。

（2）迅速建立静脉通道，纠正低血压。

（3）对失血过多尚未有休克征象者，应及早补充血容量。

（4）对失血多，甚至休克者应输血，以补充同等血量为原则。

（5）去枕平卧、吸氧、保暖。

（6）观察子宫收缩情况、有无压痛，恶露量、色、气味。

（7）观察会阴伤口情况并严格会阴护理。

（8）抢救过程中，注意无菌操作，按医嘱给予抗生素防治感染。

（9）注意为产妇提供安静的休养环境。

2. 产后出血量的评估　临床上目测估计的阴道流血量往往低于实际失血量。目前常用的评估出血量的方法有以下几种：

（1）称重法：失血量（ml）=［胎儿娩出后所有敷料湿重（g）-胎儿娩出前所有敷料干重（g）］/1.05（血液比重 g/ml）。此法可较准确地评估出血量，但操作烦琐，分娩过程中操作可行性小，而且当敷料被羊水浸湿时无法准确估计。但对于产后的产妇，可通过称量产垫的重量变化评估产后出血量。

（2）休克指数法（shock index，SI）：休克指数 = 脉率 / 收缩压（mmHg）。SI = 0.5 为正常；SI = 1.0 时为轻度休克；若为 2.0 以上，则为重度休克。此法方便、快捷，可第一时间粗略估计出血量。应用休克指数估算出血量的方法见表3-2。

表 3-2　休克指数与估计出血量

休克指数	估计出血量 /ml	占总血容量的百分比 /%
< 0.9	< 500	< 20
1.0	1 000	20
1.5	1 500	30
2.0	≥ 2 500	≥ 50

（3）面积法：根据接血纱布血湿面积粗略估计，将血液浸湿的面积按 10cm×10cm（4层纱布）为 10ml 计算。该法简便易行，但不同估计者对于纱布浸湿程度的掌握不尽相同，导致估计的出血量不准确。

（4）容积法：用专用的产后接血容器收集阴道出血，放入量杯测量。此法可简便准确地了解出血量，但与称重法一样，当容器中混入羊水时，其测值不准确。临床上主要用于阴道分娩过程中，第二产程结束后在产妇臀下置接血器，以计量产时出血量。

（五）思考题

1. 静脉采血时采血管正确的采血顺序是什么？
2. 失血性休克的护理要点有哪些？
3. 如何用休克指数法评估产后出血量？

第四节　宫颈癌

子宫颈癌简称宫颈癌，在发展中国家是最常见的妇科恶性肿瘤。高发年龄为 50~55 岁，近年来发病有年轻化趋势。自 20 世纪 50 年代以来，由于宫颈细胞学筛查的普遍应用，使宫颈癌及癌前病变得以早期发现和治疗，宫颈癌发病率和死亡率已有明显下降。越来越多证据显示大部分宫颈癌是可以预防的。如确诊宫颈癌，根据病人的年龄、临床分期、生育要求和全身情况等综合分析后给予个体化的治疗方案。除常规的手术治疗、化学治疗的护理以外，加强病人的营养支持，心理支持以及协助病人接受各种诊治方案和促进康复也很重要。

一、初赛情景模拟案例

（一）学习目标

1. 知识目标

（1）了解宫颈癌的临床表现。

（2）熟悉物理降温的护理要点。

（3）掌握宫颈癌术后护理措施。

2. 技能目标

（1）掌握冷疗技术。

（2）掌握会阴护理操作。

3. 素质目标

（1）根据情景能够与病人有效沟通，安抚病人，做好解释工作。

（2）体现人文关怀。

（二）关键考点

1. 能够正确、规范地使用冰袋，把握冰袋使用时间，30min 后复测体温，判断是否在正常范围及后续如何处理。

2. 能够正确、规范地进行会阴护理，保护病人隐私，体现人文关怀。

（三）案例介绍及解析

题卡： 01 床，李某，女，68 岁，农民，住院号 133445，子宫颈锥切术后第 1d。心电监护示：HR 90 次 /min，R 20 次 /min，BP 102/63mmHg，SpO_2 98%，T 38.9℃。

医嘱： 1. 物理降温

2. 会阴护理，Bid

任务卡： 请 A 护士进行物理降温，B 护士进行会阴护理，C 护士进行理论答题。

答题卡： 简述宫颈癌的术后护理措施。

答案：详见知识点梳理相关内容。

提示卡：做会阴护理时，病人焦虑紧张，不愿配合。（B护士行会阴护理操作时出示）

场景设置：病人焦虑紧张，不愿配合；导尿管呈夹闭状态。

💡 **解题思路**

1. **临床表现：**T 38.9℃，做会阴护理时，病人焦虑紧张。

2. **背景资料：**子宫颈锥切术后第1d。

3. **目前问题：**病人体温过高，焦虑紧张，需要进行物理降温和心理护理，保持会阴处清洁卫生，预防感染。

🎯 **操作及关键考点**

1. 物理降温

（1）冰袋放置位置正确。

（2）用冷的时间正确：最长不超过30min，休息60min后再使用，给予局部组织复原时间。

（3）冷疗30min后复测体温并记录。

2. 会阴护理

（1）操作中严格执行无菌原则（两把镊子不能混用，每个棉球只用一次），擦洗顺序正确。

（2）保护病人隐私，给予保暖，避免受凉。

（3）注意导尿管是否通畅，避免脱落或打结等。

（4）观察会阴部及会阴伤口周围组织有无红肿、分泌物及其性质和伤口愈合情况，发现异常及时记录并向医师汇报。

3. 宫颈癌的术后护理措施

（1）每15~30min观察并记录1次病人的生命体征及出入量，平稳后再改为每4h 1次。

（2）注意保持导尿管、腹腔引流管通畅，认真观察引流液性状及量。

（3）指导卧床病人进行床上肢体活动，以预防长期卧床并发症的发生。

（4）注意渐进性增加活动量，包括参与生活自理。

（5）术后心理护理也非常重要，及时发现解决病人压抑、焦虑情绪，指导病人自我调节，鼓励保持豁达开朗心情、稳定情绪，以减少术后并发症发生和促进早日康复。

4. 注意安抚病人，健康宣教和心理护理。

（四）知识点梳理

1. **宫颈癌的临床表现**　早期病人常无明显症状和体征，随着病变发展可出现以下表现：

（1）阴道流血：早期多为接触性出血，即性生活或妇科检查后阴道流血；后期则为不规则阴道流血。出血量多少与病灶大小、侵及间质内血管情况有关，若侵蚀大血管可引起大出血。年轻病人也可表现为经期延长、周期缩短、经量增多等；老年病人常诉绝经后不规则阴道流血；子宫颈癌合并妊娠者常因阴道流血而就医。一般外生型癌出血较早、量多；内生型癌出血较晚。

（2）阴道排液：多数病人有白色或血性、稀薄如水样或米泔样排液，伴有腥臭味。晚期癌组织坏死继发感染时则出现大量脓性或米泔样恶臭白带。

（3）晚期症状：根据癌灶累及范围出现不同的继发性症状。病变累及盆壁、闭孔神经、腰骶神经等，可出现严重持续性腰骶部或坐骨神经痛；侵犯膀胱或直肠，可出现尿频、尿急、便秘等；癌肿压迫或累及输尿管时，可引起输尿管梗阻、肾盂积水及肾功能衰竭；当盆腔病变广泛时，可因静脉和淋巴回流受阻，导致下肢肿痛。晚期还可有贫血、恶病质等全身衰竭症状。

2. **宫颈癌术后护理措施**　宫颈癌根治术涉及范围广，病人术后反应也较一般腹部手术者大。为此要求：①每15～30min观察并记录1次病人的生命体征及出入量，平稳后再改为每4h一次。②注意保持导尿管、腹腔、阴道引流管通畅，认真观察引流液性状及量。通常按医嘱于术后48～72h拔除引流管，术后7～14d拔除尿管。鼓励病人于拔管后1～2h自行排尿；若不能自解，应及时处理，必要时重新留置尿管。拔尿管后4～6h测残余尿量，若超过100ml，则需继续留置尿管；少于100ml者，每日测1次残余尿量，若2次均在100ml以内，说明膀胱功能已基本恢复，无须继续导尿。③有条件的医院可采用生物电反馈治疗仪预防和治疗宫颈癌术后尿潴留，促进膀胱功能恢复。④指导卧床病人进行床上肢体活动，以预防长期卧床并发症的发生。注意渐进性增加活动量，包括参与生活自理。⑤术后心理护理也非常重要，及时发现解决病人压抑、焦虑情绪，指导病人自我调节，鼓励保持豁达开朗心情、稳定情绪，以减少术后并发症发生和促进早日康复。

3. 使用冰袋冷疗的注意事项

（1）冷疗的禁忌证：冷疗的禁忌证包括组织破溃及慢性炎症、局部血液循环不良、对冷过敏者。

（2）冰袋冷疗的部位及时间：冰袋冷疗一般推荐将冰袋放在病人腋窝、腹股沟、腘窝等大血管流经体表的部位，有助于快速散热。禁用部位包括：枕后、耳郭、阴囊处，用冷疗易引起冻伤；心前区用冷疗易引起反射性的心率减慢、心律不齐；腹部用冷疗易引起腹痛、腹泻；足底用冷疗可引起反射性的冠状动脉收缩。此外，使用冰袋的时间不宜过长，最长不超过 30min，间歇 60min 后再使用，给予局部组织复原时间。

（3）随时观察

1）检查冰袋有无漏水，包裹冰袋的布类是否干燥。使用过程中检查冰块融化情况，及时更换与添加。

2）注意观察局部皮肤情况，局部皮肤有无发紫、麻木及冻伤发生；每 30min 取下冰袋，测量体温并记录，必要时间歇 1h 再使用。

（五）思考题

1. 宫颈癌的临床表现有哪些？
2. 请简述宫颈癌的术后护理措施。
3. 冷疗的注意事项有哪些？

二、复赛情景模拟案例

（一）学习目标

1. 知识目标

（1）了解宫颈癌的病因和治疗要点，根据病情提供相应的支持和心理护理。

（2）熟悉宫颈癌病人术前护理内容。

（3）掌握宫颈癌术后观察及护理要点。

2. 技能目标　掌握静脉输液、静脉采血、血糖监测、静脉输血、皮内注射、留置导尿管、静脉注射、肌内注射、伤口换药技术。

3. 素质目标

（1）根据情景能够与病人有效沟通，体现关心、体贴病人，为病人及家属提供安全感，具备人文关怀精神。

（2）严格执行查对制度，具有责任感。

（3）具备临床思维，根据病人不同情况进行分析及处理。

（二）关键考点

1. 能够正确进行静脉输液操作。

2. 能够正确进行静脉采血操作，掌握采血部位选择、采血管顺序。

3. 能够正确进行血糖监测操作，掌握血糖值的正常范围。

4. 能够正确进行静脉输血操作，做好三查八对，掌握输血相关不良反应并正确处理。

5. 能够正确进行皮内注射操作，掌握各类药物皮试阳性的结果判断方法。

6. 能够正确进行女性留置尿管的操作，严格执行无菌操作原则。

7. 能够正确进行静脉注射，符合无菌操作原则。

8. 能够正确进行肌内注射操作，掌握肌内注射部位的定位及注意事项。

9. 能够正确进行伤口换药，注意保护病人隐私，安抚病人心理。

（三）案例介绍及解析

1. 站点一

题卡： 01床，李某，女，72岁，农民，住院号133445，酒精过敏，因不规则阴道流血半年就诊，既往有糖尿病病史，病人面色苍白、乏力。体格检查：T 36.2℃，HR 85 次 /min，R 18 次 /min，BP 90/60mmHg，SpO_2 97%。

医嘱： 1. 0.9% 复方氯化钠 500ml，静脉滴注，once

　　　　2. 静脉采血：血常规、合血

　　　　3. 血糖监测

任务卡： 请 A 护士进行静脉输液，B 护士进行静脉采血，C 护士进行血糖监测。

提示卡 1： 静脉滴注 0.9% 复方氯化钠后复测血压 88/52mmHg。（A 护士完成输液后进行宣教时出示）

提示卡 2： 血糖 7.6mmol/L。（C 护士完成血糖监测后出示）

场景设置： 中心管道吸氧的流量为 2L/min，左侧手臂绑袖带测血压。

☼ 解题思路

1. **临床表现**：阴道流血半年、四肢乏力、面色苍白。

2. **背景资料**：糖尿病病史，过敏史，72 岁女性，不规则阴道流血半年，BP 90/60mmHg。

3. **目前问题**：病人为高龄妇女，阴道流血半年，既往有糖尿病病史，结合病人面色苍白、四肢乏力的表现及病人血压值 90/60mmHg，判断考虑该病人因长期阴道出血，导致贫血。需排除低血糖，并尽早予以干预，故进行补液、静脉采血、测血糖，防止出血过多发生失血性休克。

◎ 操作及关键考点

1. **静脉输液**

（1）开放静脉通道：对该病人，应在血容量下降、血管塌陷前尽快穿刺开放静脉通道，遵医嘱补液，有条件者可由医生进行深静脉置管。

（2）留置针及静脉选择：针对长期阴道流血的病人应选择大号留置针（型号 18 ～ 20G），具有预见性地选择腕关节、手臂或肘部粗直的静脉。

（3）穿刺部位选择：该病人左侧手臂测量血压，穿刺部位应避开测量血压的手臂，但应以穿刺血管的选择为主，若左侧手臂血管条件更好，可将血压测量改为右侧手臂。

2. **静脉采血**

（1）采血部位选择：避免在输液肢体上方进行穿刺。

（2）采血管顺序：含有或不含分离胶的肝素抗凝采血管→含有或不含分离胶的 EDTA 抗凝采血管。

（3）采血操作前、中、后做好核对工作，标本督促及时送检。

3. **血糖监测**

（1）消毒：病人酒精过敏，血糖监测应采用生理盐水或氯己定消毒测量的指尖。

（2）挤出第一滴血后采取第二滴血进行测试。

（3）应避开左侧静脉输液侧采血。

2. **站点二**

题卡：01 床，李某，女，72 岁，农民，住院号 133445，因不规则阴道流血半年就诊，病人面色苍白、乏力，既往有糖尿病病史，血常规示血红蛋白 56g/L。

宫颈切片病理结果显示鳞状细胞癌浸润癌ⅡA，拟行宫颈癌广泛子宫全切术。

医嘱：1．B型Rh（＋）同型悬浮红细胞2U，静脉滴注

2．青霉素注射液（160万/支），皮试（　　　）

3．留置导尿

任务卡：请A护士进行静脉输血，B护士进行皮内注射，C护士进行留置导尿。

场景设置：病人术前焦虑，担心手术效果。

🔅 **解题思路**

1．**临床表现：**血常规示血红蛋白56g/L，为重度贫血。

2．**背景资料：**既往有糖尿病病史，不规则阴道流血半年，宫颈切片病理结果显示鳞状细胞癌浸润癌ⅡA，拟行宫颈癌广泛子宫全切术。

3．**目前问题：**根据情景提示分析病人出现了重度贫血，所以该病人目前需要得到的应急处置应包括进一步观察出血情况、输血补充血容量，纠正贫血；并根据医嘱积极完善术前准备以备行宫颈癌广泛子宫全切术。

⚙ **操作及关键考点**

1．**静脉输血**

（1）三查八对：严格执行三查（操作前、操作中、操作后查）八对（对床号、姓名、住院号、血型、血液种类、血液数量、血液有效期、交叉配血结果）。

（2）输血通道选择：根据休克病人血容量补充原则，此时应当输血与输液同时进行，需要开放两条静脉通道，故该病人进行输血时需重新静脉穿刺，且应选择18～20G大号留置针、粗直大血管进行穿刺。

（3）输血速度调节：输血的前15min应慢速（≤20滴/min），观察病人有无输血反应，15min后方可调至正常速度（40～60滴/min），同时可根据病人血压情况适当放慢补液速度，以免液体进入过多、过快而引发急性肺水肿、心衰。

（4）输血部位选择：避开测量血压的手臂和静脉输液处。

2．**皮内注射**

（1）评估：评估时应详细询问病人病史，评估该病人是否存在青霉素药物过敏史；评估病人注射部位皮肤，选择前臂掌侧下段。

（2）皮试液配制：青霉素皮试液浓度为200～500U/ml。

（3）结果观察：皮内注射后观察20min，20min后进行结果判断并记录。

3. 留置导尿管

（1）评估病人并解释。

（2）严格执行无菌操作技术。

（3）操作过程中注意保护病人隐私。

（4）插管部位：老年女性尿道回缩，插管过程应仔细观察辨认，避免插入阴道，若误入阴道，请更换导尿管继续操作。

4. 心理护理（贯穿整个操作过程）：各项护理操作前、中、后，做好解释与安抚工作，良好沟通，人文关怀处处体现，缓解病人的焦虑紧张情绪。

---

3. 站点三

题卡：01 床，李某，女，72 岁，住院号 133445，宫颈癌行广泛子宫全切术后 3d，食欲不佳。今晨诉不适、乏力，恶心呕吐、未进食早餐，血糖显示 3.8mmol/L。

医嘱：1. 生命体征测量

2. 甲氧氯普胺 10mg，肌内注射，once

3. 10% 葡萄糖 40ml，口服，once

任务卡：请 A 护士进行生命体征测量，B 护士进行肌内注射，C 护士进行口服给药。

场景设置：病人情绪悲伤，感觉子宫切除后身体缺陷。

⚬ 解题思路 ⚬

1. **临床表现**：食欲不佳，乏力、恶心呕吐；血糖值为 3.8mmol/L。

2. **背景资料**：既往有糖尿病病史，宫颈癌行广泛子宫全切术后 3d，食欲不佳，病人情绪悲伤，未进食，恶心呕吐。

3. **目前问题**：根据情景提示分析病人情绪悲伤，食欲不佳，未进食，出现恶心、呕吐以及乏力等症状，所以该病人目前需要得到的处理应包括进一步观察生命体征；遵医嘱肌内注射甲氧氯普胺 1 支，以改善病人胃肠道症状；遵医嘱予口服 10% 葡萄糖 40ml，解决病人低血糖问题。

⚙ 操作及关键考点 ⚙

1. 生命体征测量

（1）体位：应取平卧位，安抚病人情绪。

（2）体温测量前应擦拭腋窝部位汗液。

（3）血压测量时应避开静脉输液侧肢体。

2. 肌内注射

（1）原因：病人恶心呕吐，食欲减退。

（2）处理：遵医嘱予甲氧氯普胺 1 支肌内注射。

（3）严格无菌操作。

（4）严格执行查对制度：执行单打印后，护士应与另一名护士进行双人核对医嘱。

（5）操作注射部位：选择左右侧臀大肌为穿刺部位。

（6）臀大肌定位：十字法：从臀裂顶点向左侧或向右侧划一水平线，然后从髂嵴最高点作一垂线，将一侧臀部分为四个象限，其外上象限并避开内角（从髂后上棘至股骨大转子连线），即为注射区；连线法：从髂前上棘至尾骨作一连线，其外 1/3 处为注射部位。

3. 口服给药

（1）严格执行查对制度及无菌操作技术。

（2）评估与解释：评估病人的神志及配合状态，解释操作的目的，避免口服给药出现呛咳及误吸。

（3）病情观察：复测血糖，观察病人低血糖症状是否有好转。

（四）知识点梳理及拓展

1. 宫颈癌的病因　一种或多种高危型人乳头状瘤病毒（HPV）的持续感染是子宫颈上皮内瘤变和宫颈鳞癌的主要致病因素。HPV 是最常见的性传播病毒，分型很多，但大部分与宫颈癌及其癌前病变无关，属低危型，最常见的高危型为 HPV16 和 HPV18，流行病学调查显示 70% 的宫颈癌与这两种亚型有关。

2. 宫颈癌的处理原则　根据临床分期、病人年龄、生育要求和全身情况等综合分析后给予个体化的治疗方案。一般采用手术和放疗为主、化疗为辅的综合治疗方案。

（1）手术治疗：主要适用于早期病人，无严重内外科合并症，无手术禁忌证者。根据病情选择不同术式，如筋膜外子宫全切术、改良广泛性子宫切除术或广泛性子宫切除术及盆腔淋巴结切除术，必要时行腹主动脉旁淋巴结清扫或取样。对于未生育的年轻病人可根据病情选择子宫颈锥切术或广泛性子宫颈切除术及盆腔淋巴结清扫术。手术治疗的优点是使年轻的病人可以保留卵巢和阴道的功能。

（2）放射治疗：适用于部分 IB2 期和 HA2 期及 DB-1VA 期病人；全身情况不适宜手术的早期病人；宫颈局部病灶较大者术前放疗；手术后病理报告显示存在高危因素需辅助放疗者。放疗包括腔内照射和体外照射。早期病例以局部腔内照射为主，体外照射为辅；晚期病人则以体外照射为主，腔内照射为辅。放疗的优点是疗效高，危险少；缺点是个别病人对放疗不敏感，并能引起放射性直肠炎、膀胱炎等并发症。

（3）化学药物治疗：主要用于宫颈癌灶 > 4cm 的手术前新辅助化疗；与放疗同步化疗，增强放疗的敏感性；不能耐受放疗的晚期或复发转移病人的姑息治疗。常采用以铂类为基础的联合化疗，常用的药物有顺铂、卡铂、紫杉醇、吉西他滨、托泊替康。

3. 宫颈癌病人的护理

（1）心理护理：评估病人目前的身心状况及接受诊治方案的反应，利用挂图、实物、宣传资料等向病人介绍有关宫颈癌的医学常识；介绍各种诊治过程、可能出现的不适及有效的应对措施。为病人提供安全、隐蔽的环境，鼓励病人提问与护理对象共同讨论健康问题，解除其疑虑，缓解其不安情绪，使病人能以积极态度接受诊治过程。

（2）营养支持：评估病人对摄入足够营养的认知水平、目前的营养状况及摄入营养物的习惯。注意纠正病人不良的饮食习惯，兼顾病人的嗜好，必要时与营养师联系，以多样化食谱满足病人需要，维持体重不继续下降。

（3）术前护理：按腹部、会阴部手术护理内容，认真执行术前护理活动，并让病人了解各项操作的目的、时间、可能的感受等，以取得主动配合。尤其注意于手术前 3 日选用消毒剂或氯己定等消毒宫颈及阴道。菜花型癌病人有活动性出血可能，需用消毒纱条填塞止血，并认真交班、按医嘱及时取出或更换。手术前夜认真做好清洁灌肠，保证肠道呈清洁、空虚状态，发现异常及时与医师联系。

（4）协助术后康复：宫颈癌根治术涉及范围广，病人术后反应也较一般腹部手术者大。为此，要求每 15 ~ 30min 观察并记录 1 次病人的生命体征及出入量，平稳后再改为每 4h 一次。注意保持导尿管、腹腔引流管通畅，认真观察引流液性状及量。通常按医嘱于术后 48 ~ 72h 取出引流管，术后 7 ~ 14

日拔除尿管。拔除尿管前3日开始夹管，每2h开放一次，定时间断放尿以训练膀胱功能，促使恢复正常排尿功能。病人于拔管后1~2h自行排尿1次；如不能自解应及时处理，必要时重新留置尿管。拔尿管后4~6h测残余尿量1次，若超过100ml则需继续留置尿管；少于100ml者每日测1次，2~4次均在100ml以内者说明膀胱功能已恢复。对于有条件的医院，可采用生物电反馈治疗仪预防和治疗宫颈癌术后尿潴留，促进膀胱功能恢复。指导卧床病人进行床上肢体活动，以预防长期卧床并发症的发生。注意渐进性增加活动量，包括参与生活自理。术后需接受放疗、化疗者按有关内容进行护理。

（5）做好出院指导：护士要鼓励病人及家属积极参与出院计划的制订过程，以保证计划的可行性。凡接受手术治疗的病人，必须见到病理报告单才可决定出院日期。根据病理报告中显示的高危因素决定后续是否需要接受放疗和/或化疗。向出院病人说明按时随访的重要性，一般认为，出院后1个月进行首次随访，治疗后2年内每3个月复查1次；3~5年内，每半年复查1次；第6年开始，每年复查1次。随访内容包括盆腔检查、阴道涂片细胞学检查和高危型HPV检测、胸片、血常规及子宫颈鳞状细胞癌抗原（SCCA）等。护士注意帮助病人调整自我，协助其重新评价自我能力，根据病人具体状况提供有关术后生活方式的指导，包括根据机体康复情况，逐渐增加活动量和强度，适当参加社会交往活动或恢复日常工作。性生活的恢复需依术后复查结果而定，护士应认真听取病人对性问题的看法和疑虑，提供针对性帮助。

（五）思考题

1. 宫颈癌病人放疗的适应证有哪些？
2. 如何为宫颈癌术后病人进行出院指导？
3. 如何帮助宫颈癌术后留置导尿管的病人进行膀胱功能恢复？

三、决赛情景模拟案例

（一）学习目标

1. 知识目标

（1）了解宫颈癌病人化疗的不良反应。

（2）了解宫颈癌病人化疗的护理要点。

（3）掌握失血性休克的临床表现。

（4）掌握心室颤动的急救处理。

2. 技能目标

（1）掌握静脉输液（使用输液泵）、心电监护、胃肠减压、心肺复苏（双人）、电除颤、静脉输液、静脉注射及静脉采血技术。

（2）正确识别并处理心室颤动。

3. 素质目标

（1）抢救过程中，具备团队协作能力，能够合理分工、配合紧密。

（2）紧急情况下，能够临危不乱、冷静沉稳，为病人提供专业的照护服务，给病人及家属带来信任感、安全感。

（3）具备临床思维，根据病人不同情况进行分析及处理。

（4）具有高度责任心，全心全意为病人服务。

（二）关键考点

1. 能够正确进行静脉输液（使用输液泵）操作，掌握氯化钾的药理作用和使用原则。

2. 能够正确地进行心电监护，掌握各参数的正常值，正确调节报警范围。

3. 能够正确留置胃管胃肠减压，掌握胃管留置的注意事项。

4. 病人发生心室颤动时护士的应急处理（积极抢救、安抚病人及家属等）。

5. 能够正确进行心肺复苏（双人）操作。

6. 能够正确进行静脉采血操作，掌握采血部位选择。

7. 能够正确进行静脉输液，选择合适静脉通路，掌握大量补液后的注意事项。

8. 能够正确进行静脉注射操作，严格执行无菌操作原则。

（三）案例介绍及解析

1. 情景一

题卡：01床，李某，女，68岁，住院号133445，宫颈癌Ⅳ期，癌肿浸润直肠，化疗后腹胀伴间断呕吐2h，止呕效果不佳，血钾：2.8mmol/L。

医嘱：1. 5%葡萄糖100ml＋10%KCl 30ml，持续静脉输液泵泵入，速度40ml/h

2. 心电监护

3. 胃肠减压

任务卡：请 A 护士进行静脉输液（使用输液泵），B 护士进行心电监护，C 护士进行胃肠减压。

提示卡：HR 128 次 /min，R 25 次 /min，BP 85/50mmHg，SpO$_2$ 92%。（护士进行心电监护操作后出示）

场景设置：持续鼻导管给氧，右手 PICC 置管。

解题思路

1. **临床表现：**病人化疗后腹胀伴间断呕吐 2h，止呕效果不佳，血钾：2.8mmol/L。

2. **背景资料：**宫颈癌Ⅳ期，癌肿浸润直肠，化疗后。

3. **目前问题：**病人化疗后腹胀伴间断呕吐 2h，血钾：2.8mmol/L，需要进一步监测生命体征，补钾，预防心律失常，同时胃肠减压，减轻腹胀。

操作及关键考点

1. 静脉输液（使用输液泵）

（1）注射前确认静脉通道是否有回血、通畅，避免药物外渗。

（2）了解氯化钾的药理作用，掌握用药原则，观察用药后反应。

（3）能够正确设置输液泵的参数，处理报警、故障等。输液泵的速度应当调节至 40ml/h。

（4）使用注意事项：使用高浓度氯化钾时应当使用中心静脉置管，严格控制输液速度；应告知病人药物的作用；关注病人的药物反应。

2. 心电监护

（1）监护连接：电极片粘贴位置正确。血压袖带应选择上肢型号，并避开输液侧手臂。

（2）参数调节：选择合适的导联，设置报警参数。

3. 胃肠减压

（1）胃管型号选择：选择合适的胃管型号，该病人为成人，应选择 16Fr。

（2）体位：取半卧位或右侧卧位。

（3）胃管送入：病人清醒，当胃管插入 14 ~ 16cm 处，检查是否在口腔内，嘱做吞咽动作。

（4）插胃管过程中：如果病人出现呛咳、呼吸困难、发绀等，表明胃管误入气道，应立即拔出胃管。

（5）胃肠减压：接负压引流瓶进行胃肠减压。

2. 情景二

题卡：病人突然晕倒，呼之不应，心电图示心室颤动波，心电监护：血压、血氧饱和度测不出。

任务卡：请实施紧急救治与处理。

提示卡 1：请 A 护士和 B 护士立即实施双人心肺复苏，C 护士进行电除颤。（出示任务卡 1 后 1min，如未能正确实施救治，则出示提示卡 1）

提示卡 2：未触及病人颈动脉搏动，病人无自主呼吸。（护士评估病人脉搏呼吸时出示）

提示卡 3：抢救车、除颤仪已到位。（护士正确实施 2 个循环 CPR 后出示）

提示卡 4：恢复窦性心律。HR 130 次/min，R 20 次/min，BP 78/40mmHg，SpO_2 91%。病人意识恢复，抢救成功，予去甲肾上腺素经 PICC 置管泵入，血压回升至 90/50mmHg。（护士正确实施第一次电除颤后出示）

场景设置：备抢救车、除颤仪。

◆ 解题思路

1. **临床表现**：心电图示心室颤动波形。
2. **背景资料**：血钾：2.8mmol/L，正在进行静脉补钾。
3. **目前问题**：病人出现了心室颤动，考虑为低钾导致心室颤动，应在除颤仪到位前立即 CPR，呼吸球囊辅助呼吸，除颤仪到位后，第一时间除颤。

◎ 操作及关键考点

1. 心肺复苏（双人）

（1）胸外按压：①部位：掌根部位于病人胸部中央（胸骨下 1/2），快速定位方法为两乳头连线交点；②姿势：双手交叠、肘关节伸直，双上肢与病人水平面垂直；③深度：5~6cm（将病人置于硬质平面）；④频率：100~120 次/min；⑤回弹：避免倚靠病人胸廓，保证胸廓充分回弹。

（2）人工通气：①病房内选择呼吸球囊进行人工通气；②抬头举颏法进行气道开放；③胸外按压与通气频率保持 30 : 2；④单次通气量以最小胸廓起伏为

标准，避免过度通气。

（3）注意事项：除颤后立即恢复胸外按压，尽量减少按压中断。

2. 电除颤

（1）除颤准备：将心电监护的电极导线重新连接，避开心底部及心尖部；评估病人皮肤是否完好。

（2）除颤部位：选择心底部与心尖部作为电极板放置部位，电极板需充分涂抹导电糊。

（3）除颤能量：双向波 200J。

（4）注意事项：除颤时电极板需紧贴病人皮肤；除颤前需确认所有人离床。

3. 其他事项

（1）家属处置：开始抢救前应安抚家属情绪，礼貌请其回避，体现人文关怀。

（2）抢救记录：根据抢救内容如实进行记录书写。

---

3. 情景三

题卡：复苏成功后，胃管引流出暗红色液体 300ml，心电监护示：HR 130 次 /min，R 15 次 /min，BP 88/42mmHg，SpO_2 91%。

医嘱：1. 静脉采血：合血

　　　　2. 复方氯化钠 500ml，静脉滴注，once

　　　　3. 注射用尖吻蝮蛇血凝酶 2U，静脉注射，once

任务卡：请组长组织 3 位组员完成以上医嘱执行任务。

☼ **解题思路**

1. **临床表现**：胃管引流出暗红色液体 300ml。

2. **背景资料**：病人 CPR 术后，88/42mmHg。

3. **目前问题**：病人 BP 88/42mmHg，胃管引流出暗红色液体 300ml，考虑出现应激性胃出血，预防失血性休克，予以止血、补液，并合血，做好输血准备。

⚙ **操作及关键考点**

1. 静脉采血

（1）严格双人核对。

（2）采血部位选择：避免在输液侧肢体进行采血操作。

（3）采血后无菌纱布按压 5min，病人年纪较大，需要适当延长压迫时间，至不出血。

（4）采血后立即送检，及时发送输血申请单。

2. 静脉输液

（1）严格双人核对。

（2）静脉选择：该病人右手有 PICC，应选择左手开放静脉通道，病人需大量补液，应选择粗、直、弹性好的血管。

（3）病情观察：用药过程密切监测生命体征并观察有无不良反应。密切观察大量补液后病人情况，记录病人出入水量。

3. 静脉注射

（1）注射药物：注射药物可选择静脉输液的留置针，使用前应当首先抽回血、观察局部皮肤血管情况、缓慢注射，并关注病人生命体征、病情变化。

（2）病情观察：观察病人生命体征及胃管引流液的颜色、性状和量。

（四）知识点梳理

1. 宫颈癌化疗后的主要并发症

（1）骨髓抑制：主要表现为外周血白细胞和血小板计数减少，多数化疗药物骨髓抑制作用最强的时间约为化疗后 7 ~ 14 日，恢复时间多为之后的 5 ~ 10 日，但存在个体差异性。服药期间血细胞计数虽有下降，在停药后多可自然恢复。

（2）消化系统损害：最常见的表现为恶心、呕吐，多数在用药后 2 ~ 3 日开始，5 ~ 6 日后达高峰，停药后逐步好转，一般不影响继续治疗。如呕吐过多可造成离子紊乱，出现低钠、低钾或低钙症状，病人可有腹胀、乏力、精神淡漠及痉挛等。有些病人会有腹泻或便秘，还有消化道溃疡，以口腔溃疡多见，多数是在用药后 7 ~ 8 日出现，一般于停药后能自然消失。氟尿嘧啶有明显的胃肠道反应，包括恶心、呕吐、腹泻和口腔溃疡，严重时可发生假膜性肠炎。

（3）神经系统损害：长春新碱对神经系统有毒性作用，表现为指 / 趾端麻木，复视等。氟尿嘧啶大剂量用药可发生小脑共济失调。

（4）药物中毒性肝炎：主要表现为用药后血转氨酶值升高，偶见黄疸。一般在停药后一定时期恢复正常，但未恢复时不能继续化疗。

（5）泌尿系统损伤：环磷酰胺对膀胱有损害，某些药如顺铂、甲氨蝶呤对肾脏有一定的毒性，肾功能正常者才能应用。

（6）皮疹和脱发：皮疹最常见于应用甲氨蝶呤后，严重者可引起剥脱性皮炎。脱发最常见于应用放线菌素 D（更生霉素）者，1 个疗程即可全脱，但停药后均可生长。

2. 宫颈癌化疗后的护理

（1）口腔护理：应保持口腔清洁，预防口腔炎症。若发现口腔黏膜充血疼痛，可局部喷射西瓜霜等粉剂，若有黏膜溃疡，则做溃疡面分泌物培养，根据药敏试验结果选用抗生素和维生素 B 液混合涂于溃疡面促进愈合；使用软毛牙刷刷牙或用清洁水漱口，进食前后用消毒溶液漱口；给予温凉的流食或软食，避免刺激性食物；如因口腔溃疡疼痛难以进食时，可在进食前 5min 给予丁卡因（地卡因）溶液涂敷溃疡面；进食后漱口并用甲紫（龙胆紫）、锡类散或冰硼散等局部涂抹。鼓励病人进食促进咽部活动，减少咽部溃疡引起的充血、水肿、结痂。

（2）止吐护理：在化疗前后给予镇吐剂，合理安排用药时间以减少化疗所致的恶心、呕吐；病人呕吐严重时应补充液体，以防电解质紊乱。护士还可采用指压按摩、音乐疗法、渐进性肌肉放松训练催眠疗法等心理行为干预技术帮助病人缓解恶心、呕吐症状。

（3）骨髓抑制的护理：按医嘱定期测定白细胞计数，若低于 $3.0 \times 10^9/L$，应与医师联系考虑停药。白细胞或中性粒细胞计数处于 I 度骨髓抑制一般不予以处理，复测血常规；Ⅱ度和Ⅱ度骨髓抑制需进行治疗，遵医嘱皮下注射粒细胞集落刺激因子；Ⅳ度骨髓抑制除给予升白细胞治疗，还需使用抗生素预防感染，同时给予保护性隔离，尽量谢绝探视。

3. 低钾血症的处理要点

恢复血清钾浓度：

（1）减少钾丢失：遵医嘱给予止吐、止泻等治疗，以减少钾的继续丢失。

（2）遵医嘱补钾：①尽量口服补钾：常选用 10% 氯化钾或枸橼酸钾溶液口服。同时鼓励病人多进食含钾丰富的食物，如肉类、牛奶、香蕉、新鲜蔬菜等。不能口服（如昏迷或术后禁食者）或病情较重者，则考虑 10% 氯化钾溶液稀释后静脉滴注。②补钾不宜过早：每小时尿量＞ 40ml 或每日尿量＞ 500ml 时方可补钾，以免钾蓄积在体内而引起高钾血症。③浓度不宜过高：静脉补钾时浓度不宜超过 0.3%，即 1 000ml 溶液中最多加入 10% 氯化钾 30ml（相当于氯化钾 3g）。④速度不宜过快：成人静脉补钾的速度不宜超过

60 滴 /min，严禁直接静脉注射氯化钾溶液，以免血钾突然升高导致心搏骤停。⑤总量不宜过多：可依据血清钾降低程度，每日补钾 40 ~ 80mmol（以每克氯化钾相当于 13.4mmol 钾计算，每日约需补充氯化钾 3 ~ 6g）。

（3）病情观察：补钾过程中需密切观察精神状态、肌张力、腱反射、胃肠道功能等变化，动态监测血清钾浓度。快速补钾或补钾量大时应行心电监护，以保证病人的安全。

4. 失血性休克　失血性休克是指各种原因造成机体大量失血所致有效循环血量减少、组织灌注不足、细胞代谢紊乱和器官功能受损的病理生理过程。休克常常合并低血压（定义为收缩压 < 90mmHg，脉压 < 20mmHg，或原有高血压者收缩压自基线下降 ≥ 40mmHg）。及时、快速控制出血，纠正失血性休克对于病人至关重要，可有效减少多器官功能障碍综合征（multiple organ dysfunction syndrome，MODS）的发生，降低病死率。

（1）休克的临床表现

1）代偿期：主要以液体丢失，容量血管收缩代偿为主要表现，包括早期的皮肤或面色苍白，手足发凉，口渴，心动过速，精神紧张、焦虑，注意力不集中，烦躁，呼吸加快，尿量正常或减少等。此时期血压可能正常甚至偏高。

2）失代偿期：组织缺血进一步加重，可能出现神志淡漠、反应迟钝甚至昏迷；口唇、黏膜发绀，四肢湿冷，脉搏细数，血压下降，脉压明显缩小，少尿、无尿，皮肤花斑。此时期可以出现脏器功能障碍，特别是 ARDS，甚至 MODS。

（2）休克的治疗原则：应优先解除危及生命的情况，使病情得到初步控制，然后进行后续处理，遵循"抢救生命第一，保护功能第二，先重后轻，先急后缓"的原则。对于失血性休克病人，基本治疗措施包括控制出血、保持呼吸道通畅、液体复苏、止痛以及其他对症治疗。

5. 心搏骤停的处理　详见第一章第三节中关于"心搏骤停的处理"的相关内容。

（五）思考题

1. 宫颈癌化疗病人的护理要点有哪些？

2. 失血性休克的临床表现是什么？

3. 低钾血症的处理要点有哪些？

第四章

儿科急危重症护理情景模拟案例

第一节 新生儿黄疸

新生儿黄疸是胆红素（大部分为未结合胆红素）在体内积聚而引起，其原因有很多，有生理性和病理性黄疸之分；重症新生儿黄疸可致中枢神经系统受损，产生胆红素脑病，引起死亡或严重后遗症，故应加强对新生儿黄疸的临床观察，尽快找出原因，及时治疗，加强护理。

一、初赛情景模拟案例

（一）学习目标

1. 知识目标

（1）了解病理性黄疸的特点。

（2）熟悉病理性黄疸的临床表现和处理要点。

（3）掌握光照疗法的注意事项及并发症。

2. 技能目标

（1）掌握脐部护理要点。

（2）掌握人工喂养要点。

（3）掌握光照疗法操作技术。

3. 素质目标

（1）根据情景能够有效与患儿家属沟通，安抚家长，做好解释工作。

（2）体现人文关怀。

（二）关键考点

1. 能够正确、规范地进行脐部护理。
2. 能够正确、规范地进行人工喂养，体现人文关怀。
3. 能够正确、规范地进行双面光疗照射，体现人文关怀。

（三）案例介绍及解析

题卡： 03床，李某，男，出生8d，正常剖宫产足月儿，住院号180109，因发现皮肤黄染进行性加重7d，脐部红肿化脓1d抱送入院。体格检查：T 37.2℃，HR 140次/min，R 42次/min，SpO_2 97%，体重3.2kg。一般反应可，皮肤重度黄染，TCB 301mmol/L，脐带未脱，脐轮红肿，可见脓性分泌物。家属诉患儿脐部曾被大小便污染，3h前予以配方奶喂养一次。

医嘱： 1. 配方奶50ml喂养

      2. 脐部护理

      3. 双面蓝光照射10h

任务卡： A护士进行配方奶喂养（含配方奶配制），B护士进行脐部护理，C护士进行双面蓝光照射。

提示卡1： 室温26℃。（C护士口述调节室温26～28℃后出示）

提示卡2： 光疗箱已预热至30℃。（C护士设置光疗箱温度后出示）

提示卡3： 蓝光照射已10h。（C护士完成双面蓝光照射操作后出示）

场景设置： 光疗箱旁边床位婴儿床上有病人。

· 解题思路 ·

1. **临床表现：** 皮肤重度黄染，且进行性加重，TCB 301mmol/L，脐带未脱，脐轮红肿，可见脓性分泌物。

2. **背景资料：** 脐部曾被大小便污染，皮肤黄染进行性加重7d。

3. **目前问题：** 患儿上次喂养时间为3h前，需行配方奶喂养以补充营养；脐轮红肿，有脓性分泌物，提示有脐炎；同时患儿黄疸进行性加重，TCB 301mmol/L，属于病理性黄疸。

⊙ 操作及关键考点

1. 配方奶配制

（1）配奶水温：40～50℃。

（2）配奶浓度：按奶粉罐上说明调配。

（3）配奶量：根据患儿的千克体重计算配奶总量。一般市售婴儿配方奶粉 100g 供能 500kcal，小于 6 个月的婴儿，能量需要量为 90kcal/（kg·d），故需要婴儿配方奶粉约 18g/（kg·d）。按该患儿体重 3.2kg，计算出每日需要奶粉 57.6g，每 3h 喂养一次，每次奶粉量 7.2g，按奶粉罐上说明浓度调配（一勺奶粉 4.8g，溶于 30ml 温开水），取 1.5 勺奶粉溶于 45ml 温开水，配好后为 50ml 配方奶。

2. 人工喂养

（1）测试温度：喂哺前先将乳汁滴在手腕掌侧测试温度。

（2）保持正确的喂哺姿势：斜抱患儿，使其头部枕于喂养者肘窝处，头高足低。

（3）避免空气吸入：保持奶瓶呈斜位，使奶嘴及奶瓶的前半部充满乳汁，防止患儿在吸奶同时吸入空气。

3. 脐部护理

（1）脐部护理操作：用无菌棉签/球蘸取 75% 酒精或络合碘皮肤消毒剂从脐根部慢慢向外擦拭脐窝，然后擦拭脐带残端和脐周，每个部位重复 2 遍，若脐部有渗血、渗液或脓性分泌物应及时通知医生，并遵医嘱给予处理。

（2）健康宣教：给家属讲解脐部护理要点，每日常规消毒 1～2 次，直至脐带脱落且脐窝无渗血、渗液。尿布包裹时注意避免包住脐带，以免脐部被大小便污染。脐带未脱落者，沐浴时可使用脐带贴保护脐部，避免脐部被水浸泡或污水污染。

4. 光照疗法

（1）将患儿全身裸露，穿光疗尿裤，戴好光疗眼罩，放入光疗箱。

（2）用遮光帘遮挡光疗箱，以免对其他床位患儿造成影响。

（3）蓝光照射完毕后，关闭蓝光，摘眼罩，查看全身皮肤情况，记录光疗时间，整理床单位。

（四）知识点梳理

1. 生理性黄疸 生理性黄疸的特点包括：①一般情况良好；②足月儿生后 2～3d 出现黄疸，4～5d 达高峰，5～7d 消退，最迟不超过 2 周；早产儿黄疸多于生后 3 ~ 5d 出现，5 ~ 7d 达高峰，7 ~ 9d 消退，最长可延迟到 3 ~ 4 周；③每日血清胆红素升高 < 85μmol/L（5mg/dl）或每小时 < 0.85μmol/L（0.5mg/dl）。

2. 病理性黄疸　或称为非生理性高胆红素血症。

（1）病理性黄疸的特点：①黄疸在出生后 24h 内出现；②黄疸程度重，足月儿血清胆红素 > 205.2（12mg/dl）、早产儿血清胆红素 > 256.5μmol/L（15mg/dl），或每日上升超过 85μmol/L（5mg/dl）；③黄疸持续时间长（足月儿 > 2 周，早产儿 > 4 周）；④黄疸退而复现；⑤血清结合胆红素 > 26μmol/L（1.5mg/dl）。

（2）原因：胆红素产生过量、肝脏胆红素代谢和分泌减少、胆红素排泄异常、肠肝循环增加是造成新生儿高胆红素血症的主要环节。

（3）处理要点：①找出引起病理性黄疸的原因，采取相应的措施，治疗基础疾病；②降低血清胆红素，给予蓝光疗法；早期喂养，诱导正常菌群的建立，减少肠肝循环；保持大便通畅，减少肠壁对胆红素的再吸收；③保护肝脏，不用对肝脏有损害及可能引起溶血、黄疸的药物；④控制感染、注意保暖、供给营养、及时纠正酸中毒和缺氧；⑤适当用酶诱导剂、输血浆和白蛋白，降低游离胆红素。

（4）护理措施

1）密切观察病情：①注意观察皮肤黏膜、巩膜的色泽，根据患儿皮肤黄染的部位和范围，评价黄疸进展情况；②注意神经系统的表现，如患儿出现拒食、嗜睡、肌张力减退等胆红素脑病的早期表现，立即通知医生，做好抢救准备；③观察大小便次数、量及性质，如存在胎粪延迟排出，应予灌肠处理，促进粪便及胆红素排出。

2）喂养：黄疸期间常表现为吸吮无力、食欲缺乏，应耐心喂养，按需调整喂养方式，如少量多次、间歇喂养等，保证奶量摄入。

3）光照疗法和换血疗法护理：实施光照疗法和换血疗法的患儿，做好相应护理。

4）遵医嘱给药：给予白蛋白和酶诱导剂，纠正酸中毒，以利于胆红素和白蛋白的结合，减少胆红素脑病的发生。

5）合理安排补液：根据不同补液内容调节相应的速度，切忌快速输入高渗性药物，以免血脑屏障暂时开放，使已与白蛋白联结的胆红素进入脑组织。

6）健康教育：使家长了解病情，取得家长的配合。若为红细胞 G-6-PD

酶缺陷者，需忌食蚕豆及其制品，患儿衣物保管时勿放樟脑丸，并注意药物的选用，以免诱发溶血。发生胆红素脑病者，注意后遗症的出现，给予康复治疗和护理。

3. 光照疗法

（1）定义：又称光疗，是一种降低血清未结合胆红素的简便易行的方法，双面光疗优于单面光疗。光疗按照射时间可分为连续光疗和间断光疗，对于黄疸较重的患儿，一般照射时间较长，但以不超过 4d 为宜。

（2）机制：主要通过一定波长的光线使新生儿血液中脂溶性的未结合胆红素转变为水溶性异构体，易于从胆汁和尿液中排出体外，从而降低胆红素水平。其中以波长 450nm 的蓝光最为有效。

（3）注意事项：①患儿入箱前须进行皮肤清洁，禁忌在皮肤上涂粉剂和油类；②患儿光疗时随时观察眼罩、会阴遮盖物有无脱落，注意皮肤有无破损。③患儿光疗时，如体温高于 37.8℃或者低于 35℃，应暂时停止光疗；④光疗过程中患儿出现烦躁、嗜睡、高热、皮疹、呕吐、拒奶、腹泻及脱水、低血钙、贫血、青铜症等症状与体征时，及时与医生联系，妥善处理；⑤光疗超过 24h 会造成体内维生素 B_2 缺乏，一般光疗同时或光疗后应补充维生素 B_2，以防止继发的红细胞谷胱甘肽还原酶活性降低导致的溶血；⑥保持灯管及反射板的清洁，每日擦拭，防止灰尘影响光照强度；⑦灯管与患儿的距离需遵照设备说明调节，累计使用时间达到设备规定时限也必须更换。

4. 新生儿脐炎

（1）病因：脐炎主要是因为断脐时或出生后处理不当，脐残端被细菌入侵、繁殖所引起的急性炎症。

（2）临床表现：轻者脐轮与脐周皮肤轻度红肿，可伴少量浆液脓性分泌物，重者脐部及脐周明显红肿发硬，脓性分泌物较多，常有臭味。慢性脐炎常形成脐肉芽肿，表现为一小的樱红色肿物，表面可有脓性溢液，可经久不愈。病情危重者可形成败血症，并有全身中毒症状。可伴发热，吃奶差，精神不好，烦躁不安等。

（3）预防：断脐应严格无菌，勤换尿布，保持脐部清洁、干燥，护理脐残端应注意无菌操作。

（4）处理：脐周无扩散者局部用 2% 碘酒及 75% 酒精清洗，每日 2～3次。有明显脓液、脐周有扩散或有败血症者，除局部消毒处理外，可先根据涂片结果经验性地选用适当抗生素治疗，以后结合临床疗效及药敏试验再决定如何用药。慢性肉芽肿可用硝酸银棒或 10% 硝酸银溶液涂擦，大肉芽肿可用电灼、激光治疗或手术切除。

（5）护理措施：①观察脐带有无潮湿、渗血、渗液或脓性分泌物，如有应及时治疗；②向家长宣教正确的消毒方法，必须从脐带的根部由内向外环形彻底清洗消毒，保持局部干燥；③脐带残端脱落后，注意观察脐窝内有无樱红色的肉芽肿增生，如有应及早处理；④避免大小便污染，最好使用吸水、透气性能好的消毒尿布；⑤进行婴儿脐部护理时，应先洗手，注意婴儿腹部保暖；⑥脐带残端长时间不脱落，应观察是否断脐时结扎不牢，如是，应考虑重新结扎。

5. 人工喂养　以配方奶或动物乳（牛乳、羊乳等）完全替代母乳喂养的方法，称为人工喂养。配方奶粉是以牛乳为基础的改造奶制品，使宏量营养素成分尽量"接近"母乳，使之适合于婴儿的消化系统和肾功能，如降低酪蛋白、无机盐的含量等；添加一些重要的营养素，如乳清蛋白、不饱和脂肪酸、乳糖等；强化婴儿生长所需的微量元素如核苷酸、维生素 A、维生素 D、β 胡萝卜素和微量元素铁、锌等，在不能进行母乳喂养时，配方奶粉应作为优先选择的乳类来源。

（1）摄入量估计：婴儿体重、推荐摄入量以及配方制品规格是估计婴儿配方奶粉摄入量的前提和条件，可按照配方奶粉的说明进行配制。一般市售婴儿配方奶粉 100g 供能约 500kcal，以小于 6 个月的婴儿为例，能量需要量为 90kcal/（kg·d），故需婴儿配方奶粉约 18g/（kg·d）。按规定调配的配方奶可满足婴儿每日营养素、能量及液体总量需要。

（2）人工喂养的注意事项

1）选用适宜的奶嘴：根据婴儿月龄选择适宜奶嘴。奶嘴的软硬度与奶嘴孔的大小适宜，孔的大小以奶瓶倒置时液体呈滴状连续滴出为宜。

2）测试奶液的温度：奶液的温度应与体温相似。喂哺前先将乳汁滴在成人手腕掌侧测试温度，若无过热感，则表明温度适宜。

3）保持正确的喂哺姿势：斜抱婴儿，使其头部枕于喂养者肘窝处，头高足低。喂哺时婴儿应处于完全醒觉状态。

4）避免空气吸入：喂哺时持奶瓶呈斜位，使奶嘴及奶瓶的前半部充满乳汁，防止婴儿在吸奶同时吸入空气。每次喂哺后轻拍婴儿后背，促使其将吞咽的空气排出。

5）加强奶具卫生：在无冷藏条件下，奶液应分次配制，每次配奶所用奶具应洗净、消毒。

6）及时调整奶量：婴儿食量存在个体差异，在初次配奶后，要观察婴儿食欲、体重、粪便的性状，随时调整奶量。婴儿获得合理喂养的标志是发育良好，二便正常，食奶后安静。

（五）思考题

1. 生理性黄疸与病理性黄疸的鉴别有哪些？
2. 病理性黄疸的处理要点与护理措施是什么？
3. 新生儿脐炎的护理措施是什么？
4. 人工喂养的注意事项有哪些？

二、复赛情景模拟案例

（一）学习目标

1. 知识目标

（1）了解新生儿溶血病的概念及发病机制。

（2）熟悉换血疗法的注意事项及护理要点。

（3）掌握新生儿溶血病的临床表现、治疗和护理措施。

2. 技能目标

（1）能够正确、规范、安全、有序地实施恒温箱保温，心电监护，股静脉采血，留置胃管，留置针穿刺，静脉输液（使用输液泵），光照疗法，肌内注射和留置动脉留置针等操作。

（2）能够准确判断病人存在的问题，能综合运用所学知识，做好综合处置。

3. 素质目标

（1）具备团队协作能力，能够合理分工、配合紧密。

（2）体现人文关怀。

（3）具备临床思维，根据病人情况进行分析及处理。

（二）关键考点

1. 能够正确进行恒温箱保温操作，根据患儿出生体重及日龄设置温箱温度。

2. 能够正确进行心电监护操作，正确设置报警参数。

3. 能够正确进行股静脉采血操作。

4. 能够正确进行留置胃管操作，选择合适的胃管型号。

5. 能够正确进行静脉留置针穿刺操作。

6. 能够正确进行静脉输液泵使用。

7. 能够正确进行光照疗法操作。

8. 能够正确进行新生儿肌内注射操作。

9. 能够正确进行留置动脉留置针操作。

（三）案例介绍及解析

1. 站点一

题卡：04 床，杨某之子，男，出生 4h，住院号 181216，因发现皮肤黄染 1h 由产科转入，第 3 胎第 2 产，胎龄 35 周，体重 2.2kg，父亲血型 A 型、Rh（+）、母亲血型 O 型、Rh（+），患儿姐姐 4 岁，出生时曾因 ABO 溶血病在新生儿科住院治疗。一般反应欠佳，皮肤轻度黄染，总胆红素 100μmol/L。

医嘱：1. 恒温箱保温

      2. 心电监护

      3. 静脉采血：生化、血常规、溶血全套、合血

任务卡：请 A 护士进行恒温箱保温，B 护士进行心电监护，C 护士进行股静脉采血。

提示卡 1：室温 26℃。（A 护士口述调节室温 26~28℃后出示）

提示卡 2：箱温已达 34℃。（A 护士设置温箱温度 34℃后出示）

场景设置：患儿已完善入院处置：更换病服，戴好手腕带，放置在婴儿床；温箱已做好清洁消毒。患儿颈部皮肤有散在红色皮疹。

💡 **解题思路**

1. **临床表现**：该患儿黄疸出现早，生后 3h 即出现。

2. **背景资料**：父亲血型 A 型，母亲血型 O 型，第 3 胎第 2 产，姐姐出生时因 ABO 溶血病在新生儿科住院治疗。

3. **目前问题**：患儿为早产儿，一般反应欠佳，需恒温箱保温，并行心电监护，严密监测生命体征变化。父亲血型 A 型，母亲血型 O 型，黄疸出现早，姐姐有溶血性黄疸病史，患儿出现溶血性黄疸可能性大，需抽血完善相关检查。

⊙ **操作及关键考点**

1. **恒温箱保温** 接通电源，预热温箱，根据该患儿的出生体重及日龄设置温湿度，温度为 34℃，湿度 60%~80%。

2. **心电监护**

（1）设备连接：选择儿童专用电极片，电极片粘贴位置正确。

（2）参数调节：选择合适的导联，设置报警参数（报警临界值为 HR < 100 次 /min 或 > 170 次 /min，R < 30 次 /min 或 > 60 次 /min，SpO_2 < 85%）。

3. **静脉采血**

（1）采血部位选择：因新生儿外周血管细，选择股静脉、颈外静脉才能抽出足量的血。患儿颈部皮肤有散在红色皮疹，故选择股静脉采血。

（2）股静脉采血体位：仰卧位，大腿外展、膝关节屈曲呈"蛙形"，暴露腹股沟穿刺部位。

（3）股静脉定位：腹股沟中、内 1/3 交界处，股动脉搏动内侧 0.3~0.5cm 处。

（4）采血管顺序：柠檬酸钠抗凝采血管→含有促凝剂和 / 或分离胶血清采血管→含有或不含分离胶的肝素抗凝采血管→含有或不含分离胶的 EDTA 抗凝采血管。

---

2. **站点二**

题卡：04 床，杨某之子，男，出生 6h，住院号 181216，吸吮欠佳，检验科回报：总胆红素 141μmol/L，Hb 100g/L。

医嘱：1. 留置胃管

2. 10%GS 10ml + 5% 碳酸氢钠 10ml，持续静脉输液泵泵入，速度 8ml/h

3. 单面光疗 12h

任务卡：A 护士进行留置胃管，B 护士进行留置针穿刺及输液泵输液，C 护士完成单面光疗。

场景设置：备有留置针（22G、24G），胃管（6Fr、8Fr），恒温箱带有单面光疗。

💡 **解题思路**

1. **临床表现：**该患儿黄疸出现早，进展快，生后 6h 总胆红素 141μmol/L。

2. **背景资料：**父亲血型 A 型，母亲血型 O 型，姐姐有溶血病史。

3. **目前问题**：患儿为早产儿，吸吮欠佳，需留置胃管鼻饲喂养；患儿血清胆红素浓度上升快，应立即行光照疗法降黄疸，并输注碳酸氢钠有利于碱化尿液，促进胆红素排出。

⊙ 操作及关键考点

1. **留置胃管**

（1）胃管型号选择：该患儿为早产儿，选择 6Fr 型号胃管。

（2）测量胃管送入长度并做好标记：经口插管长度为鼻尖—耳垂—剑突，经鼻插管长度为发际—鼻尖—剑突 +1cm。

（3）胃管送入：当胃管插入咽喉部位，将患儿头部托起，使下颌靠近胸骨柄，以增加咽喉部通道弧度，使胃管顺利通过会咽部。

2. **留置针穿刺**

（1）留置针及血管选择：选择 24G 留置针，选择手背或肘部粗直的静脉。

（2）妥善固定：留置针柄下垫无菌小棉垫，防止皮肤压伤，用透明敷贴无张力固定。

3. **静脉输液（使用输液泵）** 新生儿血管通透性高，碳酸氢钠为刺激性药物，需要确认留置针头在血管内，回血好、输注通畅才可使用，输液期间需密切观察（15 ~ 30min 观察一次），谨防药物外渗。

4. **单面光疗**

（1）用遮光帘遮挡温箱，以免蓝光对其他床位患儿造成影响。

（2）每 2h 翻身一次，全身皮肤光照均匀。

（3）随时观察眼罩、会阴遮盖物有无脱落。

---

3. **站点三**

题卡：04 床，杨某之子，男，出生 1d，住院号 181216，蓝光照射中，检验科回报结果：总胆红素 342μmol/L，Hb 100g/L，溶血全套及抗体筛查：ABO 血型 A 型，Rh（D）血型阳性，游离抗体试验阳性，抗体放散试验阳性，抗体筛选试验阴性。请做好换血准备。

医嘱：苯巴比妥 20mg，肌内注射，once

任务卡：请 A 护士完成理论答题，B 护士进行肌内注射，C 护士留置动脉留置针。

答题卡：该患儿换血血源的选择、换血量计算？

答案：ABO 溶血病选择血源为：①O 型红细胞、AB 型血浆；②O 型血；③同型血。换血量计算：新生儿血容量的 2 倍，150~180ml/kg，根据该患儿体重 2.2kg，计算出换血量 330~400ml。

场景设置：患儿已置远红外辐射台，右侧贵要静脉、左侧大隐静脉已有留置针。备有（1ml、2ml、10ml）注射器。

◈ 解题思路

1. **临床表现**：该患儿总胆红素 342μmol/L，Hb 100g/L，溶血全套及抗体筛查：ABO 血型 A 型，Rh（D）血型阳性，游离抗体试验阳性，抗体放散试验阳性，抗体筛选试验阴性。

2. **背景资料**：父亲血型 A 型，母亲血型 O 型。

3. **目前问题**：实验室检查证实患儿为 ABO 血型不合溶血性黄疸，总胆红素 342μmol/L，已达换血标准，需联系血库备血，换血需要建立两条静脉通道（常规输液、输血），一条动脉通道（出血），换血前需镇静，予苯巴比妥 20mg 肌内注射。

◎ 操作及关键考点

1. **肌内注射**

（1）肌内注射部位的选择：新生儿因臀大肌尚未发育好，进行肌内注射有损伤坐骨神经的危险，故不宜选用臀大肌，可选择臀中肌、臀小肌和股外侧肌。

（2）新生儿肌内注射要点：进针快、推药快、拔针快。

（3）注射器选择：新生儿肌内注射常选用 1ml 或 2ml 注射器。因苯巴比妥注射液为油性，1ml 注射器针头太细，选用 2ml 注射器抽取，因患儿只有 2.2kg，进针深度为针梗的 1/3~1/2。

2. **留置动脉留置针**

（1）动脉选择：一般选用桡动脉，也可选用足背动脉，因该患儿右侧贵要静脉，左侧大隐静脉已有留置针。故该患儿优先选择左侧桡动脉，或者右侧足背动脉。

（2）留置针选择：选用 24G 留置针穿刺。

（3）Allen 试验：选择桡动脉采集动脉血标本前需做改良 Allen 试验，以检查该侧手掌的侧支循环血液供应情况。

（四）知识点梳理

1. 新生儿溶血病

（1）定义：是指母婴血型不合，母血中血型抗体通过胎盘进入胎儿循环，发生同种免疫反应导致胎儿、新生儿红细胞破坏而引起的溶血。包括 ABO 血型不合及 Rh 血型不合。

（2）临床表现：症状的轻重和母亲产生的 IgG 抗体量、抗体与胎儿红细胞结合程度及胎儿代偿能力有关。Rh 溶血症常比 ABO 溶血者严重。

1）黄疸：Rh 溶血者大多在 24h 内出现黄疸并迅速加重，而 ABO 溶血大多在出生后 2～3d 出现，血清胆红素以未结合型为主。

2）贫血：Rh 溶血者一般贫血出现早且重；ABO 溶血者少见贫血，一般到新生儿后期才出现。重症贫血者出生时全身水肿，皮肤苍白，常有胸、腹腔积液，肝脾大及贫血性心衰。

3）肝脾大：Rh 溶血病患儿多有不同程度的肝脾大，由于髓外造血活跃所致。ABO 溶血病患儿不明显。

4）胆红素脑病（核黄疸）：一般发生在生后 2～7d，早产儿尤易发生。典型临床表现包括：①警告期：反应低下，肌张力下降，吸吮力弱，持续时间为 0.5～1.5d；②痉挛期：肌张力增高，发热、抽搐、呼吸不规则，持续时间为 0.5～1.5d；③恢复期：肌张力恢复，体温正常，抽搐减少，持续时间 2 周；④后遗症期：听力下降，眼球运动障碍，手足徐动，牙釉质发育不良，智力落后，持续时间为终身。

（3）治疗：包括换血疗法、光照疗法、纠正贫血及对症处理（可输血浆、白蛋白，纠正酸中毒、缺氧，加强保暖，避免快速输入高渗性药物）。

（4）预防：①实施光照疗法和换血疗法，并做好相应护理；②遵医嘱给予白蛋白和酶诱导剂，纠正酸中毒，以利于胆红素和白蛋白的结合，减少胆红素脑病的发生；③合理安排补液，根据不同补液内容调节相应的速度，切忌快速输入高渗性药物，以免血 - 脑脊液屏障暂时开放，使已与白蛋白联结的胆红素也进入脑组织。

（5）护理：见本疾病初赛"知识点梳理"部分。

2. 改良 Allen 试验

（1）目的：检查手部的血液供应，检查桡动脉与尺动脉之间的吻合情况。

（2）方法步骤：①嘱病人握拳约30s；若病人无法配合，操作者可握紧病人拳头；②操作者用手指分别同时按压尺动脉与桡动脉，终止其血流；③数秒钟后，嘱病人伸开手指，此时手掌因缺血变苍白；④将压迫尺动脉的手指抬起，保持对桡动脉压迫，观察手掌颜色恢复的时间。

（3）判断：若手掌颜色在5~15s恢复，提示尺动脉供血良好，该侧桡动脉可用于动脉穿刺。若手掌颜色没有在5~15s恢复，提示该侧手掌侧支循环不良，该侧桡动脉不适宜穿刺。

3. 新生儿换血

（1）定义：换血是有效控制重度高胆红素血症最重要的干预手段，除可立即控制高胆红素血症，还可纠正严重的贫血，去除溶血性疾病的致敏红细胞和抗体，去除额外的未结合胆红素，防止核黄疸的发生。当光疗无效的时候，换血是最有效的方法。换血可降低45%~85%的胆红素水平。

（2）护理

1）保持患儿安静：置患儿于舒适温暖的远红外辐射台，术前按医嘱镇静，以减轻患儿哭闹不安给穿刺置管带来的难度，并准备好安慰奶嘴，如术中患儿觉醒，及时给予吸吮安慰，减少因饥饿引起的四肢乱动和哭闹。

2）严格无菌操作：环境清洁无菌，换血前应准备好所需的药物和器械，检查各种导管和器械的完好，避免因准备不足而增加人员走动次数；换血时各管道连接严密，避免反复打开管道接头，最好采用全密封式换血，防止引起败血症和感染。

3）严密观察病情变化：术中除常规监测患儿的生命体征外，还要注意患儿的意识变化、皮肤黄染的进展、四肢肌张力情况，有无四肢抽搐抖动等。及时抽血送血标本，动态监测胆红素值、血钙、血糖、血钾等，如检查提示低钙、低糖，每换血100ml按医嘱静脉输注葡萄糖酸钙和5%~10%的葡萄糖1~2ml。

4）确保血液质量：尽量使用3d内的新鲜血液，避免库存血中的高血钾引起的心室纤维性颤动、心脏停搏。库存血未经逐渐复温而立即输入，可引起心血管功能障碍。换血时使用带有加温功能的输液器，将血液进行加温37~37.5℃。换血使用的输液泵要保证良好的运转功能，严密观察输入血量与输出血量，换血前电子秤对血液收集袋去皮归零，每30min观察电子秤的数据，保证输入量与输出量相一致。换血中同时有持续静脉补液应尽量减慢流速，避免输液过量、过速导致心力衰竭。

（五）思考题

1. 改良 Allen 试验如何实施？
2. 换血疗法的护理要点有哪些？

三、决赛情景模拟案例

（一）学习目标

1. 知识目标

（1）掌握胆红素脑病的临床表现。

（2）掌握新生儿窒息复苏的流程。

2. 技能目标

（1）能够正确、规范、安全、有序地实施中心管道吸痰、中心管道吸氧、心电监护、新生儿窒息复苏、动脉血气、留置胃管和光照疗法等操作。

（2）能够正确、规范地执行口头医嘱。

（3）能够准确判断病人所存在的问题，并能综合运用所学知识，做好综合处置。

3. 素质目标

（1）具备团队协作能力，能够合理分工、配合紧密。

（2）体现人文关怀。

（3）具备临床思维，根据病人情况进行分析及处理。

（二）关键考点

1. 能够正确进行中心管道吸痰操作。

2. 能够正确进行中心管道吸氧操作。

3. 能够正确进行心电监护操作。

4. 熟练掌握新生儿窒息复苏的流程，正确进行操作。

5. 能够正确执行口头医嘱，掌握新生儿抢救时肾上腺素的使用方法及剂量。

6. 熟练掌握新生儿动脉血气的采集。

7. 能够正确进行留置胃管操作。

8. 能够正确进行蓝光照射操作。

（三）案例介绍及解析

1. 情景一

题卡：05 床，刘某，男，出生 5d，住院号 180981，因皮肤黄染 3d 由外院转入我科，胎龄 34 周，出生体重 2.0kg，顺产。体格检查：体重 1.8kg，全身皮肤重度黄染，总胆红素 330μmol/L，四肢肌张力高。患儿舅舅出生时因"蚕豆病"住院治疗。入院后患儿突然喷射性呕吐大量奶液，面色发绀。

医嘱：1. 吸痰

　　　　2. 吸氧

　　　　3. 心电监护

任务卡：请 A 护士进行吸痰，B 护士进行中心管道吸氧，C 护士进行心电监护。

提示卡：HR 100 次 /min，SpO_2 80%。（心电监护完成后出示）

场景设置：患儿已完善入院处置。更换病服，戴好手腕带，已放置在恒温箱保温。床旁已备好吸痰、吸氧装置。

💡 解题思路

1. **临床表现**：患儿肌张力高，喷射性呕吐大量奶液，面色发绀，全身皮肤重度黄染总胆红素 330μmol/L。

2. **背景资料**：皮肤黄染 3d，胎龄 34 周，出生体重 2.0kg，患儿舅舅有"蚕豆病"史。

3. **目前问题**：患儿为早产儿，皮肤重度黄染，肌张力高，呕吐，考虑胆红素脑病可能，需行心电监护、严密观察生命体征变化；呕吐后发绀，可能为呕吐物误吸进入呼吸道引起窒息，需立即予吸痰、吸氧；患儿舅舅有"蚕豆病"，患儿 G-6-PD 酶缺乏可能性大。

⚙ 操作及关键考点

1. **新生儿呕吐误吸的紧急处置**：头偏向一侧，保持呼吸道通畅。

2. **中心管道吸痰**

（1）选择合适的吸痰管：早产儿选择 6Fr 吸痰管。

（2）吸痰负压：吸痰负压应为 80 ~ 100mmHg。

3. **中心管道吸氧**

（1）新生儿吸氧流量：0.5 ~ 1L/min。

（2）鼻导管固定：选用一次性新生儿氧气鼻导管，用小块水胶体敷料贴于双侧脸颊以保护患儿皮肤，采用"高举平台法"将鼻导管固定在水胶体敷料上。

4. 心电监护

（1）设备连接：选择儿童专用电极片，电极片粘贴位置正确，胸骨右缘锁骨中线第 1 肋间 - 白色电极，胸骨左缘锁骨中线第 1 肋间 - 黑色电极，左锁骨中线肋弓缘 - 红色电极。

（2）参数调节：选择合适的导联，设置报警参数（报警临界值为 HR < 100 次 /min 或 > 170 次 /min，R < 30 次 /min 或 > 60 次 /min，SpO_2 < 85%）。

2. 情景二

题卡：经过以上处理后，患儿仍面色发绀，心率、血氧饱和度持续下降。心电监护示：HR 55 次 /min，SpO_2 60%。

任务卡：请组长组织 3 位组员进行抢救。

提示卡 1：请立即实施胸外心脏按压、呼吸球囊面罩给氧、静脉注射肾上腺素。（1min 后如护士未实施以上操作则出示）

提示卡 2：口头医嘱：1∶10 000 肾上腺素 0.5ml，静脉注射。（护士准备配制肾上腺素时出示）

提示卡 3：HR 120 次 /min，R 40 次 /min，SpO_2 92%。（实施抢救 2min 后出示）

场景设置：已将患儿放置于远红外辐射台上，患儿右侧手背有留置针，备有抢救车。

解题思路

1. **临床表现**：患儿肌张力高，吐奶后面色发绀，心率、血氧饱和度持续下降，HR 55 次 /min，SpO_2 60%。

2. **背景资料**：患儿肌张力高，喷射性呕吐大量奶液，已行吸痰、吸氧处理。

3. **目前问题**：患儿呕吐后发生窒息，已行吸痰、吸氧后生命体征未改善，需紧急进行窒息复苏抢救。

操作及关键考点

1. **正确摆放体位**：吸净口鼻腔呕吐物后，肩部以毛巾卷垫高 2 ~ 2.5cm，使颈部轻微拉伸，畅通气道。

2. 呼吸球囊正压通气

（1）EC 手法固定面罩，频率 40～60 次/min。

（2）正压通气 30s 后评估生命体征。

3. 胸外心脏按压

（1）定位正确：两乳头连线中点下方，胸骨体中下 1/3，避开剑突。

（2）按压频率：90 次/min，按压 3 次正压通气 1 次。

（3）按压手法：①双手拇指法：操作者双拇指并排或重叠于患儿胸骨体下 1/3 处，其他手指围绕胸廓托在后背；②中示指法：操作者一手的中示指按压胸骨体下 1/3 处，另一只手或硬垫支撑患儿背部，按压频率为 90 次/min（每个动作周期包括 3 次按压和 1 次人工呼吸，双人配合，耗时约 2s/周期），按压深度为前后胸直径 1/3 左右，按压放松过程中，手指不离开胸壁。

4. 执行口头医嘱

（1）双人核对：在医生下达口头医嘱后，护士应大声复述口头医嘱与医生进行双人核对，使用药物前需与第二名护士进行再次核对。

（2）安瓿备查：抢救时执行口头医嘱的药物安瓿不应丢弃，应当留好备查，待抢救结束后进行再次核查后丢弃。

（3）记录书写：口头医嘱在执行时需要进行记录，以备抢救后查对。抢救护理记录在抢救结束后 6h 内补记。

5. 新生儿肾上腺素用法：浓度 1:10 000，0.1～0.3ml/kg 静脉注射。

---

3. 情景三

题卡：患儿经复苏抢救后生命体征恢复平稳，继续做好复苏后监护。

医嘱：1. 动脉血气

　　2. 留置胃管

　　3. 单面光疗 12h

任务卡：请组长组织 3 位组员完成医嘱执行任务。

场景设置：患儿右侧手背有留置针。

⚬ 解题思路 ⚬

1. **临床表现：**呕吐后窒息。

2. **生命体征：**复苏后生命体征平稳。

3. **目前问题：**复苏后监护包括监测体温、呼吸、心率、血压、尿量、肤色和神经系统症状；注意酸碱失衡、电解质紊乱、大小便异常、感染和喂养问题，并做好相关记录。患儿为早产儿，有呕吐，需要留置胃管，胆红素水平高，行光照疗法退黄。

⚙ 操作及关键考点

1. **动脉血气** 桡动脉定位：前臂掌侧腕横纹上 0.5 ~ 1.0cm，动脉搏动最明显处。右手背有留置针，选择左侧桡动脉采血。

2. **留置胃管**

（1）胃管型号选择：该病人为早产儿，选择 6Fr。

（2）测量胃管送入长度并做好标记：经口插管长度为鼻尖—耳垂—剑突，经鼻插管长度为发际—鼻尖—剑突 +1cm。

（3）润滑胃管：用 0.9% 氯化钠溶液润滑胃管前段，勿使用液状石蜡油，以免误吸造成吸入性肺炎的危险。

（4）胃管送入：当胃管插入咽喉部位，将患儿头部托起，使下颌靠近胸骨柄，以增加咽喉部通道弧度，使胃管顺利通过会咽部。

（5）胃管固定：用小块水胶体敷料贴于脸颊保护患儿皮肤，采用"高举平台法"将胃管固定在水胶体敷料上。

3. **单面光疗**：每 2h 翻身一次，使全身皮肤光照均匀。

（四）知识点梳理

1. 新生儿胆红素脑病

（1）定义：为新生儿高胆红素血症的严重并发症。胆红素脑病分为急性胆红素脑病和慢性胆红素脑病，前者是指生后 1 周出现的胆红素毒性的急性期表现，后者又称核黄疸，是指胆红素毒性所致的慢性、永久性临床后遗症。

（2）发病机制：由于血中过高的游离未结合胆红素通过未成熟的血 - 脑脊液屏障进入了中枢神经系统，导致神经细胞中毒变性，轻者一般无临床症状，严重者可出现核黄疸。

（3）诊断：出生后 1 周内的新生儿，有重度高胆红素血症，尤其存在早产、溶血病、缺氧、酸中毒、感染等高危因素，在黄疸高峰期间出现神经系统异常表现时，应考虑胆红素脑病。急慢性胆红素脑病的诊断可通过磁共振影像确定。

（4）预防及处理：防止新生儿高胆红素血症的发生是预防胆红素脑病的关键。一旦出现高胆红素血症必须及早进行处理，降低血清胆红素，防止未结合胆红素的游离，防止发展为胆红素脑病。应采取综合措施，如注意保暖、纠正缺氧及酸中毒，供给足够的营养，避免输注高渗药物、不使用能引起溶血或抑制转氨酶的药物等。根据病情及时采用换血、光疗、输注白蛋白等措施，尽快降低血中胆红素浓度。

（5）护理要点

1）病情观察：观察黄疸出现的时间，了解黄疸的进展，密切观察患儿体温、脉搏、呼吸、吸吮力、肌张力及大小便情况。观察患儿皮肤颜色，贫血程度及肝脏大小变化，早期预防和治疗心力衰竭，同时注意观察黄疸患儿的全身症状，以便对重症患儿及早发现及时处理。

2）预防感染：新生儿免疫功能差，易遭到细菌的侵袭，细菌毒素可以加速红细胞的破坏并抑制葡糖醛酸转移酶的活性，使血中未结合胆红素浓度增高。需严格无菌操作，防止交叉感染。医护人员接触患儿前后应洗手，防止细菌侵入引起感染，要注意保护婴儿皮肤，做好脐部及臀部清洁，防止破损感染。

3）液体与营养：保证充足的水分和营养供应，特别是采用光疗时，为减少不显性失水，根据日龄及体重给予静脉液体输注，当奶量达到全肠内营养时可不用再额外补充液体。

4）抚触护理：抚触护理能促进肠道蠕动，增加新生儿的食欲，加速肠道正常菌群生长，使尿胆原生成增多，未结合胆红素生成减少，减少肠肝循环，同时使胆汁分泌增多，胆红素排泄增多，降低新生儿血中的胆红素含量。

5）抽搐的护理：患儿抽搐时，记录抽搐持续的时间、频率及表现。抽搐时患儿常伴有 SpO_2 下降，及时给予氧气吸入，缓解缺氧的症状。对于抽搐持续状态的患儿，遵医嘱使用止痉药物，并评估患儿的止痉效果及呼吸系统有无抑制。保持环境安静，放置暖箱内，各种治疗护理集中操作，减少对患儿的干扰和刺激，以免诱发抽搐。

6）做好光疗及换血的护理：见初赛与复赛"知识点梳理"相关内容。

7）健康宣教：①做好患儿家属的健康教育，宣传新生儿黄疸的预防知识，了解患儿黄疸的情况和程度，取得家长的配合。积极从发病原因上治疗黄疸，防止并发症的发生。②确诊的胆红素脑病后期应尽早给予康复护理，脑组织在出生后 0～6 个月处于迅速生长发育阶段，异常姿势和运动尚未完全固定化，因此，应在这一时期及时干预，干预内容包括视觉、听觉、嗅觉、触觉、运动刺激。早期的干预及神经功能锻炼可促进脑结构发育和功能的代偿，对神经系统和智力发育有重要的影响。

2. G-6-PD 酶缺乏症　俗称"蚕豆病"，为 X 连锁的酶缺陷疾病，影响男性半合子和女性纯合子，还有一部分女性杂合子发病（通过 X 染色体失活），是危险性高胆红素血症和胆红素脑病的病因。其发生有一定的地理分布特征，在非洲、地中海和亚洲的发病率较高。G-6-PD 酶缺乏症病人发病常见诱因有：①蚕豆；②氧化药物：解热镇痛药、磺胺药、硝基呋喃类、伯氨喹、维生素 K、对氨基水杨酸等；③感染：病原体有细菌或病毒。G-6-PD 酶在红细胞氧化还原代谢中起关键作用，G-6-PD 酶缺乏引起潜在抗氧化剂红细胞还原型烟酰胺腺嘌呤二核苷酸磷酸（NADP）生成不足，从而导致血红蛋白和红细胞膜均易于发生氧化性损伤，在发病诱因的刺激下，最终出现溶血。在 G-6-PD 酶缺乏症病人中，可能出现严重溶血和显著高胆红素血症，并导致胆红素脑病。

（五）思考题

1. 胆红素脑病的护理要点有哪些？
2. 请简述新生儿窒息的复苏步骤。

第二节　新生儿窒息

新生儿窒息是胎儿因缺氧发生宫内窘迫或娩出过程中引起的呼吸、循环障碍，以致生后 1min 内无自主呼吸或未能建立规律呼吸，而导致低氧血症和混合性酸中毒。本病是新生儿伤残和死亡的重要原因之一，护理人员应了解新生儿窒息的病因与发病机制，熟悉新生儿窒息的评估，掌握新生儿窒息的处理要点及护理措施。

一、初赛情景模拟案例

（一）学习目标

1. 知识目标

（1）了解新生儿的分类。

（2）熟悉新生儿 Apgar 评分。

（3）掌握新生儿窒息复苏后的护理。

2. 技能目标

（1）掌握新生儿体格检查方法。

（2）掌握中心管道吸氧操作。

（3）掌握恒温箱保温操作。

3. 素质目标

（1）具备临床思维，根据患儿病情进行分析及处理。

（2）体现人文关怀。

（二）关键考点

1. 能够正确、规范地进行新生儿体格检查。

2. 能够正确、规范地进行恒温箱保温。

3. 能够正确、规范地进行中心管道吸氧。

（三）案例介绍及解析

题卡：05 床，刘某之子，男，出生 20min，住院号 197043，胎龄 35^{+2} 周，顺产，因脐带绕颈、胎儿宫内窘迫、窒息复苏后反应差 20min 由产房转入 NICU 治疗，体格检查：T 36.2℃，HR 150 次 /min，R 56 次 /min，SpO_2 87%。患儿有呻吟，可见吸气性三凹征。Apgar 评分：1min 7 分，5min 9 分。

医嘱：1. 恒温箱保温

2. 吸氧

任务卡：请 A 护士进行新生儿体格检查，B 护士进行恒温箱保温，C 护士进行中心管道吸氧。

提示卡 1：室温 26℃。（B 护士口述调节室温 26～28℃后出示）

提示卡 2：箱温已达 34℃。（B 护士设置温箱温度 34℃后出示）

场景设置：患儿已完善入院处置：更换病服，戴好手腕带，放置在婴儿床；温箱已做好清洁消毒。

---- ❁ 解题思路 ----

1. **临床表现：**T 36.2℃，HR 150 次 /min，R 56 次 /min，SpO$_2$ 87%。患儿有呻吟，可见吸气性三凹征。

2. **背景资料：**胎龄 35^{+2} 周。Apgar 评分 1min 7 分，5min 9 分。

3. **目前问题：**患儿为早产儿，T 36.2℃，一般反应差，需恒温箱保温。出生时轻度窒息，SpO$_2$ 87%，有呻吟、吸气性三凹征，需予氧气吸入。

---- ❁ 操作及关键考点 ----

1. **新生儿体格检查**

（1）体重：称体重前先将体重秤校正零点。

（2）身长：测身长时使患儿双下肢伸直（正常足月儿为 48～53cm）。

（3）头围：自眉弓上缘经枕骨结节绕头一周（正常足月儿为 34～35cm）。

（4）胸围：平乳头下缘经肩胛骨角下绕胸一周（比头围小 1～2cm，正常足月儿为 32～33cm）。

2. **恒温箱保温**

（1）检查电线接头有无漏电、松脱。

（2）设置温湿度：根据该患儿的出生体重及日龄设置温箱温度为 34℃，湿度为 60%～80%。

3. **中心管道吸氧**

（1）新生儿吸氧流量：0.5～1L/min。

（2）鼻导管固定：选用一次性使用新生儿氧气鼻导管，用小块水胶体敷料贴于双侧脸颊，采用"高举平台法"将鼻导管贴在水胶体敷料上。

（四）知识点梳理

1. Apgar 评分　Apgar 评分是评估新生儿出生时生命状况和复苏效果的一种简洁实用的初筛工具。

（1）评估方法：Apgar 评分由肤色、心率、呼吸、肌张力和对刺激反应 5 项体征组成，具体见表 4-1。5 项体征中的每一项授予分值为 0 分、1 分和 2 分，然后将 5 项分值相加，即为 Apgar 评分的分值。在新生儿生后 1min 和

5min 作出 Apgar 评分。当 5min 的 Apgar 评分＜ 7 分时，应每隔 5min 评分一次，直到 20min。

（2）评分判读：一般将 1min 的 Apgar 评分 0 ~ 3 分诊断为重度窒息，4 ~ 7 分为轻度窒息，8 ~ 10 分为无窒息。

表 4-1　Apgar 评分表

评分	肤色	心率	呼吸	肌张力	对刺激反应
0 分	青紫或苍白	无	无	松软	无反应
1 分	四肢青紫	＜ 100 次 /min	微弱、不规则	有些弯曲	反应及哭声弱
2 分	全身红润	＞ 100 次 /min	良好、哭	动作灵活	哭声响，反应灵敏

2. 新生儿窒息　新生儿窒息是指由于产前、产时或产后的各种病因使新生儿出生后不能建立正常呼吸，引起缺氧并导致全身多脏器损害，是围产期新生儿死亡和致残的主要原因之一。

（1）病因：使胎儿、新生儿血氧浓度降低的任何因素都可引起窒息，它可出现于妊娠期，但绝大多数出现在产程开始后，如果缺氧严重且发生较早，胎儿可死于宫内；如果缺氧发生在产程中或产后，则为产时窒息或娩出后新生儿窒息。

（2）处理：正确复苏是降低新生儿窒息死亡率和伤残率的主要手段。

（3）复苏后护理

1）温度管理：①保温：根据情况因地制宜，提高室温、袋鼠式保暖、预热包被、恒温箱及辐射保温台等保暖措施；②避免高温：缺血时及缺血后高体温与脑损伤有关，需要复苏的新生儿应以达到体温正常为目的，避免医源性体温过高。国际指南推荐可以使用全身性或选择性脑部亚低温治疗，保护和改善脑损伤。

2）新生儿持续监测生命体征及维持内环境稳定：监测内容包括血氧饱和度、心率、血压、血细胞比容、血糖、血气分析及血电解质等。复苏后护理尤其要定时监测血糖，维持血糖 2.6 ~ 7.0mmol/L，防止低血糖脑损伤。

3）根据指征用氧：临床根据病情严重程度给予不同方式的氧气治疗。

4）复苏后器官功能监测：复苏后立即进行动脉血气分析有助于评估窒息的程度。新生儿可能有多器官功能损害的危险，应及时对脑、心、肺、肾及胃肠等器官功能进行监测，早期发现异常并适当干预，以减少窒息后的死亡率和伤残率。

3. 新生儿分类

（1）根据出生时胎龄分类：分为足月儿、早产儿和过期产儿。足月儿是指出生时胎龄满（$37^{+0} \sim 41^{+6}$）周（$260 \sim 293d$）的新生儿；早产儿是指出生时胎龄 < 37 周（< 260d）的新生儿；过期产儿是指出生时胎龄 ≥ 42 周（≥ 294d）的新生儿。

（2）根据出生体重分类：分为正常出生体重儿（体重 2 500 ~ 4 000g）、低出生体重儿（体重 < 2 500g）、极低出生体重儿（体重 < 1 500g）、超低出生体重儿（体重 < 1 000g）、巨大胎儿（体重 > 4 000g）。

（五）思考题

1. 如何进行 Apgar 评分？
2. 新生儿窒息复苏后护理措施有哪些？
3. 简述新生儿的分类。

二、复赛情景模拟案例

（一）学习目标

1. 知识目标

（1）掌握新生儿窒息复苏。

（2）掌握新生儿气道管理。

2. 技能目标

（1）掌握窒息复苏操作要点及新生儿肌内注射、静脉注射、留置胃管操作及管饲药物、气管内吸痰操作。

（2）能够准确判断病人所存在的问题，并能综合运用所学知识，做好综合处置。

3. 素质目标

（1）具备团队协作能力，能够合理分工、紧密配合。

（2）体现人文关怀。

（3）具备临床思维，根据病人情况进行分析及处理。

（二）关键考点

1. 能够正确进行窒息复苏操作，团队协作紧密。
2. 能够正确进行新生儿肌内注射操作。
3. 能够正确进行新生儿静脉注射操作。
4. 能够正确进行新生儿留置胃管操作及管饲药物。
5. 能够正确进行新生儿气管内吸痰操作。
6. 能够正确执行口头医嘱。

（三）案例介绍及解析

1. 站点一

题卡： 接产房电话：产妇王某，妊娠糖尿病，G1P1，孕周 40^{+1} 周，在产房顺产分娩，肩难产，胎儿娩出困难，产程延长，胎心 100 次 /min，请新生儿科医生、护士速到产房参与抢救。

任务卡： 现新生儿已娩出，体重 4.1kg，但全身青紫，呼吸微弱，肌张力松软，对刺激无反应。请立即成立复苏团队并选出组长，组长组织三名护士进行新生儿窒息复苏。

提示卡 1： 心率 8 次 /6s。（触觉刺激完成后出示）

提示卡 2： 心率 8 次 /6s。（复苏囊正压给氧 30s 后出示）

提示卡 3： 已行气管插管正压通气 30s，心率 5 次 /6s。（护士口述需气管插管正压通气后出示）

提示卡 4： 心率 5 次 /6s。口头医嘱：0.01% 肾上腺素 3ml 气管内滴入。（胸外按压 60s 后出示）

提示卡 5： HR 120 次 /min，面色转红润，转入 NICU 继续治疗。（按压 5 个循环后出示）

场景设置： 远红外辐射台已预热，备有预热好的毛巾，新生儿复苏抢救设备及药物。

⋅⋅⋅⋅⋅⋅⋅⋅⋅⋅⋅⋅⋅⋅ 🔆 解题思路 ⋅⋅⋅⋅⋅⋅⋅⋅⋅⋅⋅⋅⋅⋅

1. **临床表现：** 肩难产，产程延长，胎儿娩出后体重 4.1kg，但全身青紫，呼吸微弱，肌张力松软，对刺激无反应。

2. **背景资料：** 母亲有妊娠糖尿病。

3. 目前问题：巨大胎儿，已出现新生儿重度窒息，需组建复苏团队，立即进行新生儿窒息复苏。

操作及关键考点

1. 新生儿窒息复苏

（1）畅通气道：颈部轻微拉伸，吸净口、咽、鼻黏液，吸引时间 ≤ 10s。

（2）建立呼吸：拍打足底或摩擦背部（触觉刺激）来促进新生儿呼吸出现。触觉刺激后，提示卡 1 提示心率 8 次 /6s（< 100 次 /min），应立即用复苏囊进行面罩正压给氧。有效正压给氧 30s 后，提示卡 2 提示心率 8 次 /6s（< 100 次 /min），需进行气管插管正压通气（口述）。

（3）维持循环：气管插管正压通气 30s（口述）后，提示卡 3 提示心率 5 次 /6s（< 60 次 /min），应继续正压通气并同时行胸外心脏按压，采用双拇指法或中示指法进行胸外按压。

（4）药物：胸外按压 60s 后，提示卡 4 提示心率 5 次 /6s（< 60 次 /min），需使用 0.01% 肾上腺素 0.5 ~ 1ml/kg 气管内滴入或 0.1 ~ 0.3ml/kg 静脉注射，该患儿体重 4.1kg，医生予以口头医嘱 0.01% 肾上腺素 3ml 气管内滴入。

（5）评价：评价贯穿新生儿窒息复苏整个过程。

2. 执行口头医嘱

（1）双人核对：在医生下达口头医嘱后，护士应大声复述口头医嘱与医生进行双人核对，使用药物前需与第二名护士进行再次核对。

（2）安瓿备查：抢救时执行口头医嘱的药物安瓿不应丢弃，应当留好备查，待抢救结束后进行再次核查后丢弃。

（3）记录书写：口头医嘱在执行时需要进行记录，以备抢救后查对。抢救护理记录在抢救结束后 6h 内补记。

---

2. 站点二

题卡：02 床，王某之子，男，住院号 196805，体重 4 100g，Apgar 评分：1min 评分 2 分、5min 评分 6 分、10min 评分 8 分，携带气管插管 + 复苏囊正压通气转入 NICU 治疗，予接呼吸机辅助呼吸。患儿皮肤欠红润，右上肢大面积瘀斑，自主呼吸弱，反应差，前囟张力高，四肢有划船样抖动。

医嘱：1. 苯巴比妥 40mg，肌内注射，once

2. 呋塞米 4mg，静脉注射，once

　　3. 留置胃管

任务卡：请 A 护士进行肌内注射，B 护士进行留置针穿刺及静脉注射，C 护士进行留置胃管。

场景设置：患儿置于远红外辐射台，经口气管插管已连接呼吸机辅助呼吸。备有留置针（22G、24G），胃管（6Fr、8Fr）。

------ ☼ 解题思路 ------

　　1. **临床表现**：Apgar 评分：1min 评分 2 分、5min 评分 6 分、10min 评分 8 分，患儿皮肤欠红润，自主呼吸弱，反应差，前囟张力高，四肢有划船样抖动。

　　2. **背景资料**：肩难产出生，巨大胎儿。

　　3. **目前问题**：患儿重度窒息复苏后，抽搐、前囟张力高，有脑水肿可能，需予镇静、利尿。

------ ◎ 操作及关键考点 ------

　　1. **肌内注射**

　　（1）注射部位的选择：新生儿因臀大肌尚未发育好，有损伤坐骨神经的危险，不宜选用臀大肌注射，可选择臀中肌、臀小肌和股外侧肌。

　　（2）臀中肌及臀小肌定位：侧卧位，操作者示指和中指分别放在髂前上棘和髂嵴下缘处，髂嵴、示指、中指构成的三角区域即为注射部位。

　　（3）肌注要点：进针快、推药快、拔针快。

　　（4）注射器选择：新生儿肌内注射选用 1ml 或 2ml 注射器，苯巴比妥注射液为油性，1ml 注射器针头太细，故选用 2ml 注射器抽取，进针深度为针梗的 1/2～2/3。

　　2. **静脉注射**　留置针及血管选择：选择 24G 留置针，选择手背或肘部粗直的静脉。

　　3. **留置胃管**

　　（1）胃管型号选择：足月儿选择 8Fr 胃管。

　　（2）测量胃管送入长度并做好标记：该患儿经口气管插管，选择经鼻插胃管。经鼻插管长度为发际—鼻尖—剑突 +1cm。

　　（3）胃管送入：当胃管插入咽喉部位，将患儿头部托起，使下颌靠近胸骨柄，以增加咽喉部通道弧度，使胃管顺利通过会咽部。

　　（4）胃管固定：用小块水胶体敷料贴于脸颊，采用"高举平台法"将胃管贴在水胶体敷料上。

3. 站点三

题卡：02 床，王某之子，男，住院号 196805，患儿呼吸机气道高压力报警，血氧饱和度 82%，体格检查：双肺听诊可闻及痰鸣音、腹胀。胃管内抽出深咖啡色胃液 10ml。

医嘱：1. 凝血酶 250U，经胃管内注入

2. 负压吸痰

任务卡：请 A 护士进行鼻饲给药，C 护士协助 B 护士完成气管内吸痰。

提示卡：痰液黏稠。

场景设置：备有各种型号的吸痰管。

------ ☀ 解题思路 ------

1. **临床表现**：呼吸机报警气道压力高，血氧饱和度 82%，可闻及痰鸣音；腹胀，胃管内抽出深咖啡色胃液 10ml。

2. **背景资料**：新生儿重度窒息复苏后。

3. **目前问题**：胃出血，需鼻饲止血药物；气管内痰液堵塞，需进行气管内吸痰。

------ ⊙ 操作及关键考点 ------

1. **鼻饲给药**

（1）稀释药液：凝血酶常用规格为 2 000U/ 支，予 8ml 灭菌注射用水溶解。

（2）回抽胃液：回抽胃液弃去（丢黄色垃圾桶），记录胃液量及性质。

（3）鼻饲给药：抽吸溶解好的凝血酶 1ml，注射器撤去针头后接胃管，将凝血酶药液缓慢注入。

（4）冲洗胃管：抽取 2ml 温开水注入冲洗胃管。

2. **气管内吸痰**

（1）稀释痰液：注入无菌生理盐水 1 ~ 2ml，稀释痰液。

（2）吸痰前后充氧：吸痰前后均适当调高呼吸机氧浓度至 80% ~ 100%。

（3）吸痰管的选择：吸痰管外径大约为气管插管内径的 1/3 ~ 1/2。

（4）吸痰管插入长度：比气管插管置入长度长 0.5 ~ 1cm。

（5）负压：吸痰负压应 < 100mmHg。

（四）知识点梳理

1. 新生儿复苏　按照 A、B、C、D、E 步骤进行。

（1）A = 畅通气道（airway）：新生儿出生后即放在辐射保暖台上，快速擦干头部及全身，摆好体位，使颈部轻微仰伸，立即吸净口、咽、鼻黏液，吸引时间不超过 10s。

（2）B = 建立呼吸（breathing）：首先，拍打足底或摩擦背部（触觉刺激）来促进新生儿呼吸出现。触觉刺激后，如出现正常呼吸，心率 > 100 次 /min，肤色红润或仅手足青紫可予观察；如无自主呼吸建立或心率 < 100 次 /min，应立即用复苏气囊进行面罩正压给氧。面罩应密闭遮盖口鼻，但不盖住眼睛，通气频率 40 ~ 60 次 /min，压力以可见胸部起伏和听诊呼吸音正常为宜。30s 后再评估，如心率 > 100 次 /min，出现自主呼吸可予观察；如无规律性呼吸或心率 < 100 次 /min，需进行气管插管正压通气。

（3）C = 维持循环（circulation）：气管插管正压通气 30s 后，心率 < 60 次 /min 或心率 60 ~ 80 次 /min 不再增加，应继续正压通气并同时行胸外心脏按压。可采用双拇指法或中示指法，按压部位为胸骨中下 1/3，按压频率每分钟 120 个动作（即 90 次心脏按压，30 次正压通气），按压深度为胸廓前后径的 1/3。

（4）D = 药物（drug）：新生儿期的心肌功能障碍和休克一般是由深度缺氧引起，故新生儿窒息复苏中可使用的药物包括肾上腺素、血容量扩充剂和碳酸氢钠。其中，在胸外心脏按压 60s 后，不能恢复正常循环时，可遵医嘱给予 0.01% 肾上腺素 0.1 ~ 0.3ml/kg 静脉注射或 0.5 ~ 1ml/kg 气管内滴入，也可根据病情，酌情使用纠酸、扩容剂。

（5）E = 评价（evaluation）：评价贯穿新生儿窒息复苏整个过程，通过呼吸、心率、肤色的不断评估，采取相应的处理措施。

2. 气管内吸痰步骤

（1）吸痰者：用听诊器听诊肺部，或触摸患儿双肺，评估气管、鼻腔和口腔分泌物的情况。

（2）助手：注入生理盐水 1 ~ 2ml，加压给氧，氧流量为 5 ~ 8L/min，或直接调高呼吸机氧浓度至 80% ~ 100% 持续 2min。

（3）吸痰者：在 SpO_2 平稳时，选择合适的吸痰管，右手戴手套，取出吸痰管，连接吸引器，左手调节吸引器压力，试吸，然后测量插入长度。

①吸痰管插入长度：比气管插管置入长度长 0.5~1cm；②负压应 < 100mmHg；③吸痰管外径：大约为气管插管内径的 1/3~1/2。

（4）助手：固定气管插管，注意气管插管的外管长度，随时监测 SpO_2。

（5）吸痰者：阻断负压，将吸痰管插入气管插管内至所测量的长度或患儿有咳嗽反射，松开负压，将吸痰管螺旋式上提，每次吸引时间小于 15s。每吸引一次，更换一根吸痰管。

（6）助手：加压给氧，在 SpO_2 平稳时，翻身、拍背。

（7）调整体位后重复 2、3、4、5 步骤。在吸引过程中，患儿出现低氧血症应暂停吸痰，给予高浓度氧气纠正缺氧后再予吸引。

（8）吸痰完毕：接呼吸机，置患儿合适的体位，固定管道。排除管道内的积水，检查加热湿化器的温度，及时添加湿化水。

（9）观察：观察患儿面色及呼吸道是否通畅，SpO_2 情况，脱离氧气的耐受情况及听诊吸痰效果，记录痰液性状及量。

（五）思考题

1. 如何实施新生儿复苏?
2. 简述新生儿气管内吸痰护理。

三、决赛情景模拟案例

（一）学习目标

1. 知识目标

（1）掌握新生儿休克的临床表现。

（2）掌握红臀的预防及护理。

（3）掌握新生儿低血糖的处理。

2. 技能目标

（1）能够正确、规范、安全、有序地实施中心管道吸氧、心电监测、静脉采血、动脉血气、皮试、留置针穿刺、静脉输液（使用输液泵）、中心管道吸痰、臀部护理等操作。

（2）能够准确判断病人所存在的问题，并能综合运用所学知识，做好综合处置。

3. 素质目标

（1）具备临床思维，根据病人情况进行分析及处理。

（2）体现人文关怀。

（二）关键考点

1. 能够正确进行中心管道吸氧操作。

2. 能够正确进行心电监测操作，正确设置报警参数。

3. 能够正确进行股静脉采血操作。

4. 能够正确进行静脉留置针穿刺操作。

5. 能够正确使用输液泵进行静脉输液。

6. 能够正确进行动脉血气分析。

7. 能够正确进行青霉素皮试，判断皮试结果。

8. 能够正确进行中心管道吸痰操作。

9. 能够正确进行新生儿红臀的护理。

（三）案例介绍及解析

1. 情景一

题卡： 25 床，王某之子，女，住院号 202045，出生 30min，胎龄 38^{+1} 周，其母有妊娠糖尿病、阴道感染，胎膜早破 1d。因出生时窒息复苏后反应差 30min 入院，Apgar 评分 1min 4 分，5min 8 分。体重 3.8kg，面色苍白，四肢肌张力低。

医嘱： 1. 吸氧

2. 心电监护

3. 静脉采血：血培养（厌氧＋需氧）、血常规、C 反应蛋白

任务卡： 请 A 护士进行中心管道吸氧，B 护士进行心电监护，C 护士进行静脉采血。

场景设置： 患儿已完善入院处置：更换病服，戴好手腕带，放置在远红外辐射台。

································· ◈ 解题思路 ·················

1. **临床表现：** 一般反应差，面色苍白，四肢肌张力低。

2. **背景资料：** 出生时窒息，Apgar 评分 1min 4 分，5min 7 分。

3. **目前问题：** 一般反应欠佳，Apgar 评分结果提示轻度窒息。

🎯 **操作及关键考点**

1. 中心管道吸氧

（1）新生儿吸氧流量：0.5 ~ 1L/min。

（2）鼻导管固定：选用一次性使用新生儿氧气鼻导管，用小块水胶体敷料贴于双侧脸颊，采用"高举平台法"将鼻导管贴在水胶体敷料上。

2. 心电监护

（1）设备连接：选择儿童专用电极片，电极片粘贴位置正确。胸骨右缘锁骨中线第 1 肋间——白色电极，胸骨左缘锁骨中线第 1 肋间——黑色电极，左锁骨中线肋弓缘——红色电极。

（2）参数调节：选择合适的导联，设置报警参数（报警临界值为 HR < 100 次 /min 或 > 170 次 /min，R < 30 次 /min 或 > 60 次 /min，SpO_2 < 85%）。

3. 静脉采血

（1）采血部位选择：因新生儿外周血管细，选择股静脉、颈外静脉才能抽出足量的血。

（2）股静脉采血

1）采血体位：仰卧位，大腿外展、膝关节屈曲呈"蛙形"，暴露腹股沟穿刺部位。

2）定位：腹股沟中、内 1/3 交界处，股动脉搏动内侧 0.3 ~ 0.5cm 处。

（3）颈外静脉采血

1）采血体位：去枕平卧，头偏向一侧，肩下垫薄枕，使患儿头低肩高，颈部伸展平直，充分暴露穿刺部位。

2）定位：穿刺者站于患儿头侧，取下颌角与锁骨上缘中点连线的上 1/3 处颈外静脉外缘为穿刺点，患儿哭闹时颈外静脉充盈更明显。

（4）采血管顺序：血培养→含有促凝剂和 / 或分离胶血清采血管→含有或不含分离胶的 EDTA 抗凝采血管。

---

2. 情景二

题卡：25 床，王某之子，女，出生 2h，住院号 202045，患儿反应差，皮肤苍白，肢端凉，可见花斑，足跟部毛细血管再充盈时间 6s，心电监护示：HR 178 次 /min，R 65 次 /min，SpO_2 80%，检验科电话回报白细胞 26×10^9/L。

医嘱：1. 青霉素注射液（160 万 / 支），皮试（　　　）

2. 动脉血气分析

3．0.9% NaCl 40ml，静脉输液泵泵入，速度 40ml/h

任务卡：请组长组织 3 位组员完成以上医嘱执行任务。

提示卡 1：20min 到。（皮试完成后出示）

提示卡 2：皮丘大小无改变，无红肿。（护士查看皮试结果时出示）

场景设置：备有留置针（22G、24G）、血气针、头皮针（5.5 号、7 号）。

🤔 解题思路

1. **临床表现**：HR 178 次 /min，R 65 次 /min，SpO_2 80%，皮肤苍白，肢端凉，可见花斑，足跟部毛细血管再充盈时间 6s。

2. **背景资料**：胎膜早破，白细胞 26×10^9/L。

3. **目前问题**：患儿有胎膜早破病史，血常规显示白细胞计数增加，提示有感染；皮肤苍白、肢端凉，毛细血管再充盈时间 6s，警惕感染性休克，予 0.9% NaCl 40ml 以 40ml/h 速度快速补液扩容。

🎯 操作及关键考点

1. **皮试**

（1）仔细询问近亲属过敏史。

（2）青霉素皮试液的配制浓度准确。

（3）皮试结果观察，记录。

2. **动脉血气**

（1）部位：选择皮试的另一侧桡动脉采血。

（2）桡动脉定位：前臂掌侧腕关节上 2cm，动脉搏动最明显处。

（3）改良 Allen 试验：桡动脉穿刺需做改良 Allen 试验，以检查手部的血液供应、桡动脉与尺动脉之间的吻合情况。

（4）穿刺：血气针与动脉呈 45°角刺入动脉。

3. **留置针穿刺**

留置针及血管选择：选择 24G 留置针，因左右手行皮试和动脉采血，可选择下肢大隐静脉穿刺。

4. **静脉输液（使用输液泵）**：新生儿血管通透性高，输液速度快，需要确认针头在血管内、回血好、注射通畅才能使用，输液期间密切观察（15～30min 观察一次），谨防药物外渗。

5. **休克体位**：中凹卧位，抬高床头 20°～30°，抬高下肢 15°～20°，注意保温。

3. 情景三

题卡：25 床，王某之子，女，出生 3h，住院号 202045，患儿经过抢救后，反应仍然较差，面色苍白、身上冒冷汗，心电监护示：HR 140 次 /min，R 40 次 /min，SpO$_2$ 82%，肺部听诊可闻及痰鸣音，已解大便。

任务卡：请 A 护士进行臀部护理，B 护士进行吸痰，C 护士进行血糖监测并根据提示结果在答题卡上写出血糖是否正常及处理措施。

医嘱：1. 吸痰

2. 血糖监测

提示卡：血糖 1.9mmol/L。（C 护士测血糖后出示）

答案：低血糖，予葡萄糖水静脉注射或口服。

场景设置：备有吸痰管（6Fr、8Fr）。患儿右手背有留置针输液。

☀️ **解题思路**

1. **临床表现**：HR 140 次 /min，R 40 次 /min，SpO$_2$ 82%，反应差，面色苍白、身上有汗，肺部听诊可闻及痰鸣音。

2. **背景资料**：母亲有妊娠糖尿病。

3. **目前问题**：闻及痰鸣音，需清理呼吸道分泌物，保持呼吸道通畅；母亲有妊娠糖尿病，需警惕低血糖；已解大便，需更换尿不湿，并做好臀部护理。

🎯 **操作及关键考点**

1. **臀部护理**

（1）清理大便：用婴儿湿巾蘸温水将大便清洗干净，因患儿为女婴，在擦洗时注意由上往下，避免大便污染尿道口。

（2）皮肤护理：在清洁后的干净皮肤表面涂护臀膏或油，保护皮肤，减少大小便对皮肤的刺激。

（3）更换尿不湿：给患儿换上干净纸尿裤，注意纸尿裤型号合适、松紧适宜。

2. **吸痰**

（1）选择合适的吸痰管：足月儿选择 8Fr 吸痰管。

（2）吸痰负压：< 100mmHg。

3. **血糖监测**

（1）血糖监测应采用酒精消毒测量的足跟部位皮肤。

（2）挤出第一滴血后采取第二滴血进行测试。

（3）应避开右侧静脉输液侧进行血糖测试。

（四）知识点梳理

1. **新生儿休克**　新生儿休克是指机体受到任何急重症损害时所导致的全身器官的微循环灌流量不足，此时，组织中氧和营养物质的供应降低到细胞可以耐受的临界水平以下，发生代谢产物积聚、细胞结构和功能损害，最终可导致脏器功能不全。与其他年龄小儿相比，新生儿休克的病因更复杂，早期症状不明显，病情进展迅速，因此，休克是新生儿期常见的急症，是导致新生儿死亡的重要原因之一。

（1）病因：多数休克病例非单一病因所致，常为多种因素同时存在。

1）低血容量性休克：低血容量的原因包括失血或液体丢失。失血见于前置胎盘、胎盘早剥、胎母或胎胎输血、肺出血、内脏出血等；液体丢失见于摄入不足、液体丧失过多、肾上腺皮质功能低下、应用利尿药等。

2）心源性休克：主要见于心肌功能不全，窒息性心脏综合征与心肌病；张力性气胸导致静脉回流受阻发生心脏功能不全；某些先天性心脏病，严重的心律失常，原发性心肌病，心肌炎及心内膜弹力纤维增生症等。

3）体液再分配性休克：感染为常见原因，也可见于新生儿坏死性肠结膜炎、窒息、大量的腹腔或胸腔积液等。

（2）临床表现：休克早期主要表现为氧的输送不足和循环系统的代偿反应，不是单纯的心排血量不足，因此，不能以血压是否降低来判断休克的有无。精神萎靡、皮肤苍白、肢端发凉、心率增快、皮肤毛细血管再充盈时间延长，这5项是新生儿休克的早期筛查指标。新生儿休克的临床表现包括：①皮肤颜色苍白或青灰；②肢端发凉，上肢达肘部，下肢达膝部；③皮肤毛细血管再充盈时间延长，足跟部＞5s，前臂＞3s；④股动脉搏动减弱，甚至摸不到；⑤心音低钝，心率增快＞160次/min或心率减慢＜100次/min；⑥反应低下，嗜睡或昏睡，先有激惹后有抑制，肢体肌张力减弱；⑦呼吸增快，安静时＞40次/min，出现三凹征，有时肺部可听到湿啰音；⑧血压下降，收缩压足月儿＜50mmHg，早产儿＜40mmHg，脉压变小；⑨尿量减少，特别是连续8h尿量＜1ml/（kg·h）。前5项为早期轻症患儿，血压下降则是晚期重症休克的表现。

（3）处理：①保持气道通畅、维持正常通气和氧合；恢复和维持正常循环功能（正常灌注和血压）；②针对病因进行治疗；③扩容，常用生理盐水，如为失血性休克则需输全血扩容；④纠正酸中毒；⑤使用血管活性药物，改善血流动力学状态，逆转器官功能损害；⑥呼吸支持治疗；⑦纠正心功能不全；⑧防治 DIC；⑨应用糖皮质激素等药物。

2. 新生儿臀部护理 新生儿臀部护理主要包括日常护理及红臀预防。

（1）日常护理：每次大小便后均需及时更换尿布，选用质地柔软、透气性好、吸水性好的尿布，大小合适，包裹时松紧适宜。每次换尿布用温水洗净臀部或用柔湿巾擦净臀部，避免用肥皂和热水烫洗，避免使用含有乙醇的湿巾，待皮肤干后使用合适的护臀膏，再换上干净的尿布。若使用非一次性尿布，必须清洗干净，以减少对皮肤的刺激。接触患儿前后洗净双手，防止交叉感染。女婴在进行臀部护理时应当从上往下擦洗，避免粪便等污染尿道口。

（2）红臀预防：新生儿红臀也称尿布皮炎，是新生儿期的一种常见和多发的皮肤损害性疾病。表现为肛周、会阴部和腹股沟皮肤潮红、糜烂、溃疡，伴散在红色斑丘疹，或脓点及分泌物。常见原因包括腹泻、未及时更换尿不湿、清洗或擦拭时过于用力等。主要预防方法如下：

1）做好日常护理：保持臀部清洁干燥，勤换尿布。每次换尿布时都用柔湿巾由前至后擦净臀部，有大便时用温水清洗干净。臀部皮肤可涂鞣酸软膏、凡士林油膏和婴儿护臀膏。

2）避免湿热环境：病房内保持空气流通。定时消毒，室温调节在22～24℃，湿度保持在60%～65%。避免使用不透气的塑料布和橡皮布，有大便时及时更换尿布，防止臀部皮肤处于湿热的环境中。

3）调整喂养方式：提倡母乳喂养，母乳易消化吸收、产生的粪便刺激性小，能降低红臀的发生率。

4）减少机械刺激：选用质地柔软，吸水性好的尿布，包裹时松紧适宜，并经常更换，腹泻时增加更换次数、保持臀部清洁干燥，并经常更换体位，减少皮肤局部受压。

5）防止交叉感染：护理操作时须洗净双手，严格执行消毒隔离制度。

3. 新生儿低血糖

（1）定义：不论胎龄及日龄，全血葡萄糖水平低于2.2mmol/L诊断为低血糖，而低于 2.6mmol/L 为临床需要处理的界限值。

（2）临床表现：新生儿低血糖发生后大多无临床症状，部分呈现为非特异性症状和体征。临床上可表现为反应差、少吃少哭少动、低体温、喂养困难、面色苍白、出汗等全身症状，呼吸暂停、呼吸窘迫、呼吸节律改变等异常呼吸致阵发性发绀，严重者出现嗜睡、肌张力低下、易惊、尖叫、抖动、烦躁不安、昏迷及惊厥发作等神经系统功能症状。大部分非特异性症状及体征经及时干预，随着葡萄糖供给和血糖恢复正常易快速被纠正。

（3）诊断检查：临床诊断症状性低血糖必须符合 Whipple 三联征：①经准确方法测得低血糖值；②出现低血糖的症状与体征；③低血糖纠正后，症状和体征消失。

（4）处理：尽早开奶或人工喂养是预防低血糖发生和治疗无症状性低血糖的首要策略。治疗的血糖目标是达到 2.8mmol/L，任何婴儿存在低血糖导致的惊厥都应该立即给予静脉输注葡萄糖治疗，缓慢静推 10% 葡萄糖 2～3ml/kg，随后以葡萄糖 6～8mg/（kg·min）的速度持续静脉滴注。30min 后复测血糖。

（五）思考题

1. 新生儿休克的临床表现有哪些？
2. 新生儿休克的处理措施有哪些？
3. 新生儿低血糖的处理措施有哪些？

第二篇

护理操作技能
评分标准与关键考点

第五章

基本护理技术

第一节 无菌操作技术

一、穿脱隔离衣

穿脱隔离衣流程及评分标准

项目	内容及评分标准	分值	关键考点
准备 10分	自身准备：着装整洁，洗手，戴口罩	4	卷袖过腕，流动水下七步洗手法
	用物准备：隔离衣、手消毒液、洗手液、擦手纸、生活垃圾桶	4	确认所有用物均在有效期内
	环境准备：室温适宜，光线充足，环境安静	2	
操作 过程 70分	评估：病人病情、治疗与护理，隔离的种类及措施，穿隔离衣的环境	4	根据病人病情选择保护性隔离或防护性隔离
	穿隔离衣		
	选择大小合适隔离衣，手持衣领取下隔离衣，检查隔离衣是否干燥、完好，有无穿过	4	隔离衣应当能够遮住全部衣物和外露的皮肤 进行防护性隔离时，如隔离衣已穿过，则清洁面为衣领及内面，污染面为隔离衣外面；进行保护性隔离时，如隔离衣已穿过，则清洁面为隔离衣外面，污染面为衣领及内面
	两手将衣领的两端向外折，使隔离衣内面朝向操作者，露出肩袖内口	4	不可触及衣领以外部位

续表

项目	内容及评分标准	分值	关键考点
操作过程70分	一手持衣领，将另一手臂入袖，举起手臂，使衣袖上抖，同法穿另一侧衣袖	8	手不要触及隔离衣外面
	两手持衣领中央，沿着领边由前向后扣好领扣	4	手肘抬起、下颌抬高 袖口不可触及衣领、面部和帽子
	扣好两侧袖扣，解开腰带活结	2	有松紧的袖口不需要扣，操作时不能低头，以免隔离衣污染面部
	将隔离衣的一边（约在腰下5cm）渐向前拉，直至距边缘约1cm处然后用手捏住，不能触及边缘内面，同法捏住另一边	8	如隔离衣被穿过，到这一步时，手不可再触及隔离衣内面
	两手在背后将两侧衣边边缘对齐，向一侧折叠，一手按住折叠处，另一手将腰带拉至背后压住折叠处，同法拉另一侧腰带	8	注意隔离衣应当完全覆盖背部 折叠处不可松散
	将腰带在背后交叉，再回前方打一活结	2	穿好隔离衣后，双臂保持于腰部以上的位置，不可进入清洁区，避免接触清洁物品
	脱隔离衣		
	双手置于胸前，松开腰带，在前方打活结	2	如隔离衣后侧下部边缘有衣扣，则先解开后侧衣扣
	解开两侧袖扣，将部分衣袖塞于工作服袖下，充分暴露双手至前臂	6	不可将衣袖外面塞入工作服
	充分暴露双手，进行手消毒，消毒液搓（刷）洗双手2min，肥皂水、流水洗2遍，擦干	6	不可沾湿隔离衣
	解开领扣	3	衣袖不可触及领口
	右手伸入左手腕部袖内，拉下袖子过手，用遮盖着的左手拉下右侧衣袖，双手轮换退出衣袖	5	双手触及衣袖内面，往下拉衣袖，不可触及隔离衣外面
	手持衣领，两边对齐，挂好。洗手	4	挂在半污染区时，清洁面向外；挂在污染区，则污染面向外。如隔离衣不需要使用，则送洗消毒
综合评价20分	整体评价：规范，熟练，按时完成	10	
	严格遵守消毒隔离原则	10	

二、外科手消毒、穿手术衣、铺单

外科手消毒、穿手术衣、铺单流程及评分标准

项目	内容及评分标准	分值	关键考点
准备 10分	自身准备：穿洗手衣衣裤及手术室专用鞋、戴口罩、帽子；修剪指甲，清除甲缘下污垢，无饰物	4	七步洗手法
	用物准备：洗手池、镜子、感应水龙头、清洁剂、干手物品、外科手消毒液、手术衣、无菌手套、无菌单、计时装置、洗手流程及说明图	4	确认所有物品均在有效期内，包装完好无破损
	环境准备：室温适宜，光线充足，环境安静	2	手术室室温：18～20℃（成人），22～24℃（新生儿及老年人）
操作 流程 70分	**外科手消毒**		
	准备：将袖口上卷达上臂1/2处，查看时间	3	袖口上卷并妥善固定，避免操作期间袖口下落引起污染
	洗手：流动水冲洗双手→腕部→前臂→肘→上臂下1/3段；取适量皂液按七步洗手法揉搓双手至腕部；环形搓至上臂下1/3处，交替进行；用流动水冲净双手、前臂和上臂下1/3	8	七步洗手法：内—外—夹—弓—大—立—腕，注意皮肤褶皱处及甲缘等部位的搓洗 流动水冲洗时指尖向上，肘部置于最低位，沿一个方向冲洗手和手臂，不可指尖向下冲洗 洗手揉搓时间不可少于2min
	干手：使用干手物品彻底擦干双手、前臂和上臂下1/3处，将干手物品弃于固定容器内	3	擦拭时从指尖往上逐步擦拭至上臂下1/3，不可从上臂开始擦拭
	消毒：取适量外科手消毒液于手掌中，另一手指尖并拢浸泡在消毒液中至少5s，然后将剩余消毒液均匀地涂在前臂至上臂下1/3；取适量外科手消毒液于另一手掌中，重复上述动作；取适量外科手消毒液于手掌中，按七步洗手法进行双手揉搓直至腕部，揉搓至消毒剂干燥	8	消毒液涂抹不可留有空白部位
	手消毒完成后，保持指尖向上，肘部向下	5	保持双手拱手姿势，位于腰部以上，不可下垂，不可接触未经消毒的物品
	铺无菌巾：接过器械护士递来的无菌巾，持折边的1/3处，第一、二、三块折边朝向自己，第四块折边朝向外侧，按顺序分别铺于切口下方、上方、对侧及自身侧；每块巾的内侧缘距切口线3cm以内；手术巾的四个交角分别用布巾钳夹住	6	无菌巾已铺好后不可随意移动，如需移动，只能向切口外侧移动

续表

项目	内容及评分标准	分值	关键考点
操作流程70分	再次消毒手臂	5	取用外科手消毒液,按照外科手消毒流程,再次进行手消毒
	穿无菌手术衣		
	取手术衣,在较宽敞的地方持衣领打开手术衣,提住衣领两角,衣袖向前位将衣展开,衣内面朝向自己	3	选择合适的尺码,确保手术衣能够完全包裹手术服
	向上轻抛手术衣,顺势将双手插入袖中	3	双臂平行前伸,不可高举过肩
	巡回护士在穿衣者身后抓住衣领内面,协助拉袖口,并系好衣服后带	3	巡回护士手不可触及手术衣外面
	戴无菌手套	8	戴手套时,不可污染手套外面
	解开手术衣腰间活结,将腰带递出,巡回护士用无菌持物钳夹腰带绕穿衣者一周后交穿衣者自行系于腰间	3	也可递给已穿好手术衣及无菌手套的器械护士帮忙穿衣
	铺手术中单:将2块无菌中单分别铺于切口的上、下方	6	铺单者应避免自己的手接触未消毒物品
	铺手术洞单:将有孔洞的大单正对切口部位,短端向头部,长端向下肢	6	展开手术洞单时手应当卷在单内,避免污染,已铺好的手术无菌单只能由手术区往外移动,不可向内移动
综合评价20分	整体评价:规范、熟练、按时完成	10	
	严格遵守无菌操作原则	10	

第二节　给药相关护理技术

一、口服给药

口服给药流程及评分标准

项目	内容及评分标准	分值	关键考点
准备10分	自身准备:着装整洁,洗手,戴口罩	2	七步洗手法
	核对:核对医嘱、执行单及床号、姓名、住院号,并签名	2	双人核对

续表

项目	内容及评分标准	分值	关键考点
准备 10分	用物准备：药品、医嘱单、执行单、小药杯、温水、吸管、生活垃圾桶、医用垃圾桶	4	确认所有物品均在有效期内
	环境准备：室温适宜，光线充足，环境安静，保护病人隐私	2	室温：18～20℃（成人），22～24℃（新生儿及老年人）
操作 流程 70分	在规定时间内携带用物及药物至病人床旁，核对病人信息及药品	10	操作前核对 核对药品名称、用法及剂量、质量、给药时间
	评估病人病情、意识状况、治疗情况、吞咽能力、有无恶心呕吐、配合程度以及药物过敏史	10	洋地黄类药物需评估心率 降压药物需评估血压
	协助病人取舒适卧位，解释服药目的，取得配合	8	半坐卧位，避免呛咳
	将药物发放给病人，再次核对后，提供温水，根据药物不同性质，指导病人服药，并确认病人已服下	15	注意操作中核对 铁剂需用吸管服用 硝酸甘油需舌下含服 泡腾片需温水浸泡，待药物完全溶解后再饮用，严禁直接吞服或含服
	再次核对	8	操作后核对
	观察病人用药后反应	10	关注药物是否起效
	整理用物，整理床单位	5	协助病人取舒适卧位
	观察与记录	4	记录用药时间、剂量及病人反应
综合 评价 20分	整体评价：规范，熟练，按时完成	8	
	评判性思维：观察病情，宣教指导正确	4	
	人文关怀：安全保暖；动作轻柔；隐私保护；宣教适时；沟通有效	8	

二、皮内注射

皮内注射流程及评分标准

项目	具体内容及评分标准	分值	关键考点
准备 10分	自身准备：着装规范，洗手，戴口罩	2	七步洗手法
	核对：核对医嘱、注射单及床号、姓名、住院号，并签名	2	双人核对

续表

项目	具体内容及评分标准	分值	关键考点
准备10分	用物准备：医嘱单、执行卡、注射盘（75%乙醇、络合碘、无菌棉签、无菌纱布、砂轮、弯盘、启瓶器），无菌盘，1ml注射器（带针头），5ml注射器（带针头），药液，抢救盒（0.1%肾上腺素、2ml注射器，根据案例需要提供），医嘱卡，一次性橡胶手套，快速手消毒液	4	确认所有用物均在有效期内，包装完好无破损
	环境准备：室温适宜，光线充足，环境安静，保护病人隐私	2	室温：18~20℃（成人），22~24℃（新生儿及老年人）
操作过程70分	再次核对注射卡：检查液体和药物质量（药物评估/安瓿评估：药物名称剂量正确、在有效期内，瓶身完整无破损，药液清亮无絮状物），铺无菌盘并注明铺盘时间	5	检查液体和药物质量，是否在有效期内
	药液配制		
	①消毒安瓿、砂轮；酒精棉签去屑（必要时）；纱布包裹折断（有易折点用酒精消毒）	2	避免安瓿碎屑污染药液
	②抽吸药物（皮试液配制时注意浓度准确）	7	严格无菌操作，抽药时不能握住活塞体部；准确配制药液浓度，尤其是各类过敏试验[1]
	③请另一位护士核对、双人签名	2	双人核对、签名
	④再次核对无误后放入治疗盘	2	治疗盘内需用无菌巾铺好，标注好有效期
	注射		
	用物带至床旁，问候病人，核对床号、住院号，告知病人用药目的，评估注射部位及用药史、配合程度	8	操作前核对；过敏试验用药前注意评估过敏史，有无进食，并准备好急救药物
	洗手，口述选定的注射部位	4	皮内注射部位：药物过敏试验常选择前臂掌侧下段
	酒精消毒皮肤2遍，待干	4	待干时不可吹或扇风；忌用含碘消毒剂消毒，以免影响结果判断；若有乙醇过敏史，可选用生理盐水进行皮肤清洁
	（再次核对）调整针头斜面向上，排气	3	操作中查对；排气时不应浪费药液

续表

项目	具体内容及评分标准	分值	关键考点
操作过程 70 分	左手绷紧局部皮肤，右手以平执式持注射器，针尖斜面向上，与皮肤呈 5° 进针，待针尖斜面完全进入皮内后，放平注射器，左手拇指固定针栓，注入药液 0.1ml，使局部隆起形成一半球状皮丘，皮肤变白并显露毛孔	15	进针角度不宜过大，避免刺入皮下，注入剂量需准确
	注射完毕迅速拔针，勿按压针眼	4	不可按压或擦拭针眼处
	垃圾分类处理	2	不可回套针帽 不可垃圾二次分类
	再次核对，并签名	3	操作后核对
	协助病人取舒适卧位	2	根据病情摆放舒适卧位
	整理床单位，处理用物	2	保持床单位整洁
	洗手，记录（如为药物过敏试验，需判读试验结果并准确记录），健康宣教（疾病相关宣教，有不适告知医护人员，告知传呼器如何使用）	5	药物过敏试验注射完后嘱病人等待 20min 观察局部反应 皮试结果记录准确[②] 皮试结果无法确认或为假阳性处理办法[③]
综合评价 20 分	1. 严格遵守无菌操作技术原则	6	
	2. 操作流程熟练、流畅，操作方法正确	6	
	3. 未违反操作禁忌证	3	
	4. 操作中与病人沟通良好，注重人文关怀	5	结合病人病情及特殊情况进行个性化护理

注：① 常用皮试液浓度：青霉素皮试液浓度为 200～500U/ml；头孢菌素皮试液浓度为 500μg/ml；破伤风抗毒素皮试液浓度为 150U/ml。

　　② 皮试结果记录：如为阴性，只需在注射卡上用黑笔标注 "–"；如为阳性，需在注射卡、病历、三测单、床头卡、手腕带上均用红笔标注 "+"，并告知病人及家属不可使用该类药物。

　　③ 皮试结果无法确认或为假阳性：采取对照试验，更换注射器及针头，在另一前臂相对应部位注射 0.1ml 生理盐水，20min 后对照观察反应。

三、皮下注射

皮下注射流程及评分标准

项目	具体内容及评分标准	分值	关键考点
准备 10 分	自身准备：着装规范，洗手，戴口罩	2	七步洗手法

项目	具体内容及评分标准	分值	关键考点
准备 10分	核对：核对医嘱、注射单及床号、姓名、住院号，并签名	2	双人核对
	用物准备：皮肤消毒液（络合碘或75%乙醇）、无菌棉签、砂轮、弯盘、2ml注射器（带针头，1~2个）、药液、医嘱卡、一次性橡胶手套、手消毒液、锐器盒、生活垃圾桶、医疗垃圾桶	4	确认所有物品均在有效期内，包装完好无破损，检查液体和药物质量
	环境准备：室温适宜，光线充足，环境安静，保护病人隐私	2	室温：18~20℃（成人），22~24℃（新生儿及老年人）
操作过程 70分	再次核对注射卡：检查液体和药物质量（药物评估/安瓿评估：药物名称剂量正确、在有效期内，瓶身完整无破损，药液清亮无絮状物），铺无菌盘并注明铺盘时间	5	检查液体和药物质量，是否在有效期内
	药液配制		
	①消毒安瓿、砂轮；酒精棉签去屑（必要时）；纱布包裹折断（有易折点用酒精消毒）	2	避免安瓿碎屑污染药液
	②抽吸药物	7	严格无菌操作，不可握住活塞体部 根据药物性质抽吸药物，混悬剂摇匀后立即抽吸，结晶、粉剂药物应充分溶解后抽吸，油剂可稍加温后用稍粗针头抽吸
	③请另一位护士核对、双人签名	3	双人核对、签名
	④再次核对无误后放入治疗盘	2	
	注射		
	用物带至床旁，问候病人，核对床号、姓名、住院号，告知病人用药目的、评估病人配合程度、穿刺部位	8	操作前核对 穿刺部位应避开瘢痕、伤口、硬结等
	洗手，口述选定的注射部位	4	皮下注射部位：上臂三角肌下缘、两侧腹壁、后背、大腿前外侧
	消毒皮肤2遍，待干	4	根据病情和病人具体情况选择合适的消毒剂，注射胰岛素应用酒精消毒待干时不可吹或扇风
	（再次核对）调整针头斜面向上，排气	3	操作中查对 排气时不应浪费药液

项目	具体内容及评分标准	分值	关键考点
操作过程 70 分	一手绷紧皮肤，一手持注射器，以示指固定针栓，针头斜面向上，与皮肤呈 30°～40°，迅速刺入针梗的 1/2～2/3 至皮下，一手固定针栓，一手回抽无回血方可注射药物	15	进针角度不可超过 45° 长期皮下注射者，应当有计划地更换注射部位，以防局部产生硬结 过于消瘦者，可捏起局部组织，适当减小进针角度 特殊药物如低分子量肝素、短针头的胰岛素注射可捏起局部皮肤以 90° 角进针
	注射完毕迅速拔针，无菌棉签轻轻按压，不出血为止	4	拔针速度快，减少痛苦 注射胰岛素后一般不需按压 有凝血功能异常的病人需要适当延长按压时间
	垃圾分类处理	2	不可回套针帽 不可垃圾二次分类
	再次核对，并签名	3	操作后查对
	协助病人取舒适卧位	2	根据病情摆放舒适卧位
	整理床单位，处理用物	2	保持床单位整洁
	洗手，记录，健康宣教（疾病相关宣教，有不适告知医护人员，告知传呼器如何使用）	4	观察病人用药后的反应，并记录 根据病人病情及使用药物进行健康宣教
综合评价 20 分	1. 严格遵守无菌操作技术原则	5	
	2. 操作流程熟练、流畅，操作方法正确	5	两快一慢
	3. 未违反操作禁忌证	5	
	4. 操作中与病人沟通良好，注重人文关怀	5	结合病人病情及特殊情况进行个性化护理

四、肌内注射

肌内注射流程及评分标准

项目	具体内容及评分标准	分值	关键考点
准备 10 分	自身准备：着装规范，洗手，戴口罩	2	七步洗手法
	核对：核对医嘱、注射单及床号、姓名、住院号，并签名	2	双人核对

续表

项目	具体内容及评分标准	分值	关键考点
准备 10分	用物准备：皮肤消毒液（络合碘或75%乙醇）、无菌棉签、砂轮、弯盘、5ml注射器（带针头，1~2个）、药液、医嘱卡、一次性橡胶手套、手消毒液、锐器盒、生活垃圾桶、医疗垃圾桶	4	确认所有物品均在有效期内，包装完好无破损 检查药液质量
	环境准备：室温适宜，光线充足，环境安静，保护病人隐私	2	室温：18~20℃（成人），22~24℃（新生儿及老年人）
操作 过程 70分	再次核对注射卡：检查液体和药物质量（药物评估/安瓿评估：药物名称剂量正确、在有效期内，瓶身完整无破损，药液清亮无絮状物），铺无菌盘并注明铺盘时间	4	检查液体和药物质量，是否在有效期内
	药液配制		
	①消毒安瓿、砂轮；酒精棉签去屑（必要时）；纱布包裹折断（有易折点用酒精消毒）	2	避免安瓿碎屑污染药液
	②抽吸药物	7	严格无菌操作，抽药时不能握住活塞体部 根据药物性质抽吸药物，混悬剂摇匀后立即抽吸，结晶、粉剂药物应充分溶解后抽吸，油剂可稍加温后用稍粗针头抽吸 药液应抽吸干净，排气时不可浪费药液
	③请另一位护士核对、双人签名	3	双人核对、签名
	④再次核对无误后放入治疗盘	2	治疗盘内需用无菌巾铺好，标注好有效期
	注射		
	用物带至床旁，问候病人，核对床号、姓名、住院号，告知病人用药目的、评估病人配合程度、穿刺部位，协助摆放体位	8	操作前核对
	洗手，口述选定的注射部位	8	所选定的注射部位应避开瘢痕、伤口、硬结等 肌内注射部位：臀大肌、臀中肌、臀小肌、股外侧肌及上臂三角肌。部位定位需准确① 长期肌内注射者，应当有计划地更换注射部位，以防局部产生硬结 2岁以下婴幼儿不宜选用臀大肌注射，最好选用股外侧肌、臀中肌和臀小肌

续表

项目	具体内容及评分标准	分值	关键考点
操作过程 70 分	消毒剂消毒皮肤 2 遍，直径 5cm，待干	4	协助病人摆好体位，使局部肌肉放松[2]
	（再次核对）调整针头斜面向上，排气		操作中核对
	左手拇、示指绷紧局部皮肤，右手以执笔式持注射器，中指固定针栓，将针尖 1/2 ~ 2/3 迅速垂直刺入皮肤，松开绷紧皮肤的手，抽动活塞，如无回血，缓慢注射药液	15	消瘦及患儿进针角度需减少 勿将针头完全刺入，避免针梗折断在体内 确保针头未刺入血管
	注射完毕迅速拔针，无菌棉签轻轻按压至不出血为止	4	掌握肌内注射针头折断处理方法[3] 拔针速度快，减少痛苦 有凝血功能异常的病人需要适当延长按压时间
	垃圾分类处理	2	不可回套针帽 不可垃圾二次分类
	再次核对，记录并签名	3	操作后核对
	协助病人取舒适卧位	2	根据病情摆放舒适卧位
	整理床单位，处理用物	2	保持床单位整洁
	洗手，记录，健康宣教 （疾病相关宣教，有不适告知医护人员，告知传呼器如何使用）	4	观察病人用药后的反应，并记录 根据病人病情及使用药物进行健康宣教 掌握肌内注射后硬结的处理办法[4]并指导病人
综合评价 20 分	1. 严格遵守无菌操作技术原则	5	
	2. 操作流程熟练、流畅，操作方法正确	5	两快一慢
	3. 未违反操作禁忌证	5	
	4. 操作中与病人沟通良好，注重人文关怀	5	结合病人病情及特殊情况进行个性化护理

注：①肌内注射部位定位：臀大肌注射定位——髂前上棘与尾骨连线的外上 1/3 处；臀中肌及臀小肌注射定位——以示指尖和中指尖分别置于髂前上棘和髂嵴下缘处，在髂嵴、示指、中指之间构成一个三角形区域，其示指与中指构成的内角；股外侧肌注射定位——大腿中段外侧；上臂三角肌注射定位——上臂外侧，肩峰下 2 ~ 3 横指处。

②肌内注射体位摆放：侧卧时上腿伸直，下腿稍弯曲；俯卧时足尖相对，足跟分开，头偏一侧；坐位时椅子稍高；仰卧位适用于危重及不可翻身者。

③肌内注射针头折断处理方法：保持原位不动，安抚病人情绪，固定局部组织，尽快用无菌血管钳将断端夹出；如断端全部埋入肌肉，速请外科医生处理。

④肌内注射出现硬结处理方法：热敷、理疗。

五、静脉注射

静脉注射（无注射泵）流程及评分标准

项目	内容及评分标准	分值	关键考点
准备 10分	自身准备：着装规范，洗手，戴口罩	2	七步洗手法
	核对：核对医嘱、注射单及床号、姓名、住院号，并签名	2	双人核对
	用物准备：皮肤消毒液（络合碘或75%乙醇）、无菌棉签、无菌纱布或棉球、砂轮、弯盘、止血带、小枕、一次性治疗巾、胶布、无菌盘、注射器（规格视药量而定）、头皮针、医嘱卡、无菌手套、手消毒液、锐器盒、生活垃圾桶、医疗垃圾桶	4	确认所有物品均在有效期内，包装完好无破损 检查药液质量
	环境准备：室温适宜，光线充足，环境安静，保护病人隐私	2	室温：18~20℃（成人），22~24℃（新生儿及老年人）
操作过程 70分	检查液体和药物质量 口述洗手	2	配药前需核查药品及溶液是否质量完好，在保质期内
	配药：根据无菌原则按照医嘱正确配制药液。配药者签名。粘贴注射贴（含床号、姓名、药名、剂量）请人再次核对，并请核对者签字	4	注意选择合适的溶剂配制药液，如胺碘酮需使用葡萄糖注射液稀释
	床边核对评估： ①带用物至床旁，核对病人信息（手腕带、床头卡、床号、姓名、住院号），介绍自己 ②评估病人病情、治疗、用药史、过敏史等 ③告知静脉注射的目的 ④评估：评估病人配合程度、穿刺部位皮肤、血管状况及肢体活动情况	6	穿刺部位评估时，应当避开有伤口、瘢痕部位 尽量避开血压监测侧肢体 需评估穿刺侧肢体有无动静脉瘘、进行血管吻合手术或乳腺癌手术，如有这些情况，需更换部位 特殊药物应用前应注意评估病情，如毛花苷丙应用前需数心率、肾上腺素及多巴胺等药物使用前应测量血压 操作前查对
	取舒适体位，保护病人隐私（如使用屏风）。口述洗手，戴手套	5	保护病人隐私 成人根据病情需要摆放舒适体位，婴幼儿取仰卧位或侧卧位
	定位消毒：选择合适静脉，垫小枕，铺治疗巾，扎压脉带（离穿刺点上方8~10cm） 络合碘消毒穿刺部位皮肤（直径大于5cm），待干	5	成人优先选择肘部静脉，婴幼儿优先选择头皮静脉 血管要粗、直、弹性好
	二次核对：床号、姓名、手腕带、药物名称、剂量、途径等信息（执行单核对手腕带、输液瓶签），排气	5	操作中核对 排气时勿浪费药液

续表

项目	内容及评分标准	分值	关键考点
操作过程 70分	静脉穿刺：嘱咐病人握拳，左手绷紧皮肤，右手持头皮针小翼，针尖斜面向上，与皮肤呈 15°～30° 进针，见回血后再沿静脉走行进针少许 穿刺成功：一次穿刺成功 10 分；二次穿刺成功 5 分，二次穿刺不成功不得分	10	穿刺时如不成功，不可同一部位反复穿刺 如刺破血管引起血肿，应迅速拔针按压
	松开止血带，嘱病人松拳，胶布固定针头	3	胶布固定针头时操作轻柔，固定良好，避免针尖在血管内滑动
	缓慢注射药液，注药前需要检查针头是否在静脉内	6	注药前需要抽回血，检查针头是否在血管内 特殊药物需根据用药要求调整注药速度，如毛花苷丙静脉注射时需稀释，注射时间不少于 10～15min 一边注射一边关注病人反应，尤其是应用血管活性药物时
	注药完毕后，快速拔针，按压至不出血为止	3	拔针快，用无菌棉球或无菌棉签按压，有凝血功能异常者应当延长按压时间
	三次核对：手腕带、床号、姓名、药物等无误后，执行卡上签名及时间	5	操作后查
	询问病人目前感受，安置舒适体位，整理床单位、拉床栏，将传呼器放于病人容易拿到的地方	5	使用血管活性药物后，需关注生命体征变化情况 使用降压药物时要加强跌倒预防
	健康教育	6	根据病人病情给予合适的健康教育
	垃圾分类处理，整理用物，规范洗手	5	垃圾杜绝二次分类
综合评价 20分	整体评价：规范；遵守无菌原则，熟练，按时完成	8	严格遵守无菌操作
	评判性思维：观察病情，宣教指导正确	4	根据病人病情变化及时处理
	人文关怀：安全保暖；动作轻柔；隐私保护；宣教适时；沟通有效	8	

静脉注射（使用注射泵）流程及评分标准

项目	内容及评分标准	分值	关键考点
准备 10分	自身准备：着装整洁，洗手，戴口罩	2	七步洗手法
	核对：核对医嘱、注射单及床号、姓名、住院号，并签名	2	双人核对

续表

项目	内容及评分标准	分值	关键考点
准备 **10分**	用物准备：皮肤消毒液（络合碘或75%乙醇）、0.9%氯化钠（冲管用）、无菌棉签、酒精棉片、砂轮、弯盘、无菌盘、注射器（规格视药量而定）、延长管、注射泵、医嘱卡、无菌手套、手消毒液、锐器盒、生活垃圾桶、医疗垃圾桶，根据医嘱准备药物	4	确认所有物品均在有效期内，包装完好无破损 注射泵性能完好 检查药物质量
	环境准备：室温适宜，光线充足，环境安静，保护病人隐私	2	室温：18~20℃（成人），22~24℃（新生儿及老年人）
操作 **过程** **70分**	检查液体和药物质量 口述洗手	2	配药前需核查药品及溶液是否质量完好，在保质期内
	配药：根据无菌原则按照医嘱正确配制药液，配药者签名。粘贴注射贴（含床号、姓名、药名、剂量） 请人再次核对，并请核对者签字	4	注意选择合适的溶剂配制药液，如胺碘酮需使用葡萄糖注射液稀释
	床边核对评估： ①带用物至床旁，核对病人信息（手腕带、床头卡、床号、姓名、住院号），介绍自己 ②评估病人配合程度、病情、治疗、用药史，过敏史等 ③告知静脉注射的目的	5	特殊药物应用前应注意评估病情，如毛花苷丙应用前需数心率、肾上腺素及多巴胺等药物使用前应测量血压 操作前查对
	取舒适体位，保护病人隐私（如使用屏风）。口述洗手，戴手套	2	保护病人隐私
	消毒肝素帽或正压接头，抽回血，冲管	6	消毒肝素帽或正压接头需使用酒精棉片，旋转螺旋消毒2遍 抽回血确认针头通畅在血管内 冲管采用脉冲式冲管，避免血液残留管壁内
	注射泵准备：注射泵固定于注射架上。连接电源，打开开关，处于备用状态	5	注射泵性能完好，固定妥当
	二次核对：床号、姓名、手腕带、药物名称、剂量、途径等信息（执行单核对手腕带、注射瓶签） 连接延长管后排气	5	操作中查 确认病人信息
	将抽吸药液的注射器妥善固定于注射泵上	2	在固定注射器时不应浪费注射器内药液
	遵医嘱设置注射液总量及速度	10	遵医嘱设置静脉注射速度及总量 特殊药物需根据用药要求调整注药速度，如毛花苷丙静脉注射时需稀释，注射时间不少于10~15min

项目	内容及评分标准	分值	关键考点
操作过程70分	将延长管另一端与留置针相连，打开留置针处夹子，按注射泵启动键	6	观察启动后输液状态及速度 一边注射一边关注病人反应，尤其是应用血管活性药物时
	三次核对：手腕带、床号、姓名、药物、泵速等无误后，执行卡上签名及时间	5	操作后查
	询问病人目前感受，安置舒适体位，整理床单位、拉床栏，将呼叫器放于病人容易拿到的地方	5	使用血管活性药物后，需关注生命体征变化情况 使用降压药物时要加强跌倒预防
	健康教育：用药指导、注射泵使用指导、跌倒预防相关指导	8	根据病人病情给予合适的健康教育
	垃圾分类处理，整理用物，规范洗手	5	垃圾杜绝二次分类
综合评价20分	整体评价：规范；遵守无菌原则，熟练，按时完成	8	严格遵守无菌操作
	评判性思维：观察病情，宣教指导正确	4	根据病人病情变化及时处理
	人文关怀：安全保暖；动作轻柔；隐私保护；宣教适时；沟通有效	8	

六、雾化吸入

雾化吸入流程及评分标准

项目	内容及评分标准	分值	关键考点
准备10分	自身准备：着装整洁，洗手，戴口罩	2	七步洗手法
	核对：核对医嘱、执行单及床号、姓名、住院号，并签名	2	双人核对
	用物准备：雾化器（氧气或超声用）、超声雾化机或氧气装置1套、弯盘、药液（根据医嘱准备）、蒸馏水、生理盐水、注射器、锐器盒、生活垃圾桶、医疗垃圾桶	4	确认所有物品均在有效期内 确认超声雾化机在备用状态
	环境准备：室温适宜，光线充足，环境安静，保护病人隐私	2	室温：18～20℃（成人），22～24℃（新生儿及老年人）
操作流程70分	携带用物至床旁，核对病人信息，评估病人情况及配合程度，解释操作目的，取得配合	10	评估病人时需评估病情、用药史及过敏史、口腔情况、血气分析情况、咳嗽咳痰情况

续表

项目	内容及评分标准	分值	关键考点
操作流程 70分	**氧气雾化吸入（二选一）**		
	打开雾化器，遵医嘱将药液稀释至5ml，注入雾化器药杯中	5	幼儿一般2ml
	正确安装氧气流量瓶，瓶内不加无菌水或者调至雾化按钮，将雾化器管连接氧气流量瓶，调节氧流量6～8L/min，检查有无漏气	15	幼儿5L/min
	待雾形成，指导病人手持雾化器，将面罩罩于口鼻，指导病人深呼吸	5	指导病人深呼吸，确保雾化液滴进入气道内
	超声雾化机雾化吸入（二选一）		
	打开雾化器，遵医嘱将药液稀释至30～50ml，注入雾化罐中，检查无漏水后，将雾化罐放入水槽，盖紧水槽盖	5	操作时轻柔，勿损坏水槽晶体换能器和雾化罐底部透声膜
	加冷蒸馏水于水槽中，水量要求浸没雾化罐底部的透声膜	5	水槽内必须保证足够的水量不可加温水或热水
	连接电源，打开电源开关，连接雾化器，接通电源，打开电源开关，调整时间至15～20min，打开雾化开关，调节雾量	10	大档3L/min，中档2L/min，小档1L/min
	待雾形成，指导病人手持雾化器，将面罩罩于口鼻，指导病人深呼吸	5	指导病人深呼吸，确保雾化液滴进入气道内
	再次核对床号、姓名、药名、浓度、剂量、给药方法及时间	6	操作后核对
	雾化过程中观察病人反应，如呼吸情况，若出现胸闷、憋气、剧烈咳嗽，应立即联系医生，及时处置，防窒息	8	关注病人用药后反应
	结束雾化后，取走雾化器，关闭超声雾化机或氧气源	6	及时关闭雾化机及氧气
	协助病人擦干净面部，清洁口腔，取舒适卧位，整理用物及床单位	9	协助病人漱口，避免出现因雾化导致的口腔问题
	垃圾分类处理，洗手，记录，签名	6	记录雾化用药时间及效果
综合评价 20分	整体评价：规范、熟练、按时完成	8	
	评判性思维：观察病情，宣教指导正确	4	根据病人病情变化及时处理
	人文关怀：安全保暖；动作轻柔；隐私保护；宣教适时；沟通有效	8	宣教贯穿全程，与病人沟通良好

第三节　静脉输液及输血相关护理技术

一、留置针静脉输液

静脉输液（留置针穿刺＋普通输液）流程及评分标准

项目	内容及评分标准	分值	关键考点
准备 10分	自身准备：着装整洁，洗手，戴口罩	2	七步洗手法
	核对：核对医嘱、注射单及床号、姓名、住院号，并签名	2	双人核对
	用物准备：皮肤消毒液（络合碘或75%乙醇）、无菌棉签、砂轮、弯盘、药液、瓶签、医嘱卡、无菌盘、输液器、小枕、压脉带、留置针、无菌敷贴、网套、笔、一次性治疗巾、一次性橡胶手套、手消毒液、锐器盒、生活垃圾桶、医疗垃圾桶	4	确认所有物品均在有效期内，包装完好无破损
	环境准备：室温适宜，光线充足，环境安静，保护病人隐私	2	室温：18～20℃（成人），22～24℃（新生儿及老年人）
操作 要点 70分	检查液体和药物质量；请人再次核对，并请核对者签字；口述洗手	2	配药前需核查药品及溶液是否质量完好，在保质期内
	配药：根据无菌原则按照医嘱正确配制药液，插输液器。配药者签名。粘贴输液瓶贴（含床号、姓名、药名、剂量）	3	注意药物配伍禁忌 插输液器时注意无菌
	床边核对评估： ①带用物至床旁，核对病人信息（手腕带，床头卡，床号，姓名，住院号），介绍自己 ②评估病人病情、治疗、用药史、过敏史，其他药物过敏史等 ③告知使用留置针静脉输液的目的 ④评估：评估穿刺部位皮肤、血管状况及肢体活动情况	4	穿刺部位评估时，应当避开有伤口、瘢痕部位 尽量避开血压监测侧肢体 需评估穿刺侧肢体有无动静脉瘘、进行血管吻合手术或乳腺癌手术，如有这些情况，需更换部位 操作前查对
	取舒适体位，保护病人隐私（如使用屏风）。口述洗手，戴手套	2	保护病人隐私 成人根据病情需要摆放舒适体位，婴幼儿取仰卧位或侧卧位
	定位消毒：垫小枕，铺治疗巾，扎压脉带（离穿刺点上方8～10cm） 络合碘消毒穿刺部位皮肤（直径≥8cm），待干	6	选择粗、直、弹性好的血管，成人优先选择肘部静脉，婴幼儿优先选择头皮静脉 扎压脉带不可过紧 保证穿刺点及周围皮肤的无菌状态

项目	内容及评分标准	分值	关键考点
操作要点 70 分	排气；挂输液瓶于输液架，连接留置针与输液器，行第一次排气，备敷贴并写好标识（日期、时间、操作者）和透明胶布	6	根据病情选择合适的留置针，如休克病人应当选择大号针头，便于尽快补液 确保输液器内无气泡
	再次消毒，待干	2	直径 ≥ 8cm
	二次核对：床号、姓名、手腕带、药物名称、剂量、途径等信息（执行单核对手腕带、输液瓶签）	2	操作中查对
	静脉穿刺： 取针套，旋转松动外套管 - 再次排气 - 嘱咐病人握拳，绷紧皮肤进针 - 送外套管 - 撤针芯（针头与皮肤呈 15°~30° 进针，见回血后降低到 5°~10° 再进针 2mm，将针芯后撤 5mm。持导管座及针翼，将导管与针芯一并送入血管） 松压脉带，嘱松拳，松调节器开关，观察滴入是否通畅并询问病人感受	8	排气时不宜浪费过多药液 穿刺手法到位，一针见血 穿刺不成功时，观察药液不滴时，不可强行挤压，避免药液进入外周组织
	穿刺成功：一次穿刺成功 15 分；二次穿刺成功 10 分，二次穿刺不成功不得分	15	穿刺不成功者应当立即拔除针头，并按压好，更换留置针，再行二次穿刺
	敷贴、胶布固定（无张力，U 形固定，高举平台法）、粘贴标识，撤小枕、治疗巾、压脉带，脱手套	6	妥善固定，确保无菌，避免对皮肤产生压迫
	根据病情需要调节滴速（依据案例），三次核对：再次核对信息：手腕带、床号、姓名、药物等，无误后执行卡上签字及时间，并将执行卡挂于输液架	2	操作后核对 根据病人病情调节输液速度，对于有心、肾、肺疾病的病人，老年人以及婴幼儿，应当调慢输液速度；对于休克、严重脱水且心肺功能良好的病人应加快输液速度 根据药物类型调节输液速度，高渗、含钾类药物需慢速滴注，血管活性药物不应静脉输注，而应采用注射泵缓慢输注
	询问病人目前感受，安置舒适体位，整理床位、拉床栏，将呼叫器放于病人容易拿到的地方	2	密切关注输液不良反应
	根据病情宣教	5	对病人病情、使用药物及注意事项进行宣教 留置针留置时间一般为 72~96h
	垃圾分类处理，整理用物，规范洗手	5	垃圾禁止二次分类 七步洗手法

续表

项目	内容及评分标准	分值	关键考点
综合评价20分	整体评价：规范；遵守无菌原则，熟练，按时完成	8	严格遵守无菌操作
	评判性思维：观察病情，宣教指导正确	4	根据病人病情变化及时处理
	人文关怀：安全保暖；动作轻柔；隐私保护；宣教适时；沟通有效	8	

二、输液泵的使用

静脉输液（留置针穿刺 + 输液泵）流程及评分标准

项目	内容及评分标准	分值	关键考点
准备10分	自身准备：着装整洁，洗手，戴口罩	2	七步洗手法
	核对：核对医嘱、注射单及床号、姓名、住院号，并签名	2	双人核对
	用物准备：皮肤消毒液（络合碘或75%乙醇）、无菌棉签、砂轮、弯盘、药液、瓶签、医嘱卡、无菌盘、输液器、小枕、压脉带、留置针、无菌敷贴、网套、笔、输液泵、一次性治疗巾、一次性橡胶手套、手消毒液、锐器盒、生活垃圾桶、医疗垃圾桶	2	确认所有物品均在有效期内，包装完好无破损
	环境准备：室温适宜，光线充足，环境安静，保护病人隐私	4	室温：18～20℃（成人），22～24℃（新生儿及老年人）
操作要点70分	请人再次核对，并请核对者签字。口述洗手	2	配药前需核查药品及溶液是否质量完好，在保质期内
	配药：根据无菌原则按照医嘱正确配制药液，插输液器。配药者签名。粘贴输液瓶贴（含床号、姓名、药名、剂量）	3	注意药物配伍禁忌 插输液器时注意无菌
	床边核对评估： ①带用物至床旁，核对病人信息。（手腕带、床头卡、床号、姓名、住院号），介绍自己 ②评估病人病情、治疗、用药史，过敏史，其他药物过敏史等 ③告知使用留置针静脉输液的目的 ④评估：评估穿刺部位皮肤、血管状况及肢体活动情况	4	穿刺部位评估时，应当避开有伤口、瘢痕部位 尽量避开血压监测侧肢体 需评估穿刺侧肢体有无动静脉瘘、进行血管吻合手术或乳腺癌手术，如有这些情况，需更换部位 操作前查对

续表

项目	内容及评分标准	分值	关键考点
操作要点 70分	取舒适体位，保护病人隐私（如使用屏风）。口述洗手，戴手套	2	保护病人隐私 成人根据病情需要摆放舒适体位，婴幼儿取仰卧位或侧卧位
	定位消毒：垫小枕，铺治疗巾，扎压脉带（离穿刺点上方 8~10cm） 络合碘消毒穿刺部位皮肤（直径≥8cm），待干		选择粗、直、弹性好的血管，成人优先选择肘部静脉，婴幼儿优先选择头皮静脉 扎压脉带不可过紧 保证穿刺点及周围皮肤的无菌状态
	排气；固定输液泵，打开开关，再次核对药物，挂输液瓶，连接留置针与输液器，行第一次排气，固定输液管于输液槽内，备敷贴并写好标识（日期、时间、操作者）和透明胶布	6	根据病情选择合适的留置针，如休克病人应当选择大号针头，便于尽快补液 确保输液器内无气泡
	再次消毒，待干	8	直径≥8cm
	二次核对：床号、姓名、手腕带、药物名称、剂量、途径等信息（执行单核对手腕带、输液瓶签）	2	操作中查对
	静脉穿刺： 取针套，旋转松动外套管 - 再次排气 - 嘱咐病人握拳，绷紧皮肤进针 - 送外套管 - 撤针芯（针头与皮肤呈 15°~30°进针，见回血后降低到 5°~10°再进针 2mm，将针芯后撤 5mm。持导管座及针翼，将导管与针芯一并送入血管） 松压脉带，嘱松拳，设置输液总量及速度，按"开始/停止"键启动输液，观察滴入是否通畅并询问病人感受	8	排气时不宜浪费过多药液 穿刺手法到位，一针见血 穿刺不成功时，观察药液不滴时，不可强行挤压，避免药液进入外周组织
	穿刺成功：一次穿刺成功 15分；二次穿刺成功 10分，二次穿刺不成功不得分	15	穿刺不成功者应当立即拔除针头，并按压好，更换留置针，再行二次穿刺
	敷贴、胶布固定（无张力，U形固定，高举平台法）、粘贴标识、撤小枕、治疗巾、压脉带、脱手套	6	妥善固定，确保无菌，避免对皮肤产生压迫
	三次核对：再次确认泵速度，核对信息：手腕带、床号、姓名、药物等，无误后执行卡上签字及时间，并将执行卡挂于输液架	2	操作后核对 掌握输液泵的使用方法 根据病人病情调节输液速度，对于有心、肾、肺疾病的病人，老年人以及婴幼儿，应当调慢输液速度；对于休克、严重脱水且心肺功能良好的病人应加快输液速度 根据药物类型调节输液速度，高渗、含钾类药物需慢速滴注，血管活性药物不应静脉输注，而应采用注射泵缓慢输注

续表

项目	内容及评分标准	分值	关键考点
操作要点 70分	询问病人目前感受，安置舒适体位，整理床位、拉床栏，将呼叫器放于病人容易拿到的地方	2	密切关注输液不良反应
	根据病情宣教，宣教输液泵报警的处理	5	对病人病情、使用药物及注意事项进行宣教 留置针留置时间一般为 72～96h，最多不可超过 7d 掌握输液泵报警的处理办法①
	垃圾分类处理，整理用物，规范洗手	5	垃圾禁止二次分类 七步洗手法
综合评价 20分	整体评价：规范；遵守无菌原则，熟练，按时完成	8	严格遵守无菌操作
	评判性思维：观察病情，宣教指导正确	4	根据病人病情变化及时处理
	人文关怀：安全保暖；动作轻柔；隐私保护；宣教适时；沟通有效	8	

注：①输液泵报警的处理办法：报警阻塞/输液压力高，及时暂停输液，取下输液管路进行检查，排除阻塞因素后再继续输液；报警空气/液体已输注完毕，暂停输液，取下管路检查并排气，及时更换静脉输液液体。

三、静脉输血

静脉输血（留置针穿刺+双人）流程及评分标准

项目	内容及评分标准	分值	关键考点
准备 10分	自身准备：着装整洁，洗手，戴口罩	2	七步洗手法
	核对：核对医嘱、执行卡及床号、姓名、住院号，并签名	2	双人核对
	用物准备：皮肤消毒液（络合碘或75%乙醇）、无菌棉签、砂轮、弯盘、0.9%氯化钠注射液、瓶签、医嘱卡、血制品、交叉配血结果单、血型单、输血器、无菌盘、小枕、压脉带、留置针、无菌敷贴、笔、一次性治疗巾、一次性橡胶手套、手消毒液、锐器盒、生活垃圾桶、医疗垃圾桶	4	所有物品均在有效期内，且处于备用状态
	环境准备：室温适宜，光线充足，环境安静，保护病人隐私	2	室温：18～20℃（成人），22～24℃（新生儿及老年人）

续表

项目	内容及评分标准	分值	关键考点
操作过程 70分	药物准备： ①血制品准备：检查血制品包装、质量、有效期，（双人）核对输血报告单与医嘱单、血型单、血袋信息（床号、姓名、住院号、医嘱、血型、血制品种类及量、有效期），确认交叉配血试验结果（符合），取血袋条形码粘贴于输血报告单，双人签名 ②冲管药物准备：（口述）洗手，检查0.9%氯化钠注射液质量，消毒，关闭输血器开关，打开输血器外包装，插输血器，贴瓶签，签名	10	按照取血的核对内容进行逐项核对和检查，避免差错
	床旁评估核对：（双人）床旁核对病人床号、姓名、腕带、性别、年龄、住院号、血型、血液有效期、交叉配血试验结果、血液的外观质量等。评估病人病情、生命体征及穿刺部位情况。（口述）洗手，戴手套	8	操作前核对，必须双人核对，采用两种不同的方式核对病人信息 输血需单一静脉通路，不可与其他药物同一管路输注 穿刺部位评估时，应当避开有伤口、瘢痕部位，尽量避开血压监测侧肢体，有动静脉瘘、进行血管吻合手术或乳腺癌手术侧肢体不可进行静脉穿刺及输液／血
	定位消毒：穿刺肢体下垫小枕，铺治疗巾，扎压脉带；常规消毒穿刺部位皮肤待干		选择粗、直、弹性好的血管 扎压脉带不可过紧 保证穿刺点及周围皮肤的无菌状态
	排气：挂输液瓶于输液架，排气；连接留置针与输血器，再排气，备敷贴并写好标识（日期、时间、操作者）和透明胶布	5	根据病人血管情况，尽量选择大号针头的留置针 排气时注意不要过多浪费药液
	再次消毒	2	
	留置针穿刺：二次核对，取针套，松动外套管—再次排气—进针—送外套管—撤针芯；一次穿刺成功10分；二次穿刺成功5分，二次穿刺不成功不得分；敷贴固定，标识置管日期、时间、置管人	10	穿刺手法到位，一针见血 穿刺不成功时，不可同一部位反复穿刺多次
	再次核对，输入少量生理盐水	2	输血前需少量输入生理盐水，冲洗管道
	输血：摇匀血液，再次核对，打开血袋封口，常规消毒，连接输血器（输血器连接针头未完全插入血袋导管扣4分，插破血袋者直接终止考试），缓慢将血袋倒挂于输血架上	10	摇匀血液时避免剧烈摇晃、振荡，避免破坏红细胞 血液中严禁加入其他药物 插入血袋前，再次核对信息，操作中核对 血袋平放于桌面，消毒后，输血器针头应小心、平直插入血袋，避免扎破血袋，完全插入后，再将血袋缓慢倒挂于输血架

续表

项目	内容及评分标准	分值	关键考点
操作过程70分	输血后核对：再次双人同步核对病人床号、姓名、性别、年龄、住院号、医嘱单、血型、血液有效期、交叉配血试验结果	8	操作后核对，再次双人核对
	脱手套，洗手（口述），在输血报告单、医嘱单双人签名	2	双人签名
	调节滴速：开始20滴/min，15min后评估病人情况，根据血制品类型调节输血速度	8	血制品输注前15min慢速滴注，关注病人有无不良反应 严格掌握输血速度，对年老体弱、严重贫血、心衰病人应谨慎，滴速宜慢 不同血制品滴速调节要求：红细胞总体输注时间不可超过4h；浓缩血小板输注速度要快，80~100滴/min；血浆输注速度5~10ml/min
	询问病人目前感受，安置舒适体位，整理床位、将呼叫器放于病人容易拿到的地方，处理用物，健康宣教	5	关注有无输血不良反应 加强输血期间巡视，如出现输血不良反应，立即停止输血并积极处理 垃圾避免二次分类
评价20分	整体评价：规范；熟练，按时完成	8	遵守无菌操作原则。
	评判性思维	4	根据病人病情进行个性化操作及护理
	人文关怀：安全保暖；动作轻柔；隐私保护；宣教适时；沟通有效	8	健康宣教贯穿全程

第四节　标本采集技术

一、静脉血标本采集

静脉采血（普通采血）流程及评分标准

项目	内容及评分标准	分值	关键考点
准备10分	自身准备：着装整洁，洗手，戴口罩	2	七步洗手法
	核对：核对医嘱、执行卡及床号、姓名、住院号，并签名	2	双人核对

续表

项目	内容及评分标准	分值	关键考点
准备 10分	用物准备：皮肤消毒液（络合碘或75%乙醇）、无菌棉签、弯盘、医嘱、小枕、条形码、治疗巾、采血针、压脉带、采血管（各类颜色试管各3根）、一次性橡胶手套、手消毒液、锐器盒、生活垃圾桶、医疗垃圾桶	4	所有物品均在有效期内，且处于备用状态
	环境准备：室温适宜，光线充足，环境安静，保护病人隐私	2	室温：18~20℃（成人），22~24℃（新生儿及老年人）
操作要点 70分	贴标签：再次核对医嘱与检验申请单、条形码及真空采血管，无误后将条形码贴在真空采血管外壁上	2	加强核对，杜绝差错
	评估核对：核对病人信息；评估病人病情；核对检查申请单、真空采血管以及条形码；解释交代，取得配合	8	操作前核对 掌握不同血液标本采集时间的要求①
	（口述）洗手，戴手套；选择静脉：选择静脉穿刺部位（不能选择正在静脉输液或输血穿刺处上方），垫小枕及治疗巾	5	掌握静脉采血部位选择要点② 根据病人病情选择合适的采血部位，如输液者应在选取对侧手臂血管；如两只手都在输液，可选下肢静脉采血
	消毒皮肤：常规消毒皮肤，直径不少于5cm；扎压脉带	2	扎压脉带不可过紧，压迫静脉时间不宜过长，以不超过40s为宜，否则易引起淤血、静脉扩张，并影响某些指标检验结果
	二次核对：病人信息、真空采血管以及条形码	5	操作中核对
	静脉穿刺：针尖与皮肤呈15°~30°进针，见回血后，穿刺成功：一次穿刺成功15分；二次穿刺成功5分，二次穿刺不成功不得分	15	穿刺失败时，忌在同一部位反复穿刺，易引起标本溶血或有细微血凝块
	顺序采血：固定针柄，按顺序连接真空采血管，采血量正确，采血中观察病人情况	10	针头应对准血管壁，使血液缓慢流下，避免产生过多泡沫 多个组合检测项目按下列顺序采血：柠檬酸钠抗凝采血管→含有促凝剂和/或分离胶血清采血管→含有或不含分离胶的肝素抗凝采血管→含有或不含分离胶的EDTA抗凝采血管 根据真空采血管及血液检测样本要求，采集正确的血量，不可浪费。全血标本或抗凝血标本，采血后立即上下颠倒5~10次，使抗凝剂与血液充分混合，动作轻柔，不可用力摇晃或振荡

续表

项目	内容及评分标准	分值	关键考点
操作要点 70分	拔针按压：松止血带，迅速拔针，按压，撤止血带、小枕和垫巾，脱手套	5	在采集到最后一管血时，可松开压脉带先分离真空采血管，再拔针头 凝血功能异常病人按压时间需延长
	再次核对病人身份信息与采血管信息、检验申请单及医嘱单，并签名	5	操作后核对
	健康宣教	8	根据病人病情进行健康宣教
	操作后处理：取合适体位，整理床位；整理用物；洗手记录；标本送检	5	及时送检 垃圾避免二次分类
综合评价 20分	整体评价：规范；遵守无菌原则，熟练，按时完成	8	遵守无菌操作原则
	评判性思维：观察病情，宣教指导正确	4	根据病人病情进行个性化操作及护理
	人文关怀：安全保暖；动作轻柔；隐私保护；宣教适时；沟通有效	8	健康宣教贯穿全程

注：① 不同血液标本采集时间的要求：清晨空腹采血标本包括血液生化检验标本、空腹血糖标本等，一般需要空腹 12～14h；定时采血标本包括口服葡萄糖耐量试验、血液药物浓度检测及激素测定等，应根据具体要求定时采血。

　　② 静脉采血部位选择要点及注意事项：外周血一般选用左手无名指内侧采血，如该部位不符合要求，则可以其他手指部位代替，烧伤病人可选择皮肤完整处采血，微量全血标本采集时，成人可从耳垂或指尖处采血，婴儿可从大脚趾或脚跟取血；静脉血婴儿可选取颈部静脉、股静脉及头皮静脉；成人选取肘部静脉、腕背静脉；刚出生的婴儿可收集脐带血。

静脉采血（合血标本采集）流程及评分标准

项目	内容及评分标准	分值	关键考点
准备 10分	自身准备：着装整洁，洗手，戴口罩	2	七步洗手法
	核对：核对医嘱、执行卡及床号、姓名、住院号，并签名	2	双人核对
	用物准备：皮肤消毒液（络合碘或75%乙醇）、无菌棉签、弯盘、医嘱、小枕、条形码、治疗巾、采血针、压脉带、合血管、一次性橡胶手套、手消毒液、锐器盒、生活垃圾桶、医疗垃圾桶	4	所有物品均在有效期内，且处于备用状态
	环境准备：室温适宜，光线充足，环境安静，保护病人隐私	2	室温：18～20℃（成人），22～24℃（新生儿及老年人）
操作要点 70分	贴标签：再次核对医嘱与检验申请单、条形码及合血管，无误后在合血管上将病人的床号、姓名、住院号、科室填写好	2	加强核对，病人信息准确

续表

项目	内容及评分标准	分值	关键考点
操作要点70分	评估核对：核对病人信息；评估病人病情；核对检查申请单、合血管；解释交代，取得配合	8	操作前核对（双人核对）评估病人血型、输血史、既往输血不良反应
	（口述）洗手，戴手套；选择静脉：选择静脉穿刺部位（不能选择已静脉输液穿刺处上方），垫小枕、治疗巾	5	掌握静脉采血部位选择要点①根据病人病情选择合适的采血部位，如输液者应在选取对侧手臂血管；如两只手都在输液，可选下肢静脉采血
	消毒皮肤：常规消毒皮肤，直径不少于5cm；扎压脉带	2	扎压脉带不可过紧，压迫静脉时间不宜过长，以不超过40s为宜，否则易引起淤血、静脉扩张，并影响某些指标检验结果
	二次核对：病人信息、合血管以及条形码	5	操作中核对
	静脉穿刺：针尖与皮肤呈15°~30°进针，见回血后，穿刺成功：一次穿刺成功15分；二次穿刺成功5分，二次穿刺不成功不得分	15	穿刺失败时，忌在同一部位反复穿刺，易引起标本溶血或有细微血凝块
	采血：固定针柄，连接合血管，采血量正确（3ml），采血中观察病人情况	10	针头应对准血管壁，使血液缓慢流下，避免产生过多泡沫；采血后立即上下颠倒5~10次，使抗凝剂与血液充分混合，动作轻柔，不可用力摇晃或震荡
	拔针按压：松止血带，迅速拔针，按压，撤止血带、小枕和垫巾，脱手套	5	先分离合血管，再拔针头凝血功能异常病人按压时间需延长
	再次（双人）核对病人身份信息与合血管信息、检验申请及医嘱单，并双人签名	5	操作后核对
	健康宣教	8	根据病人病情进行健康宣教
	操作后处理：取合适体位，整理床位；整理用物；洗手记录；标本送检	5	及时送检垃圾避免二次分类
综合评价20分	整体评价：规范；遵守无菌原则，熟练，按时完成	8	遵守无菌操作原则
	评判性思维：观察病情，宣教指导正确	4	根据病人病情进行个性化操作及护理
	人文关怀：安全保暖；动作轻柔；隐私保护；宣教适时；沟通有效	8	健康宣教贯穿全程

注：①静脉采血部位选择要点及注意事项：外周血一般选用左手无名指内侧采血，如该部位不符合要求，则可以其他手指部位代替，烧伤病人可选择皮肤完整处采血，微量全血标本采集时，成人可从耳垂或指尖处采血，婴儿可从大脚趾或脚跟取血；静脉血婴儿可选取颈部静脉、股静脉及头皮静脉；成人选取肘部静脉、腕背静脉；刚出生的婴儿可收集脐带血。

二、动脉血标本采集

动脉血标本采集流程及评分标准

项目	内容及评分标准	分值	关键考点
准备 10分	自身准备：着装整洁，洗手，戴口罩	2	七步洗手法
	核对：核对医嘱、执行单及床号、姓名、住院号，并签名	2	双人核对
	用物准备：一次性动脉血气针、络合碘、棉签、无菌手套、锐器盒、生活垃圾桶、医疗垃圾桶	4	确认所有物品均在有效期内
	环境准备：室温适宜，光线充足，环境安静，保护病人隐私	2	室温：$18\sim20℃$（成人），$22\sim24℃$（新生儿及老年人）
操作 流程 70分	核对病人信息	3	
	评估病人及选择动脉：病人病情、意识状态、生命体征（体温）、正在进行的治疗（氧疗、用药） 用改良 Allen 试验评估侧支循环情况 评估穿刺部位的皮肤情况：有无创伤、感染、硬结、皮疹、破溃等	8	若手部供血良好，优先选择桡动脉穿刺 若手部供血不足，则选择除桡动脉以外的其他部位（如肱动脉、股动脉和足背动脉）进行穿刺
	协助病人取舒适平卧位或半卧位待呼吸平稳	3	待病人情绪稳定后抽血
	洗手，戴手套	3	消毒隔离
	病人穿刺区域皮肤消毒2次	4	范围 $8cm\times8cm$
	消毒非持针手部的示指及中指2次，以该手示指固定搏动最强处血管 另一只手，单手以持笔姿势持专业动脉采血器，距离定位示指 $5\sim10mm$，针头斜面向上逆血流方向，与皮肤呈 $30°\sim45°$穿刺入动脉	15	一针见血
	穿刺成功后，动脉血会自然流出至设定值，采集 $1\sim1.6ml$ 后拔针	3	不宜采集过多血液造成浪费
	用干燥无菌纱布或棉签按压穿刺点至少 $3\sim5min$，并检查出血是否停止，观察有无血肿	5	凝血功能异常者延长按压时间
	处理血标本：排出气泡，单手激活安全装置，听到"咔哒"声后表示已激活锁住针头，卸下整个安全装置弃于锐器盒中，盖上隔绝空气的圆形针座帽	8	不可让动脉血接触空气，以免影响结果

续表

项目	内容及评分标准	分值	关键考点
操作流程 70 分	样本采集后，需轻柔地将采血器颠倒混匀 5 次，再在掌心搓动 5s 以使样本充分混匀，预防凝血	5	与抗凝剂充分混匀
	填写体温和氧疗方式、通气模式、吸氧浓度或吸氧流量	3	
	脱手套，洗手，再次查对病人，协助病人取卧位舒适，床单整洁	5	
	处理用物、立即送检	5	
综合评价 20 分	整体评价：规范，熟练，按时完成	8	
	评判性思维：观察病情，宣教指导正确	4	根据病人病情变化及时处理
	人文关怀：安全保暖；动作轻柔；隐私保护；宣教适时；沟通有效	8	

第五节　生命体征的评估和护理技术

一、生命体征测量

生命体征测量流程及评分标准

项目	具体内容及评分标准	分值	关键考点
准备 10 分	自身准备：着装规范，洗手，戴口罩	2	七步洗手法
	核对：核对医嘱、治疗卡及床号、姓名、住院号，并签名	2	双人核对医嘱
	用物准备：血压计、听诊器、体温计、容器 2 个（一个盛放已消毒的体温计、另一个盛放测温后的体温计）、纸巾（或纱布）、棉签、治疗车、治疗盘、弯盘、手消毒液、挂表、记录单、笔、手电筒（检查口腔用）、润滑油（润滑肛表用）	4	校验血压计性能
	环境准备：室温适宜，光线充足，环境安静，保护病人隐私	2	室温：18~20℃（成人），22~24℃（新生儿及老年人）

续表

项目	具体内容及评分标准	分值	关键考点
操作过程80分	携用物到床旁；核对床头卡、床号、姓名、手腕带	2	两种以上方法核对病人
	解释：向病人及家属解释生命体征测量的目的、方法、注意事项及配合要点	4	
	了解病人是否存在影响测量结果的因素	4	可影响结果的食物（咖啡、热水） 可影响结果的活动（运动、洗澡、情绪激动、冷热敷等）
	评估病人：评估病人全身与局部情况，肢体活动度，有无置管输液	3	掌握体温测量的禁忌证与适应证[①]，根据病情选择合适的体温测量方式 根据病情选择合适的测量血压的肢体，有动静脉瘘、PICC 置管、乳腺手术、血管吻合手术、正在输血输液侧肢体不可绑血压袖带
	协助病人取舒适体位	2	根据病情摆放舒适卧位
	测量体温（腋温）		三种测量体温方式任选一种即可
	解开衣扣，擦干汗液	2	如出汗特别多者，需选用其他体温测量方法
	将体温计水银端置于病人腋窝正中，紧贴皮肤，嘱病人屈臂过胸，夹紧体温计，查看测量开始时间	4	测量期间保证病人姿势标准
	10min 后取出体温计，擦净，读值，将体温计放置于盛有消毒液的容器中	4	特殊感染者体温计应当单独放置、特殊终末处理
	测量体温（口温）		三种测量体温方式任选一种即可
	将口温表水银端斜放于病人舌下热窝处，闭口勿咬，用鼻子呼吸	5	体温计咬破的应急处理：首先及时清除玻璃碎屑，以免损伤唇、舌、口腔、食管、胃肠道黏膜，再口服蛋清或牛奶，以延缓汞的吸收。若病情允许，可食用粗纤维食物，加速汞的排出
	3min 后取出体温计，擦净，读值，将体温计放置于盛有消毒液的容器中	5	有特殊感染的病人接触其体液时注意消毒隔离原则
	测量体温（肛温）		三种测量体温方式任选一种即可
	体位：协助病人取屈膝仰卧位（或俯卧、侧卧位），暴露测量部位	2	注意病人隐私，根据病情选择合适体位 关注病人感受，如有不适，需及时处理
	润滑肛表水银端，插入肛门 3~4cm；婴幼儿可取仰卧位，护士一手握住病儿双踝，提起双腿；另一手将已润滑的肛表插入肛门（婴儿 1.25cm，幼儿 2.5cm），并握住肛表用手掌根部和手指将双臀轻轻捏拢，固定	4	避免插入过深损伤黏膜

425

项目	具体内容及评分标准	分值	关键考点
操作过程80分	3min 后取出体温计，擦净，读值，将体温计放置于盛有消毒液的容器中	4	需用纸巾将肛门擦拭干净
	测量脉搏（首选桡动脉）		
	嘱病人手腕伸展，手臂放于舒适位置，以示指、中指、无名指指端按压桡动脉处，按压力量适中，正常脉搏测 30s，测得数值乘以 2（异常脉搏测 1min）	8	不可拇指诊脉，力度不宜过大或过小 异常脉搏测量 1min，脉搏细弱难以触诊应测心尖搏动 1min 房颤病人应双人同时测量（一人测心率、一人测脉搏）
	测量呼吸		
	将手放在病人的诊脉部位似诊脉状，观察病人胸部或腹部的起伏，一起一伏为 1 次呼吸，正常呼吸测 30s，测得数值乘以 2（异常呼吸病人或婴幼儿测 1min）	8	测量呼吸前无须特意解释，避免病人紧张 危重病人呼吸微弱，可采用少许棉花置于病人鼻孔前，观察棉花被吹动的次数，计时 1min
	测量血压（以肱动脉为例）		
	体位：手臂位置与心脏呈同一水平（坐位：平第 4 肋间，仰卧位：平腋中线）	2	根据病人病情及舒适体位摆放手臂位置
	手臂：卷袖，露臂，掌心向上，肘部伸直	4	注意卷袖后衣袖不应过紧，必要时脱袖
	血压计：打开，垂直放置，开启水银槽开关	2	避免倾倒血压计
	缠袖带：驱尽袖带内空气，平整置于上臂中部，下缘距肘窝 2~3cm，松紧以能插入一指为宜（下肢袖带下缘距腘窝 3~5cm）	2	袖带松紧度适中
	充气：触摸肱动脉搏动，将听诊器胸件置于肱动脉搏动最明显处，一手固定，另一手握加压气球，关气门，充气至肱动脉搏动消失再升高 20~30mmHg 放气：缓慢放气，速度以水银柱下降 4mmHg/s 为宜，注意水银柱所指的刻度和肱动脉声音的变化 判断：听诊出现的第一声搏动音，此时水银柱所指的刻度，即为收缩压；当搏动音突然变弱或消失，水银柱所指的刻度即为舒张压	10	眼睛与水银面保持平行 充气时嘱病人不要讲话或乱动 血压测量异常或听不清楚时，需进行复测 特殊情况需测量四肢血压，如可疑主动脉夹层、腹主动脉瘤的病人

续表

项目	具体内容及评分标准	分值	关键考点
操作 过程 80分	整理血压计：测量完毕，松开袖带，排尽袖带内余气，拧紧压力活门，整理后放入盒内，血压计盒盖右倾45°，使水银全部流回槽内，关闭水银槽开关，盖上盒盖，平稳放置于治疗车下层	4	避免玻璃管破裂，水银溢出
	告知病人测量数值，如果结果异常，应复测，并告知医生	2	复测间隔应至少1~2min，取2次读数的平均值记录，若收缩压或舒张压2次读数相差5mmHg以上，应再次测量，取3次读数平均值
	协助病人取舒适卧位	2	根据病情摆放舒适卧位
	整理床单位，处理用物	6	按照消毒隔离要求妥善处理用物
	洗手，记录，健康宣教 （疾病相关宣教，有不适告知医护人员，告知传呼器如何使用）	5	在三测单、护理记录中正确记录生命体征 根据病人生命体征测量结果进行针对性健康宣教 多次测量血压取较高值记录
综合 评价 10分	1. 操作熟练，测量方法正确，数值客观，准确	3	结合病人病情及特殊情况进行个性化护理
	2. 未违反操作禁忌证	2	
	3. 操作中与病人沟通良好，注重人文关怀	5	注意安抚家属及病人情绪

注：① 体温测量禁忌证与适应证：婴幼儿、精神异常、昏迷、口腔疾患、口鼻手术、张口呼吸者禁忌口温测量；腋下有创伤、手术、炎症，腋下出汗较多者，肩关节受伤或消瘦夹不紧体温计者禁忌腋温测量；直肠或肛门手术、腹泻者禁忌肛温测量；心肌梗死病人不宜测量肛温，以免刺激肛门引起迷走神经反射，致心动过缓。

二、氧气吸入

吸氧（中心管道）流程及评分标准

项目	内容及评分标准	分值	关键考点
准备 10分	自身准备：着装整洁，洗手，戴口罩	2	七步洗手法
	核对：核对医嘱、执行卡及床号、姓名、住院号，并签名	2	双人核对

项目	内容及评分标准	分值	关键考点
准备 10分	用物准备：医嘱单、执行卡、吸氧管道、吸氧面罩（备用）、无菌碗（冷开水）、纱布、棉签、弯盘、吸氧卡、湿化瓶、流量表、手电筒	4	所有物品均在有效期内，且处于备用状态
	环境准备：室温适宜，光线充足，环境安静，保护病人隐私	2	室温：18～20℃（成人），22～24℃（新生儿及老年人）
操作过程 70分	床旁核对：核对病人信息，解释操作目的，取得配合	4	确认病人信息
	评估病人：病情；呼吸状况、缺氧程度；心理状况及合作程度	6	评估呼吸状况，经口呼吸者需指导经鼻吸氧配合要点，如无法配合，需考虑更换为面罩吸氧
	检查鼻腔状况，用湿棉签清洁双侧鼻孔	4	检查鼻腔有无分泌物、有无鼻中隔偏曲、鼻甲肥大等情况 如有分泌物，需将分泌物清洁干净 如有鼻中隔偏曲、鼻甲肥大等情况，需考虑更换为面罩吸氧
	连接氧气流量表，连接鼻氧管	8	将鼻导管与湿化瓶的出口相连接，保证无漏气 急性肺水肿病人湿化瓶中需使用20%～30%的乙醇
	调节氧流量	10	根据病人病情调节合适的氧流量：外科术后常规给氧为1～2L/min；二氧化碳潴留的COPD病人需低流量给氧1～2L/min；急性肺水肿病人给氧6～8L/min
	湿润鼻氧管前端；检查是否通畅	8	检查时将鼻导管置入冷开水中观察是否有气泡逸出 检查结束后用纱布或纸巾将鼻导管擦拭干净
	插入病人鼻孔1cm；固定，松紧度适宜	8	调节氧气管松紧度，保持舒适
	再次核对	4	操作后核对
	健康宣教：观察缺氧症状是否改善；指导勿擅自调节；用氧安全四防；勿吸烟；如不适及时呼叫等	10	做好氧气安全宣教，切实做好防震、防火、防热、防油 周围严禁烟火及易燃品，距离明火至少5m，距离暖气至少1m
	操作后处理：协助取舒适卧位，整理床单位；洗手	4	根据病情协助病人摆放舒适体位
	记录：记录给氧时间、氧流量；病人反应	4	在执行单上签字 在护理记录中记录用氧时间、氧流量和用氧效果

续表

项目	内容及评分标准	分值	关键考点
综合评价20分	整体评价：规范；熟练，按时完成	8	遵守无菌操作原则
	评判性思维	4	根据病人病情进行个性化操作及护理
	人文关怀：安全保暖；动作轻柔；隐私保护；宣教适时；沟通有效	8	健康宣教贯穿全程

三、吸痰

经口鼻吸痰流程及评分标准

项目	内容及评分标准	分值	关键考点
准备10分	自身准备：着装整洁，洗手，戴口罩	2	七步洗手法
	核对：核对医嘱、执行单及床号、姓名、住院号，并签名	2	双人核对
	用物准备：医嘱单、执行单、有盖罐（试吸罐和冲洗罐，内盛放无菌生理盐水）、一次性无菌吸痰管数根、无菌纱布、无菌血管钳或镊子、无菌手套（视情况准备）、弯盘、听诊器	4	所有物品均在有效期内，且处于备用状态
	环境准备：室温适宜，光线充足，环境安静，保护病人隐私	2	室温：18 ~ 20℃（成人），22 ~ 24℃（新生儿及老年人）
操作流程70分	床旁核对：核对病人；解释	4	确认病人身份，保护隐私
	评估病人：病情、意识、肺部情况；有无将呼吸道分泌物排出的能力；检查口鼻腔黏膜、义齿情况	6	听诊肺部呼吸音，评估痰液情况 评估口腔有无伤口、义齿等情况，如有伤口，应避开伤口部位或选择经鼻吸痰；如有义齿，需先取出后再操作 评估鼻腔有无鼻中隔偏曲、鼻甲肥大等不适宜经鼻吸痰的情况
	调高氧气流量	4	调高氧流量时先分离鼻导管，再调高流量
	连接吸引装置；调节负压	6	一般成人吸痰负压为 80 ~ 150mmHg；儿童吸痰负压为 < 40.0kPa（300mmHg）
	开吸痰管外包装，戴手套；连接吸痰管与负压管；试吸、润滑吸痰管	6	检查吸痰管是否通畅 润滑前端，使得插管更通畅
	先吸口咽部处，再吸气管处	4	如有人工气道，需先吸人工气道，再吸口咽部

续表

项目	内容及评分标准	分值	关键考点
操作流程70分	吸口咽处痰：反折吸痰管末端；迅速将吸痰管插至适宜深度；放松吸痰管末端，带负压边旋转边向上提拉，吸净痰液	6	插入吸痰管时不可带负压，以免损伤黏膜
	口述：每次吸痰时间＜15s；观察病人的面色、呼吸、SpO_2、心率/心律、血压、吸出痰液的情况	6	吸痰时间不宜过长，以免引起病人缺氧
	吸气管处痰：更换吸痰管；同法吸净气管内痰液	6	如有人工气道，先吸人工气道内痰液，并注意无菌操作
	吸鼻腔处痰：更换吸痰管；同法吸净鼻腔内痰液	6	吸痰动作轻柔，指导病人放松，避免损伤鼻黏膜
	冲管；关负压；调整吸氧流量	6	根据病人情况调节氧流量
	检查口鼻腔情况；擦净面部	4	检查口鼻腔有无黏膜出血或水肿协助病人清洁面部
	操作后处理：听诊肺部；整理；洗手记录	6	再次听诊肺部评估吸痰效果记录吸痰时间、痰液的性质和量以及吸痰后肺部呼吸音的情况
综合评价20分	整体评价：规范，熟练，按时完成	8	遵守无菌操作原则
	评判性思维	4	根据病人病情进行个性化操作及护理
	人文关怀：安全保暖；动作轻柔；隐私保护；宣教适时；沟通有效	8	健康宣教贯穿全程

经人工气道吸痰流程及评分标准

项目	内容及评分标准	分值	关键考点
准备10分	自身准备：着装整洁，洗手，戴口罩	2	七步洗手法
	核对：核对医嘱、执行单及床号、姓名、住院号，并签名	2	双人核对
	用物准备：医嘱单、执行单、有盖罐（试吸罐和冲洗罐，内盛放无菌生理盐水）、一次性无菌吸痰管数根、无菌纱布、无菌血管钳或镊子、无菌手套（视情况准备）、弯盘、听诊器	4	所有物品均在有效期内，且处于备用状态
	环境准备：室温适宜，光线充足，环境安静，保护病人隐私	2	室温：18～20℃（成人），22～24℃（新生儿及老年人）

续表

项目	内容及评分标准	分值	关键考点
操作流程70分	床旁核对：核对病人；解释	2	确认病人身份，保护隐私
	评估病人：病情、意识、合作程度、缺氧情况、治疗情况；肺部情况、人工气道方式及氧疗方式、参数、气囊压力、有无将呼吸道分泌物排出的能力、口鼻腔黏膜、义齿情况	8	听诊肺部呼吸音，评估痰液情况
	调高氧气流量，使用呼吸机病人给纯氧两分钟	4	调高氧流量时先分离鼻导管，再调高流量
	摆放体位：协助病人将头部转向一侧，面向操作者，颌下铺治疗巾	4	
	连接吸引装置；调节负压	6	一般成人吸痰负压为 80～150mmHg；儿童吸痰负压为 ＜ 40.0kPa（300mmHg）
	开吸痰管外包装，戴手套；连接吸痰管与负压管；试吸、润滑吸痰管	6	检查吸痰管是否通畅 润滑前端，使得插管更通畅
	使用呼吸机者断开呼吸机与气管导管接头，放于无菌巾上，操作者迅速而轻柔地沿人工气道导管插入吸痰管，至气管深部遇阻力后退 0.5～1cm，用左右旋转的手法，自深部向上提拉吸痰管吸净气管深部的痰液，气切病人先吸气切处痰液	12	评估病人口咽部分泌物情况，及时吸引，勿违反无菌原则 插入吸痰管时不可带负压，以免损伤黏膜
	口述：每次吸痰时间 ＜ 15s；观察病人的面色、呼吸、SpO$_2$、心率/心律、血压、机械通气波形、吸出痰液的性质、量及颜色	10	吸痰时间不宜过长，以免引起病人缺氧
	吸痰完毕，冲管；关负压；调整吸氧流量或氧浓度，使用呼吸机病人给纯氧两分钟	6	根据病人情况调节氧流量或氧浓度
	再次评估：双肺呼吸音、气囊压	6	再次听诊肺部评估吸痰效果
	操作后处理：整理；洗手；记录	6	记录吸痰时间、痰液的性质和量以及吸痰后肺部呼吸音的情况
综合评价20分	整体评价：规范；熟练，按时完成	8	遵守无菌操作原则
	评判性思维处	4	根据病人病情进行个性化操作及护理
	人文关怀：安全保暖；动作轻柔；隐私保护；宣教适时；沟通有效	8	健康宣教贯穿全程

四、冰敷物理降温

冰敷物理降温流程及评分标准

项目	内容及评分标准	分值	关键考点
准备 10分	自身准备：着装整洁，洗手，戴口罩	2	七步洗手法
	核对：核对医嘱、执行单及床号、姓名、住院号，并签名	2	双人核对
	用物准备：冰袋数个、纱布	4	确认所有物品均在有效期内
	环境准备：室温适宜，光线充足，环境安静，保护病人隐私	2	室温：18～20℃（成人），22～24℃（新生儿及老年人）
操作 流程 70分	根据病人需求，准备合适个数的冰袋	8	
	携用物至床旁，核对病人信息，评估病人病情、配合程度，向病人解释操作目的、配合要求，取得配合	12	告知病人如何配合
	评估病人使用冰袋部位的皮肤情况及肢体活动情况	10	皮肤有无破损，肢体有无活动障碍
	放置冰袋	14	冰袋降温的禁忌部位：心前区、枕后、腹部、足底等
	观察物理降温后效果及不良反应	10	物理降温30min后复测体温，观察有无冻伤
	整理用物，整理床位，协助病人处于舒适卧位	10	床单位整洁，体位舒适
	洗手、记录	6	
综合 评价 20分	整体评价：规范，熟练，按时完成	8	
	评判性思维：观察病情，宣教指导正确	4	根据病人病情变化及时处理
	人文关怀：安全保暖；动作轻柔；隐私保护；宣教适时；沟通有效	8	

第六节　清洁与营养护理技术

一、口腔护理

口腔护理（无气管插管）流程及评分标准

项目	内容及评分标准	分值	关键考点
准备 10 分	自身准备：着装整洁，洗手，戴口罩	2	七步洗手法
	核对：核对医嘱、执行单及床号、姓名、住院号，并签名	2	双人核对
	用物准备：口腔护理包（内有治疗碗2 只，一只盛棉球 17～20 个、弯止血钳 1 把、无齿钳 1 把，弯盘 2 个、压舌板）、治疗盘 1 个（内放手电筒 1 个、压舌板、吸管、漱口杯内备温开水或者生理盐水，棉签，手消毒液）、纱布、手套、石蜡油、治疗巾、口腔护理液（依据医嘱和病情而定）	4	确认所有物品均在有效期内
	环境准备：室温适宜，光线充足，环境安静，保护病人隐私	2	室温：18～20℃（成人），22～24℃（新生儿及老年人）
操作 流程 70 分	洗手，携用物至床旁，核对病人核对床头卡、床号、姓名、手腕带	2	操作前核对
	局部评估：向病人解释口腔护理目的、方法、注意事项及配合要点，评估病人口腔情况，检查有无活动义齿等 全身评估：评估病人的年龄、病情、意识、心理状态、自理能力、配合程度	2	根据病人情况选择合适的口腔护理溶液：如有口腔感染、溃烂、坏死组织者，选用 1%～3% 的过氧化氢溶液；真菌感染者选用 1%～4% 的碳酸氢钠溶液；铜绿假单胞菌感染者选用0.1% 的醋酸溶液 有义齿者需取下义齿 张口困难的病人可使用开口器
	体位：床头抬高 30°～45°，协助病人取侧卧或者仰卧，头偏向一侧，面向操作护士	4	根据病人病情及操作要求调整舒适卧位
	铺治疗巾	2	避免床单被弄湿
	开口腔护理包，戴手套。投纱布入空治疗碗，投压舌板至无菌包范围内	4	
	倒口腔护理液于棉球上，湿润棉球，止血钳夹着含有口腔护理液的棉球，拧干，置于一弯盘中	6	清点棉球数量 棉球要拧干，避免棉球内水分过多而引起误吸 止血钳前端应完全包裹在棉球内
	湿润口唇	2	口唇干燥病人应润滑到位避免张口引起唇部出血

项目	内容及评分标准	分值	关键考点
操作流程 70 分	协助病人漱口	2	昏迷病人禁止漱口 有吞咽功能障碍、误吸呛咳风险的病人谨慎漱口
	按顺序擦拭		
	嘱病人咬合上、下齿，用压舌板撑开对侧颊部，纵向擦洗对侧牙齿外侧面，由臼齿洗向门齿，同法擦洗近侧牙齿外侧面	12	每个部位一个棉球 干净棉球与污染棉球不可混放
	嘱病人张口，擦拭顺序：对侧上内侧面 - 对侧上咬合面 - 对侧下内侧面 - 对侧下咬合面 - 弧形擦拭对侧颊部 - 同法擦拭近侧	12	昏迷病人或牙关紧闭者用开口器和压舌板协助开口，开口器应从臼齿放入
	擦洗硬腭部、舌面及舌下	6	擦洗时勿太过深入，引起病人反射性呕吐
	擦洗完毕，再次清点棉球数量	4	确保无棉球残留在病人口腔中
	协助病人再次漱口，擦净口唇	2	昏迷病人禁止漱口 有吞咽功能障碍、误吸呛咳风险的病人谨慎漱口
	再次评估口腔状况	2	有义齿者协助病人佩戴义齿 评估口腔护理效果
	口唇涂石蜡油或润唇膏，酌情涂药	2	滋润口唇
	撤去弯盘和治疗巾，协助病人取舒适体位，整理用物，整理床单位，健康宣教	4	根据病人病情取舒适卧位 指导病人自我口腔清洁要点
	垃圾分类处理，脱手套，洗手，记录	2	记录病人口腔情况、口腔护理时间及效果
综合评价 20 分	整体评价：规范，熟练，按时完成	8	
	评判性思维：观察病情，宣教指导正确	4	根据病人病情变化及时处理
	人文关怀：安全保暖；动作轻柔；隐私保护；宣教适时；沟通有效	8	

口腔护理（气管插管）流程及评分标准

项目	内容及评分标准	分值	关键考点
准备 10 分	自身准备：着装整洁，洗手，戴口罩	2	七步洗手法
	核对：核对医嘱、执行单及床号、姓名、住院号，并签名	2	双人核对

续表

项目	内容及评分标准	分值	关键考点
准备 10 分	用物准备：口腔护理包（内有治疗碗 2 只，一只盛棉球 17~20 个、弯止血钳 1 把、无齿钳 1 把、弯盘 2 个、压舌板）、治疗盘 1 个、手电筒 1 个、压舌板、棉签、手消毒液、一次性牙垫、一次性无菌吸痰管、漱口杯内备温开水或者生理盐水、治疗巾、纱布、液体石蜡油、绑扎胶布、气囊测压表、听诊器、手套、口腔护理液、注射器、生理盐水、灭菌注射用水、牙刷、牙膏（依据情况备选）手消毒液	4	确认所有物品均在有效期内
	环境准备：室温适宜，光线充足，环境安静，保护病人隐私	2	室温：18~20℃（成人），22~24℃（新生儿及老年人）
操作流程 70 分	携用物到床旁；核对床头卡、床号、姓名、手腕带	4	确认病人信息
	解释目的（必要时镇静），戴手套	4	根据病人情况选择是否镇静 可配合的病人应当告知配合要点
	评估病人病情、血气分析结果、意识、生命体征、配合情况	8	生命体征不稳定时，不宜进行口腔护理操作
	手电筒照射口腔，评估病人有无义齿，牙齿有无缺失	4	检查口腔情况时不可影响气管插管位置
	评估病人人工气道情况，测量气囊压力，呼吸道有无痰液潴留、痰液的性质、量及颜色，吸净声门及口腔内分泌物	8	采用气囊压力表监测气管插管气囊压力，正常气囊压力为 25~30cm H_2O 有痰液潴留或口腔内分泌物的病人需先进行吸痰
	床头抬高 30°~45°病人头偏向一侧或者中立位，病人体位舒适	4	根据病人病情摆放舒适卧位
	铺治疗巾，置弯盘，清点棉球数，倒口腔护理液，备好棉球	4	根据病人病情需要选择合适的口腔护理溶液，如有口腔感染、溃烂、坏死组织者，选用 1%~3% 的过氧化氢溶液；真菌感染者选用 1%~4% 的碳酸氢钠溶液；铜绿假单胞菌感染者选用 0.1% 的醋酸溶液
	去除病人胶布，湿棉球湿润口唇，核对气管插管深度，取出牙垫丢弃或者清洗备用，观察口腔黏膜情况，固定气管插管于病人的左侧口角	4	去除固定胶布及衬带时，应当用手将气管插管固定好，避免气管插管移位 检查完口腔后将气管插管妥善固定好
	夹棉球擦洗右侧面	4	棉球需完全包裹血管钳尖端，不宜太过湿润
	将气管插管至对侧口角并妥善固定，同上法擦洗左侧	4	移动及再次固定气管插管时注意观察气管插管刻度，避免移位

续表

项目	内容及评分标准	分值	关键考点
操作流程 70分	依次擦洗硬腭、舌面、舌下	2	动作轻柔，不宜过于深入，避免反射性呕吐
	擦洗完毕，清点棉球数，检查口腔黏膜	4	在整体操作过程中随时观察病人有无呛咳、呕吐、面色、生命体征及血氧饱和度变化
	再次核对气管导管外露长度，确认插管无移位，擦净口腔周围，用胶布固定气管插管，撤去弯盘，撤去治疗巾	8	保证气管插管位置及外露长度与操作前保持一致 妥善固定气管插管
	测量气囊压力，听诊双肺呼吸音是否一致	2	气囊正常压力为 25～30cm H_2O
	协助病人取舒适卧位，整理床单位	2	根据病情取舒适卧位
	再次核对，健康宣教	2	操作后核对
	整理用物、脱手套、洗手、签字、记录	2	记录病人口腔情况、口腔护理时间及效果、操作前后病情变化情况
综合评价 20分	整体评价：规范，熟练，按时完成	8	
	评判性思维：观察病情，宣教指导正确	4	根据病人病情变化及时处理
	人文关怀：安全保暖；动作轻柔；隐私保护；宣教适时；沟通有效	8	

二、鼻饲

留置胃管（鼻饲）流程及评分标准

项目	内容及评分标准	分值	关键考点
准备 10分	自身准备：着装整洁，洗手，戴口罩	2	七步洗手法
	核对：核对医嘱、执行单及床号、姓名、住院号，并签名	2	双人核对
	用物准备：治疗碗、镊子、止血钳、压舌板、纱布、各型号胃管、50ml注射器、一次性治疗巾、一次性负压引流瓶、石蜡油、无菌棉签、胶布、皮筋、别针、纱布、手电筒、听诊器、弯盘、鼻饲流质（38～40℃）、温开水、手消毒液、生活垃圾桶、医疗垃圾桶	4	确认所有物品均在有效期内，包装完好无破损
	环境准备：室温适宜，光线充足，环境安静，保护病人隐私	2	室温：18～20℃（成人），22～24℃（新生儿及老年人）

续表

项目	内容及评分标准	分值	关键考点
操作过程70分	评估核对：核对病人信息，解释；评估病人病情，治疗情况，意识及心理状态，进食情况，配合程度及鼻腔情况，有无活动性义齿	4	向病人解释该操作的目的与意义 指导插管时的配合要点
	摆体位：取半坐位或右侧卧位	4	有义齿者取下义齿 能配合者取半坐位或坐位 无法坐起者取右侧卧位 昏迷病人取去枕平卧位，头向后仰
	将治疗巾围于病人颌下，置弯盘于口角	3	保护床单位
	检查清洁鼻腔	3	检查鼻腔是否通畅，选择通畅的一侧，用棉签清洁鼻腔
	标记润滑胃管：选择合适型号胃管，估计留置胃管长度并标记、用石蜡油润滑	5	插入长度一般为前额发际线至剑突下或由鼻尖经耳垂至剑突下的距离 成人常规插入长度为45~55cm；婴幼儿14~18cm
	插胃管		
	一手持纱布托住胃管，一手持镊子夹住胃管前端，沿选定侧的鼻孔轻轻插入	4	选择通畅的鼻腔插入 动作轻柔，避免损伤鼻腔黏膜
	胃管插入10~15cm（咽喉部时），检查是否在口腔内，嘱病人做吞咽动作	6	如病人昏迷，需左手将病人头部托起，让下颌靠近胸骨柄，增大咽喉通道的弧度，以便于胃管顺利通过
	随着病人的吞咽动作，缓慢将胃管插入至既定位置	4	如插管中病人出现恶心、呕吐，可暂停插管，并嘱病人进行深呼吸 如病人出现剧烈咳嗽、呼吸困难，考虑胃管进入气道内，应立即拔出胃管，休息后再重新插管
	确认胃管在胃内（至少采取2种方法）	6	确认胃管在胃内的方法：从胃管内抽出胃液；置听诊器于病人胃部，经注射器向胃内快速注入10~15ml空气，听诊器可听到气过水声；将胃管尾端置于盛水的治疗碗中，无气泡逸出
	固定胃管：清洁面部，用胶布在鼻翼和脸颊两处固定，做好管道标识	4	在鼻翼及面颊部二次固定
	鼻饲		
	连接50ml注射器与胃管，抽吸胃液确认胃管在胃内，再注入少量温开水	5	鼻饲前需确认胃管在胃内
	缓慢注入鼻饲液或药液	5	鼻饲液注入的量每次不应超过200ml 鼻饲液温度：38~40℃ 每次注入鼻饲液后应反折胃管末端，避免空气进入胃内

续表

项目	内容及评分标准	分值	关键考点
操作过程 70 分	鼻饲完毕后再注入少量温开水	3	每次鼻饲完成后需用温开水冲管，避免鼻饲液堵塞管道
	处理胃管末端	4	将胃管末端反折后用纱布包好，用皮筋扎紧，用别针固定于病人衣领处
	健康宣教：对病人及家属进行健康宣教	5	不可自行拔出胃管或调整胃管位置 鼻饲后半小时抬高床头，勿剧烈活动 活动时注意勿将胃管带出
	操作后处理：整理床单和用物；洗手记录	5	保持床单位整洁
综合评价 20 分	整体评价：规范，熟练，按时完成	8	
	评判性思维：观察病情，宣教指导正确	4	根据病人病情变化及时处理
	人文关怀：安全保暖；动作轻柔；隐私保护；宣教适时；沟通有效	8	

三、胃肠减压

留置胃管（胃肠减压）流程及评分标准

项目	内容及评分标准	分值	关键考点
准备 10 分	自身准备：着装整洁，洗手，戴口罩	2	七步洗手法
	核对：核对医嘱、执行单及床号、姓名、住院号，并签名	2	双人核对
	用物准备：治疗碗、镊子、止血钳、压舌板、纱布、各型号胃管、50ml注射器、一次性治疗巾、一次性负压引流瓶、石蜡油、无菌棉签、胶布、别针、纱布、手电筒、听诊器、弯盘、温开水、手消毒液、生活垃圾桶、医疗垃圾桶	4	确认所有物品均在有效期内，包装完好无破损
	环境准备：室温适宜，光线充足，环境安静，保护病人隐私	2	室温：18～20℃（成人），22～24℃（新生儿及老年人）
操作过程 70 分	评估核对：核对病人信息，解释；评估病人病情，治疗情况，意识及心理状态，进食情况，配合程度	5	向病人解释该操作的目的与意义 指导插管时的配合要点
	摆体位：取半坐位或右侧卧位	5	有义齿者取下义齿 能配合者取半坐位或坐位 无法坐起者取右侧卧位 昏迷病人取去枕平卧位，头向后仰

项目	内容及评分标准	分值	关键考点
操作过程 70 分	将治疗巾围于病人颌下，置弯盘于口角	4	保护床单位
	检查清洁鼻腔	3	检查鼻腔是否通畅，选择通畅的一侧，用棉签清洁鼻腔
	标记润滑胃管：估计留置胃管长度并标记和用石蜡油润滑	6	插入长度一般为前额发际线至剑突下或由鼻尖经耳垂至剑突下的距离 成人常规插入长度为 45～55cm；婴幼儿 14～18cm
	插胃管		
	一手持纱布托住胃管，一手持镊子夹住胃管前端，沿选定侧的鼻孔轻轻插入	5	选择通畅的鼻腔插入 动作轻柔，避免损伤鼻腔黏膜
	胃管插入 10～15cm（咽喉部时），检查是否在口腔内，嘱病人做吞咽动作	8	如病人昏迷，需左手将病人头部托起，让下颌靠近胸骨柄，增大咽喉通道的弧度，以便于胃管顺利通过
	随着病人的吞咽动作，缓慢将胃管插入至既定位置	5	如插管中病人出现恶心、呕吐，可暂停插管，并嘱病人进行深呼吸 如病人出现剧烈咳嗽、呼吸困难，考虑胃管进入气道内，应立即拔出胃管，休息后再重新插管
	确认胃管在胃内（至少采取 2 种方法）	8	确认胃管在胃内的方法：从胃管内抽出胃液；置听诊器于病人胃部，经注射器向胃内快速注入 10～15ml 空气，听诊器可听到气过水声；将胃管尾端置于盛水的治疗碗中，无气泡逸出
	固定胃管：清洁面部，用胶布在鼻翼和脸颊两处固定，做好管道标识	6	在鼻翼及面颊部二次固定
	处理胃管末端，接低负压引流瓶，标注时间	5	接低负压引流瓶进行胃肠减压，观察引流液颜色、形状和量
	健康宣教：对病人及家属进行健康宣教	5	不可自行拔出胃管或调整胃管位置 活动时注意勿将胃管带出
	操作后处理：垃圾分类处理、整理床单和用物；洗手记录	5	保持床单位整洁
综合评价 20 分	整体评价：规范、熟练、按时完成	8	
	评判性思维：观察病情，宣教指导正确	4	根据病人病情变化及时处理
	人文关怀：安全保暖；隐私保护；宣教适时；沟通有效	8	

第七节 排泄相关护理技术

留置导尿

留置导尿流程及评分标准

项目	内容及评分标准	分值	关键考点
准备 10分	自身准备：着装整洁，洗手，戴口罩	2	七步洗手法
	核对：核对医嘱、执行单及床号、姓名、住院号，并签名	2	双人核对
	用物准备：一次性导尿包、一次性中单、无菌手套、棉球、纸巾、医疗垃圾桶、生活垃圾桶	4	确认所有物品均在有效期内
	环境准备：室温适宜，光线充足，环境安静，保护病人隐私	2	室温：18~20℃（成人），22~24℃（新生儿及老年人）
操作 流程 70分	核对及评估：核对病人信息，评估病人年龄、病情、配合程度、膀胱充盈度、会阴部位情况，解释操作目的，告知注意事项及配合要点	3	男性病人还应了解其有无前列腺疾病、尿道外伤 女性病人还应了解是否在月经期
	协助病人取屈膝仰卧位，脱去裤子或脱去对侧裤腿盖在近侧腿部，对侧腿部用盖被遮挡保暖，将一次性垫巾垫于病人臀下，嘱病人两腿外展，暴露外阴	3	注意保护隐私及保暖
	弯盘置于两腿间近会阴处	2	
	洗手，打开无菌导尿包外包装，取出外层初步消毒用物	5	注意取出物品时不能污染
	左手戴手套，将消毒液棉球倒入小方盘内	3	
	初步消毒：女性病人：阴阜—大阴唇—小阴唇—尿道口—肛门；男性病人：阴阜—阴茎—阴囊—尿道口—龟头—冠状沟	6	自上而下，顺序不可有误
	消毒完毕，将盛有污染棉球的弯盘丢弃，脱手套，洗手	3	
	两腿间打开导尿包内层包，戴手套、铺孔巾，暴露会阴部	3	
	整理用物，润滑尿管，连接导尿管与集尿袋	3	充分润滑

项目	内容及评分标准	分值	关键考点
操作流程 70分	再次消毒：女性病人：尿道口—小阴唇—尿道口；男性病人：尿道口—龟头—冠状沟	6	尿道口消毒后，需用手分开大小阴唇，避免污染
	导尿：将导尿管方盘置于孔巾口旁，嘱病人张口呼吸，用另一镊子夹住导尿管对准尿道口轻轻插入，见尿液流出后再插入1～2cm左右	8	女性病人不可将尿管插入阴道口内　男性病人需提起阴茎与腹壁呈60°
	根据导尿管上注明的气囊容积注入等量无菌溶液，轻拉导尿管至有阻力感	5	
	撤孔巾，擦净外阴，妥善固定导尿管于大腿内侧，妥善固定集尿袋于床旁，贴导尿管标识	5	需注明导尿袋有效期
	观察引流尿液的颜色、性质、量	5	
	垃圾分类处理，脱手套、洗手	3	
	协助病人整理衣物、取舒适卧位，整理床单位	4	
	洗手，记录	3	
综合评价 20分	整体评价：规范，熟练，按时完成	8	
	评判性思维：观察病情，宣教指导正确	4	根据病人病情变化及时处理
	人文关怀：安全保暖；动作轻柔；隐私保护；宣教适时；沟通有效	8	

第八节　运动相关护理技术

一、轴线翻身法

轴线翻身法评分标准

项目	内容及评分标准	分值	关键考点
准备 10分	自身准备：着装整洁，洗手，戴口罩，2～4名护士	2	七步洗手法
	核对：核对医嘱、执行单及床号、姓名、住院号，并签名	2	双人核对

项目	内容及评分标准	分值	关键考点
准备 10分	用物准备：快速手消毒液、一次性中单、医疗垃圾桶、生活垃圾桶	4	确认所有物品均在有效期内
	环境准备：室温适宜，光线充足，环境安静，保护病人隐私	2	室温：18～20℃（成人），22～24℃（新生儿及老年人）
操作流程 70分	核对及评估：核对病人信息，评估病人年龄、体重、病情、配合程度、解释操作目的，告知注意事项及配合要点	5	根据病人病情及体重确定护士人数
	固定床脚轮，将管道安置妥当，松开被尾，必要时将盖被折叠至床尾或一侧	4	注意保护隐私及保暖
	协助卧位：协助仰卧，两手放于腹部，两腿屈曲	3	
	二人协助病人轴线翻身		根据案例，选择其中一种轴线翻身法
	移动病人：两名护士站同侧，将枕头移至近侧，分别托住病人颈肩部和腰部、腰臀部和腘窝部，口令，抬起移至近侧，拉床挡	10	移动病人前再次确认管道固定妥善
	安置体位：绕至对侧，安置病人手臂，膝间放软枕	10	
	协助侧卧：双手分别放在病人肩部和背部、腰部和臀部，口令，翻转至侧卧	15	翻转病人时，应注意保持颈椎平直，以维持脊柱的正确生理弯度，避免由于躯干扭曲，加重脊柱骨折、脊髓损伤和关节脱位。翻身角度不可超过60°，避免由于脊柱负重增大而引起关节突骨折，侧卧时观察背部皮肤并进行护理 病人有颈椎损伤时，勿扭曲或旋转病人的头部，以免加重神经损伤引起呼吸肌麻痹而死亡 颈椎或颅骨牵引病人，翻身时不可放松牵引 翻身过程中预防跌倒坠床、注意病情、生命体征变化
	三人协助病人轴线翻身		根据案例，选择其中一种轴线翻身法
	移动病人：第一名护士站在床头，将枕头移至近侧，固定病人头颈部，使头、颈部随躯干一起慢慢移动。其他两名护士站同侧，双手分别托住病人肩部和背部、腰部和臀部，使病人头、颈、腰、髋保持在同一水平线上，口令，抬起移至近侧，拉床挡	10	同上

续表

项目	内容及评分标准	分值	关键考点
操作流程70分	安置体位：第一名护士不用动，其他两名护士绕至对侧，安置病人手臂，膝间放软枕	10	
	协助侧卧：第一名护士操作如前，其他两名护士双手分别放在病人肩部和背部、腰部和臀部，口令，翻转至侧卧	15	同上
	放置软枕：将软枕放于病人背部支撑身体，另一软枕置于两膝间	6	
	检查安置：检查病人肢体各关节保持功能位，各种管道保持固定、通畅	6	
	整理床单位，健康宣教	3	
	用物及垃圾分类处理，洗手	3	
	记录交班：记录翻身时间及皮肤状况，做好交接班	5	
综合评价20分	整体评价：规范，熟练，按时完成	4	护士之间配合默契，注意节力原则
	安全度：无拖拉，无擦伤皮肤等，各管道安置妥当	4	
	人文关怀：关注隐私与安全保护、注意保暖和防止坠床	4	操作前告知目的；操作中询问感受并观察病情
	健康教育：有效沟通，有针对性	4	涉及操作、疾病等相关内容
	专业素养：选手的精神面貌、自信心、协调性、整体状态等方面综合评估	4	

二、病人搬运

病人搬运评分标准

项目	内容及评分标准	分值	关键考点
准备10分	自身准备：着装整洁，洗手，戴口罩，2~4名护士	2	七步洗手法
	用物准备：快速手消毒液、轮椅或平车、毛毯、软枕、别针（根据病人需要）、车上枕头	4	确认所有物品性能完好
	环境准备：环境宽敞、安全、地面干燥、平坦，便于操作	4	

续表

项目	内容及评分标准	分值	关键考点
操作流程 70 分	**轮椅运送法**		
	将轮椅推至病人床旁，核对病人姓名、床号等信息，评估病人病情、年龄、意识、配合度，损伤部位和治疗、管道情况	10	
	放置轮椅：使椅背平床尾，椅面朝床头，制动轮椅，收起脚踏板	5	注意保护隐私及保暖
	下床准备：撤盖被，扶病人坐起，整理病人周身管道；协助病人穿衣、裤、袜，协助病人穿鞋	10	嘱病人维持坐姿，手掌撑在床面，双足垂床沿
	上轮椅：嘱病人双手放于护士肩上，护士双手环抱病人腰部，协助病人下床；协助病人转身，嘱其用手扶轮椅把手，坐于轮椅中；放下脚踏板，协助病人将双足安置于脚踏板上；根据病人需要盖毛毯，并用别针固定	13	注意安全、保暖 固定管道，整理床单位，铺暂空床
	推送：观察和询问病人，确认无不适后，松开制动闸，推病人至目的地	5	对身体不能保持平衡者，应系上安全带 运送过程中注意环境状况、速度适宜，随时观察病情变化 运送过门槛时，抬起轮椅前轮，避免过大的振动 下坡时减慢速度，以免发生意外
	下轮椅：将轮椅推至床尾，使椅背平床尾，病人面向床头；制动轮椅，收起脚踏板；取下别针及毛毯，整理管道，协助病人站起、转身、坐于床沿；协助病人脱鞋，根据需要脱衣，取舒适卧位，盖好盖被，整理床单位	10	
	还轮椅：推轮椅回原处	6	
	平车运送法		
	将平车推至床旁，核对病人信息，评估病人的病情、体重、年龄、意识、配合度，损伤部位和治疗、管道情况	10	
	安置：安置好病人身上的管道等，避免管道脱落、受压或液体逆流	10	
	挪动法（五选一）		
	移开床旁桌、床旁椅，松开盖被	15	
	将平车推至床旁与床平行，紧靠床沿，制动平车		

续表

项目	内容及评分标准	分值	关键考点
操作流程 70 分	协助病人将上身、臀部、下肢依次向平车移动	20	遵循省力原则，动作协调一致，避免拉、拽 根据病人病情准备必要的辅助工具，脊柱损伤/骨折/手术者备硬板；颈椎骨折者备颈托/颈围
	妥善安置病人，盖好盖被	4	
	一人搬运法（五选一）		
	推车至病人床尾，使平车头端与床成钝角，制动平车	10	
	松开盖被，协助病人穿好衣服	10	
	搬运者一臂自病人近侧腋下伸入至对侧肩部，另一臂伸入病人臀下	5	
	病人双臂过搬运者肩部，双手交叉于搬运者颈后；搬运者抱起病人，稳步移动将病人放于平车中央，盖好盖被	14	
	二人搬运法（五选一）		
	同一人搬运法步骤 1~2	20	
	搬运者二人站在同侧床旁，将病人上肢交叉于胸前	15	
	搬运者甲一手伸至病人头、颈、肩下方，另一手伸至病人腰部下方；搬运者乙一手伸至病人臀部下方，另一手伸至病人膝部下方，两人同时抬起病人至近侧床沿，再同时抬起病人稳步向平车中央，盖好盖被	24	
	三人搬运法（五选一）		
	同一人搬运法步骤 1~2	20	
	搬运者甲乙丙三人站在病人同侧床旁，协助病人将上肢交叉于胸前	15	
	搬运者甲双手托住病人头、颈、肩及胸部；搬运者乙双手托住病人背、腰、臀部；搬运者丙双手托住病人膝部及双足，三人同时抬起病人至近侧床沿，再同时抬起病人稳步向平车处移动，将病人放于平车中央，盖好盖被	24	

项目	内容及评分标准	分值	关键考点
操作流程70分	**四人搬运法（五选一）**		
	同一人搬运法步骤1~2	20	
	搬运者甲、乙分别站于床头和床尾；搬运者丙、丁分别站于病床和平车的一侧	10	
	将帆布兜或中单放于病人腰、臀下方	9	
	搬运者甲抬起病人的头、颈、肩；搬运者乙抬起病人的双足；搬运者丙、丁分别抓住帆布兜或中单四角，四人同时抬起病人向平车处移动，将病人放于平车中央，盖好盖被	20	
	整理床单位，将床改铺成暂空床	3	
	松开平车制动闸，推病人至目的地	3	推车时车速适宜，保证病人安全、舒适，护士站于病人头侧，便于观察病情 上下坡时，将病人头部保持在高位一端，以免引起不适
	健康宣教	3	
	用物及垃圾分类处理，洗手	4	
	记录交班：记录搬运情况，做好交接班	4	
综合评价20分	整体评价：规范，熟练，按时完成，护士之间配合默契，注意节力原则	4	
	安全度：移动病人时、病人头、颈、腰、髋保持在同一水平线上，翻转角度不超过60°、无拖拉，无擦伤皮肤等，各管道安置妥当	4	
	人文关怀：操作前告知目的；操作中询问感受并观察病情；关注隐私与安全保护、注意保暖和防止坠床	4	
	健康教育：有效沟通，有针对性，涉及操作、疾病等相关内容	4	
	专业素养：选手的精神面貌、自信心、协调性、整体状态等方面综合评估	4	

第六章

专科护理技术

第一节　内科护理技术

一、心电监护

心电监护流程及评分标准

项目	内容及评分标准	分值	关键考点
准备 10分	自身准备：着装整齐，洗手、戴口罩，签字	2	七步洗手法
	核对签名：核对医嘱单、执行	2	双人核对
	用物准备：心电监护仪（配件齐全）、一次性电极片×5、纱布或毛巾、肥皂水或生理盐水。必要时备皮刀、指甲刀	4	所有物品均在有效期内，且处于备用状态
	环境准备：调节室温，无电磁波干扰，屏风遮挡	2	室温：18~20℃（成人），22~24℃（新生儿及老年人）
操作 70分	核对解释：核对信息；解释，取得配合	3	床号、姓名、住院号
	评估病人：病情、意识状态及配合程度；局部皮肤、指/趾甲状态	5	评估局部皮肤有无破损、瘢痕 评估手指脚趾是否涂指甲油或者有灰指甲，指甲过长应修剪
	连接电源，开机	2	电源适配220V交流电
	连接血氧饱和度探头	5	血氧饱和度探头应夹于非无创袖带测压手臂 避开涂指甲油或者有灰指甲的指端

续表

项目	内容及评分标准	分值	关键考点
操作 70分	取舒适体位，手臂位置与心脏呈同一水平（坐位：平第4肋间，仰卧位：平腋中线）；选择正确的血压袖带	5	袖带型号选择正确（成人、儿童、新生儿） 运动、沐浴、吸烟、进食、情绪激动或紧张时应休息半小时测量 袖带不绑在输液手臂上 偏瘫、肢体外伤或手术后应选择健侧肢体测量
	驱尽袖带内空气，平整置于上臂中部，下缘距肘窝2~3cm，松紧以能插入一指为宜（下肢袖带下缘距腘窝3~5cm），松紧适宜，启动测压	10	血压袖带松紧适宜 袖带充气时嘱病人不要讲话或乱动
	暴露胸前区，清洁局部皮肤，连接导联线与电极片	5	用肥皂水清洁局部皮肤后用纱布或毛巾擦干，不可用乙醇溶液擦拭皮肤 保护病人隐私及保暖
	正确放置电极片：RA——胸骨右缘锁骨中线第1肋间；LA——胸骨左缘锁骨中线第1肋间；RL——右锁骨中线剑突水平处；LL——左锁骨中线剑突水平处；V——胸骨左缘第4肋间。妥善固定电极和导线，观察心电图波形	10	电极片位置粘贴正确 导线无缠绕或死结
	选择导联，调整波幅，根据病人病情设置报警范围	10	选择合适导联和波幅 根据病人病情个性化设置报警范围
	口述：再次观察心电图波形，异常数据需打印留图并报告医生	5	准确识别异常心电图
	操作后处理：取合适体位，整理床位和用物，健康宣教，洗手，记录	10	体位舒适 询问并观察病人反应，交代注意事项（如探头、袖带、电极片、导线、报警、不适） 保护隐私和保暖 垃圾分类处理
评价 20分	整体评价：规范；遵守无菌原则，熟练，按时完成	8	遵守无菌操作原则
	评判性思维：观察病情，宣教指导正确	4	根据病人病情进行个性化操作及护理
	人文关怀：安全保暖；动作轻柔；隐私保护；宣教适时；沟通有效	8	健康宣教贯穿全程

注：心电监护参数警报阈值设置：

（1）心率：正常心率（60~100次/min）上限100次/min，下限60次/min；心动过速（>100次/min）上限上浮5%~10%，最高不超过150次/min，下限下浮10%~20%；心动过缓（<60次/min）上限上浮15%~20%，下限根据血流动力学情况，可调至45~50次/min；有心脏起搏器上限上浮10%~20%，下限设置起搏器下限的频率。或遵医嘱设置报警范围。

（2）血压：正常血压［（90～140）/（60～90mmHg）］病人，若无特殊情况，收缩压上限140mmHg（1mmHg=0.133kPa），下限90mmHg；舒张压上限90mmHg，下限60mmHg；高血压病人：上限在现测血压上浮5%～10%，下限在现测血压下浮20%～30%；低血压病人：上限在现测血压上浮20%～30%，下限在现测血压下浮5%～10%。或遵医嘱设置警报阈值。

（3）血氧饱和度：轻度低氧血症病人，警报阈值上限100%，下限90%；Ⅰ型呼吸衰竭病人警报下限85%；高浓度氧气吸入时，SpO_2仍低于95%，可根据病人的实际数据下浮5%作为警报下限，或根据医嘱设置警报阈值。

（4）呼吸：呼吸正常病人（12～20次/min）下限10次/min，上限24次/min；呼吸过缓（＜10次/min）下限不低于8次/min；呼吸急促（＞20次/min）上限不高于30次/min；呼吸暂停：呼吸警报设置中呼吸暂停时间的报警，建议设置20s。或遵医嘱设置警报阈值。

二、翻身拍背排痰法

翻身拍背排痰法流程及评分标准

项目	内容及评分标准	分值	关键考点
准备 10分	自身准备：着装整洁，洗手，戴口罩	2	七步洗手法
	核对：核对医嘱、执行单及床号、姓名、住院号，并签名	2	双人核对
	用物准备：听诊器、快速手消毒液、医嘱单、执行卡、医疗垃圾桶、生活垃圾桶	4	确认所有物品均在有效期内
	环境准备：室温适宜，光线充足，环境安静，保护病人隐私	2	室温：18～20℃（成人），22～24℃（新生儿及老年人）
操作 70分	床旁核对：核对病人，解释；拉屏风或床帘	4	保护病人隐私
	听诊肺部：听诊顺序及听诊部位均正确	3	听诊顺序：由上至下、由外向内、从前向后、双侧对称交替听诊 每个听诊部位至少听诊1～2个完整的呼吸周期
	评估病人：病情、意识；进食时间；评估肢体活动情况等	6	如下情况不宜进行翻身拍背排痰：生命体征不稳定、刚进食完毕、肋骨骨折未固定、胸腔活动性出血等
	翻身：先平卧；先移下肢，接着移动肩、腰、臀部；双手托住肩和膝部，轻轻翻身	6	翻身时不可拖、拉 及时上床栏预防跌倒
	检查背部皮肤	4	
	叩击：叩击部位用单衣或薄布覆盖；手指弯曲并拢，使掌侧呈杯状，以手腕力量拍背	6	空心掌叩击

续表

项目	内容及评分标准	分值	关键考点
操作 70分	口述：拍背要点	10	拍背要点：从下往上，从外向内，避 开脊柱、肾区及骨隆突处
	叩击时观察病人反应	4	关注病人是否疼痛、有无咳嗽
	再次肺部听诊	5	顺序同前 评估叩击后效果
	清洁口、面部；洗手	4	保持整洁
	协助病人取舒适体位，整理床单、衣 物保持平整	2	根据病人病情取舒适卧位，侧卧时在 背部、胸部、两膝之间放软枕
	健康宣教：鼓励有效咳痰、多饮水、 体位改变、预防压力性损伤等	8	指导有效咳嗽
	操作后处理：整理用物；洗手；记录 翻身时间、皮肤状况、拍背排痰效 果、痰液的性质、颜色及量	8	如实书写护理记录
综合 评价 20分	整体评价：规范、熟练、按时完成	8	
	评判性思维：观察病情，宣教指导 正确	4	根据病人病情变化及时处理
	人文关怀：安全保暖；动作轻柔；隐 私保护；宣教适时；沟通有效	8	

三、血糖监测

血糖监测流程及评分标准

项目	内容及评分标准	分值	关键考点
准备 10分	自身准备：着装整洁，洗手，戴口罩	2	七步洗手法
	核对：核对医嘱、执行单及床号、姓 名、住院号，并签名	2	双人核对
	用物准备：75%乙醇消毒液、无菌棉 签、血糖仪、血糖试纸、采血针、快速 手消毒液、生活垃圾桶、医疗垃圾桶	4	确认所有物品均在有效期内，包装完 好无破损
	环境准备：室温适宜，光线充足，环 境安静，保护病人隐私	2	室温：18～20℃（成人），22～24℃ （新生儿及老年人）
操作 流程 70分	评估核对：核对病人，评估病情、用 餐时间、采血部位（清洁、无破损、 瘢痕、硬结及肿块），协助病人取舒 适卧位，暴露穿刺部位，将病人手心 朝上放置	6	餐后2h血糖应从吃第一口饭开始 算起 空腹血糖至少应空腹6～8h 操作前核对

续表

项目	内容及评分标准	分值	关键考点
操作流程 70 分	洗手、戴手套	2	消毒隔离
	75% 乙醇消毒采血部位（螺旋式消毒 2 遍，超过一个关节），待干	6	乙醇消毒，避免络合碘残留指尖影响结果
	再次核对	4	操作中核对
	确认血糖仪和血糖试纸编号一致；取出试纸条，插入测试区	6	取出试纸条后立即盖盖 将试纸条插入测试区时不可接触试纸滴血区
	用拇指和示指固定采血部位	4	固定时不可用力过大，避免挤压引起结果不准确
	采血针在指尖一侧刺破皮肤采血，用干棉签轻拭去第 1 滴后弃去；将第 2 滴血液滴入或吸入测试区；按压采血部位至出血停止（口述：按压至不出血）	15	不可用力将血液挤压出来，避免溶血或组织间液影响结果
	读取血糖值、取下试纸条；第三次核对（关血糖仪）；脱手套，洗手	8	取下试纸条时注意不要触碰到测试区血液 操作后核对
	健康宣教	10	针对血糖结果及病人病情，对病人进行宣教
	操作后处理：妥善安置病人；整理床位、用物；洗手	5	根据病人病情协助取舒适卧位 测量空腹血糖的病人应嘱其适当进食
	记录：登记血糖结果、病情和措施	4	做好护理记录
综合评价 20 分	整体评价：规范，熟练，按时完成，遵循无菌操作原则	8	
	评判性思维：观察病情，宣教指导正确	4	根据病人病情变化及时处理
	人文关怀：安全保暖；动作轻柔；隐私保护；宣教适时；沟通有效	8	

四、神经系统检查

神经系统检查流程及评分标准

项目	内容及评分标准	分值	关键考点
准备 10 分	自身准备：着装整洁，洗手，戴口罩	2	七步洗手法
	核对：核对医嘱、执行单及床号、姓名、住院号，并签名	2	双人核对

续表

项目	内容及评分标准	分值	关键考点
准备 10分	用物准备：叩诊锤、棉签、快速手消、手电筒、音叉	4	确认所有物品均在有效期内
	环境准备：室温适宜，光线充足，环境安静，保护病人隐私	2	室温：18～20℃（成人），22～24℃（新生儿及老年人）
操作流程 70分	携带用物至床旁，向病人及家属解释操作目的，取得配合	4	告知病人如何配合
	一般检查：意识状态（采用合适的评分进行意识状态评估）、体味及呼吸气味、发育及体型、营养状况、面容表情、语言、语调、语音、姿势及步态、认知功能检查	16	1. 检查者衣着整洁，洗净双手且保持双手温暖 2. 检查者一般站于受检者右侧 3. 依次暴露受检的受检部位，按照一定的顺序进行检查，以免重复或遗漏，同时避免受检者反复调整体位 4. 可根据具体情况调整检查顺序，对于危重病人，应先进行重点检查，且边检查边抢救处理 5. 检查手法准确规范，动作轻柔，检查内容全面系统且重点突出
	脑神经检查：嗅神经、视神经（视力、视野、眼底）、动眼神经（眼睛外观、眼球运动、瞳孔及其反射）、三叉神经（面部感觉、咀嚼肌运动、角膜反射及下颌反射）、面神经（面肌运动、味觉、角膜反射、掌颏反射、副交感神经反射）、前庭蜗神经（听力、前庭神经检查）、舌咽神经（运动、感觉、味觉、咽反射）、副神经（向对侧转颈和同侧耸肩）、舌下神经（伸舌检查）	10	
	运动系统检查：肌肉体积、肌张力（肌肉放松状态下，触摸肌肉硬度，屈曲病人肢体感受阻力）、肌力检查（5级评分法）、观察有无不自主运动及共济运动、膀胱叩诊	10	
	感觉系统：浅感觉（痛觉、触觉、温度觉）、深感觉（运动觉、位置觉、振动觉）、复合感觉（定位觉、两点辨别觉、图形觉、实体觉）	10	
	反射检查：深反射（肱二头肌反射、膝反射等）、浅反射（角膜反射、咽反射等）、病理反射（巴宾斯基征、Gordon征等）、脑膜刺激征检查（颈强直、Kerning征等）	10	
	自主神经检查：眼心反射、卧立位试验、皮肤划痕试验、竖毛试验	6	
	检查完成后整理病人衣物，整理用物，整理床单位	2	
	洗手、记录	2	记录检查时间，检查内容及结果

续表

项目	内容及评分标准	分值	关键考点
综合评价20分	整体评价：规范；熟练，按时完成	8	严格遵守无菌操作
	评判性思维：观察病情，宣教指导正确	4	根据病人病情变化及时处理
	人文关怀：安全保暖；动作轻柔；隐私保护；宣教适时；沟通有效	8	人文关怀贯穿全程

五、压力性损伤护理

压力性损伤护理流程及评分标准

项目	内容及评分标准	分值	关键考点
准备10分	自身准备：着装整洁，洗手，戴口罩	2	七步洗手法
	核对：核对医嘱、执行单及床号、姓名、住院号，并签名	2	双人核对
	用物准备：手套、快速手消毒液、软尺、一次性无菌换药包、合适敷料、毛巾、50%乙醇或专用护肤油、温水	4	确认所有物品均在有效期内
	环境准备：室温适宜，光线充足，环境安静，保护病人隐私	2	室温：18~20℃（成人），22~24℃（新生儿及老年人）
操作流程70分	核对病人，评估病人病情及配合程度，解释操作目的，取得配合	6	告知病人如何配合
	压力性损伤评估		
	应用Braden评估量表对压力性损伤的危险因素及风险等级进行评分	14	Braden量表对病人的感知能力、潮湿程度、活动能力、移动能力、营养状况、摩擦力和剪切力进行评估，15~16分为轻度危险，13~14分为中度危险，≤12分为高度危险
	对压力性损伤伤口部位皮肤进行分期评分，观察伤口颜色、分泌物性状，测量伤口长、宽、高	10	根据临床表现，压力性损伤可分为1期、2期、3期、4期、可疑深部组织损伤期和不可分期
	压力性损伤换药（与背部皮肤护理二选一）		
	洗手，戴手套	4	
	揭开脏污敷料，评估创面	6	揭开脏污敷料时不损伤肉芽组织，不破坏愈合进程，病人感觉舒适

项目	内容及评分标准	分值	关键考点
操作流程70分	用无菌生理盐水棉球，擦拭伤口周围；或用 20ml 注射器抽取生理盐水对伤口床进行涡流式冲洗	8	擦拭范围大于伤口基部约 5cm
	根据创面情况选择合适的敷料覆盖包扎	8	
	协助病人取舒适卧位，避免伤口部位受压	4	
	背部皮肤护理（与压力损伤换药二选一）		
	关好门窗，拉好窗帘或屏风遮挡	4	
	备温水，毛巾	6	水温 41～46℃
	移开床旁桌、椅，拉好对侧床栏，协助病人翻身，将衣服卷起至肩上，大浴巾一半垫在身下，一半盖在身上	4	
	用湿毛巾清洁背部及腰臀部皮肤，擦干	6	至少 2 次，时间 3～5min
	按摩：双手涂抹 50% 乙醇或压力性损伤专用皮肤保护油，从骶尾部开始，沿脊柱两侧向上按摩至肩胛部，后环形向下	8	压力由轻到重，再由重到轻至少按摩 3min
	协助病人整理好衣物，撤除大浴巾，取舒适卧位	2	
	整理床单位，健康宣教	6	
	洗手，记录	4	
综合评价20分	整体评价：规范；遵守无菌原则，熟练，按时完成	8	严格遵守无菌操作
	评判性思维：观察病情，宣教指导正确	4	根据病人病情变化及时处理
	人文关怀：安全保暖；动作轻柔；隐私保护；宣教适时；沟通有效	8	

第二节 外科护理技术

一、伤口换药

伤口换药（普通伤口）流程及评分标准

项目	内容及评分标准	分值	关键考点
准备 10分	自身准备：着装整洁，洗手，戴口罩	2	七步洗手法
	核对：核对医嘱、执行单及床号、姓名、住院号，并签名	2	双人核对
	用物准备：一次性无菌换药包（含镊子2把、治疗碗1个、棉球若干、纱布2块、无菌治疗巾1块）、无菌治疗碗1个、弯盘1个、生理盐水500ml、棉球1包、络合碘、75%酒精、无菌治疗巾、敷料、胶布、无菌手套、注射器、棉签、生活垃圾桶、医疗垃圾桶	4	确认所有物品均在有效期内
	环境准备：室温适宜，光线充足，环境安静，保护病人隐私	2	室温：18~20℃（成人），22~24℃（新生儿及老年人）
操作 流程 70分	核对信息：核实身份，解释，取得配合；评估病人病情、意识、合作程度等；了解伤口的基本情况	5	操作前核对
	安置体位：根据伤口的不同部位，协助病人取适当卧位；铺垫巾于伤口下，并注意保暖	5	根据病人病情取合适的卧位，完整暴露伤口
	揭除污染敷料：①检查伤口敷料外观情况；②用手取下外层敷料；③用镊子取下内层敷料	10	如分泌物干结，内层敷料与创面粘贴，应用生理盐水浸湿后轻柔除去，避免损伤肉芽组织和新生上皮
	评估伤口情况	10	观察伤口有无红肿、出血，分泌物性质及量，注意创面皮肤、黏膜、肉芽组织的颜色变化
	消毒伤口及周围皮肤：洗手，打开一次性换药包，戴无菌手套，消毒伤口及周围皮肤，消毒范围需大于创面范围3~5cm，用络合碘消毒2~3遍	15	双手执镊法，一把镊子可直接接触伤口，另一把镊子专门从换药碗中夹取无菌物品，两镊不可接触，避免污染
	清理伤口：伤口有分泌物用盐水棉球清洁，轻轻吸去分泌物，必要时根据医嘱对创面进行用药	5	根据分泌物情况及伤口类型，放置合适的引流物
	覆盖并固定敷料：伤口处理完毕用无菌敷料覆盖，并用胶布固定，其覆盖的大小应达到伤口周围3cm以上	10	胶布粘贴方向与肢体或躯干长轴垂直，敷料宽度占胶布长度的2/3，胶布距敷料边缘约0.5cm

项目	内容及评分标准	分值	关键考点
操作流程 70分	再次核对，健康宣教	5	指导病人不可随意挤压伤口 如有渗血、渗液过多，及时告知医生
	操作后处理：取舒适卧位，整理床单位，整理用物，洗手，记录	5	记录伤口的情况、分泌物的性质及量，伤口换药内容及效果
综合评价 20分	整体评价：规范、熟练、按时完成，遵循无菌操作原则	8	无菌操作规范
	评判性思维：观察病情，宣教指导正确	4	根据病人病情变化及时处理
	人文关怀：安全保暖；动作轻柔；隐私保护；宣教适时；沟通有效	8	宣教贯穿操作全程，与病人沟通良好

伤口换药（气管切开处）流程及评分标准

项目	内容及评分标准	分值	关键考点
准备 10分	自身准备：着装整洁，洗手，戴口罩	2	七步洗手法
	核对：核对医嘱、执行单及床号、姓名、住院号，并签名	2	双人核对
	用物准备：无菌治疗盘1个、一次性无菌换药包（含镊子2把、治疗碗1个、棉球若干、纱布2块、无菌巾1块）、无菌治疗碗1个、弯盘1个、生理盐水500ml、棉球、络合碘、气切纱布或皮肤保护贴、听诊器、无菌巾、无菌手套、过氧化氢、压力测量表、套管系带、无菌剪、胶布、吸痰装置	4	确认所有物品均在有效期内
	环境准备：室温适宜，光线充足，环境安静，保护病人隐私	2	室温：18～20℃（成人），22～24℃（新生儿及老年人）
操作流程 70分	携用物到床旁；核对病人信息；评估病人意识、生命体征、面色，合作程度、约束情况；解释目的，取得配合	6	操作前核对
	洗手，戴手套	3	可行卫生手消毒即可
	听诊双肺呼吸音及痰鸣音情况	5	上、中、下肺三个区域均需评估到位，左右对比
	查看气管切开伤口有无渗血、红肿及皮下气肿；套管系带是否需要更换；气管套管的类型及材质，套管是否完好、固定、无堵塞，测气囊压力	8	气囊压力 25～30cm H_2O

续表

项目	内容及评分标准	分值	关键考点
操作流程70分	协助病人取平卧位或半卧位（床头抬高 30°～45°），头略后仰。确保病人体位舒适	3	可在头颈部垫小枕，适当开放气道
	吸痰，评估病人痰液性状及吸痰后整体反应（口述），适当加大氧流量或者氧浓度	5	先吸净气道再吸口鼻腔内的分泌物
	更换手套，铺治疗巾，置弯盘，备好棉球并清点数量	4	清点数量避免棉球遗漏
	用镊子撤去覆盖在气管切开套管口的气切纱布，观察局部情况	3	撤去纱布时注意动作轻柔，不可太过用力以免引起气管切开套管移位
	无内套管的气切伤口护理（二选一）		
	（左清洁右污染）夹取生理盐水棉球清洁后再用络合碘棉球消毒套管口下伤口周围皮肤	4	双手持镊，两个镊子不可互相触碰污染
	由内至外直径不小于8cm，消毒3遍，消毒套管口以上部位，3遍	4	消毒范围应足够大
	（左污染右清洁）夹取气切纱布放在套管下面，开口处对齐，保持平整，胶布黏合开口处	4	放置气切纱布之前，应清理干净气切纱布边缘，避免纱布碎屑掉落进气道
	带内套管（硅胶、金属）的气切伤口护理（二选一）		
	将内套管缺口旋至外套管固定点，顺套管弧度取出内套管；放入无菌治疗碗/气管套管清洗杯内	2	取内套管时应轻柔，避免刺激病人引起反射性咳嗽
	倾倒过氧化氢浸没内套管，浸泡5～10min 后取出，在流动水下用小毛刷反复刷洗	2	刷洗干净内套管可见污渍
	刷洗干净的内套管放入无菌治疗碗内再次用过氧化氢浸泡5～10min，生理盐水冲洗后无菌治疗盘内备用	2	注意无菌操作
	用生理盐水棉球清洁后再用络合碘棉球消毒伤口周围皮肤，由内至外直径不小于8cm，消毒三遍，夹取气切纱布放在套管下面，开口处对齐，保持平整，胶布黏合开口处	4	消毒范围要足够 放置气切纱布之前，应清理干净气切纱布边缘，避免纱布碎屑掉落进气道
	嘱病人屏气，将洁净备用的内套管沿导管弧度放入并固定	2	放入内套管时动作轻柔，避免移动外套管或引起刺激性咳嗽
	检查气管切开套管位置及固定系带松紧度；必要时盐水纱布单层覆盖套管口	4	系带脏污或松紧度不佳时，应更换系带，重新系紧，保持一指的松紧度

续表

项目	内容及评分标准	分值	关键考点
操作流程 70分	再次检查气囊充气情况	3	气囊压力表测压，保持压力于25～30cm H$_2$O
	观察病人的生命体征、气管切开套管情况，评估病情	5	听诊双肺呼吸音
	撤去弯盘，取下治疗巾，整理床单位，取舒适卧位	4	根据病情调整舒适卧位
	整理用物、洗手、记录	5	记录更换套管的时间，气管切开伤口情况，病人反应等
综合评价 20分	整体评价：规范，熟练，按时完成	8	换药时注意无菌操作原则
	评判性思维：观察病情，宣教指导正确	4	根据病人病情变化及时处理
	人文关怀：安全保暖；动作轻柔；隐私保护；宣教适时；沟通有效	8	

二、止血、包扎、固定技术

止血包扎固定流程及评分标准

项目	内容及评分标准	分值	关键考点
准备 10分	自身准备：着装整洁，洗手，戴口罩	2	七步洗手法
	核对：核对医嘱、执行单及床号、姓名、住院号，并签名	2	双人核对
	用物准备：一次性无菌换药包（含镊子2把、治疗碗1个、棉球若干、纱布2块、无菌巾1块）、无菌治疗碗、弯盘，生理盐水、棉球、络合碘、75%酒精、无菌敷料、无菌剪刀、各种绷带、网套、三角巾、四头带或多头带、胸带、腹带、胶布、夹板、别针或夹子、锐器盒、生活垃圾桶、医疗垃圾桶	4	所有物品均在有效期内
	环境准备：室温适宜，光线充足，环境安静，保护病人隐私	2	室温：18～20℃（成人），22～24℃（新生儿及老年人）
操作流程 70分	评估解释：解释，取得配合；评估病人伤情、意识、合作程度；解释操作目的，取得配合	5	评估病人伤情，昏迷病人评估是否适宜搬动
	安置体位：根据伤口不同部位，协助病人取舒适卧位；铺垫巾于伤口下	4	充分暴露伤口部位

项目	内容及评分标准	分值	关键考点
操作流程 70分	暴露伤口部位：戴手套；打开伤口处衣物（方向与伤口纵线方向平行）；如有粘连则以生理盐水棉球浸湿后再轻轻揭开，切忌强硬撕去	6	注意屏风遮挡，保护病人隐私
	评估伤口情况	6	评估伤口有无污物、有无出血、渗液等情况，根据伤口具体情况给予合适处置
	止血：指压止血，抬高患肢，放置止血带，加压，检查止血效果	8	指压止血：用手指、手掌或拳头压迫伤口近心端动脉，阻断动脉血运 止血带放置下方应当放好衬垫 止血带使用总体时间不宜超过 5h，使用时每 0.5～1h 放松一次
	消毒伤口：洗手，打开一次性换药包，戴无菌手套，由内向外擦洗，至伤口及周围干净，视具体情况进行创面处理	8	清洁创面污物，进行消毒
	覆盖敷料：用无菌敷料覆盖，并用胶布固定，其覆盖的大小应达到伤口周围 3cm 以上	5	用手暂时置于敷料上给予一定压力止血
	伤口包扎：根据受伤部位采用弹力绷带对伤口进行加压包扎	10	包扎时需利用绷带给予敷料一定压力，达到止血目的
	伤肢固定：用纱布或棉垫保护，采用夹板对患肢进行固定，止血包扎松紧适宜，注意观察肢体末梢循环	8	根据不同伤肢部位进行固定，保证肢体处于舒适功能位 关注肢端末梢循环情况
	评估病人止血包扎固定后效果	5	评估病人情况及伤口渗血、渗液情况有无好转 如病人包扎固定后止血效果可，无大量出血，可减小止血带压力或去除止血带
	操作后处理：健康宣教，整理用物，洗手，协助病人转运	5	指导病人包扎固定后活动方法
综合评价 20分	整体评价：规范，熟练，按时完成	8	
	评判性思维：观察病情，宣教指导正确	4	根据病人病情变化及时处理
	人文关怀：安全保暖；动作轻柔；隐私保护；宣教适时；沟通有效	8	

第三节 妇产科护理技术

一、宫高腹围测量、四步触诊、听诊胎心音

宫高腹围测量 + 四步触诊 + 听诊胎心音流程及评分标准

项目	内容及评分标准	分值	关键考点
准备 10分	自身准备：着装整洁，洗手，戴口罩	2	七步洗手法
	核对：核对医嘱、执行单及床号、姓名、住院号，并签名	2	双人核对
	用物准备：软皮尺、屏风、多普勒胎心仪、纸巾、快速手消毒液、生活垃圾桶、医疗垃圾桶	4	所有物品均在有效期内 多普勒胎心仪处于备用状态
	环境准备：室温适宜，光线充足，环境安静，保护孕妇隐私	2	室温：18~20℃
操作 流程 70分	携用物至床旁，核对孕妇信息，解释目的和有关事项，嘱其排尿	4	操作前核对
	站在孕妇右侧，协助孕妇取仰卧位，暴露其腹部，头部稍垫高，双腿略屈曲分开，放松腹肌，观察腹部形态及大小，腹部有无妊娠纹、手术瘢痕和水肿	5	注意保护孕妇隐私 注意保暖
	宫高腹围测量、四步触诊、听诊胎心音均在宫缩间歇期进行	5	手掌置于孕妇腹部，感受宫缩，宫缩时不宜进行操作
	宫高、腹围测量		
	测量宫高：用软皮尺沿孕妇腹壁正中线，测量耻骨联合上缘中点至子宫底的弧形长度	6	软皮尺紧贴腹部皮肤
	测量腹围：软皮尺贴紧皮肤，平脐绕孕妇腹部一周	6	皮尺绕腹部一周时应保持水平，避免影响结果
	四步触诊		
	第一步：双手置于子宫底，了解子宫外形、摸清宫底高度，双手指腹相对交替轻推	4	判断宫底部胎儿部分，如为胎头则硬而圆且有浮球感，如为胎臀则柔软、宽且形态不规则
	第二步：双手置于腹部左右两侧，一手固定，另一手轻轻深按检查，两手交替	4	触到平坦饱满部分为胎背，确定胎背朝向 触到可变形的高低不平部分为胎儿肢体
	第三步：右手置于耻骨联合上方，拇指与其余4指分开，握住先露部位左右推动	4	如胎先露可左右移动，表示尚未衔接入盆 如胎先露不可左右移动，则表明已衔接入盆

项目	内容及评分标准	分值	关键考点
操作流程 70分	第四步：面对孕妇足端，双手分别置于胎先露部的两侧，向骨盆入口方向向下深压	4	判断胎先露类型，确定胎先露入盆的程度
	听诊胎心音		
	多普勒胎心仪涂耦合剂，根据四步触诊方位结果选择胎心音最清晰处听诊	6	枕先露时，胎心在脐右（左）下方 臀先露时，胎心在脐右（左）上方 肩先露时，胎心在靠近脐部下方最清楚
	计数1min，注意胎心的频率、节律、强弱，注意与腹主动脉杂音、脐带杂音相鉴别	4	胎心音为双音，似钟表滴答声 腹主动脉杂音与孕妇脉搏一致，速度较慢，咚咚样强音 脐带杂音为吹风样低音 正常胎心率110~160次/min
	擦净皮肤和探头，协助孕妇整理衣物，取舒适卧位，整理床单位	4	无特殊可指导孕妇取左侧卧位
	健康宣教，洗手	4	指导孕妇数胎动等自我监测要点
	报告宫高腹围测量、四步触诊及听诊胎心音的结果，记录	10	记录结果及孕妇反应
综合评价 20分	整体评价：规范，熟练，按时完成	8	
	评判性思维：观察病情，宣教指导正确	4	根据孕妇病情变化及时处理
	人文关怀：安全保暖；动作轻柔；隐私保护；宣教适时；沟通有效	8	

二、胎心监测

胎心监测流程及评分标准

项目	内容及评分标准	分值	关键考点
准备 10分	自身准备：着装整洁，洗手，戴口罩	2	七步洗手法
	核对：核对医嘱、执行单及床号、姓名、ID号，并签名	2	双人核对
	用物准备：胎心监护仪、耦合剂、纸巾、腹带、屏风、生活垃圾桶、医疗垃圾桶	4	所有物品均在有效期内 胎心监护仪处于备用状态
	环境准备：室温适宜，光线充足，环境安静，保护病人隐私	2	室温：18~20℃

续表

项目	内容及评分标准	分值	关键考点
操作流程 70 分	携用物至床旁，核对孕妇信息，解释目的和有关事项 评估孕妇意识及配合程度、孕周、胎位、胎动及宫缩情况，腹部皮肤、腹部形态及腹壁张力情况	4	操作前核对
	协助孕妇排空膀胱，取半卧位略向左侧	3	防止仰卧位低血压
	暴露腹部，四步触诊法判断胎方位，确定胎背位置	5	触诊时操作轻柔 胎方位判断准确 保护病人隐私，注意保暖
	胎心探头涂耦合剂，放置于胎心音区，采用专用腹带固定	4	固定腹带时不宜过紧
	宫缩压力探头不涂耦合剂，放在宫底下两横指处，采用专用腹带固定	4	固定腹带时不宜过紧
	胎动计数器置于孕妇手中，告知其使用方法	3	
	启动电子胎心监护仪，设定走纸速度	3	一般走纸速度为 2～3cm/min
	交代注意事项，观察胎心音、宫缩、胎动显示及描记情况	5	可嘱孕妇适当进食或聆听音乐，放松心情
	胎心监护 20min，异常时酌情延长时间	6	20min 内无胎心或胎动不明显，需延长时间至 40min 或以上 观察胎心音、宫缩、胎动显示及描记情况
	撤去探头，擦净皮肤和探头，不污染床单和衣服，整理床单	4	保持腹部清洁
	判读胎心监护仪结果	15	正常胎心率 110～160 次/min；判读是否有胎心加速、减速；如有减速，判断减速类型及胎儿在宫内情况
	根据胎心监护仪结果，为孕妇提供针对性健康宣教	10	根据胎心监护结果，判断胎儿在宫内情况并进行指导
	洗手记录	4	记录胎心监护结果及孕妇反应
综合评价 20 分	整体评价：规范、熟练、按时完成	8	
	评判性思维：观察病情，宣教指导正确	4	根据病人病情变化及时处理
	人文关怀：安全保暖；动作轻柔；隐私保护；宣教适时；沟通有效	8	

三、会阴擦洗

会阴擦洗流程及评分标准

项目	内容及评分标准	分值	关键考点
准备 10分	自身准备：着装整洁，洗手，戴口罩	2	七步洗手法
	核对：核对医嘱、执行单及床号、姓名、ID号，并签名	2	双人核对
	用物准备：络合碘、棉球、屏风、一次性中单、一次性换药包、弯盘、无菌治疗碗、生活垃圾桶、医疗垃圾桶、一次性手套、快速手消毒液	4	确认所有物品均在有效期内
	环境准备：室温适宜，光线充足，环境安静，保护病人隐私	2	室温：18~20℃（成人），22~24℃（老年人）
操作 流程 70分	核对病人信息，评估病人病情，向病人解释操作目的，取得配合	6	告知病人如何配合
	关闭门窗，屏风遮挡	4	保暖、保护病人隐私
	将一次性中单置于病人臀下，协助病人脱对侧裤腿，盖在近侧腿部，对侧腿部用盖被遮挡	7	防止病人受凉
	协助病人取仰卧屈膝位，双腿外展	5	充分暴露操作部位
	戴手套，将弯盘、无菌治疗碗置于两腿中间	4	
	评估病人会阴伤口的愈合情况、局部有无红肿、分泌物的性质与气味 左手持镊子用来夹取无菌的消毒棉球，右手持镊子接过棉球进行会阴擦洗	5	每个棉球限用一次，平镊不可接触肛门区域
	第一遍擦洗：由上至下，由外至内，由对侧至近侧，最后清洁肛门	6	用过的棉球置于弯盘内
	第二遍擦洗：由上至下，由内至外，由对侧至近侧，或以伤口为中心向外擦洗	6	
	第三遍擦洗，顺序同第二遍	6	如为产时会阴消毒，则三遍顺序相同，均为由上至下，由内至外
	必要时可多擦几遍直至干净，如有留置尿管者，要在擦洗完后更换棉球重新擦洗尿管	6	注意检查尿管标识、固定情况、尿管及集尿袋的日期

续表

项目	内容及评分标准	分值	关键考点
操作 流程 70分	擦洗完毕，自然晾干或用干净棉球擦干，撤除臀下垫巾，协助病人穿好衣物，取舒适卧位	5	病人衣着及床位整洁，体位舒适。指导病人勤喝水、勤排尿，预防泌尿系统感染
	整理物品，整理床单位，健康宣教	6	
	垃圾分类，脱手套，洗手，记录	4	记录操作时间及病人反应
综合 评价 20分	整体评价：操作规范；遵守无菌原则，熟练，按时完成	8	严格遵守无菌操作
	评判性思维：观察病情，宣教指导正确	4	根据病人病情变化及时处理
	人文关怀：安全保暖；动作轻柔；隐私保护；宣教适时；沟通有效	8	人文关怀贯穿整个操作流程

四、会阴湿热敷

会阴湿热敷流程及评分标准

项目	内容及评分标准	分值	关键考点
准备 10分	自身准备：着装整洁，洗手，戴口罩	2	七步洗手法
	核对：核对医嘱、执行单及床号、姓名、住院号，并签名	2	双人核对
	用物准备：硫酸镁、凡士林、一次性中单、屏风、络合碘、一次性换药包、无菌纱布、快速手消毒液、手套、水温计、棉垫、热水袋	4	确认所有物品均在有效期内
	环境准备：室温适宜，光线充足，环境安静，保护病人隐私	2	室温：18～20℃（成人），22～24℃（老年人）
操作 流程 70分	核对病人信息，评估病人病情，向病人解释操作目的，取得配合，协助病人排空膀胱	6	告知病人如何配合
	关闭门窗，屏风遮挡	4	保暖，保护病人隐私
	将一次性中单置于病人臀下，协助病人脱对侧裤腿，盖在近侧腿部，对侧腿部用盖被遮挡	8	
	协助病人取仰卧屈膝位，双腿外展	6	充分暴露操作部位
	评估病人会阴伤口的愈合情况、局部有无红肿、分泌物的性质与气味 戴手套，消毒外阴，顺序正确	9	如热敷部位有伤口，需按无菌技术处理伤口 由上至下，由内至外，会阴部伤口最后消毒

续表

项目	内容及评分标准	分值	关键考点
操作流程70分	在热敷部位涂上一层凡士林，盖上一层纱布，再敷上热水纱布或含有硫酸镁的湿热纱布，盖一层纱布，外盖棉垫保温	9	顺序正确，热敷溶液温度为41～46℃，防烫伤
	按要求定时更换热敷纱布，保证热敷时间	6	每3～5min更换热敷纱布一次，也可将热水袋置于棉垫外进行保暖 一次湿热敷时长15～30min
	湿热敷结束后观察病人会阴部位皮肤状况及全身反应	4	皮肤颜色、温度，询问病人感受
	擦干热敷部位，协助病人取舒适卧位	8	如为产时会阴消毒，则三遍顺序相同，均为由上至下，由内至外
	整理用物，整理床单位，健康宣教	6	床单位整洁，宣教内容正确全面
	脱手套，洗手，记录	4	
综合评价20分	整体评价：规范；遵守无菌原则，熟练，按时完成	8	严格遵守无菌操作
	评判性思维：观察病情，宣教指导正确	4	根据病人病情变化及时处理
	人文关怀：安全保暖；动作轻柔；隐私保护；宣教适时；沟通有效	8	

第四节　新生儿护理技术

一、新生儿光照疗法

新生儿光照疗法流程及评分标准

项目	内容及评分标准	分值	关键考点
准备10分	自身准备：着装整洁，洗手，戴口罩	2	七步洗手法
	核对：核对医嘱、执行单及床号、姓名、住院号，并签名	2	双人核对
	用物准备：遮光眼罩、尿布、袜子、手套、护目镜、光疗箱、光疗灯或光疗毯	4	所有物品均在有效期内 光疗仪器性能良好、处于备用状态

续表

项目	内容及评分标准	分值	关键考点
准备 10分	环境准备：室温适宜，光线充足，环境安静，保护病人隐私	2	室温：26～28℃
操作 流程 70分	核对患儿信息；评估患儿情况，向患儿家属解释操作目的，取得配合	6	了解患儿出生孕周、体重、日龄、疾病诊断及胆红素检查结果 观察患儿皮肤黄染情况，观察患儿指甲长短情况，指甲长需修剪，防抓伤
	水槽内加入适量蒸馏水，打开光疗箱电源开关，设置箱温32℃、湿度60%～80%	5	预热光疗箱，保持恒定的温湿度
	确认光疗箱温度湿度已达设定值	5	确认温湿度已达到后才可将患儿放入光疗箱内
	患儿全身裸露，用专用光疗尿布遮盖会阴部，四肢骨隆突处用透明薄膜保护性粘贴	10	尿布应尽量缩小面积 注意保护阴囊或卵巢
	穿上手套和袜子，戴遮光眼罩	10	如果光疗箱旁边还有其他患儿，应当用屏风遮挡光疗箱，以免影响其他患儿 护理人员戴护目镜或墨镜
	关闭箱门，开灯，记录开灯时间	5	开灯前确认关闭箱门
	口述：每2h更换体位一次；每3h喂乳一次； 每4h测体温、脉搏、呼吸一次；密切观察病情变化。	12	根据患儿体温调节光疗箱温度
	关闭蓝光，摘眼罩，查看全身皮肤情况	8	光疗结束后，先关闭蓝光，再取下遮挡设备 关注患儿全身情况及反应情况 查看黄疸程度有无进展
	再次核对，记录光疗时间，记录灯管使用时间	4	记录患儿光疗后皮肤黄疸消退情况及不适反应
	整理用物、整理床单位	5	给患儿穿好衣物 光疗箱消毒
综合 评价 20分	整体评价：规范、熟练、按时完成	8	
	评判性思维：观察病情，宣教指导正确	4	根据病人病情变化及时处理
	人文关怀：安全保暖；动作轻柔；隐私保护；宣教适时；沟通有效	8	

二、婴儿喂养

婴儿喂养流程及评分标准

项目	内容及评分标准	分值	关键考点
准备 10分	自身准备：着装整洁，洗手，戴口罩	2	七步洗手法
	核对：核对医嘱、执行单及床号、姓名、住院号	2	双人核对
	用物准备：配方奶、奶瓶、奶嘴、开水，凉开水、量杯、搅拌勺、水温计、小毛巾、治疗巾、纸巾、盖被、生活垃圾桶、医疗垃圾桶	4	确认所有物品均在有效期内 体重秤、量杯、搅拌勺、奶瓶及奶嘴处于备用状态
	环境准备：室温适宜，光线充足，环境安静，保护病人隐私	2	室温：22~24℃
操作 流程 70分	核对评估：核对患儿信息，评估患儿情况，向患儿家属解释操作目的，取得配合	5	评估患儿月龄、病情、腹部及营养情况
	体重测量：秤上垫治疗巾，平放秤中心，读数（除治疗巾、衣服、尿裤）	5	读数精确到0.001kg
	配方奶量及配制：阅读配方奶说明，明确配兑比例，根据婴儿体重，推荐摄入量以及配方奶制品规格进行计算	10	小于6个月正常婴儿能量需要量为90kcal/（kg·d）
	量杯内倒入开水及凉开水混合，水温计测温（40~45℃），用配方奶罐内专用平勺按配兑比例取奶粉加入温水中，搅拌充分溶解，将配制好的配方奶倒入奶瓶 摇匀，奶嘴套于奶瓶口	8	根据婴儿月龄选择合适大小的奶嘴 摇匀时注意缓慢旋转，减少奶液内气泡
	测奶滴流速（奶瓶倒置后奶滴稍有间隔）、手腕内侧试温	5	奶液温度应与体温接近，乳汁滴在手腕掌侧无过热感即可
	斜抱：患儿头枕于喂奶者肘窝，颌下垫小毛巾	4	头高足低 确保婴儿处于完全醒觉状态
	再次检查奶嘴孔大小是否合适	3	根据婴儿月龄选择合适的奶嘴
	喂奶：保持奶嘴头内充满奶液，如婴儿出现咳嗽，暂停喂养，轻拍背部，休息一会儿再喂	10	奶瓶呈斜位，奶嘴及奶瓶前半部位充满乳汁 婴儿呛奶时，观察婴儿反应，如咳嗽几声后无特殊不适，则暂停喂养，休息后继续，如婴儿出现呛咳窒息表现，立即清理呼吸道或采用海姆利克法将奶液从气道内排出
	喂完竖抱患儿，轻拍患儿背部	5	竖抱时注意不可挤压婴儿腹部，引起吐奶

续表

项目	内容及评分标准	分值	关键考点
操作流程 70分	将患儿置右侧卧位，抬高床头约30°	5	侧卧时注意在后背垫毛巾或小枕支撑 注意包被或衣物不可捂住婴儿口鼻
	观察婴儿喂养后状态	6	观察婴儿在喂养后是否保持平静，是否表情满足 观察二便情况及体重
	记录，整理婴儿衣物及包被，整理用物	4	记录喂养奶量及婴儿反应
综合评价 20分	整体评价：操作规范，熟练，按时完成	8	
	评判性思维：观察病情，宣教指导正确	4	根据病人病情变化及时处理
	人文关怀：安全保暖；动作轻柔；隐私保护；宣教适时；沟通有效	8	

三、新生儿窒息复苏

新生儿窒息复苏流程及评分标准

项目	内容及评分标准	分值	关键考点
准备 10分	自身准备：着装整洁，洗手，戴口罩	2	七步洗手法
	用物准备：辐射台、复苏囊、毛巾、吸痰装置、吸痰管若干、氧气装置、吸引球、喉镜、气管导管、听诊器、脉氧仪	6	确认所有物品性能完好，均在有效期内
	环境准备：室温适宜，光线充足，环境安静，保护病人隐私	2	
操作流程 70分	**快速评估**		
	新生儿窒息情况：是否足月？羊水是否清亮？有无呼吸或哭声？肌张力是否好？	5	前4项中有一项为"否"，需进行复苏
	复苏环境：产房温度适宜，辐射台已预热	3	产房温度24~28℃
	通畅气道		
	娩出后立即置于辐射台上，温热干毛巾擦干头部及全身，撤去湿毛巾	3	<32周或体重<1500g，颈部以下用塑料袋或塑料薄膜包裹，防止热量散发

续表

项目	内容及评分标准	分值	关键考点
操作 流程 70 分	摆好体位，肩部用布巾卷垫高 2～2.5cm，使颈部轻微后仰，连接氧饱和度探头	5	
	清理呼吸道（必要时）：如口咽部有分泌物，可用吸引球或吸痰管清理呼吸道	8	先吸口咽，再吸鼻腔 吸引时间不超过 10s 注意吸引球的使用方法
	建立呼吸		
	触觉刺激：拍打足底或摩擦婴儿背部 2 次以诱发自主呼吸，并重新摆好体位	3	如触觉刺激后出现正常呼吸，心率＞100 次 /min，肤色红润或仅手足青紫者可继续观察
	评估患儿心率及呼吸情况，如无自主呼吸、心率＜100 次 /min，立即予以复苏器加压给氧	5	评估时间为 6s
	正压通气：面罩密闭遮盖下颌尖部及口鼻，"EC" 手法固定，通气频率为 40～60 次 /min，吸呼比为 1：2 正压通气 3～5 次后，若未达到有效通气（胸廓起伏良好，心率迅速增加），则需要进行矫正通气	8	早产儿选择小号面罩，足月儿选用大号面罩，压力以见胸廓起伏及听诊呼吸音正常为宜；心率＞100 次 /min，出现自主呼吸者可继续观察 矫正通气步骤：调整面罩，保证体位，吸引，张大口腔，增加压力，气管插管
	正压通气 30s 后再次进行评估，如心率＜100 次 /min，需气管插管正压通气；如心率＜60 次 /min，还应同时开展胸外心脏按压	3	评估时间为 6s
	恢复循环		
	气管插管：胸外按压前需进行气管插管 胸外心脏按压：采用双拇指法或中示指法为患儿进行胸外心脏按压，按压部位：双乳头连线中点下方，避开剑突；按压频率为 90 次 /min，按压 3 次给予 1 次呼吸（双人配合），下压深度为前后胸直径 1/3 左右（4～5cm）	8	足月儿使用 1 号镜片，早产儿使用 0 号镜片 给氧浓度上调至 100%
	按压 60s 后评估心率情况	3	评估时间为 6s 心率＜60 次 /min，遵医嘱气道内用药，并紧急行脐静脉插管，继续复苏 心率 ≥ 60 次 /min，停止胸外按压，继续正压通气
	心率＞100 次 /min，自主呼吸恢复，停止复苏（口述）	3	

续表

项目	内容及评分标准	分值	关键考点
操作流程 70分	观察患儿意识、生命体征、皮肤及尿量情况	5	
	安置患儿，进行家属安抚	3	
	处理用物，洗手，记录	5	
综合评价 20分	反应迅速，急救意识强，复苏手法正确、有效	8	
	操作熟练、动作流畅；未发生相关并发症	8	
	人文关怀：安全保暖；动作轻柔；隐私保护；宣教适时；沟通有效	4	

四、新生儿身高、体重、头围及胸围的测量

新生儿身高、体重、头围及胸围的测量流程及评分标准

项目	内容及评分标准	分值	关键考点
准备 10分	自身准备：着装整洁，洗手，戴口罩	2	七步洗手法
	核对：核对医嘱、执行单及床号、姓名、住院号，并签名	2	双人核对
	用物准备：体重秤、身长测量床、软尺、一次性中单、尿裤	4	确认所有物品均在有效期内
	环境准备：室温适宜，光线充足，环境安静，保护病人隐私	2	室温：22～24℃
操作流程 70分	携带用物至床旁，向家属解释操作目的，取得配合	6	告知家属如何配合
	评估：评估新生儿日龄、基本健康状况，确认为进食后2h，已排空大小便，脱去新生儿外套，裸体或仅着单件衣物，更换干净尿裤	8	患儿的体重、疾病诊断
	身长		单位cm，正常足月新生儿平均身长约50cm
	在身长测量床上铺好一次性中单，确保测量床放置平稳	5	
	将新生儿仰卧于测量床底板中线部位，助手用手固定新生儿头部，保证头顶贴紧头板	5	

续表

项目	内容及评分标准	分值	关键考点
操作流程70分	测量者位于新生儿右侧，左手握住膝盖使其双下肢伸直靠近测量床底板，右手移动足板使其紧贴足跟	5	
	阅读测量床显示数字	4	测量者眼睛与滑板位于同一水平面 新生儿头部无歪斜，双腿不可离开测量底板 足底与足板垂直 双侧读数一致，误差 ≤ 0.1cm
	体重		单位g。正常新生儿体重2 500～4 000g
	在体重秤上放置一次性中单，确保体重秤放置平稳，归零	5	
	将新生儿脱去衣服，仅穿尿裤后平躺于体重秤上	5	
	稳定后读数，精确至0.01kg	4	不可摇晃或接触他物，新生儿体重为读数减去干净尿裤重量
	头围		单位cm。正常新生儿头围32～34cm
	检查者左手拇指固定零点于新生儿右侧眉弓上缘，从右侧向后绕过枕骨粗隆，经左侧眉弓上缘回到零点，读数	6	软尺要紧贴头皮且左右对称 读数精确到0.1cm
	胸围		单位cm。正常新生儿胸围32cm左右
	新生儿处平卧位，双手自然平放，检查者左手拇指固定软尺零点于右侧乳头下缘，右手将软尺向右绕过背部，经背部两侧肩胛骨下缘从左胸绕回零点，取平静呼吸的中间数	6	读数精确到0.1cm
	整理新生儿衣物及被褥，整理用物，向家属进行健康宣教	7	衣物整洁。告知家属各项测量指标的正常值范围
	洗手，记录	4	准确记录各项测量值
综合评价20分	整体评价：规范，熟练，按时完成	8	
	评判性思维：观察病情，宣教指导正确	4	根据病人病情变化及时处理
	人文关怀：安全保暖；动作轻柔；隐私保护；宣教适时；沟通有效	8	

第五节　急危重症护理技术

一、口咽通气管置入术

口咽通气管置入术流程及评分标准

项目	内容及评分标准	分值	关键考点
准备 10分	自身准备：着装整洁，洗手，戴口罩	2	七步洗手法
	核对：核对医嘱、执行单及床号、姓名、ID号，并签名	2	双人核对
	用物准备：医嘱单、执行单、各型号口咽通气管、吸痰管、吸痰装置、生理盐水、纱布、听诊器、开口器、压舌板、手电筒、纸巾、生活垃圾桶、医疗垃圾桶	4	确认所有物品均在有效期内 吸痰装置备用状态
	环境准备：室温适宜，光线充足，环境安静，保护病人隐私	2	室温：18~20℃（成人），22~24℃（新生儿及老年人）
操作 流程 70分	评估病人病情、生命体征、意识及合作程度	6	
	评估病人口腔、咽部及气道分泌物的情况，有无活动性义齿	6	有活动性义齿者应取下义齿，避免误吸进入气道
	根据病人情况，选择合适的口咽通气管	6	长度为口角至下颌角的距离 选择原则为宁长勿短，宁大勿小，太短的口咽通气管无法到达舌根就达不到开放气道的目的
	协助病人取合适体位，吸净口腔及咽部分泌物	8	协助病人取平卧位，头部后仰，开放气道 清理呼吸道分泌物，防止误吸
	洗手，戴手套，协助病人张开口腔	5	昏迷病人使用开口器张开口腔
	横向插入法（二选一）：将口咽通气管咽弯曲凹面部分朝向一侧的脸颊内部插入，然后在插入过程中朝着咽后壁旋转90°向下翻转口咽通气管，使口咽通气管弯曲部分凹面向下压住舌根进入。合适的口咽通气管位置应使其末端位于病人的上咽部，将舌根与口咽后壁分开，使下咽部到声门的气道通畅	15	注意动作轻柔，勿损伤口腔黏膜 保证口咽通气管末端经过舌根到达咽部
	反向插入法（二选一）：把口咽通气管的咽弯曲部分向腭部插入口腔，当其内口接近口咽后壁时，即将其旋转180°，顺势向下推送，弯曲部分下面压住舌根，上面抵住口咽后壁	15	注意动作轻柔，勿损伤口腔黏膜 保证口咽通气管末端经过舌根到达咽部

续表

项目	内容及评分标准	分值	关键考点
操作流程 70 分	检查口腔，测试人工气道是否通畅，防止舌或唇夹置于牙和口咽通气管之间	6	合适的口咽通气管应当为末端置于病人上咽部，舌根与口咽后壁分开，保证下咽部到声门的气道通畅
	再次核对，评估病人呼吸情况	8	评估 1min 呼吸状况，包括呼吸频率及呼吸形态，听诊呼吸音
	安慰病人，协助取舒适卧位，予以健康宣教	5	健康宣教需指导病人不可自行取出口咽通气管 口咽通气管外口盖一层生理盐水纱布，湿化气道
	整理床单及用物，脱手套，洗手，记录	5	记录口咽通气管应用的时间、效果及病人情况
综合评价 20 分	整体评价：规范，熟练，按时完成	8	操作熟练
	评判性思维：观察病情，宣教指导正确	4	根据病人病情变化及时处理
	人文关怀：安全保暖；动作轻柔；隐私保护；宣教适时；沟通有效	8	健康宣教贯穿全程 与病人沟通良好

二、心肺复苏

心肺复苏 + 呼吸囊使用流程及评分标准（双人）

项目	内容及评分标准	分值	关键考点
评估 20 分	自身评估：着装整齐规范	4	手腕不可佩戴手表、饰物
	用物评估：纱布 2 块、呼吸球囊、氧气装置	4	物品均在备用状态
	环境评估：现场安全、病人卧于硬质地面	4	
	病人评估： 轻拍病人双肩，双侧耳边大声呼唤病人，口述无反应 大声呼救，提到抢救车、除颤仪，看时间 同时判断心跳、呼吸：触摸近侧颈动脉（喉结旁开两指）；观察病人胸廓起伏	8	判断时间 ≤ 10s，评估时大声数 1001，1002……1007
操作流程 60 分	胸外心脏按压		
	操作者体位：跪于病人身侧，双膝与肩同宽正对病人双肩	3	如为床旁抢救，则站立于病人身侧，两腿分开与肩同宽

项目	内容及评分标准	分值	关键考点
操作流程 60 分	按压部位：充分暴露胸部，按压部位正确（胸骨下半部）	3	按压部位定位方法：两乳头连线中点
	按压方法：一只手的掌根部放在病人胸部中央（胸骨下 1/2），另一只手掌根部放在其上以双手重叠，十指交叉相扣，第一只手手背充分上翘；双肘关节伸直置于病人胸骨正上方，利用体重和肩臂力量用力快速按压	6	按压时双臂绷紧、肘关节不可弯曲置于下方的手指不可覆盖在病人胸部
	按压深度、频率：按压深度 5 ~ 6cm，按压频率 100 ~ 120 次 /min	5	8 岁以下儿童病人按压深度至少为胸廓前后径的 1/3
	按压放松比 1∶1；每次按压后胸壁完全回弹，双手不离开按压部位	3	按压时大声数数 01、02、03……保证胸廓完全回弹
	按压次数：按压 30 次	3	所需时长 15 ~ 18s；儿童按压次数 15 次
	开放气道		
	头偏一侧，取活动义齿，纱布清理口鼻异物	3	有呕吐者应清理呕吐物
	开放气道：判断颈椎无损伤，仰头抬颏法（一手用力按压病人前额，另一手示指中指抬起下颌，使下颌与耳垂连线与地面垂直）	3	疑似有头颈部创伤者，采用托颌法，即两手拇指置于口角旁，其余四指托住病人下颌位置，保证头颈部固定的情况下，用力抬起下颌
	呼吸囊使用		
	连接面罩、简易呼吸球囊	3	连接紧密，确认呼吸球囊处于完好备用状态
	连接氧气，氧流量 8 ~ 10L/min	3	
	将面罩紧扣口鼻，一手使用 EC 手法开放气道和固定面罩，另一只手挤压球囊，同时观察病人胸廓有无隆起	4	气道需完全打开每次通气时间应持续 1s
	每次送气量 400 ~ 600ml，频率 10 ~ 12 次 /min	5	避免过度通气儿童送气量 8 ~ 10ml/kg，频率 20 ~ 30 次 /min
	送气 2 次后继续进行胸外心脏按压	5	按压与送气比例为 30∶2；儿童按压与送气比例为 15∶2
	5 个循环后评估复苏效果；口述 4 个以上有效指征，口述进一步转运治疗	8	心肺复苏有效指征：颈动脉搏动恢复、自主呼吸恢复、瞳孔由散大开始回缩、面色及口唇由发绀转红润、神志恢复、尿量增加
	记录时间	3	记录抢救成功时间

续表

项目	内容及评分标准	分值	关键考点
综合评价 20分	反应迅速，急救意识强，复苏手法正确、有效	4	镇静、不慌乱
	操作熟练、动作流畅；未发生相关并发症	8	
	人文关怀：安全保暖；动作轻柔；隐私保护；宣教适时；沟通有效	8	注意遮挡病人，保护隐私

徒手心肺复苏流程及评分标准（单人）

项目	内容及评分标准	分值	关键考点
评估 20分	自身评估：着装整齐规范	4	手腕不可佩戴手表、饰物
	用物评估：纱布2块	4	物品均在备用状态
	环境评估：现场安全、病人卧于硬质地面	4	
	病人评估： 轻拍病人双肩，双侧耳边大声呼唤病人，口述无反应 大声呼救，提到抢救车、除颤仪，看时间 同时判断心跳、呼吸：触摸近侧颈动脉（喉结旁开两指）；观察病人胸廓起伏	8	判断时间 ≤ 10s，评估时大声数 1001，1002……1007
操作流程 60分	**胸外心脏按压**		
	操作者体位：跪于病人一侧，双膝与肩同宽正对病人双肩	3	如为床旁抢救，则站立于病人身侧，两腿分开与肩同宽
	按压部位：充分暴露胸部，按压部位正确（胸骨下半部）	3	按压部位定位方法：两乳头连线中点
	按压方法：一只手的掌根部放在病人胸部中央（胸骨下 1/2），另一只手掌根部放在其上以双手重叠，十指交叉相扣，第一只手手背充分上翘；双肘关节伸直置于病人胸骨正上方，利用体重和肩臂力量用力快速按压	6	按压时双臂绷紧、肘关节不可弯曲置于下方的手指不可覆盖在病人胸部
	按压深度、频率：按压深度 5～6cm/次，按压频率 100～120 次 /min	5	8 岁以下儿童病人按压深度至少为胸廓前后径的 1/3
	按压放松比 1:1；每次按压后胸壁完全回弹，双手不离开按压部位	3	按压时大声数数 01、02、03……保证胸廓完全回弹
	按压次数：按压 30 次	3	所需时长 15～18s

续表

项目	内容及评分标准	分值	关键考点
操作流程60分	**开放气道**		
	根据需要：头侧偏，取活动义齿，纱布清理口鼻异物	3	有呕吐者应清理呕吐物
	开放气道：判断颈椎无损伤，仰头抬颏法（一手用力按压病人前额，另一手示指中指抬起下颌，使下颌与耳垂连线与地面垂直）	3	疑似有头颈部创伤者，采用托颌法，即两手拇指置于口角旁，其余四指托住病人下颌位置，保证头颈部固定的情况下，用力抬起下颌
	口对口人工呼吸		
	病人口唇盖双层纱布，操作者紧包病人口唇	4	不可漏气
	平静吸气后给予吹气，吹气时间＞1s，吹气时压前额的手大拇指和示指捏紧鼻腔使不漏气，同时余光观察胸廓起伏	5	气道需完全打开每次通气时间应持续1s
	吹毕松开捏鼻翼的手指；同时将头转向病人胸部，以吸入新鲜空气并观察病人被动呼气和胸廓回复	4	视线与胸口平行，进行观察
	连续2次人工通气，两次时间间隔3~4s，按压中断时间＜10s	5	按压与送气比例为30∶2
	5个循环后评估复苏效果；口述4个以上有效指征，口述进一步转运治疗	5	心肺复苏有效指征：颈动脉搏动恢复、自主呼吸恢复、瞳孔由散大开始回缩、面色及口唇由发绀转红润、神志恢复、尿量增加
	记录时间	8	记录抢救成功时间
综合评价20分	反应迅速，急救意识强，复苏手法正确、有效	4	镇静、不慌乱
	操作熟练、动作流畅；未发生相关并发症	8	
	人文关怀：安全保暖；动作轻柔；隐私保护；宣教适时；沟通有效	8	注意遮挡病人，保护隐私

三、气管插管配合

气管插管配合流程及评分标准

项目	内容及评分标准	分值	关键考点
准备10分	自身准备：着装整洁，洗手，戴口罩	2	七步洗手法
	核对：核对医嘱、执行单及床号、姓名、住院号，并签名	2	双人核对

续表

项目	内容及评分标准	分值	关键考点
准备 10分	用物准备：有创呼吸机、气管插管导管、呼吸机管道、呼吸球囊、面罩、氧气装置、喉镜、牙垫、无菌石蜡油棉球、无菌蒸馏水、胶布、纱布、寸带	4	确认所有物品性能完好，均在有效期内
	环境准备：室温适宜，光线充足，环境安静，保护病人隐私	2	室温：$18 \sim 20℃$（成人），$22 \sim 24℃$（新生儿及老年人）
操作过程 70分	快速核对、评估：核对病人基本信息，评估病人目前病情、缺氧状况及配合程度，解释操作目的及配合要点	6	
	体位摆放：协助病人取平卧位，垫薄枕于头颈部，使得头后仰，开放气道	6	检查有无牙齿松动，活动性义齿应取下，清除口鼻咽分泌物，体位摆放使病人口、咽、喉三轴线尽量重叠
	准备呼吸机	2	
	连接呼吸机气源、氧源，进行自检	6	呼吸机自检方式正确
	连接呼吸机管道，湿化罐内倒入适量无菌蒸馏水，调节呼吸机参数，试运行	6	选择合适的机械通气模式，口述潮气量的计算方法及 PEEP 值需设置为 0 的情况
	试运行确认性能完好后，保持呼吸机位于备用状态	2	
	吸净口鼻腔分泌物	8	吸痰前给纯氧，吸痰负压 $80 \sim 120$mmHg，每次吸痰时间需小于 15s，一根吸痰管只使用一次
	预充氧：用呼吸球囊 + 面罩加压给氧，氧浓度 $8 \sim 10$L/min	4	EC 手法
	插管配合：固定病人头部位于后仰过伸位，充分开放气道，麻醉师进行喉镜引导下气管插管，插管成功后协助放置牙垫，气囊内注气	4	注入气体量为 $5 \sim 10$ml，测气囊压力为 $25 \sim 30$cm H_2O
	麻醉师确认气管插管在气道内，位置合适（口述）	2	
	连接呼吸机，根据医嘱调节呼吸机参数	4	先启动呼吸机，再连接呼吸机管道与气管插管，并确认呼吸机通气正常
	固定气管插管：用胶布及寸带妥善固定气管插管及牙垫	6	寸带的松紧度以容纳 $1 \sim 2$ 指为宜
	再次核对病人信息，1h 后评估机械通气效果	4	机械通气效果评价指标：血氧饱和度、呼吸频率、氧分压、二氧化碳分压、病人面色口唇颜色等
	整理用物，整理床单位，健康宣教	6	床单位整洁，宣教内容正确、全面
	垃圾分类处理，洗手，记录	4	记录内容正确

续表

项目	内容及评分标准	分值	关键考点
综合评价20分	反应迅速，急救意识强，复苏手法正确、有效	8	与医生配合默契
	操作熟练、动作流畅；未发生相关并发症	4	插管效果好，无不良后果
	安全保暖；动作轻柔；隐私保护；宣教适时；沟通有效	8	人文关怀贯穿全程

四、无创呼吸机的使用

无创呼吸机使用流程及评分标准

项目	内容及评分标准	分值	关键考点
准备10分	自身准备：着装整洁，洗手，戴口罩	2	七步洗手法
	核对：核对医嘱、执行单及床号、姓名、住院号，并签名	2	双人核对
	用物准备：无创呼吸机、无创呼吸机管路、纱布或减压贴、无菌蒸馏水、面罩（鼻罩）、头带	4	确认所有物品性能完好，均在有效期内
	环境准备：室温适宜，光线充足，环境安静，保护病人隐私	2	室温：18～20℃（成人），22～24℃（新生儿及老年人）
操作流程70分	携带用物至床旁，核对病人信息，评估病人病情、缺氧情况及配合程度，解释操作目的，取得配合	8	评估病人缺氧情况
	呼吸机使用前准备：正确安装、连接呼吸机管道各部件；湿化器内加无菌蒸馏水至所需刻度；连接电源、氧源；开启呼吸机主机开关，进行自检	10	检查无创呼吸机处于备用状态，性能良好
	遵医嘱调节呼吸机参数：通气模式、IPAP值、EPAP值、呼吸频率、氧浓度、湿化程度	10	
	调节好呼吸机参数后试启动，确保试运行良好	10	先检查后再给病人佩戴
	将鼻罩/口鼻面罩用头带固定于病人头部，松紧适宜	8	受压部位予以压疮预防
	连接呼吸机管道与面罩，指导病人配合呼吸机进行呼吸	8	

项目	内容及评分标准	分值	关键考点
操作流程 70分	评估无创呼吸机使用效果	5	效果评价指标：血氧饱和度，呼吸频率，潮气量，漏气量，PO_2，PCO_2，病人舒适性
	再次核对，签名，整理床位，向病人健康教育	6	
	整理用物，垃圾分类	5	
综合评价 20分	整体评价：规范，熟练，按时完成	8	
	评判性思维：观察病情，宣教指导正确	4	根据病人病情变化及时处理
	人文关怀：安全保暖；动作轻柔；隐私保护；宣教适时；沟通有效	8	

五、高流量氧疗仪的使用

高流量氧疗仪的使用流程及评分标准

项目	内容及评分标准	分值	关键考点
准备 10分	自身准备：着装整洁，洗手，戴口罩	2	七步洗手法
	核对：核对医嘱、执行单及床号、姓名、住院号，并签名	2	双人核对
	用物准备：高流量氧疗仪、鼻导管（各种型号）、无菌蒸馏水、高流量氧疗仪配件、纱布或减压贴、纸巾、生活垃圾桶、医疗垃圾桶	4	确认所有物品性能完好，均在有效期内
	环境准备：室温适宜，光线充足，环境安静，保护病人隐私	2	室温：18～20℃（成人），22～24℃（新生儿及老年人）
操作过程 70分	携带用物至床旁，核对病人信息，评估病人病情及配合程度，解释操作目的，取得配合	8	评估病人缺氧情况
	高流量氧疗仪使用前准备：正确安装、连接呼吸机管道各部件；湿化器内加无菌蒸馏水至所需刻度；连接电源、氧源；开启高流量氧疗仪开关，进行自检	10	检查高流量氧疗仪处于备用状态，性能良好
	遵医嘱调节高流量氧疗仪参数：氧浓度、流速、温度	10	先调节流速，再调节氧浓度

续表

项目	内容及评分标准	分值	关键考点
操作过程 70分	调节好呼吸机参数后启动，确保运行良好	10	先检查后再给病人佩戴
	将高流量氧疗仪鼻导管佩戴于病人面部，松紧适宜	8	受压部位予以压力性损伤预防
	指导病人配合氧疗仪进行呼吸	8	嘱病人不要张口呼吸
	评估高流量氧疗仪使用效果	5	效果评价指标：血氧饱和度、呼吸频率、潮气量、漏气量、PO_2、PCO_2、病人舒适性
	再次核对，签名，整理床位，向病人健康教育	6	
	整理用物，垃圾分类	5	
综合评价 20分	整体评价：规范、熟练、按时完成	8	
	评判性思维：观察病情，宣教指导正确	4	根据病人病情变化及时处理
	人文关怀：安全保暖；动作轻柔；隐私保护；宣教适时；沟通有效	8	

六、海姆利克急救法

海姆利克急救法流程及评分标准

项目	内容及评分标准	分值	关键考点
准备 16分	判断是否发生气道异物梗阻。通过询问病人：你被噎到了吗？病人点头或者通过病人是否作出 Heimlich 征象来首先确认病人是发生气道异物梗阻	6	Heimlich 征象：病人出现持有的"窒息痛苦样表情"（手掐咽部"V"形手势）
	评估病人发生气道异物梗阻的严重程度。轻度：病人尚能呼吸、说话或咳嗽，暂不实施海姆立克急救法，鼓励病人自主呼吸并用力咳嗽，以期将异物咳出。重度：病人出现严重的气道阻塞症状（不能呼吸、不能说话、不能咳嗽，发声困难；面色青紫、口唇发绀，甚至全身青紫，并出现窒息样的痛苦表情）。此时应立即实施海姆立克急救法	6	气道部分梗阻者，病人能用力咳嗽，但咳嗽停止时出现喘息声；气道完全梗阻者，病人不能说话和咳嗽，出现痛苦表情并用手掐住自己颈部
	正确拨打"120"院前急救电话（院内则立即呼救寻求帮助），告知：详细位置、病人情况、联系电话与接车地点	4	如让他人拨打急救电话，需指定具体的人

续表

项目	内容及评分标准	分值	关键考点
操作流程64分	立刻站在病人的身后	6	此方法适用于神志清醒的成人及1岁以上的儿童，孕妇或肥胖者采用胸部叩击法
	稳定操作者的重心，便于施力。具体做法：一只腿置于病人两腿之间，前腿稍弯曲，后腿向后蹬	8	
	双臂从后方环抱病人腹部	6	
	一只手握拳，拇指在外侧。拳眼向内置于肚脐上两横指的位置	10	
	另外一只手握在第一只手的外面	6	
	嘱咐病人稍向前弯腰，头部前倾，张口	8	
	双手迅速向后向上冲击，重复操作，直至异物排出	10	
	告知病人关于预防气道异物梗阻、拨打急救电话及自救等相关知识	10	
综合评价20分	判断准确、反应迅速，救治有效	10	
	健康教育：有效沟通，有针对性，告知病人关于预防气道异物梗阻、拨打急救电话及自救等相关知识	6	
	专业素养：选手的精神面貌、自信心、协调性、整体状态等方面综合评估	4	

参考文献

［1］ 桂莉，金静芬. 急危重症护理学 [M]. 5版. 北京：人民卫生出版社，2022.

［2］ 尤黎明，吴瑛. 内科护理学 [M]. 7版. 北京：人民卫生出版社，2022.

［3］ 李乐之，路潜. 外科护理学 [M]. 7版. 北京：人民卫生出版社，2022.

［4］ 李印庆，童素梅. 中华护理学会专科护士培训教材——心血管专科护理 [M]. 北京：人民卫生出版社，2022.

［5］ 李小寒，尚少梅. 基础护理学 [M]. 7版. 北京：人民卫生出版社，2022.

［6］ 周雯，王曌，蒋开明. 内科系统专病健康教育实践手册 [M]. 长沙：中南大学出版社，2022.

［7］ 安力彬，陆虹. 妇产科护理学 [M]. 7版. 北京：人民卫生出版社，2022.

［8］ 周昔红，石理红，曹建云. 妇产科临床护理技能培训教程 [M]. 长沙：中南大学出版社，2022.

［9］ 崔焱，张玉侠. 儿科护理学 [M]. 7版. 北京：人民卫生出版社，2021.

［10］ 李乐之，叶曼. 重症护理工作标准操作流程 [M]. 北京：人民卫生出版社，2018.

［11］ 金艳鸿，孙红，李春燕，等.《成人动脉血气分析临床操作实践标准（第二版）》解读 [J]. 中国护理管理，2022，22（11）：1601-1606.

［12］ 孙英贤，赵连友，田刚，等. 高血压急症的问题中国专家共识 [J]. 中华高血压杂志，2022，30（3）：207-218.

［13］ 中国医疗保健国际交流促进会急诊医学分会，中华医学会急诊医学分会，中国医师协会急诊医师分会，等. 急性心力衰竭中国急诊管理指南（2022）[J]. 中国急救医学，2022，42（8）：648-670.

［14］ 中华医学会肠外肠内营养学分会护理学组. 肠外营养安全输注专家共识 [J]. 中华护理杂志，2022，57（12）：1421-1426.

［15］ 中国新生儿复苏项目专家组，中华医学会围产医学分会新生儿复苏学组. 中国新生儿复苏指南（2021年修订）[J]. 中华围产医学杂志，2022，25（1）：4-12.

［16］ 中华医学会外科学分会胰腺外科学组. 中国急性胰腺炎诊治指南（2021）[J]. 中华外科杂志，2021，59（7）：578-587.

［17］ 中华医学会糖尿病学分会. 中国血糖监测临床应用指南（2021年版）[J]. 中华糖尿病杂志，2021，13（10）：936-948.

［18］ 中华医学会糖尿病学分会. 中国2型糖尿病防治指南（2020年版）[J]. 中华糖尿病杂志，2021，13（4）：315-409.

［19］ 中华医学会急诊医学分会，中国医药教育协会急诊专业委员会，中国医师协会急诊医师分会，等. 甲状腺危象急诊诊治专家共识 [J]. 中华急诊医学杂志，2021，30（6）：663-670.

［20］中国健康促进基金会血栓与血管专项基金专家委员会. 静脉血栓栓塞症机械预防中国专家共识［J］. 中华医学杂志，2020，100（7）：484-492.

［21］黄煜，何庆. 2020 AHA 心肺复苏指南解读（三）——成人基础和高级生命支持（中）［J］. 心血管病学进展，2020，41（12）：1338-1344.

［22］中华医学会妇产科学分会妊娠期高血压疾病学组. 妊娠期高血压疾病诊治指南（2020）［J］. 中华妇产科杂志，2020，55（4）：227-238.

［23］中华医学会呼吸病学分会呼吸危重症医学学组，中国医师协会呼吸医师分会危重症医学工作委员会. 成人经鼻高流量湿化氧疗临床规范应用专家共识［J］. 中华结核和呼吸杂志，2019，42（2）：83-91.

［24］中华医学会呼吸病学分会肺栓塞与肺血管病学组，中国医师协会呼吸医师分会肺栓塞与肺血管病工作委员会，全国肺栓塞与肺血管病防治协作组. 肺血栓栓塞症诊治与预防指南［J］. 中华医学杂志，2018，98（14）：1060-1087.

［25］中华医学会心血管病学分会心力衰竭学组，中国医师协会心力衰竭专业委员会，中华心血管病杂志编辑委员会. 中国心力衰竭诊断和治疗指南2018［J］. 中华心血管病杂志，2018，46（10）：760-789.

［26］中华医学会神经病学分会神经重症协作组，中国医师协会神经内科医师分会神经重症专业委员会. 难治性颅内压增高的监测与治疗中国专家共识［J］. 中华医学杂志，2018，98（45）：3643-3652.